国家科学技术学术著作出版基金资助出版

"十四五"国家重点出版物出版规划项目

食品科学与技术前沿丛书

陈 坚 总主编

益生元科学与技术

江正强 主 编
李延啸 副主编

Prebiotics
Science and Technology

中国轻工业出版社

图书在版编目（CIP）数据

益生元科学与技术 / 江正强主编. —北京：中国轻
工业出版社，2023.11

（食品科学与技术前沿丛书）

"十四五"国家重点出版物出版规划项目　国家科学技术
学术著作出版基金资助出版

ISBN 978-7-5184-4026-9

Ⅰ.①益…　Ⅱ.①江…　Ⅲ.①肠道微生物—生物
制品—研究　Ⅳ.①R975

中国版本图书馆CIP数据核字（2022）第100458号

责任编辑：伊双双　　责任终审：唐是雯　　整体设计：锋尚设计
策划编辑：伊双双　　责任校对：吴大朋　　责任监印：张　可

出版发行：中国轻工业出版社（北京东长安街6号，邮编：100740）

印　　刷：三河市万龙印装有限公司

经　　销：各地新华书店

版　　次：2023年11月第1版第1次印刷

开　　本：787×1092　1/16　印张：27.75

字　　数：652千字

书　　号：ISBN 978-7-5184-4026-9　定价：188.00元

邮购电话：010-65241695

发行电话：010-85119835　传真：85113293

网　　址：http://www.chlip.com.cn

Email：club@chlip.com.cn

如发现图书残缺请与我社邮购联系调换

201506K1X101ZBW

食品科学与技术前沿丛书
编 委 会

作者简介

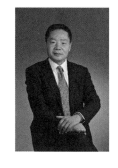

江正强　中国农业大学食品科学与营养工程学院教授，博士生导师。中国轻工业食品生物工程重点实验室主任，中原食品实验室常务副主任，北京市食品营养与人类健康高精尖中心首席科学家，国家重点研发计划首席科学家。1995年参加工作；2001年博士毕业于中国农业大学食品科学专业，博士论文获全国百篇优秀博士学位论文；2004年晋升为教授。曾在日本、法国、德国等地进行长期交流合作研究。享受国务院政府特殊津贴，国家杰出青年基金获得者（2013），长江学者特聘教授（2013/2014），获评国家百千万工程有突出贡献中青年专家、国家"万人计划"领军人才、科技部中青年科技创新领军人才、农业部农业科研杰出人才等，作为负责人带领"农产品生物加工技术创新团队"入选农业部创新团队。兼任中国农业工程学会农产品加工分会理事长、中国食品科学技术学会酶制剂分会副理事长、中国发酵产业协会酶制剂和益生元分会副理事长、中国食品工业协会常务理事等，并担任《食品化学》（*Food Chemistry*）、《食品科学》等10余个学术期刊编委。

主要研究方向食品生物技术、食品酶与发酵工程、营养健康食品等。已发表学术论文300余篇，其中SCI收录论文200余篇，著有专著6部。授权发明专利60余项。荣获国家科技进步二等奖2项、国家科技发明二等奖1项、中国青年科技奖1项、光华工程科技奖2项、省部级科技进步二等奖2项和国际学术奖2项等。

　　20世纪中叶开始，人们相继在人乳和一些植物中发现了能够促进人体肠道中乳杆菌（*Lactobacillus*）和双歧杆菌（*Bifidobacterium*）增殖的碳水化合物，将其命名为"双歧因子"。1995年，格伦·吉布森（Glenn Gibson）和马赛尔·罗伯弗劳德（Marcel Roberfroid）根据这些碳水化合物的主要功能及特点，首次提出了"益生元"的概念——"一种人体不易消化的食物成分，且能够选择性地刺激结肠中一种或有限数量细菌的生长或活性，从而对宿主产生有益影响并改善宿主健康"。根据这一定义，益生元必须满足以下三个基本条件：①在不同消化道条件下保持良好的稳定性，不能被胃酸和体内水解酶分解；②可以被肠道内的微生物菌群代谢；③可以选择性地刺激肠道内微生物菌群的生长和（或）活力，从而对宿主健康产生有利影响。随着科技的发展和进步，益生元的概念不断更新，包含的物质种类越来越多。根据2016年国际益生菌和益生元科学协会专家组提出的益生元定义，益生元已涵盖低聚糖、膳食纤维、多不饱和脂肪酸和植物化学物质（酚类物质）等。其中，功能性低聚糖、膳食纤维等碳水化合物类益生元是目前益生元研究的主流和重点。

　　许多天然植物中含有丰富的益生元。例如，菊芋的块茎和菊苣的块根中含有大量菊粉，燕麦的胚乳和糊粉层细胞壁中含有丰富的燕麦葡聚糖，棉籽和大豆等植物种子中含有丰富的棉子糖和大豆低聚糖。此外，更多的益生元则是通过物理、化学和生物方法生产的。其中，生物方法中的生物酶法具有生产效率高、反应条件温和、反应历程可控等优点，因此利用生物酶的水解、合成等作用生产益生元逐渐受到人们的普遍关注。大量研究表明，益生元具有多种功能活性，如促进益生菌增殖、调节肠道微生物菌群、改善葡萄糖和脂质代谢、提高机体免疫力、增强营养物质和矿物质吸收、预防腹泻和便秘等肠道疾病发生等。因此，益生元已广泛用于乳制品、焙烤食品、饮料、婴儿配方乳粉、肉制品、糖果等食品的加工生产。

随着益生元概念的推广和人们健康观念的提升，消费者已逐渐接受益生元相关产品，产品需求不断增大。目前，国内外益生元生产企业已经实现了低聚异麦芽糖、低聚果糖、低聚半乳糖、低聚木糖、菊粉等的工业化生产。据统计，2018年全球益生元市场规模已达50亿美元；预计未来几年，全球益生元市场的年复合增长率仍将保持在12%左右，至2025年全球益生元市场规模将达到106亿美元，市场容量达135万t。全球益生元市场具有广阔的发展前景。

早在20世纪初，欧美等发达国家和地区已实现了菊粉等益生元的工业化生产，并系统研究了低聚果糖、低聚半乳糖等益生元的生产与功能，目前这些国家和地区也是全球最大的益生元消费市场，其市场规模约占全球益生元市场的40%。相比之下，我国益生元的起步较晚，1995年才实现国内首个低聚糖类益生元——低聚异麦芽糖——的工业化生产。令人欣慰的是，在无数科研工作者和企业家的共同努力下，我国益生元领域的研究和生产如今已取得长足的进步，并成为全球发展最快的益生元消费市场，年复合增长率接近14%。

2002年我在中国农业大学食品科学与营养工程学院组建了食品酶与发酵工程实验室，并在国家自然基金、国家"863"计划、国家"十三五"重点研发计划等项目的资助下，围绕益生元制备用酶的发掘、表达与改造，以及益生元的生产、功能与应用开展了深入、系统的研究，取得了一些成果。与企业合作，先后实现了低聚木糖、低聚甘露糖、壳寡糖、部分水解甘露聚糖等多种益生元的工业化生产，开发了多品种、系列化的益生元产品。本书的编写是对研究团队20余年来所从事的益生元生产与功能研究工作的一次梳理和总结。此外，本书的顺利编写离不开国内外益生元相关领域前辈与同行的支持，正是他们全面、扎实的研究工作为本书提供了基本的科学原理以及最新的研究成果。

本书基于研究团队以及国内外同行的最新研究成果和进展，围绕碳水化合物类益生元的定义、性质、生产、功能以及应用，介绍了低聚异麦芽糖、低聚果糖、低聚木糖、低聚甘露糖、人乳寡糖、菊粉等益生元的理论知识和工业化生产技术，同时也介绍了国内益生元相关国家标准和行业标准。

本书编著过程中相关章节分工：江正强（第一章、第五章、第八章、第九章）、李延啸（第二章、第三章、第七章）、王楠楠（第四章）、杨绍青（第六章）、刘军（第十章）、闫巧娟（第十一章）。此外，参加本书编写的人员还包括（按姓氏笔画排序）：马俊文、王玉川、史然、关乐颖、刘学强、刘翊昊、刘瑜、吴尘萱和韩苏苏。

近年来研究团队在益生元科学与技术领域所取得的一些成绩离不开各位前辈与同行的关心、支持与鼓励，在此表示衷心的感谢！同时感谢上述各位研究人员在本书编著过程中的通力合作，以及中国轻工业出版社编辑在编审过程中为本书付出的辛勤劳动！

由于本书涉及的领域广泛，书中尚有很多不足之处，恳请各位前辈、同行以及广大读者批评指正。

江正强

2023年1月于北京·中国农业大学

目录 | Contents

第三章
低聚异麦芽糖

▌第四章

低聚果糖

第五章
低聚半乳糖

第六章
低聚木糖

第七章
低聚甘露糖

第八章
几丁寡糖与壳寡糖

▌第九章
人乳寡糖

▌第十章
膳食纤维

第十一章
其他益生元

第一章

绪论

第一节 益生元的历史

一、益生元的发现及食用历史

在人类和其他哺乳动物的胃肠道中生活着数以万亿计的微生物——肠道微生物菌群（Intestinal microflora），其中厚壁菌门（Firmicutes）、拟杆菌门（Bacteroidetes）、放线菌门（Actinobacteria）以及变形菌门（Proteobacteria）微生物约占97%。大部分肠道微生物与宿主保持着良好的共生关系，它们产生的多种代谢产物如胆汁酸衍生物、支链脂肪酸以及短链脂肪酸（Short-chain fatty acids，SCFAs）在宿主的生命活动中起到至关重要的作用，如提高营养利用、抵抗感染以及促进免疫系统成熟和宿主新陈代谢等。动物实验表明，肠道微生物菌群的失衡，如微生物多样性减少、致病微生物增多、有益微生物减少等，与多种疾病的发生有着非常密切的关系。因此，早在20世纪初就有学者提出可以通过改变肠道微生物菌群的方式来改善人体健康的观点。其中一个重要方法就是通过摄入能够促进肠道微生物生长的底物来改善人体肠道微生物菌群平衡。这里涉及一个重要的概念——益生元（Prebiotic）。

20世纪50年代，科研人员在人乳中发现一类能够促进婴儿体内双歧杆菌生长的低聚糖和多聚糖组分，并命名为"双歧因子"（Bifidus factor）。70年代科研人员进一步发现一些碳水化合物虽然无法被人类和脊椎动物的消化系统消化吸收，但可以被肠道内丰富的微生物分解利用，从而可以选择性地刺激肠道内某些微生物的生长，改变肠道内微生物菌群平衡，并为宿主健康带来潜在的积极影响。80年代至90年代初期，研究人员发现了越来越多的具有上述功能的碳水化合物，如菊粉、低聚果糖以及一些含有半乳糖和木糖的低聚糖。综合这些碳水化合物的功能和特点，格伦·吉布森（Glenn Gibson）和马赛尔·罗伯弗劳德（Marcel Roberfroid）于1995年首次提出"益生元"的概念[1]。

虽然益生元的发现和定义时间不长，但人类实际食用益生元已有相当长的历史。几百万年前的上新世和更新世，人类的祖先从雨林地区迁徙到干燥的非洲草原，许多植物的块茎、块根、球茎和鳞茎在迁徙过程中成为常见的和重要的食物来源。这些植物中含有多种益生元——菊粉（果聚糖）和低聚果糖等，人类祖先在食用这些植物的同时也摄入了一定量的益生元，摄入这些食物的群体在进化中也具备一定的选择性优势[2]。因此，益生元在人类的进化历程中扮演着重要的角色。

人类食用益生元的证据可以追溯到旧石器时代（40000~12000年前）的西欧和地中海地区以及全新世（约10000年前）的北美地区[3]。北美地区的层化洞穴留存物和人类粪便化石中保留了大量富含益生元的植物，如龙舌兰属植物、丝兰状沙漠植物、百合科植物和野生洋葱。考古研究表明，从9000多年前开始，北美南部地区上述富含益生元植物的消耗开始不断增加，并在1250年前达到顶峰，此时人们对上述植物的依赖程度与玉米、豆类等大规模种植作物的依赖程度相当。之后人们的饮食结构逐渐转向淀粉类作物，但这些富含益生元的植物仍然在人们的日常生活中发挥着重要作用。此外，在地中海沿岸还发现了距今约23000年的类似面包炉的石灶，并在其中发现了含有益生元的谷物颗粒[2]。由此可见，早在旧石器时代前期和中期（约40000年前）人类的祖先已经开始食用含有益生元的植物，这些植物在人类的日常膳食和进化历程中起到了巨大作用。

二、益生元的内涵

1995年，吉布森（Gibson）和罗伯弗劳德（Roberfroid）首次将益生元定义为"一种不易消化的食物成分，且能够选择性地刺激结肠中一种或有限数量细菌的生长或活性，从而对宿主产生有益影响并改善宿主健康"。随后，益生元的概念被广泛接受和采用，并对肠道健康的有关研究产生了深远影响。最初的益生元定义非常宽泛，但当时人们认为益生元仅包括低聚果糖等少数几种物质[3]。

2003年，格雷戈尔·里德（Gregor Reid）等在国际益生菌和益生元科学协会（International Scientific Association for Probiotics and Prebiotics，ISAPP）成立大会上提出，"益生元是一种通过选择性刺激体内少数几种固有微生物生长，从而对宿主产有益生理效应且不可消化的物质"[4]。与益生元的初始定义相比，2003版定义将微生物的来源扩大至身体其他部位，不再局限于结肠内；并将"改善宿主健康"改为"有益生理效应"，以描述益生元对宿主的影响。这样，低聚果糖、低聚半乳糖和乳果糖均被认为是益生元。2004年，吉布森等进一步修订了益生元的定义，指出"益生元是一种可被选择性发酵的原料，能够特异性改变人体（或动物）胃肠道内微生物菌群的组成和（或）活性，从而有利于宿主的身心健康"[5]。与益生元的初始定义相比，此次将微生物菌群的来源扩展至整个胃肠道，并首次提出了"改变微生物菌群组成"和"有利于宿主的身心健康"。此时，益生元主要包括：菊粉、低聚果糖、低聚半乳糖以及乳果糖。

2008年，联合国粮食及农业组织（Food and Agriculture Organization，FAO；简称"粮农组织"）将益生元定义为"与调节微生物菌群有关的、有益于宿主健康的非活性食物成分"[6]。该定义取消了以往有关"选择性促进"和"胃肠道微生物菌群"的限制，且未规定益生元必须参与胃肠道微生物发酵或代谢，仅要求益生元与体内微生物菌群调节有关，进一步拓宽了"益生元"的内涵，益生元包括菊粉、抗性淀粉等膳食纤维和低聚果糖、低聚半乳糖、大豆低聚糖、低聚木糖、低聚异麦芽糖、乳果糖等不易消化的功能性低聚糖。此外，依据这一定义一些具有抗菌活性的细菌素或抗生素也可视为益生元。2010年，吉布森等在国际益生菌和益生元科学协会大会上提出了"膳食益生元"（Dietary prebiotic）的概念，指出"膳食益生元是一种可被选择性发酵的食物成分，可以导致人体（或动物）胃肠道微生物菌群的组成和（或）活性发生特异性的改变，从而有利于宿主健康"[7]。与粮农组织所给出的定义不同，该定义仍然明确了益生元需要选择性地被胃肠道微生物发酵利用，将细菌素和抗生素等物质排除在益生元概念之外。

2015年，洛尔·宾得尔斯（Laure Bindels）等再次更新了益生元的定义，指出"益生元是一种不易消化的物质，其主要通过肠道微生物代谢来调节肠道微生物菌群组成和（或）活性，从而对宿主产生有益的生理效应"[8]。这一定义突出了微生物代谢、调节微生物菌群和有益生理效应之间的因果关系，并弱化了"可被选择性发酵"这一评判标准。然而，大多数学者认为"可被选择性发酵"仍是益生元概念中的关键因素。2016年，吉布森等在国际益生菌和益生元科学协会大会上再次更新了益生元的概念，提出"益生元是一种能被宿主微生物选择性利用并对宿主健康有益的底物"[9]。该定义首次使用了"底物"一词，专指那些给微生物提供营养的物质，可将细菌素、抗生素等排除在外；同时，再次将益生元的作用范围从胃肠道扩大至身体其他部位，如生殖道、皮肤等。除传统的碳水化合物外，如功能性低聚糖（低聚果糖、低聚半乳糖、人乳寡糖等）和膳食纤维（抗性淀粉、菊粉、聚葡萄糖等），其他能够调节肠道微生物菌群的非碳水化合物（如多不饱和脂肪酸等）同样可以认为是益生元。

距首次提出益生元的定义已过去近30年，益生元的定义不断发展（图1-1），但是人们对益生元概念的关键问题仍然存在较大争论。其中，"如何界定某个物质是否可以被胃肠道微生物菌群选择性利用"是一个较为关键的争论焦点。早期，将"选择性"解释为益生元主要被乳杆菌属（Lactobacillus）和双歧杆菌属（Bifidobacterium）微生物发酵利用，而很难被其他微生物利用。随着对肠道微生物菌群认识的逐渐深入，人们发现益生元在胃肠道内会被更多的微生物通过发酵和其他代谢途径利用。因此，目前认为益生元定义中的"选择性"并不一定意味着只对一种肠道微生物产生影响，而是应该扩展到对几种微生物菌群的生长和活性产生影响，但并不能放大到全部肠道微生物菌群。

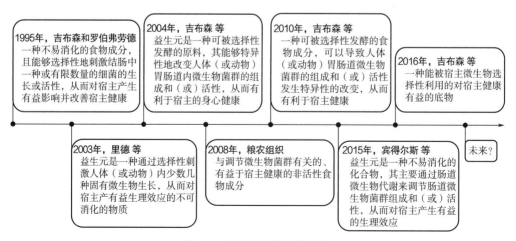

图1-1 益生元定义的更新历程

越来越多的研究表明，益生元并不是直接对某些微生物的生长起促进作用，而是通过一种"交叉饲养效应"（Cross-feeding effect）影响肠道内有益菌的增殖。简而言之，益生元被肠道内的微生物A利用后所产生的代谢产物会促进微生物B的生长，促使微生物B产生有利于宿主健康的或是有利于其他微生物菌群生长的代谢产物。例如，菊粉来源的低聚果糖能显著促进嗜黏蛋白阿克曼菌（*Akkermansia muciniphila*）的生长，而嗜黏蛋白阿克曼菌是一种不能直接利用低聚果糖的益生菌，因此可以推断是肠道中的乳杆菌属和双歧杆菌属微生物利用低聚果糖所产生的代谢产物促进了嗜黏蛋白阿克曼菌的生长。因此，益生元定义中提到的"选择性"促进某些微生物的生长并非单指直接促其生长，也可指通过利用益生元的降解产物间接促进某些特定微生物的生长。

随着益生元科学与技术的发展，生产者和消费者等不同群体对益生元概念和含义的认知具有较大不同。对食品行业的生产者而言，功能和应用是益生元的关键。他们更加注重添加益生元后会使食品具备哪些功能活性，如增强肠道健康、调节免疫系统、降低血糖和胰岛素抵抗等。同时，生产者青睐那些具有良好稳定性和加工特性的益生元，因为其能够适应不同食品的生产加工过程。虽然"益生元"一词已经逐渐被大众所接受，但这并不意味着食品生产者可以随意在产品中使用"益生元"这一标签，益生元的生产和使用仍需严格的监管，以免对消费者造成不必要的困扰和误导。

普通消费者对益生元的了解主要依赖于互联网。目前大部分信息检索平台，如"百度百科""维基百科"等主要采用了1995年吉布森和罗伯弗劳德给出的益生元定义，强调益生元是一种"额外添加的、能够刺激一种或几种肠道微生物生长的、对宿主健康有益的不可消化的食品成分"。美国梅奥医学中心（Mayo Clinic）给消费者的一封健康信中指出益生元是"一种人体不可消化但可以被肠道微生物利用的物质，而且还能够增强人体内某些有益菌的生长与活性"。虽然消费者有多种渠道了解益生元的概念与功能，但他们对益生元的认知仍显不足。一项针对200名成年人的调查表明，只有11%的受访者熟悉"益生元"这一术语，仅有7%的受访者能够较为准确地了解益生元的定义。值得注意的是，虽然大多数消费者认为益生元会对自身健康有益，但他们很少会主动购买益生元产品，这严重限制了益生元的使用与推广。

第二节　益生元的现状

一、益生元的分类

1995年最初提出益生元的定义时，公认的益生元仅有低聚果糖等少数物质；至2008年益生元概念已扩大至低聚糖、膳食纤维等不易消化的碳水化合物以及具有抑菌活性的抗生素和细菌素。随后为了避免给消费者造成困扰，将抗生素和细菌素等物质从益生元概念中剔除。

根据益生元的最新定义，可以将益生元分为以下几类：低聚糖、膳食纤维、稀有糖、多不饱和脂肪酸以及植物化学物质等（图1-2）。

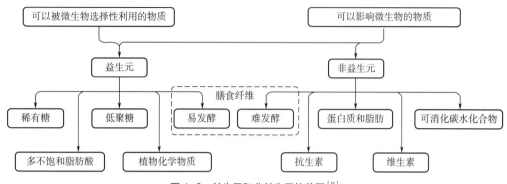

图 1-2　益生元和非益生元的范围[9]

（一）低聚糖

低聚糖（Oligosaccharides，又称寡糖）是指由2~10个单糖残基通过糖苷键连接而成的聚合物，其中糖苷键是由一个单糖的半缩醛羟基（也称苷羟基）和另一个单糖的某一羟基脱水缩合形成的。

低聚糖的名称通常采用系统命名法：以符号D或L表示单糖残基的构型，以符号α或β表示糖苷键的构型，用阿拉伯数字和箭头（→）表示糖苷键连接的碳原子位置和连接方向，用O表示取代位置在单糖残基的羟基上。例如：纤维二糖的系统名称为4-O-β-D-吡喃葡萄糖基-(1→4)-D-葡萄糖，乳果糖的系统名称为4-O-β-D-吡喃半乳糖基-(1→4)-D-果糖。除系统命名外，一些低聚糖仍然经常使用其习惯名称，如蔗糖、水苏糖、棉子糖等。

根据消化性，低聚糖可以分为两类。一类是可以被人体和动物消化道消化的低聚糖，如低聚麦芽糖、蔗糖、乳糖等。可消化的低聚糖不属于益生元，本书不进行讨论。另一类是不能（或难以）被消化道消化吸收的低聚糖，又称功能性低聚糖，如低聚异麦芽糖、低聚果糖、低聚木糖等。功能性低聚糖在消化道难以被消化吸收，并且可以选择性刺激胃肠道内微生物的生长和活性，是一类重要的益生元[10]。

根据组成单体和来源不同，功能性低聚糖分为以下几类。

1. 葡萄糖基低聚糖

葡萄糖基低聚糖（Glucose-based oligosaccharides）是指主要由葡萄糖以不同糖苷键连接形成的低聚糖，主要包括以下几种。

（1）低聚异麦芽糖（Isomalto-oligosaccharide，IMO）　低聚异麦芽糖又称分枝低聚糖（Branching oligosaccharide），是指由葡萄糖通过α-1,6-糖苷键和α-1,4-糖苷键连接而成的低聚糖。异麦芽糖、异麦芽三糖和潘糖是低聚异麦芽糖的主要成分，其结构式如图1-3所示。自然界中，低聚异麦芽糖极少以游离状态存在，但作为支链淀粉等多糖的组成部分，在酱油、黄酒等发酵食品中存在少量低聚异麦芽糖。低聚异麦芽糖主要以淀粉为原料，经过酶水解和酶转化等工序制备。低聚异麦芽糖是一种商业化的低聚糖，在世界各国的应用十分广泛。

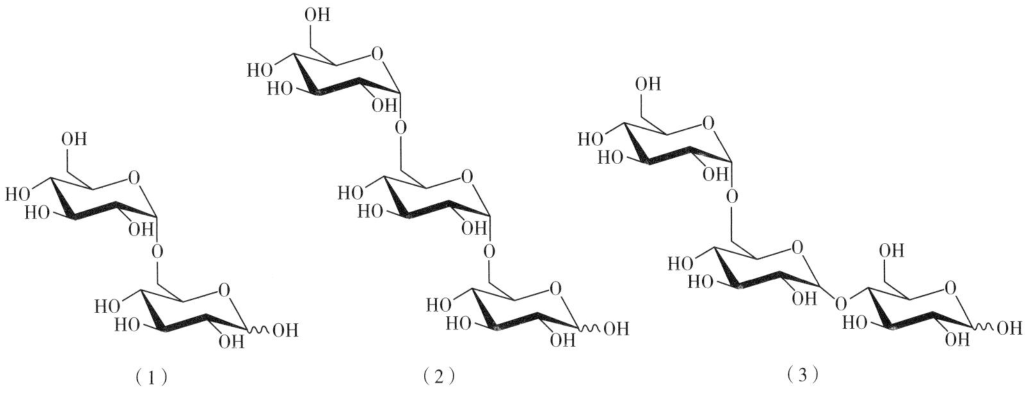

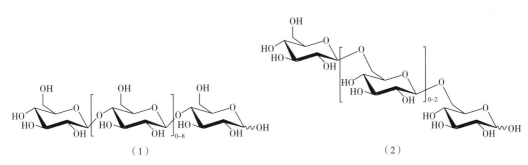

图1-3 三种低聚异麦芽糖的结构式

（1）异麦芽糖 （2）异麦芽三糖 （3）潘糖

（2）低聚纤维糖（Cello-oligosaccharide） 低聚纤维糖是指由2~10个葡萄糖通过β-1,4-糖苷键连接而成的低聚糖，其结构式如图1-4（1）所示。自然界中仅在松树叶和玉米秆中发现了少量的纤维二糖，几乎不存在其他游离的低聚纤维糖。低聚纤维糖主要以植物中的纤维素为原料，通过纤维素酶水解制得。低聚纤维糖具有许多益生元共有的功能活性，尤其对肠道内双歧杆菌属微生物的增殖具有较强的促进作用。

图1-4 低聚纤维糖和低聚龙胆糖的结构式

（1）低聚纤维糖 （2）低聚龙胆糖

（3）低聚龙胆糖（Gentio-oligosaccharide） 低聚龙胆糖是由葡萄糖通过β-1,6-糖苷键连接而成的低聚糖，主要有龙胆二糖、龙胆三糖、龙胆四糖等，其结构式如图1-4（2）所示。天然低聚龙胆糖主要存在于龙胆属植物的根和茎等组织。低聚龙胆糖是以高浓度葡萄糖溶液为原料，利用β-葡萄糖苷酶的转糖苷作用以及逆向水解进行生产的。低聚龙胆糖最具特色的是具有提神的特殊苦味，味道清新柔和，特别适合用于巧克力、咖啡、果汁等食品的加工生产。

（4）其他葡萄糖基低聚糖　β-1,3-葡寡糖（β-1,3-Gluco-oligosaccharide）是一类由2～10个葡萄糖通过β-1,3-糖苷键连接而成的低聚糖，其结构式如图1-5（1）所示。根据其来源不同可以进一步将β-1,3-葡寡糖分为昆布寡糖（Laminarin oligosaccharide）和可得然寡糖（Curdlan oligosaccharide）。

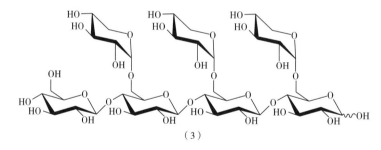

（1）

（2）

（3）

图 1-5　其他葡萄糖基低聚糖的结构式

（1）β-1,3-葡寡糖　（2）酵母葡寡糖　（3）木葡寡糖

酵母葡寡糖（Yeast gluco-oligosaccharide）是一类由2～10个葡萄糖通过β-1,3-糖苷键和β-1,6-糖苷键连接而成的多分支的低聚糖，其结构式如图1-5（2）所示。

木葡寡糖（Xylogluco-oligosaccharide）的主链由葡萄糖通过β-1,4-糖苷键相互连接，并具有通过α-1,6-糖苷键连接的木糖侧链，半乳糖还会通过β-1,2糖苷键与木糖相连，是一种结构复杂的多分支的低聚糖，其结构如图1-5（3）所示。

β-1,3-葡寡糖和酵母葡寡糖均是利用β-1,3-葡聚糖酶水解得到，常用原料为昆布多糖（Laminarin）、可得然胶（Curdlan）以及酵母细胞壁（酵母葡聚糖）（Yeast glucan）。木葡寡糖是利用木葡聚糖酶水解所得，常用原料为罗望子胶（Tamarind gum）。这三种低聚糖是一类较为新颖的低聚糖，目前对其功能活性的研究尚不充分。

2. 果糖基低聚糖

果糖基低聚糖（Fructose-based oligosaccharides）是指主要由果糖通过不同糖苷键连接而成的低聚糖，主要包括以下几种。

（1）低聚果糖（Fructo-oligosaccharide，FOS） 低聚果糖又称蔗果低聚糖、G型低聚果糖，是由1～3个果糖通过β-2,1-糖苷键与蔗糖分子中果糖基连接形成的直链低聚糖，主要成分为蔗果三糖、蔗果四糖和蔗果五糖等，其结构式如图1-6（1）所示。虽然低聚果糖天然存在于许多植物中，如香蕉、大蒜、洋葱、菊苣等，但由于含量较少，低聚果糖仍以人工合成为主，其主要以蔗糖（和果糖）为底物，利用β-呋喃果糖苷酶的转糖苷作用进行生产。在众多功能性低聚糖中，低聚果糖是一种食用历史很长的益生元，且为益生元概念的提出提供了重要参考。目前，低聚果糖在我国、日本以及欧美国家均得到广泛应用，是一种产量较大的商业化功能性低聚糖。

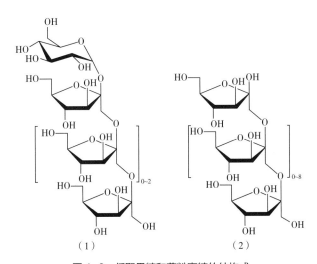

图1-6 低聚果糖和菊粉寡糖的结构式

（1）低聚果糖（G型低聚果糖）（2）菊粉寡糖（F型低聚果糖）

（2）菊粉寡糖（Oligofructose，OFS） 菊粉寡糖又称F型低聚果糖，是由2～10个果糖通过β-2,1-糖苷键连接而成，结构式如图1-6（2）所示。与低聚果糖不同的是，菊粉寡糖的组成单元中不含葡萄糖。菊粉寡糖主要利用菊粉酶（又称β-2,1-果聚糖水解酶）水解菊粉（Inulin）制备得到。菊粉寡糖与低聚果糖的结构与功能具有很大的相似性，因此人们通常不特别区分低聚果糖与菊粉寡糖，而是统称它们为低聚果糖。

（3）低聚乳果糖（Lactosucrose） 低聚乳果糖又称半乳糖基蔗糖，化学名为4-O-β-D-吡喃半乳糖基-(1→4)-O-α-D-吡喃葡萄糖基-(1→2)-β-D-呋喃果糖，结构式如图1-7（1）所示。低聚乳果糖是一种非还原性三糖，从一侧看为乳糖与果糖基相连，而从另一侧看为蔗糖与半乳糖基相连。低聚乳果糖的生产是以乳糖和蔗糖（1：1）为原料，在β-呋喃果糖苷酶的转糖苷作用下，将蔗糖水解产生的果糖转移至乳糖中葡萄糖残基的C–1位羟基上。日本研究低聚乳果糖较早，并于1991年将低聚乳果糖产品推向市场。

（4）乳果糖（Lactulose） 乳果糖是由半乳糖通过β–1,4–糖苷键与果糖组成的二糖，又称半乳糖基果糖、乳酮糖或异构化乳糖，化学名为4–O–β–D–吡喃半乳糖基–(1→4)–D–果糖，结构式如图1–7（2）所示。乳果糖主要通过化学法生产，即在碱性条件下将乳糖异构化为乳果糖；也可利用β–半乳糖苷酶催化乳糖和果糖混合溶液生产乳果糖。目前，乳果糖已广泛用于临床医药、保健品和食品添加剂等多个领域。例如，乳果糖口服液〔商品名：杜密克（Duphalac）〕是一种用于治疗慢性或习惯性便秘以及肝性脑病的临床药物。

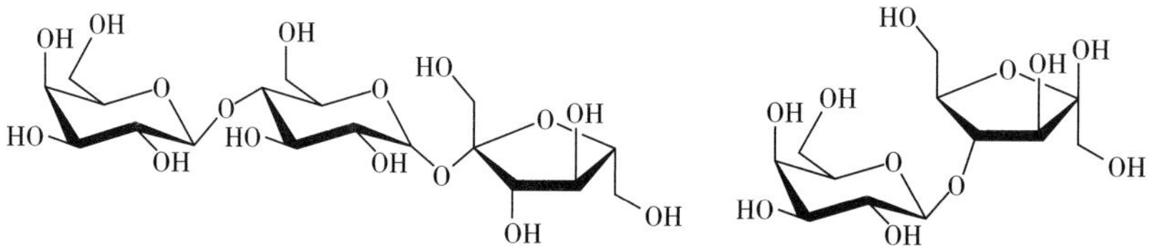

图1–7　低聚乳果糖和乳果糖的结构式

（1）低聚乳果糖　（2）乳果糖

3. 半乳糖基低聚糖

半乳糖基低聚糖（Galactose–based oligosaccharides）是指由半乳糖通过不同糖苷键连接而成的低聚糖，可以分为以下几种。

（1）低聚半乳糖（Galacto–oligosaccharide，GOS） 低聚半乳糖是1~6个半乳糖通过β–1,4–糖苷键（或β–1,6–糖苷键）与乳糖中的半乳糖残基相连形成的低聚糖，分为4′–低聚半乳糖和6′–低聚半乳糖，其结构式如图1–8所示。低聚半乳糖是一种天然存在的低聚糖，在人和动物的乳汁中都检测到低聚半乳糖的存在。低聚半乳糖主要以乳糖（和半乳糖）为原料，利用β–半乳糖苷酶的转糖苷作用生产，是一种产量较大的商业化功能性低聚糖。

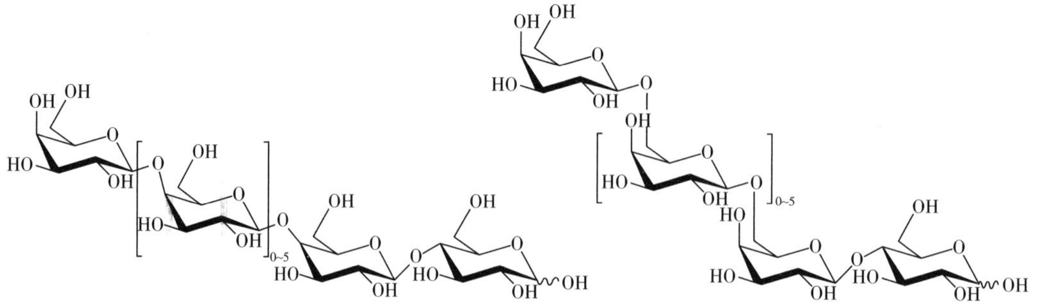

图1–8　低聚半乳糖的结构式

（1）4′–低聚半乳糖　（2）6′–低聚半乳糖

（2）大豆低聚糖（Soybean oligosaccharides）　大豆低聚糖是从大豆中提取的可溶性寡糖的总称，主要成分为蔗糖（Sucrose）、棉子糖（蜜三糖，Raffinose）、水苏糖（Stachyose）、毛蕊花糖（Verbascose）等，除蔗糖外都属于功能性低聚糖。棉子糖、水苏糖、毛蕊花糖分别是由1~3个半乳糖通过α-1,6-糖苷键与蔗糖中的葡萄糖残基连接形成的三糖、四糖与五糖，结构式如图1-9所示。大豆低聚糖广泛存在于豆科植物等中，其中棉子糖是除蔗糖外植物中分布最广的低聚糖。大豆低聚糖主要以大豆乳清为原料，直接提取得到。由于大豆中含量丰富，大豆低聚糖同样具有悠久的食用历史。值得注意的是，一些早期的研究指出大豆低聚糖是一种胃肠胀气因子（Flatulence factor），不合理地摄入大豆低聚糖可能会导致人体肠道微生物产气，造成胃肠胀气。

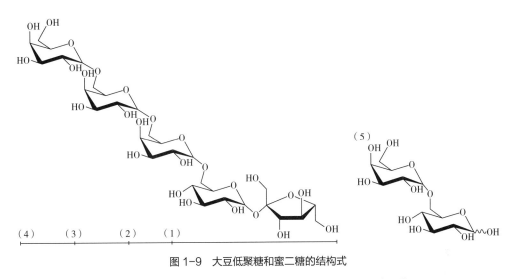

图 1-9　大豆低聚糖和蜜二糖的结构式

（1）蔗糖　（2）棉子糖　（3）水苏糖　（4）毛蕊花糖　（5）蜜二糖

（3）蜜二糖（Melibiose）　蜜二糖是指由半乳糖和葡萄糖通过α-1,6-糖苷键连接而成的二糖，其化学名为6-O-α-D-吡喃半乳糖基-(1→6)-D-葡萄糖，结构式如图1-9（5）所示。蜜二糖在锦葵（*Malva sylvestris*）等植物中广泛存在，但含量很少，直接提取较为困难。可通过α-半乳糖苷酶以半乳糖和葡萄糖为原料，逆向水解合成蜜二糖。已经证明，摄入蜜二糖对过敏性皮炎症状有良好的缓解作用。

4. 木糖基低聚糖

木糖基低聚糖（Xylose-based oligosaccharides）是指由木糖通过糖苷键连接而成的低聚糖，自然界中种类少，主要为低聚木糖。

低聚木糖（Xylo-oligosaccharide，XOS）是由2~10个木糖以β-1,4-糖苷键连接而成的低聚糖，其结构式如图1-10（1）所示。木聚糖是自然界中含量最丰富的半纤维素组分，但游离的低聚木糖含量很少，仅在竹笋等植物中少量存在。因此，低聚木糖主要通过水解玉米芯等原料中的木聚糖进行制备。与其他功能性低聚糖相比，低聚木糖的最低有效剂量很小，仅为0.7~1.4g/d。低聚木糖具有优良的稳定性，难以被人体消化吸收，被认为是最有应用潜力的功能性低聚糖之一。我国现在是低聚木糖的最大生产国，所生产的低聚木糖不仅在国内广泛使用，还出口到日本、欧美等国家和地区。

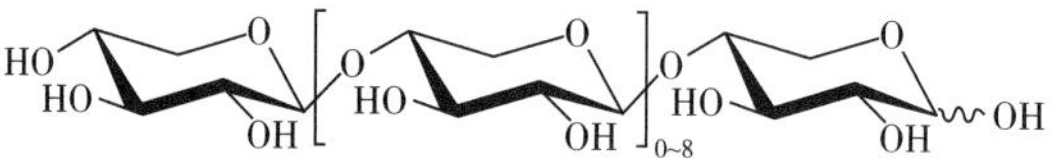

图1-10　木糖基低聚糖的结构式

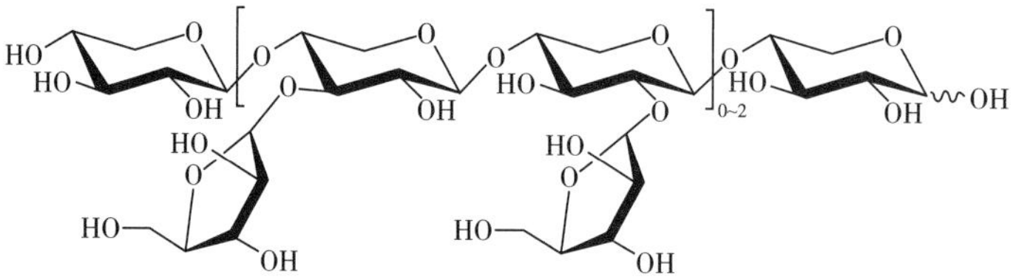

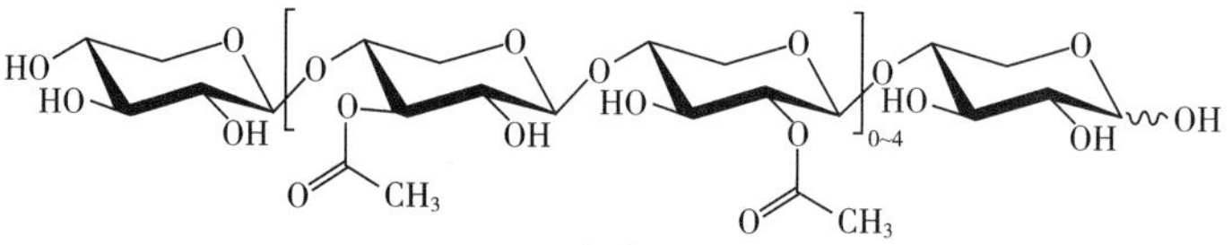

（1）低聚木糖　（2）阿拉伯木寡糖　（3）乙酰化低聚木糖

除低聚木糖外，木糖基低聚糖还包括以下两种低聚糖：一种是阿拉伯木寡糖（Arabinoxylo-oligosaccharide），其主链是以β-1,4-糖苷键连接的低聚木糖，阿拉伯糖通过α-1,2-糖苷键和α-1,3-糖苷键与主链木糖残基相连，是一种分支的低聚糖，结构式如图1-10（2）所示；另一种是乙酰化低聚木糖（Acetyl-xylo-oligosaccharide），是低聚木糖主链中木糖残基的C-2和C-3位发生乙酰基取代而形成的低聚糖，结构式如图1-10（3）所示。阿拉伯木寡糖和乙酰化低聚木糖的生产原料主要为富含阿拉伯木聚糖的米糠以及富含乙酰化木聚糖的山楂籽等，这些原料经过酶水解等方法制备得到相应的产品。

5. 甘露糖基低聚糖

甘露糖基低聚糖（Mannose-based oligosaccharides）是指主要由甘露糖通过糖苷键连接而成的低聚糖，根据其连接方式不同，可以分为以下几种。

（1）β型低聚甘露糖（β-Manno-oligosaccharide，β-MOS）　β型低聚甘露糖含有一个由甘露糖通过β-糖苷键连接而成的主链。根据其组成单体不同可以分为同质甘露寡糖（Homo-manno-oligosaccharide）、葡甘露寡糖（Glucomanno-oligosaccharide）、半乳甘露寡糖（Galactomanno-oligosaccharide）以及半乳葡甘露寡糖（Galactoglucomanno-oligosaccharide）4种。甘露寡糖是由2~10个甘露糖通过β-1,4-糖苷键连接而成的直链低聚糖；葡甘露寡糖是由2~10个甘露糖和葡萄糖通过β-1,4-糖苷键连接而成的直链低聚糖；半乳甘露寡糖是指半乳糖通过α–1,6–糖苷键与甘露寡糖主链上的甘露糖残基连接形成的低聚糖；半乳葡甘露寡糖是指半乳糖通过α–1,6–糖苷键与葡甘露寡糖主链上的甘露糖残基连接形成的低聚糖。β型低聚甘露糖的结构式如图1-11（1）~（4）所示。

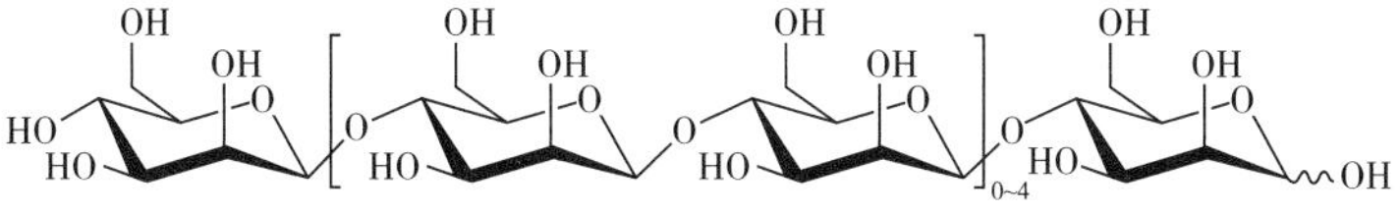

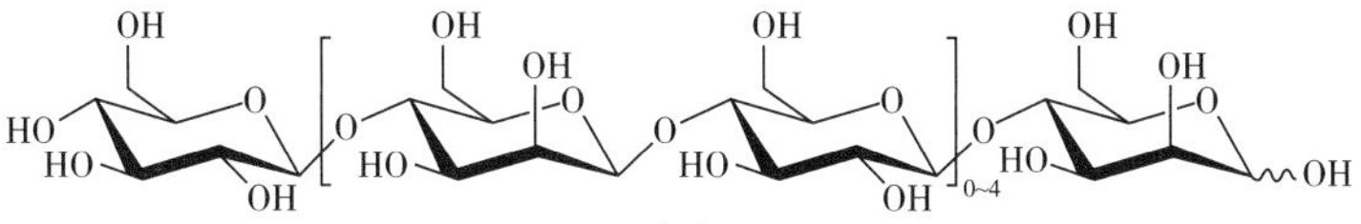

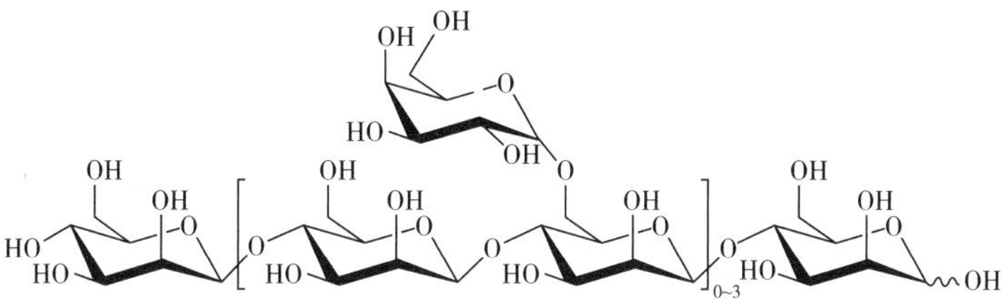

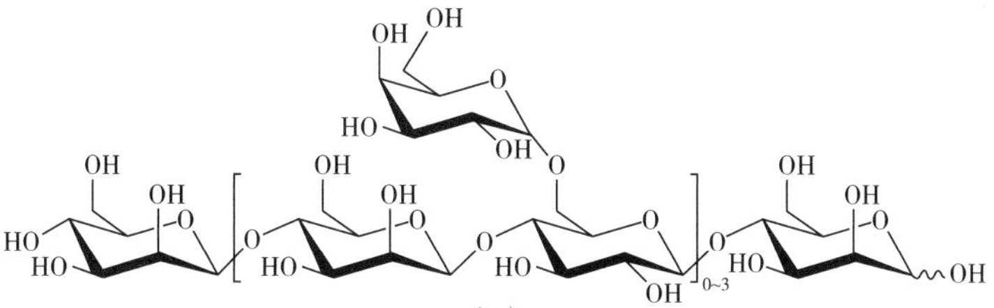

图 1-11 甘露糖基低聚糖的结构式

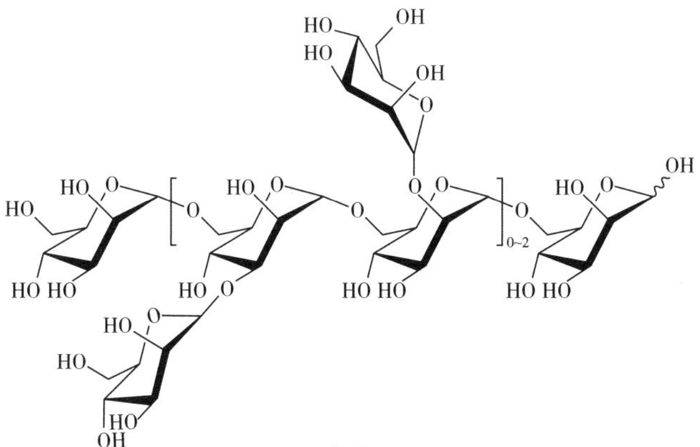

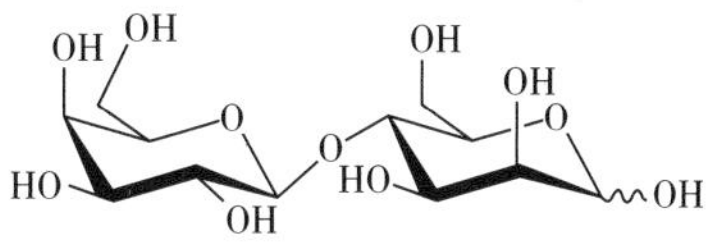

（1）同质甘露寡糖 （2）葡甘露寡糖 （3）半乳甘露寡糖

（4）半乳葡甘露寡糖 （5）酵母甘露寡糖 （6）依匹乳糖

β型低聚甘露糖主要由酶水解和酸水解制备，常用原料包括富含线性甘露聚糖的农业废弃物（咖啡渣、棕榈粕、椰子粕等）、富含葡甘露聚糖的魔芋胶以及富含半乳甘露聚糖的植物胶（瓜尔胶、槐豆胶等）。与其他功能性低聚糖相比，生产β型低聚甘露糖的原料来源和种类复杂，导致相关产品中至少含有上述β型低聚甘露糖中的两种。例如，以瓜尔胶、槐豆胶等植物胶制备的β型低聚甘露糖是甘露寡糖和半乳甘露寡糖的混合物；而利用魔芋胶制备的β型低聚甘露糖中除葡甘露寡糖外还含有一定量的甘露寡糖。β型低聚甘露糖是一种较为新型的功能性低聚糖，对其生产与功能的研究逐渐受到人们的关注与重视。

（2）α型低聚甘露糖（α-Manno-oligosaccharide，α-MOS）　α型低聚甘露糖主要是酵母甘露寡糖（Yeast manno-oligosaccharide），其主链由甘露糖通过α-1,6-糖苷键连接而成，并含有通过α-1,2-和α-1,3-糖苷键连接的甘露糖侧链，其结构式如图1-11（5）所示。酵母甘露寡糖主要利用α-甘露聚糖酶水解酵母细胞壁（酵母甘露聚糖）生产。酵母甘露寡糖最大的特点在于能够吸附肠道内的致病菌，如大肠杆菌、沙门氏菌等。

（3）依匹乳糖（Epilactose）　依匹乳糖是由半乳糖通过β-1,4-糖苷键与甘露糖组成的二糖，又称半乳糖基甘露糖或表乳糖，其化学名为4-O-β-D-吡喃半乳糖基-(1→4)-D-甘露糖，结构式如图1-11（6）所示。依匹乳糖可以通过化学法生产，但化学法反应步骤多、生产过程复杂、生产成本高；利用纤维二糖差向异构酶或甘露糖异构酶可以将乳糖或乳果糖异构化为依匹乳糖，该法制备效率高、操作简单、清洁无污染，但目前仍在研究阶段。

6. 海洋低聚糖（Marine oligosaccharides）

海洋低聚糖是指通过降解海洋来源生物多糖制备的一类低聚糖，根据其来源和组成单体不同，可以分为以下几种。

（1）几丁寡糖（Chitin oligosaccharides，N-acetyl chito-oligosaccharide，NACOS）　几丁寡糖是指由2～10个N-乙酰氨基葡萄糖（2-乙酰氨基-2-脱氧-D-葡萄糖）通过β-1,4-糖苷键连接而成的低聚糖，其结构式如图1-12（1）所示。几丁质（又称甲壳素）是生产几丁寡糖的原料，其广泛存在于节肢动物外骨骼、软体动物内骨骼以及真菌细胞壁中，是除纤维素外自然界中含量最丰富的天然高分子物质。

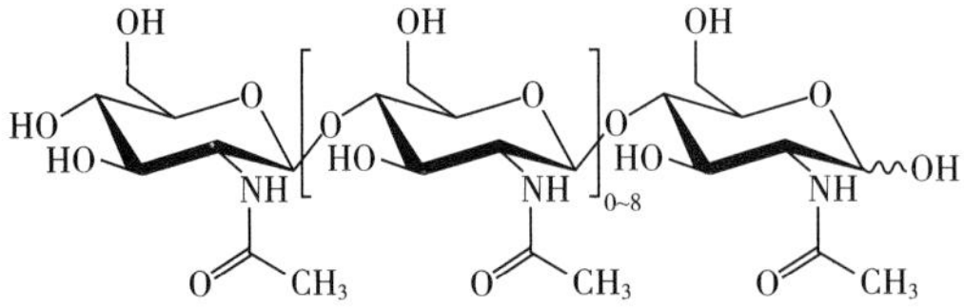

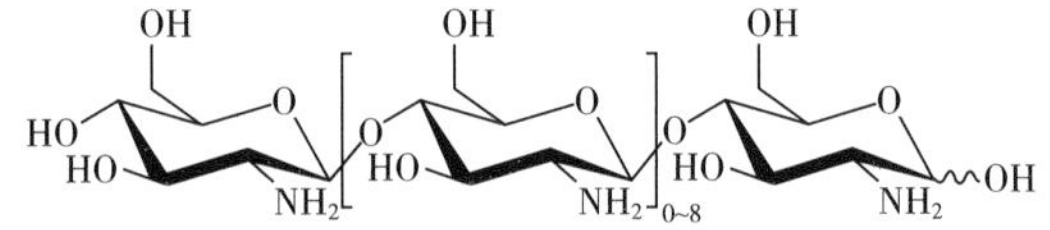

图1-12　几丁寡糖和壳寡糖的结构式

（1）几丁寡糖　（2）壳寡糖

（2）壳寡糖（Chito-oligosaccharide，COS）　壳寡糖是由2～10个N-氨基葡萄糖（2-氨

基-2-脱氧-D-葡萄糖）通过β-1,4-糖苷键连接而成的低聚糖，其结构式如图1-12（2）所示。壳寡糖与几丁寡糖二者易混淆，它们之间最大的区别是壳寡糖中的N-氨基葡萄糖氨基没有（或很少）乙酰化。壳聚糖是生产壳寡糖的原料，是由几丁质通过全部（或大部分）脱乙酰化制备得到。壳寡糖是自然界中唯一带正电的碱性氨基低聚糖，具有多种功能活性。在我国以及日本、韩国、美国等国家，壳寡糖已广泛用于食品加工。此外，由于壳寡糖具有抗菌活性，被认为是新一代海洋生物源农药，兼有药效和肥效双重生物调节功能。

（3）琼脂寡糖　琼脂寡糖是琼脂糖（Agarose）经水解后得到的由2~20个单体组成的低聚糖，其组成单体为3,6-内醚-α-L-半乳糖和β-D-半乳糖，前者通过α-1,3-糖苷键与后者相连，后者则通过β-1,4-糖苷键与前者相连。琼脂寡糖可以分为两类：琼寡糖（Agaro-oligosaccharide）和新琼寡糖（Neoagaro-oligosaccharide）。琼寡糖主要由琼二糖（Agarobiose）的重复单元连接而成，并以3,6-内醚-L-半乳糖残基为还原性末端；新琼寡糖主要由新琼二糖（Neoagarobiose）的重复单元连接而成，并以D-半乳糖残基为还原性末端，其结构式如图1-13所示。琼脂寡糖具有较强的抗癌、抗氧化、抗炎等活性，是一种具有较大开发潜力的功能性低聚糖。

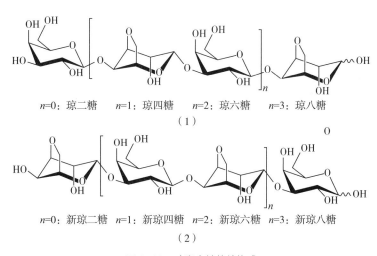

n=0：琼二糖　n=1：琼四糖　n=2：琼六糖　n=3：琼八糖
（1）

n=0：新琼二糖　n=1：新琼四糖　n=2：新琼六糖　n=3：新琼八糖
（2）

图1-13　琼脂寡糖的结构式

（1）琼寡糖　（2）新琼寡糖

（4）褐藻寡糖（Alginate oligosaccharide）　褐藻寡糖是指褐藻胶（Alginate）经降解后生成的由2~10个单体通过1,4-糖苷键相互连接的低聚糖，其组成单体为β-D-甘露糖醛酸和α-L-古洛糖醛酸。根据组成单体不同褐藻寡糖可进一步分为聚甘露糖醛酸寡糖（Poly-mannuronate oligosaccharide，PM）、聚古洛糖醛酸寡糖（Poly-guluronate oligosaccharide，PG）以及杂合褐藻寡糖（Poly-mannurono-guluronate oligosaccharide，PMG），其结构式如图1-14所示。褐藻寡糖中含有羧基，是一种带负电的酸性低聚糖，因此褐藻寡糖常以钠盐形式存在。褐藻寡糖具有多种功能活性，如抗氧化、抗炎症、调节免疫活性等，是一种较为新型的功能性低聚糖。

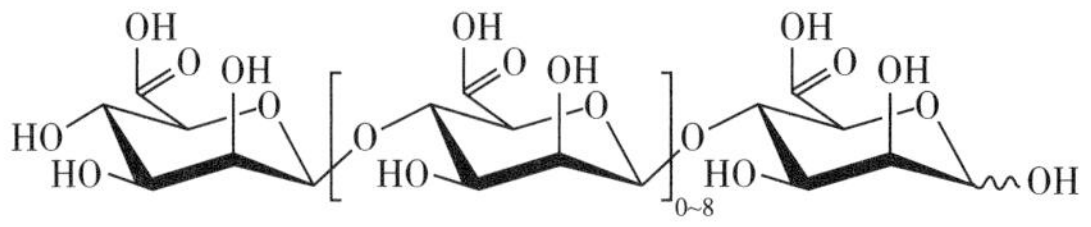

图 1-14 褐藻寡糖的结构式

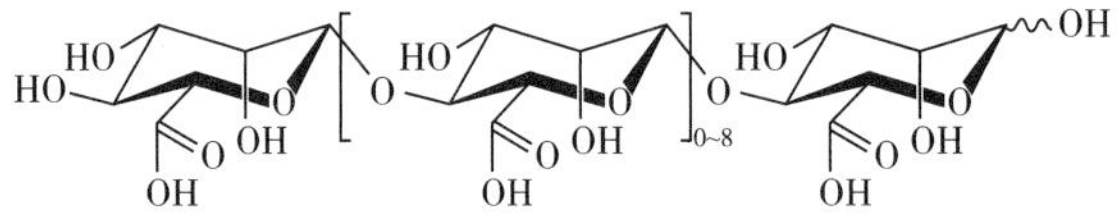

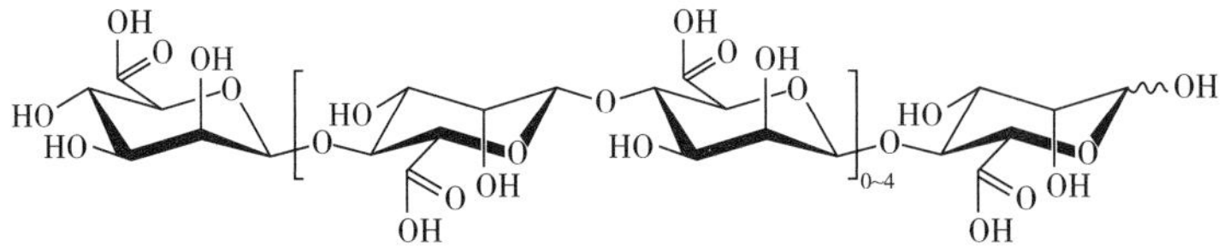

（1）聚甘露糖醛酸寡糖 （2）聚古洛糖醛酸寡糖 （3）杂合褐藻寡糖

7. 人乳寡糖（Human milk oligosaccharides，HMOs）

人乳寡糖是一类天然存在于人乳中的由2～10个单糖组成的低聚糖，在人乳中含量较为丰富，可达12～23g/L。人乳寡糖可以分为含岩藻糖基的中性人乳寡糖和含唾液酸及其硫酸盐结构的酸性人乳寡糖。目前，已从人类母乳中鉴定出约200种人乳寡糖组分，其中我国国家卫生健康委员会、美国食品与药物管理局（Food and Drug Administration，FDA）和欧盟食品安全管理局（European Food Safety Authority，EFSA）等机构已批准可用于婴幼儿配方食品中的人乳寡糖有7种：2′-岩藻糖基乳糖（2′-Fucosyllactose，2′-FL），3-岩藻糖基乳糖（3-Fucosyllactose，3-FL），2′-岩藻糖基乳糖和2′,3-二岩藻糖基乳糖（2′,3-Difucosyllactose，2′3-FL，DFL）的混合物，3′-唾液酸乳糖（钠盐）（3′-Sialyllactose，3′-SL），6′-唾液酸乳糖（钠盐）（6′-Sialyllactose，6′-SL），乳糖-N-四糖（Lacto-N-tetraose，LNT），以及乳糖-N-新四糖（Lacto-N-neotetraose，LNnT）（图1-15）。

人乳寡糖是最早发现能够影响人体胃肠道健康的低聚糖组分之一。它对新生儿胃肠道微生物菌群以及代谢和免疫系统的发育尤为重要，摄入人乳寡糖可以使婴幼儿肠道内双歧杆菌科（Bifidobacteriaceae）和拟杆菌科（Bacteroidaceae）微生物的含量明显增加，同时抑制入侵婴幼儿胃肠道的有害菌生长。值得注意的是，婴儿双歧杆菌（*B. infantis*）和长双歧杆菌婴儿亚种（*B. longum* subsp. *infantis*）是唯一能够完全代谢人乳寡糖的双歧杆菌属微生物，而成年人肠道中的长双歧杆菌长亚种（*B. longum* subsp. *longum*）、青春双歧杆菌（*B. adolescentis*）和乳酸双歧杆菌（*B. lactis*）则缺乏直接代谢人乳寡糖所必需的酶系。

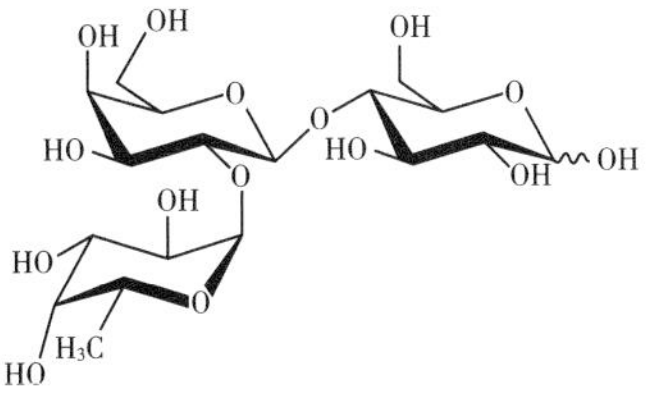

图 1-15 7种人乳寡糖的结构式

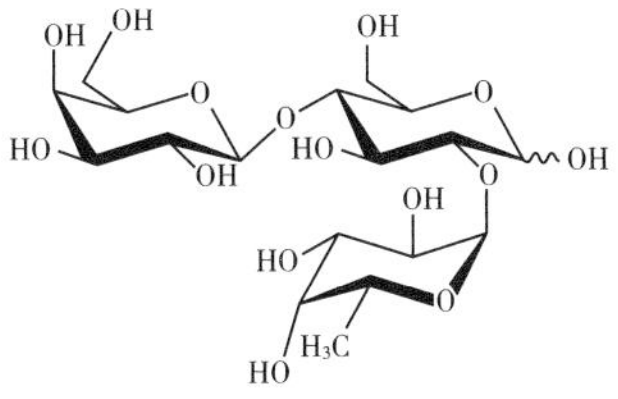

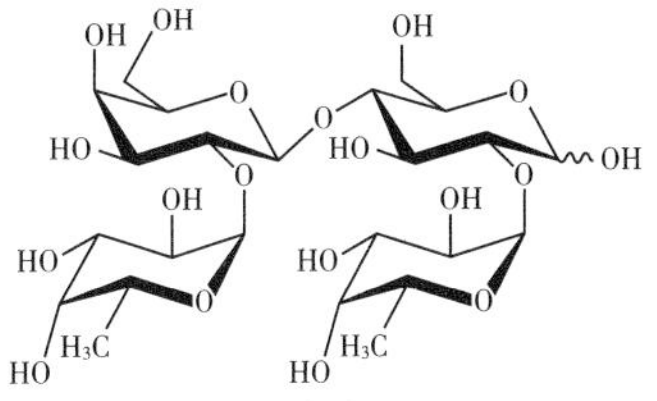

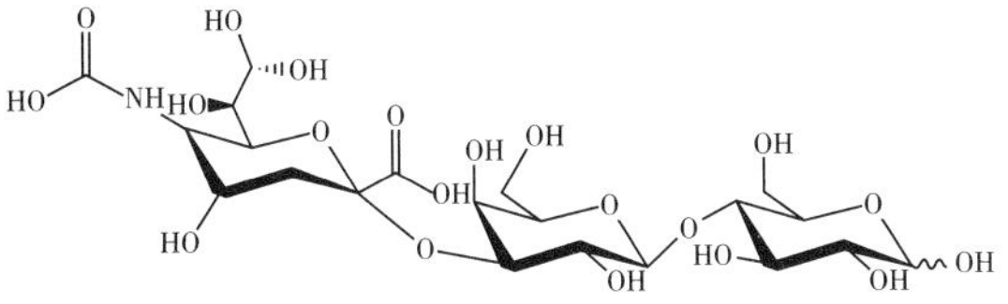

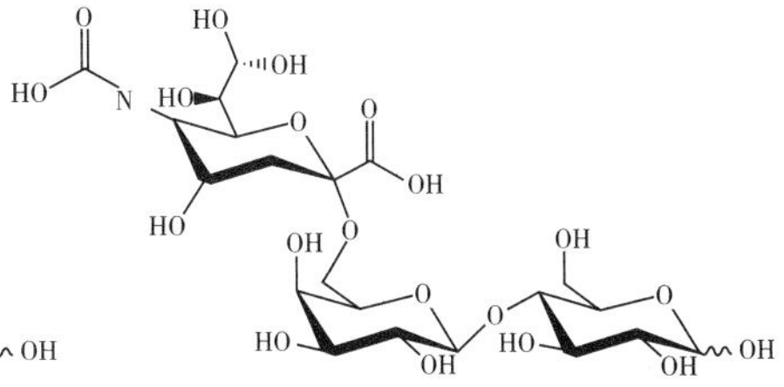

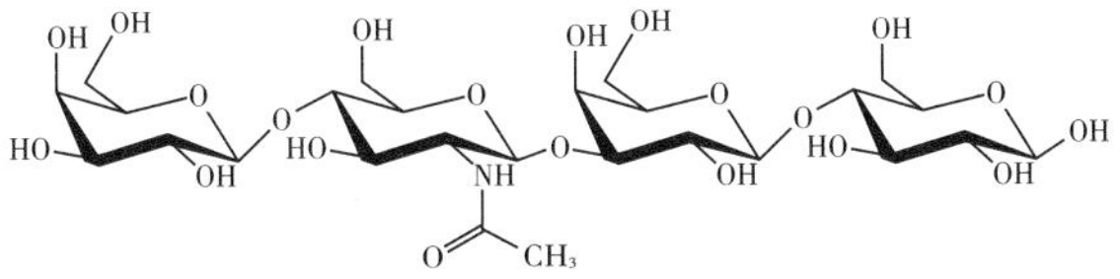

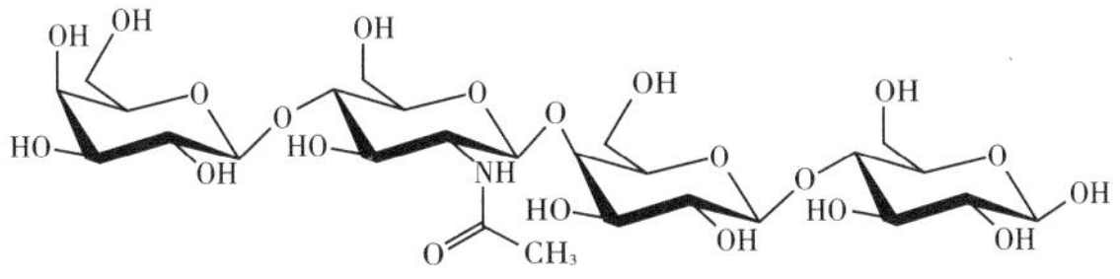

（1）2'-岩藻糖基乳糖 （2）3-岩藻糖基乳糖 （3）2',3-二岩藻糖基乳糖 （4）3'-唾液酸乳糖
（5）6'-唾液酸乳糖 （6）乳糖-N-四糖 （7）乳糖-N-新四糖

（二）膳食纤维

1972年，膳食纤维（Dietary fiber）的定义为"食物中人们无法消化的、来源于植物细胞壁的组分"。此后膳食纤维的概念几经修改，至2008年国际食品法典委员会（Codex Alimentarius Commission，CAC）重新定义膳食纤维为"由10个及以上单体组成的、无法被人体小肠中内源酶水解的碳水化合物聚合物"[11]。此外，我国、加拿大以及欧盟将由3~9个单体组成的碳水化合物聚合物也认定为膳食纤维。虽然这一认定方法有助于膳食纤维生产与推广，但也导致了聚合度为3~9的碳水化合物聚合物既属于低聚糖又属于膳食纤维。因此，为避免让读者困扰和混淆，本书中提及的膳食纤维均是指国际食品法典委员会定义下的膳食纤维。

膳食纤维主要包括以下3种类型：天然存在于食品中的膳食纤维，经过物理、化学和酶解方法从食品原料中提取的膳食纤维，以及人工合成的膳食纤维[12]。与功能性低聚糖类似，并不是所有膳食纤维都是益生元，无法被宿主肠道微生物菌群选择性利用的、无益于宿主健康的膳食纤维不属于益生元，如木质素、纤维素等。但是，纤维素可以被反刍动物胃肠道内的微生物菌群利用，是一种反刍动物的益生元。目前公认属于益生元的膳食纤维主要包括以下几种。

1. 菊粉

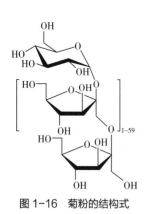

图 1-16 菊粉的结构式

菊粉是由果糖通过β-2,1-糖苷键连接而成的线性直链多糖，末端常带有一个通过α-1,2-糖苷键相连的葡萄糖残基，其聚合度通常为3～60，其中聚合度3～10的菊粉通常称为低聚果糖。菊粉的结构式如图1-16所示。菊粉是多种植物的贮能性多糖，主要来源于植物组织，如菊芋（*Helianthus tuberosus*）的块茎和菊苣（*Cichorium intybus*）的块根、天竺牡丹（*Dahlia pinnata*）的块根以及蓟（*Cirsium japonicum*）的根，其中菊芋和菊苣中菊粉含量最高，占其干重的70%以上。因此，主要利用菊芋和菊苣的块茎为原料，经过除杂（蛋白质、粗纤维、矿物质）、水提、精制、干燥等工序生产菊粉。菊粉不能被人体胃肠道消化吸收，是一种优质的可溶性膳食纤维，同时还可作为一种天然的油脂替代品用于多种食品的加工和生产。

2. 抗性淀粉

抗性淀粉（Resistant starch，RS）又称抗酶解淀粉、难消化淀粉，是指不能在人体小肠中消化吸收的淀粉。目前，根据淀粉的来源和抗酶解性不同，可将淀粉分为3类：快消化淀粉（Ready digestible starch，RDS）、慢消化淀粉（Slowly digestible starch，SDS）以及抗性淀粉，其中抗性淀粉又可分为物理性包埋淀粉颗粒（RS_1）、抗性淀粉颗粒（RS_2）、老化淀粉（RS_3）和变性淀粉（RS_4）4种（如表1-1所示）。抗性淀粉天然存在于一些食品及原料中，如马铃薯、香蕉、大米等，特别是在高直链玉米淀粉中抗性淀粉含量高达60%。与其他膳食纤维不同的是，抗性淀粉口感较好，不会影响食品的风味和质构，可用于低热量食品的开发。

表 1-1 不同淀粉的主要区别

淀粉类型	存在形式	消化速度和程度
快消化淀粉（RDS）	刚烹煮后含淀粉丰富的食品，如热馒头、热米饭等	消化迅速、彻底
慢消化淀粉（SDS）	大部分生的谷物，如生大米、生玉米等	消化缓慢、彻底
抗性淀粉（RS）		
包埋淀粉颗粒（RS_1）	轻度碾磨的谷物、种子和豆类食物	抗性
抗性淀粉颗粒（RS_2）	绿豆淀粉、马铃薯淀粉、未成熟香蕉、高直链玉米淀粉	抗性

续表

淀粉类型	存在形式	消化速度和程度
老化淀粉（RS_3）	冷米饭、长时间放置的面包、绿豆粉丝、麦片	抗性
变性淀粉（RS_4）	化学改性淀粉，如乙酰基淀粉、羟丙基淀粉等	抗性

3. β- 葡聚糖

β-葡聚糖（β-Glucan）是一类由葡萄糖通过β-糖苷键连接而成的多聚糖，主要包括燕麦葡聚糖（Oat β-glucan）和酵母葡聚糖（Yeast β-glucan）。

燕麦葡聚糖是一种存在于燕麦胚乳和糊粉层细胞壁的非淀粉多糖，主要由葡萄糖通过β-1,3-糖苷键和β-1，4-糖苷键连接而成，其糖苷键分布并非完全无序，通常每隔2~3个β-1,4-糖苷键就会存在一个β-1,3-糖苷键，其分子结构如图1-17（1）所示。燕麦麸皮中β-葡聚糖含量占5%~13%，是燕麦葡聚糖的主要生产原料。燕麦葡聚糖的水溶液具有较高的黏度，可作为增稠剂、悬浮剂、稳定剂等用于食品加工。

酵母葡聚糖是一种存在于酵母细胞壁中的β-葡聚糖，组成单体为葡萄糖，主链通过β-1,3-糖苷键相连，还含有通过β-1,6-糖苷键相连的侧链，结构式如图1-17（2）所示。酵母葡聚糖主要通过化学法从废酵母中提取得到。目前已证明酵母葡聚糖具有多种功能活性，如免疫调节、抗氧化等。

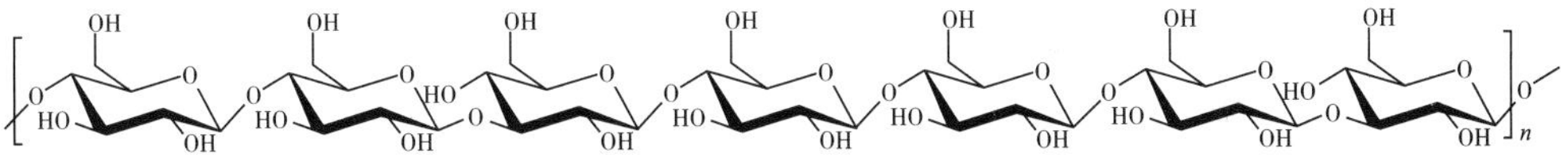

（1）

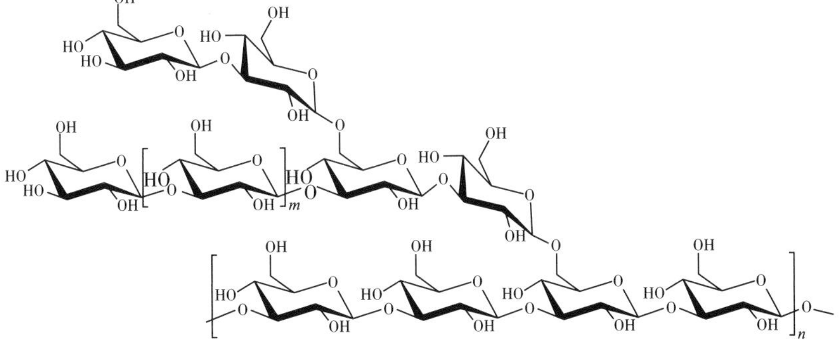

（2）

图1-17 β-葡聚糖的结构式

（1）燕麦葡聚糖 （2）酵母葡聚糖

4. 聚葡萄糖

聚葡萄糖（Polydextrose）是以葡萄糖为主要聚合单体，以山梨醇为增塑剂，以柠檬酸为催化剂，加热至熔融态混合物后，经真空缩聚而成的一种水溶性膳食纤维，结构式如图1-18所示。聚葡萄糖为葡萄糖无规则缩聚物，含有多种形式的糖苷键，其中以1,6-糖苷键为主，平均分子质量约3200u，平均聚合度20。聚葡萄糖不会被胃和小肠消化吸收，在结肠内约30%会被微生物菌群发酵利用，约60%从粪便中排出。聚葡萄糖可用于不同食品中，部分或全部代替糖和脂肪，不仅可以降低食品所含能量，还可以保持食品原有的风味和质感。

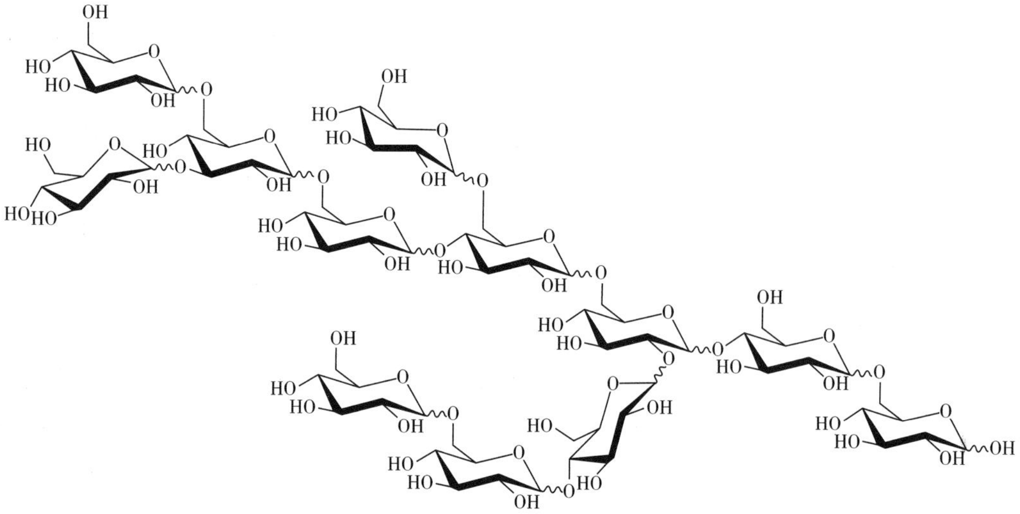

图1-18 聚葡萄糖的结构式

5.部分水解甘露聚糖

部分水解甘露聚糖（Partially hydrolyzed mannans）是以富含甘露聚糖的植物胶为原料，经酶或酸部分水解得到的一类水溶性膳食纤维。根据所用原料不同，部分水解甘露聚糖可以分为部分水解瓜尔胶和部分水解魔芋胶等，其结构式如图1-19所示。瓜尔胶和魔芋胶等植物胶具有很高的黏度，在食品中用量过多会破坏食物口感，甚至会阻碍营养物质的吸收。将其降解为部分水解瓜尔胶和部分水解魔芋胶后，黏度显著降低，但总膳食纤维含量没有明显改变，可作为膳食纤维补充剂用于食品的加工、生产。目前，对部分水解瓜尔胶的研究较多，已证明其具有多种功能活性，如调节肠道菌群、预防血栓、辅助治疗肠易激综合征（Irritable boewl syndrome，IBS）等。日本最早实现部分水解瓜尔胶的商业化，由太阳株式会社生产的Sunfiber®在中国、欧美等地均有销售；近几年，我国也已实现部分水解瓜尔胶的商业化，由北京瓜尔润科技股份有限公司生产的Guarfiber®已应用至酸乳、固体饮料等多种食品中。

（三）单糖

单糖（Monosaccharide）是最简单的碳水化合物，通常含有3～6个碳原子，如三碳糖（又称丙糖，Triose；如甘油醛）、四碳糖（又称丁糖，Tetrose；如赤藓糖、苏力糖等）、五碳糖

（又称戊糖，Pentose；如木糖、阿拉伯糖、来苏糖等）、六碳糖（又称己糖，Hexose；如葡萄糖、果糖、半乳糖、甘露糖等）。具有相同碳原子数的单糖互为同分异构体。

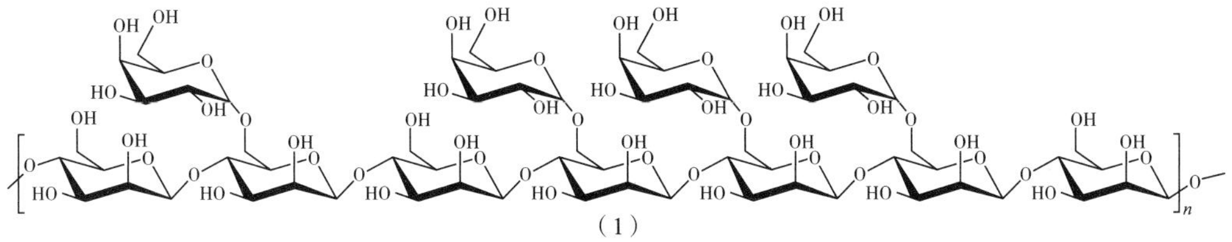

图 1-19　部分水解甘露聚糖的结构式

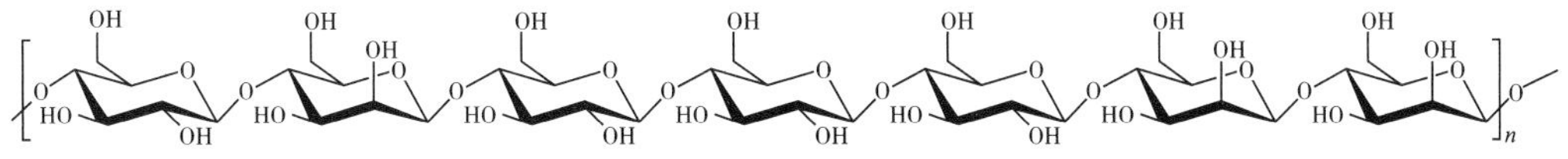

（1）部分水解瓜尔胶　（2）部分水解魔芋胶

理论上存在的数十种单糖中只有7种单糖大量存在于自然界中，包括D-葡萄糖、D-果糖、D-甘露糖、D-半乳糖、D-木糖、D-核糖和L-阿拉伯糖。其他单糖（和糖醇）在自然界中含量很少，称为稀有糖（Rare sugar）。常见的稀有糖主要包括D-阿洛糖、D-阿洛酮糖、D-塔格糖等，其结构式如图1-20所示。稀有糖不能被消化，但能被消化道吸收，对于其是否属于益生元尚有争议。但稀有糖可被肠道内微生物菌群发酵利用，具有抗肿瘤、抗炎症、免疫调节等多种功能活性，因此本书将其作为一种潜在的益生元进行介绍、讨论。除稀有糖外，非稀有糖中的D-甘露糖、D-木糖和L-阿拉伯糖同样具有一些功能活性，也可作为一种潜在的益生元。

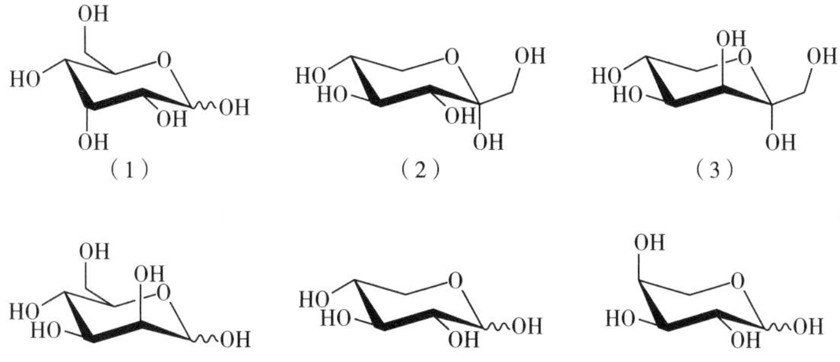

图 1-20　单糖的结构式

（1）D-阿洛糖　（2）D-阿洛酮糖　（3）D-塔格糖　（4）D-甘露糖　（5）D-木糖　（6）L-阿拉伯糖

（四）其他益生元

根据益生元的最新定义，多不饱和脂肪酸（Polyunsaturated fatty acid，PUFA）、共轭亚油酸（Conjugated linoleic acid，CLA）以及植物化学物质（Phytochemicals）也被认为是益生元（图1-21）。

多不饱和脂肪酸是指含有两个或两个以上不饱和双键且碳链长度为18～22个碳原子的直链脂肪酸，主要包括ω-3脂肪酸和ω-6脂肪酸。ω-3脂肪酸中通常含有3～6个不饱和双键，且距离羧基最远端的双键在碳链倒数第三个碳原子上，包括α-亚麻酸（α-Linolenic acid，ALA）、二十碳五烯酸（Eicosapentaenoic acid，EPA）和二十二碳六烯酸（Docosahexaenoic acid，DHA）。ω-6脂肪酸中通常含有2～4个不饱和双键，且距离羧基最远端的双键在碳链倒数第六个碳原子上，包括亚油酸（Linoleic acid，LA）和花生四烯酸（Arachidonic acid，AA）。共轭亚油酸是亚油酸在C-9、C-11或C-10、C-12位具有共轭双键的同分异构体（图1-21），是人体和动物体内构成脂肪的不可缺少的脂肪酸之一。

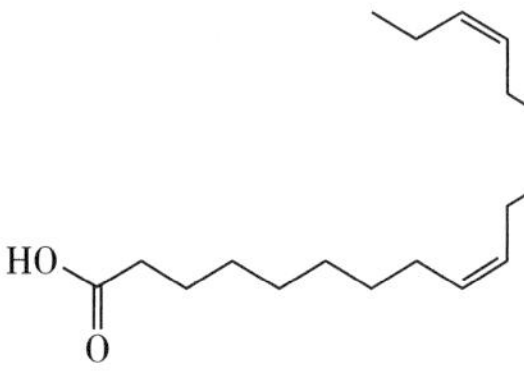

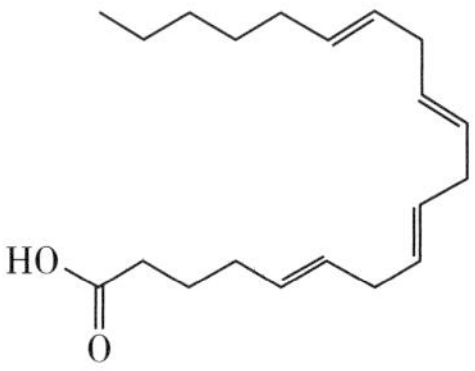

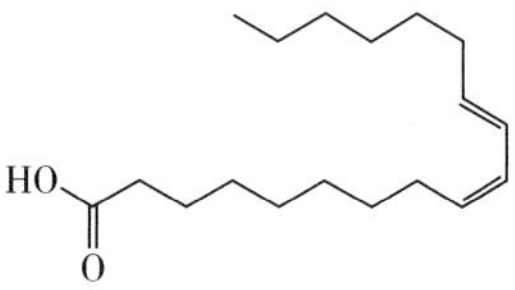

图1-21　其他益生元的结构式

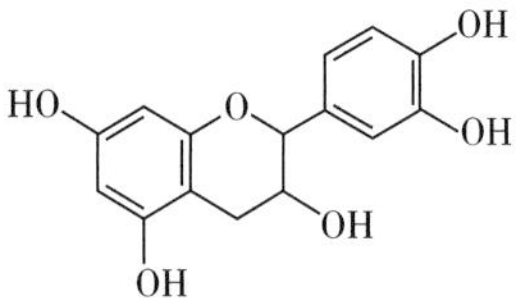

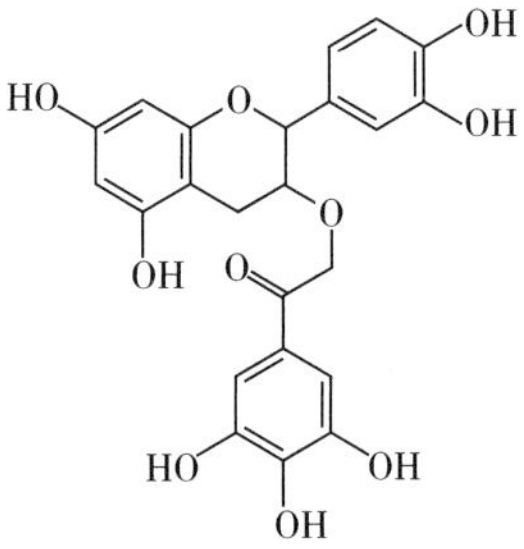

（1）α-亚油酸　（2）花生四烯酸　（3）共轭亚油酸　（4）儿茶素　（5）表没食子儿茶素没食子酸酯

植物化学物质是指植物中具有生理活性的物质，被誉为"植物给予人类的礼物"。植物食品原料中含有上百种植物化学物质，其中广为熟知的主要包括：酚及多酚类、生物黄酮类、异黄酮类、胡萝卜素类、植物固醇类化合物。研究表明，大部分多酚类物质（90%～95%）可以直接到达结肠而不被小肠吸收，并在结肠内由微生物菌群利用并转化为有利于宿主健康的化合物[9]。

多不饱和脂肪酸和植物化学物质具有多种功能活性，如预防心脑血管疾病、抑制肿瘤生长、降低血液黏稠度等。但是，本书重点介绍的是功能性低聚糖、膳食纤维等碳水化合物类益生元，故后续章节不再单独介绍多不饱和脂肪酸和植物化学物质等其他益生元。

二、益生元的功效评价

随着益生元定义的不断更新和产业的迅速发展，其所包含的范围也在不断扩大，人们陆续发现了许多具有益生活性的物质，如何界定该物质是否属于益生元，成为了一个非常关键的问题。根据定义，如果一个物质满足以下三个条件，才能被称为益生元[13]：①必须在不同的胃肠道条件下保持良好的稳定性，不能被胃酸以及各种水解酶水解；②可以被肠道内的微生物菌群代谢；③可以选择性地刺激肠道内微生物菌群的生长和（或）活力，从而对宿主健康产生有益影响。

在益生元评价过程中，对益生元功能活性的评判（第三条）最为重要。益生元的功效评价方法分为两大类——体外评价（*in vitro* evaluation）和体内评价（*in vivo* evaluation）。体外评价成本低廉、操作简单、实验周期短，是一种评判益生元功能活性的有效方法。但是，人体试验和动物实验等体内评价方法仍是益生元商业化前必须进行的评价阶段。益生元评价常用的体外和体内评价方法如下。

（一）体外评价

益生元的体外评价方法可以分为两类——体外消化实验（*in vitro* digestion）和体外发酵实验（*in vitro* fermentation）。体外评价方法可以对潜在的益生元进行快速、高通量的筛选，并具有实验条件可控、重现性好、周期短、成本低等优点。然而，体外评价并不能完全模拟体内胃肠道的环境及发酵条件，因此体外评价的使用及其结果的准确性具有局限性。

1. 体外消化实验

体外消化实验是通过模拟人体和动物消化的生理特点，采用与体内相近的消化环境和消化酶系，在体外评定益生元稳定性的一种方法，目前已广泛用于模拟食物组分在胃肠消化条件下的消化率及其结构变化。体外消化实验通常使用静态模型，通过调整酶的种类和浓度、消化液pH、消化温度和时间以及盐浓度来模拟食物在上消化道（口腔、胃、小肠）的消化过程。以人体为例，各项体外消化实验的实验条件如表1–2所示[14]。由于人体和动物的消化过程是一个复杂的物理、化学和生理过程，即使精确控制体外消化实验过程中的各项参数，也无法完全重现体内消化的真实状态。例如，食物在胃中消化通常需要3~4h才能完全进入十二指肠，而在体外消化实验中通常仅用人工胃液消化食物2h，以此代表胃的半排空状态。因此，体外消化实验的结果与体内消化的结果可能存在一些偏差。

表 1-2　各项体外消化实验的条件

体外消化实验	人工消化液	消化条件
口腔消化	人工唾液：KCl 15.10mmol/L，KH_2PO_4 3.70mmol/L，$NaHCO_3$ 13.60mmol/L，$MgCl_2$ 0.15mmol/L，$(NH_4)_2CO_3$ 0.06mmol/L，$CaCl_2$ 1.50mmol/L，唾液淀粉酶①150U/mL	pH 6.8~7.0，温度37℃，消化时间5min；固体样品需要粉碎至粒径小于2mm；液体样品不需要经口腔消化（含淀粉液体样品除外）

续表

体外消化实验	人工消化液	消化条件
胃消化	人工胃液：KCl 6.90 mmol/L，KH₂PO₄ 0.90mmol/L，NaHCO₃ 25.00mmol/L，MgCl₂ 0.10mmol/L，(NH₄)₂CO₃ 0.50mmol/L，CaCl₂ 0.15mmol/L，NaCl 47.20mmol/L，胃蛋白酶[②]4000U/mL，使用1.0 mol/L 盐酸溶液调节pH至3.0	pH 3.0，温度37℃，消化时间2h
小肠消化	人工肠液：KCl 6.80mmol/L，KH₂PO₄ 0.80mmol/L，NaHCO₃ 85.00mmol/L，MgCl₂ 0.33mmol/L，CaCl₂ 0.60mmol/L，NaCl 38.40mmol/L，胰酶[③]100U/mL（以胰淀粉酶酶活力计），使用0.1mol/L盐酸溶液调节pH至7.0	pH 7.0，温度37℃，消化时间2h

注：①人唾液来源α-淀粉酶（Type IX-A，1000～3000U/mg）；
②猪胃黏膜来源胃蛋白酶（3200～4500U/mg）；
③猪胰脏来源胰酶（8×USP，包括胰蛋白酶、胰淀粉酶、胰蛋白酶、脂肪酶和核糖核酸酶）。

依据体外消化实验结果，可以计算出益生元在各个体外消化阶段的消化率（Digestion ratio，DR），其计算公式如式1-1所示。

$$DR = \frac{P_t - P_r}{P_t} \times 100\% \tag{1-1}$$

其中，DR——益生元的消化率，%；

P_t——体外消化前益生元样品的总质量，mg；

P_r——体外消化后益生元样品的残余质量，mg。

可见，消化率越低说明益生元在体外发酵实验中越稳定，越能够抵抗唾液、胃液以及肠液的消化，抵达结肠供肠道微生物菌群发酵利用。

2. 体外发酵实验

体外发酵实验是指在体外人工培养条件下，以益生元为唯一碳源，培养人体或动物胃肠道内的微生物，评定益生元可发酵性的一种方法。根据发酵微生物不同，可将体外发酵分为单一菌株体外发酵和混合菌株体外发酵。

单一菌株体外发酵主要通过研究肠道内最具代表性的有益微生物（双歧杆菌属和乳杆菌属微生物）与益生元在纯培养过程中的生长情况来评价益生元的可发酵性。单一菌株体外发酵中的常用菌株如表1-3所示，所用培养基主要为MRS（de Man，Rogosa，and Sharp）培养基，其组成如下：蛋白胨10.00g/L，牛肉膏10.00g/L，酵母膏5.00g/L，葡萄糖20.00g/L，乙酸钠5.00g/L，(NH₄)₂HC₆H₅O₇ 2.00g/L，K₂HPO₄·3H2O 2.00g/L，MgSO₄·7H₂O 0.58g/L，MnSO₄·H₂O 0.25g/L，吐温80 1.00mL/L，半胱氨酸盐酸盐0.50g/L（培养乳杆菌可不加）。

表 1-3 单一菌株体外发酵中常用的微生物

微生物	拉丁学名及菌株编号
双歧杆菌属	*Bifidobacterium*
青春双歧杆菌	*B. adolescentis* ATCC 15703
动物双歧杆菌乳亚种	*B. animalis* subsp. *lactis* Bb-12
两歧双歧杆菌	*B. bifidum* NRRL B-41410
短双歧杆菌	*B. breve* NRRL B-41408
长双歧杆菌长亚种	*B. longum* subsp. *longum* NRRL B-41409
婴儿双歧杆菌	*B. infantis* NRRL B-41661
乳杆菌属	*Lactobacillus*
嗜酸乳杆菌	*L. acidophilus* NRRL B4495 (ATCC 4356) (NCIM 2285)
短乳杆菌	*L. brevis* NRRL B4527 (ATCC25602) (NCIM 2090)
干酪乳杆菌	*L. casei* AS 1.62 (BNCC 137633) (NCIM 2126)
干酪乳杆菌干酪亚种	*L. casei* subsp. *casei* NRRL B-1922 (ATCC 393)
干酪乳杆菌鼠李糖亚种	*L. casei* var. *rhamnosus* NCIM 2125
棒状乳杆菌棒状亚种	*L. coryniformis* subsp. *coryniformis* NRRL B-4391 (ATCC 25602)
德氏乳杆菌保加利亚种	*L. delbrueckii* subsp. *bulgaricus* NRRL B548 (ATCC 7993)
德氏乳杆菌乳亚种	*L. delbrueckii* subsp. *lactis* AS1.2132 (JCM 1248)
发酵乳杆菌	*L. fermentum* NCIM 2165
瑞士乳杆菌	*L. helveticus* NCIM 2126
植物乳杆菌	*L. plantarum* NCIM 2372
罗伊氏乳杆菌	*L. reuteri* ATCC 23272
鼠李糖乳杆菌	*L. rhamnosus* AS1.2466 (ATCC 7469)

　　如前文所述，益生元在体内的发酵过程是由多种微生物共同参与的，单一菌株的体外发酵并不能体现肠道微生物菌群的多样性；针对这一问题，可以在厌氧发酵罐中接种结肠内容物或粪便样品，进而对益生元进行混合菌株发酵，最大限度地还原体内发酵的状况。

　　在混合菌株体外发酵中，粪便是常用的接种材料。目前，已在粪便中发现了多种常见的厌氧微生物，如拟杆菌属（*Bacteroides*）、双歧杆菌属、梭菌属（*Clostridia*）、真杆菌属（*Eubacterium*）、梭杆菌属（*Fusobacterium*）和乳杆菌属微生物。在采集粪便样品时，志愿者的年龄、饮食习惯、健康状况（如肠道疾病）和服药情况（如抗生素、益生菌和益生元的摄入）都会影响粪便样品中菌群的含量和组成。因此，通常需要收集三个不同志愿者的粪便样品进行体外发酵实验。需要注意的是，粪便样品需要在厌氧条件下用10g/L的磷酸缓冲液均质处理，以保证粪便中的微生物菌群保持最佳活力，并方便接种（粪便浆液接种量通常为10%）。混合菌株体外发酵实验中最常用的培养基是无菌基础培养基（Sterile basal media），主要成分包括蛋白胨、酵母浸粉、NaCl、KH_2PO_4、K_2HPO_4、$MgSO_4$、$CaCl_2$、$NaHCO_3$、吐温80、氯高铁血红素、维生素K、L-半胱氨酸盐酸盐、胆汁盐和刃天青。

体外发酵实验主要包括两种培养方法，即分批发酵（Batch culture）和连续发酵（Continuous culture）（图1-22）。分批发酵（又称分批培养）是一种较为简单、常用的发酵方式。该方法是在一个密闭系统（如发酵瓶和发酵罐）中加入有限数量的营养物质（益生元为单一碳源）后，接种少量微生物菌种（单一菌种或粪便匀浆）进行培养，使微生物在特定条件下完成一个生长周期的体外发酵培养方法（图1-22）。分批发酵通常在37℃下发酵24～48h，具有发酵时间短、样品需求量少、筛选通量高等优点。连续发酵是评价益生元可发酵性的另一种方法，是按照一定速度向发酵罐内补充新鲜培养基（益生元为唯一碳源），同时以相同速度导出发酵罐内（含有代谢产物的）培养液，从而使发酵罐内发酵液体积维持恒定的体外发酵培养方法（图1-22）。连续发酵可以持续向发酵体系中补充益生元等营养物质，并可及时去除发酵产生的有毒副产物，因此可以连续进行较长时间的发酵培养。连续发酵进一步分为单级（Single-stage）连续发酵和多级（Multi-stage）连续发酵。其中，通过严格控制发酵温度、发酵pH、发酵时间、微生物种类等关键参数，可以利用多级连续发酵模拟出完整的近端和远端结肠环境，这有助于充分、全面地研究益生元的可发酵性，是连续发酵的最大优势。

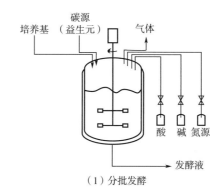

（1）分批发酵

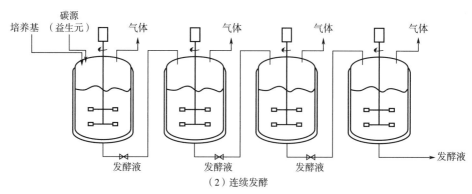

（2）连续发酵

图1-22　分批发酵与连续发酵示意图

体外发酵实验中，微生物的生长状态是衡量益生元可发酵性的重要指标。微生物生长状态监控指标主要包括：发酵液pH、发酵液菌体浓度（在600nm处的吸光度，A_{600}）、菌落总数（Colony forming units，CFU）以及微生物生长曲线（Microbial growth curve）。此外，益生指数（Prebiotic index，PI）是评价混合菌株体外发酵过程中益生元可发酵性的重要指标[14]，其计算公式如式1-2所示。

$$PI = \frac{R_{Bif} - R_{Bac} + R_{Lac} - R_{Clos}}{R_{Tot}} \tag{1-2}$$

其中，PI——益生元的益生指数；

R_{Bif}——发酵结束后双歧杆菌属微生物数量与发酵前数量之比；

R_{Bac}——发酵结束后拟杆菌属微生物数量与发酵前数量之比；

R_{Lac}——发酵结束后乳杆菌属微生物数量与发酵前数量之比；

R_{Clos}——发酵结束后梭菌属微生物数量与发酵前数量之比；

R_{Tot}——发酵结束后总细菌数与发酵前总细菌数之比。

通常认为，双歧杆菌属和乳杆菌属微生物是重要的肠道有益微生物，而拟杆菌属和梭菌属微生物则是代表性的肠道有害菌。益生指数可以有效反映益生元对有益菌的增殖效果和对有害菌的抑制效果。体外分批发酵条件下，几种常见益生元的益生指数如表1-4所示[14]。

表1-4　几种常见益生元的益生指数

益生元（10g/L）	益生指数（PI）	
	5h	24h
低聚异麦芽糖	1.46	3.95
低聚果糖	−0.95	2.31
低聚半乳糖	1.39	3.76
低聚木糖	−0.05	2.19
乳果糖	1.34	4.90
大豆低聚糖	1.47	4.36
低聚龙胆糖	2.97	5.06
菊粉	0.36	1.82

（二）体内评价

益生元的体内评价方法分为两类——动物实验（Animal experiment）和人体试验（Human subject research）。通常，必须通过体内评价才能确定益生元具体的功能活性。人体试验是评价益生元功能活性的最佳方法，但是人体试验也需要经过严格的道德和伦理审核。虽然动物实验也需要经过相关审核，但动物实验过程中更易对实验对象的肠道内容物、组织以及器官进行分析。因此，动物实验在益生元的体内评价实验中更具优势。

1. 动物实验

小鼠（Mice）和大鼠（Rats）的肠道发育情况与人类相似，已广泛用作益生元体内评价实验中的模型动物。小鼠和大鼠的肠道微生物菌群以厚壁菌门和拟杆菌门微生物为主，与人类的肠道微生物菌群相似。但是，小鼠和大鼠肠道内优势菌群的组成和相对丰度与人类相比有很大差异，主要是乳杆菌属、梭菌属、拟杆菌属、另枝菌属（Alistipes）、经黏液真杆菌属（Blautia）以及Turicibacter微生物。这可能由小鼠和大鼠的饮食习惯和卫生水平与人类不同造成的。此外，小鼠和大鼠的胃肠道器官也与人类存在差别。尽管如此，由于饲养成本低、生命周期短等优势，小鼠和大鼠仍是益生元体内评价实验中首选的动物模型。动物实验中常用的几种小鼠或大鼠模型如下。

（1）无菌小鼠（Germ-free mice）与悉生小鼠（Gnotobiotic mice） 无菌小鼠是经过人工干预在体内无法检出任何微生物（细菌、真菌、病毒、原生动物和寄生虫）的模型小鼠；悉生小鼠是指给无菌小鼠体内定植一种或多种细菌后得到的模型小鼠。无菌小鼠和悉生小鼠都应在无菌环境下使用无菌的食物和水进行饲养，并监测其摄食量和摄水量，因此常用于研究益生元与肠道微生物和个体体重之间的关系。

（2）人源菌群小鼠（Human flora-associated mice，HFA mice） 人源菌群小鼠是指定植了人体肠道微生物菌群的模型小鼠，常用的定植方法是将健康人的粪便悬液接种到无菌小鼠体内。通常，人源菌群小鼠在后期饲养过程中均可以保持肠道内的优势菌群恒定，是用于研究益生元对人类肠道微生物菌群生态系统和新陈代谢影响的最佳模型小鼠。

（3）饮食诱导肥胖小鼠（Diet-induced obesity mice） 饮食诱导肥胖小鼠是指通过长时间特殊膳食诱导形成的肥胖模型小鼠。高脂膳食（High fat die）是诱导肥胖小鼠模型过程中常用的膳食，其主要成分包括：酪蛋白，半胱氨酸、玉米淀粉、麦芽糊精、蔗糖、纤维素、豆油、猪油、复合矿物质、磷酸氢钙、碳酸钙、柠檬酸钾、复合维生素、酒石酸氢胆碱以及蓝色染料。

饮食诱导肥胖小鼠目前主要用于研究益生元与肠道微生物菌群和肥胖、超重之间的关系。饲养期间需要严格控制饮食诱导肥胖小鼠摄食量，以避免摄食量差异对实验结果造成干扰。此外，给饮食诱导肥胖小鼠提供一个相对舒适的饲养环境，可以有效缓解环境压力导致的模型小鼠摄食量改变。因此，饮食诱导肥胖小鼠通常饲养在环境温度为20～22℃、相对湿度为40%～70%的平底有垫料（再生纸或木屑）的鼠笼中。单独饲养饮食诱导肥胖小鼠可以使模型小鼠的摄食量计算更为精确，因为单独饲养可以有效减少小鼠不必要的体力运动，并避免同笼小鼠之间的相互争斗给小鼠造成环境压力。

（4）疾病模型小鼠或大鼠（Disease mice or rats） 疾病模型小鼠或大鼠是指通过饮食、药物、手术诱导、基因工程手段建立的模拟人类疾病的模型小鼠或大鼠。疾病模型小鼠或大鼠可用于研究益生元与各种人类疾病之间的关系。常用的疾病造模方法如表1-5所示。利用疾病模型小鼠或大鼠对益生元进行体内评价，可以有效反映益生元在缓解、辅助治疗和治疗人类疾病中起到有益作用。

表 1-5　典型疾病模型的常用造模方法

疾病模型	造模方法
2型糖尿病	C57BL/6J小鼠，雄性，7周龄，高脂饲料D12492喂养12周以上美国癌症研究所（Institute of Cancer Research，ICR）小鼠，雄性，4周龄，高脂高糖饲料（猪油15%、蛋黄10%、蔗糖15%，基础饲料60%）喂养4周后，禁食16h，以100mg/kg剂量单次腹腔注射链佐霉素（Streptozotocin） Wistar大鼠，雄性，4周龄，高脂高糖饲料（猪油10%、蛋黄10%、蔗糖10%，基础饲料70%）喂养4周；禁食16h，以40mg/kg剂量单次腹腔注射链佐霉素
高脂血症	载脂蛋白E（ApoE）基因缺陷型小鼠
高血压	自发性高血压大鼠（Spontaneously hypertensive rats，SHR）
结肠炎	C57BL/6J小鼠，雄性，7周龄，2.5%（质量分数）硫酸葡聚糖钠饮水7d
便秘	昆明小鼠，雌性，4周龄，以30mg/（kg体重·d）剂量的复方地芬诺酯（Diphenoxylate）灌胃小鼠，连续3d
免疫低下	Balb/c雄性小鼠，7周龄，以80mg/（kg体重·d）剂量的环磷酰胺（Cyclophosphamide）腹腔注射，连续3d
衰老	Wistar大鼠，雄性，4周龄，以100 mg/kg剂量的D-半乳糖皮下注射，连续90d SAMP8（Senescence-accelerated mouse prone 8）快速老化小鼠

2. 人体试验

人体试验评价益生元时，最常用的研究方法是随机、双盲、安慰剂对照试验（Randomized, double-blind, placebo-controlled trial）。随机试验是指在试验过程中将志愿者随机分组，以降低志愿者的年龄、性别、生活方式和社会差异等因素对试验结果造成的影响。双盲试验是指试验过程中测试者与志愿者都不知道志愿者所属组别，在分析试验结果时也不知道正在分析的结果属于哪一组，这可以进一步消除测试者和志愿者的主观偏差和个人偏好对试验结果的影响。安慰剂对照试验是指在试验过程中给予对照组志愿者不含益生元成分的安慰剂，以排除人体试验时疾病自愈以及安慰剂效应。随机、双盲、安慰剂对照试验能够最大限度地避免人体试验设计、实施过程中出现的各种偏差，平衡混杂因素，有效提高人体试验统计学检验的有效性。

人体试验志愿者选择的基本原则是：18～60周岁，身体健康，无乳糖不耐症，无胃肠道疾病，且在试验前2个月内没有服用任何益生元、益生菌或抗生素。此外，志愿者在试验过程中不能改变其日常的摄食量和饮水量，同时应避免摄入非人体试验提供的任何益生元、益生菌和抗生素。在每次摄入益生元后以及阶段性试验结束后，都应及时收集志愿者的粪便或其他样品（如血液、呼出气体等），以便评价益生元的功能活性。例如，通过口腔插管收集志愿者回肠末端的消化液可用于评估益生元的抗消化性；通过分析志愿者外周静脉血和粪便中的短链脂肪酸可以分析益生元的可发酵性；间隔收集志愿者的呼出气体并加以分析，可以用于评估益生元的产气性。通过人体试验进行益生元评价主要包括以下监测指标。

（1）短链脂肪酸　肠道微生物菌群主要从未能被上消化道消化吸收的碳水化合物和蛋白质中获得能量，它们发酵这些碳水化合物和蛋白质主要产生短链脂肪酸（乙酸、丙酸和丁酸）和相关气体（H_2、CO_2、CH_4和H_2S）。其中，短链脂肪酸能够有效降低肠道内pH，延长结肠上皮细胞寿命，并抑制结肠内病原微生物生长，从而有利于宿主健康。短链脂肪酸的产生主要受益生元种类、结肠微生物菌群以及结肠发酵时间的影响。短链脂肪酸中，乙酸主要由拟杆菌属、乳杆菌属、梭菌属和双歧杆菌属微生物发酵产生，是产量最高的短链脂肪酸，可以通过血液转运至肌肉、肾脏、心脏以及大脑组织进行代谢。丙酸主要通过拟杆菌属微生物代谢产生，可以有效抑制肝脏中胆固醇的合成；丁酸主要由结肠中的梭菌属微生物代谢产生，对细胞的增殖和分化起到重要的调控作用。可以采集志愿者的外周静脉血和粪便样品分析短链脂肪酸，常用的分析方法为气相色谱法（Gas chromatographic，GC）和高效液相色谱法（High performance liquid chromatography，HPLC）。

（2）肠道微生物菌群　人体结肠内发酵碳水化合物的微生物菌群主要是拟杆菌属、双歧杆菌属、乳杆菌属、梭菌属、真杆菌属以及瘤胃球菌属（*Ruminococcus*）。通过分析人体试验过程中志愿者肠道微生物菌群变化，可以有效评价益生元的选择发酵性。鉴定肠道微生物菌群最常用的方法为聚合酶链式反应（Polymerase chain reaction，PCR）法，然而该法无法实现微生物的定量分析。因此，可使用实时荧光定量PCR（Quantitative real-time polymerase chain reaction，RT-qPCR）定量分析肠道微生物菌群。此外，肠道微生物菌群的分析方法还包括：16S rRNA测序、焦磷酸测序（Pyrosequencing）、变性梯度凝胶电泳分析（Denaturing gradient gel electrophoresis，DGGE）、末端片段长度多态性分析（Terminal restriction fragment length polymorphisms，TRFLP）、DNA微阵列技术（DNA microarrays）以及荧光原位杂交法（Fluorescent *in situ* hybridization，FISH）。

（3）其他指标　通过人体试验同样可以评价益生元对人类疾病的缓解、辅助治疗和治疗效果，针对不同疾病需要分析的常见指标如表1-6所示。人体试验中各项指标的测量应符合相应的伦理与道德规范。

表1-6　益生元评价人体试验中针对不同疾病需要分析的常见指标

人类疾病	评价指标
结肠炎	粪便状态：含黏液脓血 结肠状态：长度、质量 肠道组织形态观察：弥漫性充血、水肿、糜烂、溃烂 肠细胞形态观察：单核细胞浸润、腺体排列、杯状细胞、潘氏细胞

续表

人类疾病	评价指标
便秘	排便次数、时间、粪便质量 胃肠转换率、小肠推进率 肠道组织形态观察
2型糖尿病	口服葡萄糖耐量：以2mg/kg剂量经口摄入葡萄糖，测定2h内的血糖变化 血糖指标：空腹血糖（隔夜禁食）和餐后血糖（摄入食物后2h） 血液指标：糖化血红蛋白和糖化血清蛋白
高脂血症	血清指标：总胆固醇、甘油三酯、高密度脂蛋白、低密度脂蛋白
高血压	血压
免疫力低下	血清指标：细胞炎症因子TNF-α、IL-1β、IL-6等 淋巴细胞存活率

需要综合体外评价和体内评价的实验结果才能对益生元进行完整的评价，验证其功能活性。体外评价能够快速筛选潜在的益生元，有效节省了益生元评价过程中的人力与实验成本。为了验证益生元体外评价结果的准确性与合理性，必须通过动物实验和人体试验进行益生元的体内评价。目前主要通过动物实验对益生元进行体内评价，但是仍然需要通过人体试验最终确认益生元的功能活性。

三、益生元的消费与监管

（一）益生元的消费现状

随着对益生元认识得逐渐深入，人们已普遍接受含有益生元的普通食品和功能性食品，全球益生元行业发展迅速，益生元产品产量与消费量也迅速上升。据统计，2014年全球益生元市场规模为30亿美元；至2018年，全球益生元市场规模已达50亿美元。今后几年全球益生元市场的年复合增长率将保持在12%左右，至2025年全球益生元市场规模将达106亿美元，市场容量大于135万t。目前，国内外市场上益生元产品有几十种，其中，低聚异麦芽糖、低聚果糖、低聚半乳糖、低聚木糖和菊粉等益生元产品实现了千吨级甚至万吨级以上的大规模生产，其安全性已经得到全面的验证。

（二）益生元的安全性

虽然人们在20世纪90年代才提出"益生元"的概念，但早在旧石器时代，人类祖先就开始食用含有菊粉、低聚果糖等益生元的龙舌兰属和百合科植物；5000年前，古代中国人便已开始种植和食用富含大豆低聚糖的大豆；到了近现代，在食品加工过程中也会产生少量的益生元成分，如低聚甘露糖、乳果糖等，人们摄入食物的同时也摄入一定量的益生元。因此，益生元在人类社会中具有悠久的食用历史。目前，人们普遍认为益生元是一种具有良好安全性的食品配料和营养补充剂[15]。

需要注意的是，摄入过多单糖类和链长较短（聚合度2~4）的功能性低聚糖可能会导致腹泻、腹胀以及肠胃胀气等不良反应。这主要是由于这些益生元转运至人体结肠后会提高结肠内的渗透压，从而导致腹泻。此外，这些益生元主要在近端结肠发酵，且更易被发酵利用，可能会促进肠道内产气微生物［如产气荚膜梭菌（*Clostridium perfringens*）等］生长繁殖，从而引起腹胀、肠胃胀气等不良反应。相反，链长较长（聚合度5~10）的功能性低聚糖和膳食纤维类益生元主要在远端结肠发酵，且发酵速度慢，因此对人体胃肠道的影响相对较小[16]。

益生元需要经过一系列严格的安全性评价试验：通过细胞实验，对益生元的细胞毒性、细胞增殖刺激性进行评价；通过动物实验，对益生元的急性毒性、长期毒性、遗传毒性、母体毒性以及致畸性进行评价；最后通过人体试验，对益生元进行临床评价。只有通过了上述所有安全性评价试验，益生元的生产和销售才能被批准。

（三）益生元的有效剂量

益生元的有效剂量是指益生元能够产生益生活性且不引起不良反应所需的剂量范围。当摄入量小于有效剂量时，益生元不会对人体表现出明显功能活性；而当摄入量超过有效剂量时，人体可能会产生一系列不良反应[10]。常见的几种益生元的有效剂量与一般摄入量如表1-7所示。通常，每天摄入2~10g益生元才能充分发挥其对人体健康的有益作用[17]。

表 1-7　几种益生元的有效剂量（60kg 人体）

益生元	最低有效剂量/ （g/d）	一般摄入量/ （g/d）	最大无害剂量/ （g/d）
低聚木糖	0.7	5	7.5
低聚半乳糖	2	10	20
大豆低聚糖	2	10	38
低聚果糖	3	10	20
低聚异麦芽糖	10	>15	90
菊粉	12	15~20	70

（四）益生元的监管

许多国家针对益生元的生产与使用出台了一系列监管措施。虽然我国没有发布关于益生元单独的法律法规，但针对几种较为典型的益生元产品颁布了相应的国家标准和行业标准

（表1-8），如低聚异麦芽糖、低聚果糖、低聚木糖等。此外，我国国家卫生和计划生育委员会于2013年发布了《新食品原料安全性审查管理办法》，并陆续公布了新食品原料（旧称：新资源食品）名单，名单中明确规定了10余种益生元产品的来源、生产以及含量（表1-9），如低聚半乳糖、低聚甘露糖、低聚木糖等。

表 1-8　我国有关益生元的标准[①]

益生元	标准号	标准名称
国家标准		
低聚糖	GB/T 35920—2018	《低聚糖通用技术通则》
聚葡萄糖	GB 25541—2010	《食品安全国家标准　食品添加剂　聚葡萄糖》
部分水解瓜尔胶	GB 1886.301—2018	《食品安全国家标准　食品添加剂　半乳甘露聚糖》
棉子糖	GB 31618—2014	《食品安全国家标准　食品营养强化剂　棉子糖》
低聚半乳糖	GB 1903.27—2022	《食品安全国家标准　食品营养强化剂　低聚半乳糖》
大豆低聚糖	GB/T 22491—2008	《大豆低聚糖》
低聚果糖	GB 1903.40—2022	《食品安全国家标准　食品营养强化剂　低聚果糖》
	GB/T 23528.2—2021	《低聚糖质量要求　第2部分：低聚果糖》
低聚异麦芽糖	GB/T 20881—2017	《低聚异麦芽糖》
低聚木糖	GB/T 35545—2017	《低聚木糖》
乳果糖	GB 1886.176—2016	《食品安全国家标准　食品添加剂　异构化乳糖液》
异麦芽酮糖	GB 1886.182—2016	《食品安全国家标准　食品添加剂　异麦芽酮糖》
D-核糖	GB 1886.141—2016	《食品安全国家标准　食品添加剂　d-核糖》
D-木糖	GB/T 23532—2009	《木糖》
	GB 1886.305—2020	《食品安全国家标准　食品添加剂　D-木糖》
D-甘露醇	GB 1886.177—2016	《食品安全国家标准　食品添加剂　D-甘露糖醇》
D-山梨醇	GB 1886.187—2016	《食品安全国家标准　食品添加剂　山梨糖醇和山梨糖醇液》
木糖醇	GB 1886.234—2016	《食品安全国家标准　食品添加剂　木糖醇》
赤藓糖醇	GB 26404—2011	《食品安全国家标准　食品添加剂　赤藓糖醇》
行业标准		
低聚糖	NY/T 2985—2016	《绿色食品　低聚糖》
	QB/T 2492—2000	《功能性低聚糖通用技术规则》

续表

益生元	标准号	标准名称
棉子低聚糖	GH/T 1063—2010	《棉子低聚糖》
水苏糖	QB 4260—2018	《水苏糖》
L-阿拉伯糖	QB/T 4321—2012	《L-阿拉伯糖》
酵母葡聚糖	QB/T 4572—2013	《酵母β-葡聚糖》
乳果糖	QB/T 4612—2013	《乳果糖》
D-塔格糖	QB T 4613—2013	《塔格糖》
壳寡糖	QB/T 5503—2020	《壳寡糖》

注：①截至2023年10月。

表1-9　新食品原料（新资源食品）中的益生元①

益生元	公告号
L-阿拉伯糖	2008年第12号
低聚半乳糖	2008年第20号
菊粉	2009年第5号
多聚果糖	2009年第5号
棉子低聚糖	2010年第3号
酵母葡聚糖	2010年第9号
低聚甘露糖	2013年第10号
壳寡糖	2014年第6号
D-塔格糖	2014年第10号
低聚木糖	2014年第20号（更新）
燕麦葡聚糖	2014年第20号
β-1,3/α-1,3-葡聚糖	2021年第5号
α'-岩藻糖基乳糖	2023年第8号
乳糖-N-新四糖	2023年第8号

注：①截至2023年10月。

　　日本没有专门的法律法规对益生元的生产与使用加以限制，但日本厚生劳动省（Ministry of Health，Labour and Welfare，MHLW）批准了一些可用于改善胃肠环境的食品作为"特定保健用食品"（Foods for specific health uses，FOSHU），如低聚木糖、部分水解瓜尔胶等。

与中国和日本不同，欧美国家和地区均出台了相应的法律法规以规范益生元的生产与使用。美国FDA于2006年颁布了一份关于"补充和代替医疗产品"（Complementary and alternative medicine products）的草案，其中引用了1995年的益生元定义。目前，低聚异麦芽糖、低聚果糖、低聚半乳糖、低聚木糖、低聚甘露糖、壳寡糖等多种功能性低聚糖和混合植物细胞壁纤维（包括多种类型的纤维如甘蔗纤维和苹果纤维等）、阿拉伯木聚糖、海藻酸钠、菊粉和菊粉型果糖、高直链淀粉（抗性淀粉RS$_2$）、聚葡萄糖、抗性糊精、抗性淀粉RS$_4$等膳食纤维均已通过美国FDA认证。此外，美国FDA还允许益生元制造商对相关产品自行进行"公认安全"（Generally Recognized as Safe，GRAS）认证。欧盟食品安全管理局则使用了2008年粮农组织关于益生元的定义，规定了益生元必须对宿主健康有益。此外，欧盟食品安全管理局还对益生元的功能提出了要求，要求益生元除了具有调节肠道菌群的作用外，还必须具有其他对人体有益的功能活性。类似地，加拿大食品检验局（Canada Food Inspection Agency，CFIA）同样要求益生元产品必须具有明确的有益人体健康的功能活性，只有满足这一要求后益生元才可以用于食品的加工生产。

第三节 益生元的功能、应用与前景

一、益生元的功能

益生元在宿主体内不仅可以重塑菌群的比例结构，维持微生态平衡，从而提高宿主免疫功能，同时，益生元还可以优化宿主体内菌群的代谢产物，刺激益生菌产生短链脂肪酸、琥珀酸盐和胆汁酸盐等对宿主健康有益的代谢产物[18]。提高宿主微生物对益生元的可获得性从而调节菌群以促进宿主健康已成为一种公认的营养策略。

通常，益生元不能被人体肠道水解酶或消化酶代谢。在宿主胃肠道中，益生元抑制糖苷酶活性，降低对蔗糖或麦芽糖的血糖反应；通过增强胃肠蠕动、延迟胃排空和缩短小肠通过时间影响宏量营养素的吸收，降低了葡萄糖吸收转化；增加钙离子在肠道中的溶解度，促进矿物质吸收，预防骨质疏松的发生[19]。另外，益生元由宿主肠道微生物发酵，因此可以调节肠道菌群稳态、改善肠道代谢。益生元促进宿主体内有益菌的生长和繁殖，产生短链脂肪酸以及琥珀酸盐等作为最终产物。短链脂肪酸及琥珀酸促进双歧杆菌属和乳杆菌属微生物的生长和活性；降低盲肠环境的pH，使病原微生物难以生长增殖，如产气荚膜梭菌（*Clostridium perfringens*）、大肠杆菌（*Escherichia coli*）、空肠弯曲杆菌（*Campylobacter jejuni*）、肠炎沙门氏菌（*Salmonella enteritidis*）或鼠伤寒沙门氏菌（*Salmonella typhimurium*）[20]。益生元还可通过调节菌群和短链脂肪酸的生成，调节肠道内的固有免疫或获得性免疫，进而减少微生物群对肠道黏膜的侵袭，增强肠道屏障功能以及免疫功能，如影响体内细胞因子的表达，促进脾淋巴细胞增殖，增强免疫球蛋白或肠道黏蛋白的分泌等[21, 22]。此外，某些特殊化学结构的益生元可直接对肠道免疫进行特异性调节[23]。益生元对肠道免疫功能的增强能够预防或缓解腹泻、肠炎症状及结肠癌的发生和发展，甚至可以影响全身免疫调节以降低过敏、皮炎、上呼吸道感染等的发病率[24]。益生元还能够有效改善人体代谢及能量摄入。益生元被代谢后产生的短链脂肪酸和琥珀酸可改善棕色和白色脂肪组织的分解和产热以增加能量消耗；可促进厌食激素的产生以降低食欲和调节葡萄糖水平稳定；可通过"肠-脑"回路激活糖异生基因的表达，改变宿主外周神经组织及大脑的能量代谢。益生元在肠道内稳态、脂肪组织、肝脏、神经组织的代谢和功能等方面都起着重要作用，可以预防肥胖、2型糖尿病、心血管疾病、非酒精性脂肪肝以及神经退行性相关的疾病（图1-23）。

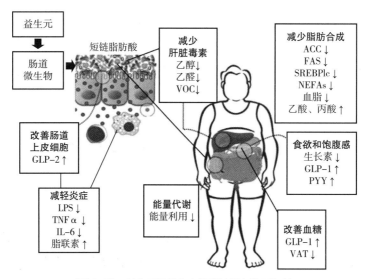

图 1-23　益生元调节体内代谢的潜在作用机制

GLP-1、GLP-2—胰高血糖素样肽　PYY—多肽YY　LPS—脂多糖　TNFα—肿瘤坏死因子α　IL-6—白介素6
VOC—挥发性有机物　ACC—乙酰辅酶A羧化酶　FAS—脂肪酸合成酶　SREBP1c—固醇调节元件结合蛋白1c
NEFAs—非酯化脂肪酸　VAT—内脏脂肪

　　近年来，越来越多的研究表明益生元在微生物生态与宿主生理效应之间的有益作用，主要包括对病原体的防御、免疫调节、矿物质吸收、肠道功能改善、促进代谢和降低饱腹感[25]。例如，低聚果糖可显著降低肝脏中乙酰辅酶A羧化酶、脂肪酸合成酶、苹果酸酶、ATP柠檬酸裂解酶和葡萄糖-6-磷酸脱氢酶等脂肪生成酶的活性[26]；褐藻寡糖可以有效减轻高血压大鼠的收缩压和肾小球损伤[27]；菊粉影响肠道微生物群，增加肠上皮细胞增殖，防止结肠萎缩，减少微生物群对黏膜的侵袭，并以白介素22（IL-22）依赖的方式降低血糖并改善代谢综合征[28]。

　　然而，一些干预研究主要某种特定类型的益生元对微生物群组成及其代谢效应的影响，并且关于益生元功能的研究结果存在不一致，这可能与益生元的某些特性（发酵类型、发酵地点、产生代谢物的数量或类型）有关。研究表明，健康成年人在食用大麦面包后葡萄糖代谢得到了改善，但食用人工甜味剂后也出现了糖耐量受损的健康个体，其在干预之前体内存在一些特殊菌群，导致发生了更明显的菌群失调[29]。考虑到宿主、微生物群及其对益生元的反应之间有着错综复杂的相互关系，单一益生元不可能适合所有人，益生元的功能研究开始向精准营养发展。随着大数据分析方法的出现，现在可以破译多元交互作用并提出精确的干预措施。精准营养不仅应根据益生元成分和数量进行个性化设计，还应考虑时间、地理和医疗背景等其他因素，这些变量可以改变益生元干预的结果，从而将益生元的功能用到临床研究。

二、益生元在食品工业中的应用

随着人们生活水平的提高，消费者的健康观念和消费需求在不断进步，食品不再单纯地作为一种营养来源，而是被当作一种摄入功能成分的载体，人们更加希望通过日常饮食达到调节自身健康水平、提高免疫力、预防疾病的目的。早在益生元概念提出之前，人们便已开始探索益生元在食品加工中的应用。如今，益生元的概念与作用已被人们普遍接受和认可，人们发现益生元不仅能够赋予食品特殊的功能活性，还能够有效改善食品的品质，如感官、结构、质构、松脆性、货架期以及流变学特性等[30]。目前，益生元已越来越多地用于不同食品的加工生产（图1-24），如乳制品、焙烤食品、饮料、婴儿配方乳粉、肉制品、糖果、糖渍食品等。

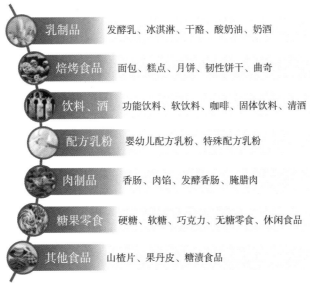

乳制品　　发酵乳、冰淇淋、干酪、酸奶油、奶酒

焙烤食品　　面包、糕点、月饼、韧性饼干、曲奇

饮料、酒　　功能饮料、软饮料、咖啡、固体饮料、清酒

配方乳粉　　婴幼儿配方乳粉、特殊配方乳粉

肉制品　　香肠、肉馅、发酵香肠、腌腊肉

糖果零食　　硬糖、软糖、巧克力、无糖零食、休闲食品

其他食品　　山楂片、果丹皮、糖渍食品

图 1-24　益生元在食品中的应用

（一）益生元在发酵乳中的应用

发酵乳（Fermented milk）是原料乳通过乳杆菌发酵或乳杆菌与其他微生物（酵母菌、

双歧杆菌等）共同发酵制成的酸性乳制品。发酵乳是一类经过发酵的乳制品的统称，种类很多，主要包括酸乳（Yogurt）、开菲尔（Kefir）、欧默（Ymer）、发酵酪乳（Cultured buttermilk）、酸奶油（Cultured cream）、斯堪的纳维亚酪乳（Filmjolk）和奶酒（Koumiss）等。

发酵乳中乳杆菌需要达到一定数量才能保证产品的益生作用，不同国家和地区对发酵乳中乳杆菌的数量有不同要求。GB 19302—2010《食品安全国家标准　发酵乳》中规定，发酵乳中乳杆菌的数量必须大于$1×10^6$ CFU/g（mL），日本规定乳杆菌的数量必须大于$1×10^7$ CFU/g（mL），加拿大则要求发酵乳中乳杆菌的数量不低于$1×10^9$ CFU/g（mL）。此外，在发酵乳的产品货架期内，产品中的特征菌也必须能够继续存活和（或）具有活性。

在发酵乳制品中添加益生元，可以促进产品中乳杆菌等特征菌的快速生长，并增强货架期内产品中特征菌的活性。不同益生元对发酵乳中乳杆菌等特征菌的增殖和保护作用不同。例如，低聚半乳糖对嗜酸乳杆菌（L.acidepholus）和干酪乳杆菌（L.casei）的增殖效果优于菊粉，而对瑞士乳杆菌（L.helveticus）的增殖效果则不及菊粉；菊粉和$β$-葡聚糖等膳食纤维对嗜酸乳杆菌和动物双歧杆菌（B.animalis）具有良好的增殖和保护作用，而对嗜热链球菌和保加利亚乳杆菌却没有明显的增殖效果。此外，摄入人体后，菊粉、抗性淀粉等益生元对发酵乳中的有益微生物有一定的保护作用，使它们在经过胃肠液的消化后仍然能够保持良好的活性，有利于在人体肠道内定植。

在发酵乳中添加益生元，对产品的风味、质构与口感都有明显的影响。通过发酵乳中乳杆菌、双歧杆菌等微生物的发酵，益生元被代谢为多种不同的代谢产物，从而对发酵乳的风味产生影响。有些功能性低聚糖具有甜味，在发酵乳中适量添加，能够降低酸乳中的糖用量，并进一步平衡酸乳中的酸甜比例。低聚果糖和菊粉等多种益生元能够延缓发酵乳的后酸化，并增加产品的黏度；菊粉等膳食纤维类益生元能够加强发酵乳中的蛋白质网状结构，从而使发酵乳的持水力增加。此外，在酸乳中添加低聚半乳糖等益生元还能使酸乳的口感更加细腻、柔滑。

（二）益生元在焙烤食品中的应用

焙烤食品（Bakery product）又称烘焙食品，是以小麦等谷物粉料为基本原料，通过高温焙烤过程而熟化的一大类食品。焙烤食品范围广泛，品种繁多，形态不一，风格各异，主要包括面包（Breads）、糕点（Cakes and pastries）和饼干（Biscuits）三大类产品。

脂肪有助于增加面包体积、改善面包质构、延缓面包老化，是烘焙食品制作过程中必不可少的原料之一。然而，由于反式脂肪和起酥油会对身体健康带来不利影响，人们已经开始限制反式脂肪和起酥油在焙烤食品中的用量。欧美等发达国家和地区已通过立法的方式对所有食品中反式脂肪的含量进行了限制，美国FDA于2019年全面禁售含有反式脂肪的添加剂。我国卫生部于2007年明确表示"婴幼儿食品中不得使用氢化油脂"，"普通食品中反式脂肪酸的最高含量应当小于总脂肪酸的3%"。益生元可以作为脂肪替代品加入焙烤食品中，从而降低产品中脂肪的添加量。

功能性低聚糖通常具有柔和的甜味，且甜味不在口腔内滞留，可以应用于焙烤食品加工。膳食纤维能够将焙烤食品中的淀粉颗粒包裹，从而降低淀粉在消化道内的消化速率。在烘焙过程中，益生元会与面团中的蛋白质发生美拉德反应，从而对焙烤食品中挥发性化合物和脂质氧化化合物的生成以及产品的色泽产生影响。同时，益生元能够软化面团，并有效提高面团延展性和持油性，从而改善焙烤食品的硬度、质量体积以及黏结性等质构指标，提升焙烤食品的口感。此外，添加益生元后可以增强焙烤食品的通便作用，缓解由于摄入过多碳水化合物而导致的便秘。然而，添加过多益生元会对焙烤食品品质造成负面影响，如涂抹性差、黏度增高、表皮褐变、破坏感官品质等。

（三）益生元在饮料中的应用

饮料（Beverages）是供人饮用的食品，是经过定量包装的，供直接饮用或按一定比例用水冲调或冲泡饮用的制品，可以分为含酒精饮料和无酒精饮料（又称软饮料）。

在饮料中，益生元可以减少饮料中蔗糖的用量，还能够起到稳定泡沫、改善口感的作用。益生元在饮料加工过程中具有良好的稳定性，且能够形成澄清的溶液，不会改变饮料的黏度。添加低聚果糖、大豆低聚糖等功能性低聚糖后，可以有效提升饮料的益生功能。此外，饮料中加入益生元后，还可以通过接种长双歧杆菌、嗜酸乳杆菌、干酪乳杆菌等益生菌制成发酵饮料。益生元为上述微生物的生长提供了充足的养分。

益生元具有较低的血糖生成指数（Glycemic index，GI），经肠道内微生物菌群代谢后，会产生多种短链脂肪酸，有助于降低血清胆固醇水平和血清脂质水平。因此，添加益生元的饮料适合患有糖尿病或心脑血管疾病的人群饮用。此外，在饮料中加入低聚半乳糖和酵母甘露寡糖等功能性低聚糖后，能够与细菌受体结合，防止有害菌和致病菌在结肠上皮组织附着；酵母甘露寡糖还能够吸附肠道内的有害菌和致病菌。

传统的日本清酒加工过程中，会产生一定量的低聚异麦芽糖。低聚异麦芽糖能够刺激肠道内植物乳杆菌的生长，促进其产生共轭亚油酸，在预防心脑血管疾病、高脂血症以及癌症方面都具有一定的作用。

（四）益生元在婴儿配方乳粉中的应用

婴儿配方乳粉（Infant formulas）又称母乳化乳粉，是指以乳牛或其他动物的乳汁，或其他动植物提取成分为基本组成，并适当添加营养素，使其综合成分能供给婴儿生长与发育所需的一种人工食品，主要包括乳基婴儿配方乳粉和豆基婴儿配方乳粉。婴儿配方乳粉以母乳为目标，追求对母乳的无限接近，用来当作母乳的替代品，或是无法母乳哺育时使用。

为使婴幼儿配方乳粉的营养与母乳相似，除需要调整乳粉中主要成分的配比外，通常还需要在乳粉中加入益生元。我国GB 14880—2012《食品安全国家标准　食品营养强化剂使用标准》中规定，在婴幼儿配方乳粉中允许使用的益生元包括低聚半乳糖（乳糖来源）、低聚果糖（菊苣来源）、多聚果糖（菊苣来源）、棉子糖（甜菜来源）以及聚葡萄糖。

低聚半乳糖等益生元能够与婴儿肠道内致病菌的聚糖结合蛋白以及有害菌黏附素和毒素的聚糖结合域相结合，从而避免致病菌和有害菌在婴儿肠道的上皮组织附着。短链的功能性低聚糖在肠道内发酵速度快，在产生较多短链脂肪酸的同时会产生大量的气体；而长链的膳食纤维类益生元在肠道内发酵速度较慢，发酵时产生的气体较少。因此，在婴儿配方乳粉中经常使用功能性低聚糖和膳食纤维类益生元的混合物。此外，摄入益生元能够使婴儿的粪便维持较为松软的状态，且能够有效提高婴儿粪便中双歧杆菌的数量。

不同于其他益生元，人乳寡糖是一类天然存在于母乳中的低聚糖，近年来大量临床研究结果表明，人乳寡糖能够抑制致病菌和有害菌侵染婴幼儿肠道，同时也能为婴幼儿大脑发育提供营养，因此人乳寡糖对婴幼儿的成长发育具有至关重要的作用。目前，国外已经批准2′–岩藻糖基乳糖、乳糖–N–四糖和3′–唾液酸乳糖（钠盐）等七种人乳寡糖可用于婴幼儿配方乳粉中。

（五）益生元在肉制品中的应用

肉制品（Meat products）是指以畜禽肉为主要原料，经调味制作的熟肉制成品或半成品，如香肠、火腿、培根、酱卤肉、烧烤肉等，主要分为中式肉制品和西式肉制品两大类。

在肉制品中添加益生元，不仅可以赋予肉制品相关功能活性，还可以改善肉制品的结构与品质。将膳食纤维类益生元加入香肠中，可以有效提升香肠的硬度、咀嚼性以及脂肪和水分的结合性；膳食纤维类益生元能够显著降低烹饪过程中汉堡牛肉饼的烹饪损失，同时不会影响牛肉饼的质地与风味；菊粉等膳食纤维类益生元还能够降低脂肪干发酵香肠的硬度，使其嫩度和弹性都接近于传统香肠，同时可降低发酵香肠所含的能量。此外，在熟香肠中添加低聚果糖等功能性低聚糖，可以有效降低产品所含的能量，但不会造成产品质量和水分损失。

（六）益生元在干酪中的应用

干酪（Cheese）又称奶酪，是一种发酵的牛乳制品。干酪和发酵乳都是通过发酵过程来制作的，但是干酪中的蛋白质含量比酸乳更高，基本属固体食物，营养成分更加丰富。乳酪可以分为新鲜乳酪和再制乳酪两大类。

在新鲜乳酪制作过程中添加益生元，能够有效促进乳酪中嗜酸乳杆菌和动物双歧杆菌的生长，并提高成熟期乳酪中亚油酸的含量。在再制乳酪制作过程中添加益生元，能够有效降低钠和脂肪的含量，有利于高血压和肥胖病人群食用。益生元作为脂肪的替代品在保证乳酪咀嚼性和黏性不变的同时，能够有效降低乳酪中脂肪球的含量，同时提升乳酪的口感、质地、纹理以及膳食纤维含量。

（七）益生元在其他食品中的应用

除上述应用外，益生元还可以用于鲜食果蔬、巧克力、冰淇淋、糖渍食品等产品的加工生产。

在鲜食果蔬产品中，可以通过一些新型的可食性果蔬包装材料将益生元包裹在新鲜果蔬表面，从而增强鲜食果蔬的营养价值。在巧克力产品中，益生元主要用于改善产品的耐热性，同时可作为蔗糖的替代品，用于生产低能量巧克力产品。在冰淇淋产品中，益生元可以降低产品的颗粒感，并为咀嚼提供润滑的口感，菊粉、β-葡聚糖、低聚果糖、低聚半乳糖等益生元常用作脂肪的替代品。在糖渍食品中，益生元可以有效减少其中蔗糖和果葡糖浆的用量，并改善产品的色泽，赋予产品多种功能活性。

三、益生元的发展趋势

目前国内外研究者已开发出上百种益生元产品，商业化的品种包括低聚半乳糖、低聚果糖、低聚木糖、低聚异麦芽糖、菊粉、抗性淀粉、部分水解瓜尔胶、D-塔格糖、D-木糖等几十种。而人乳寡糖、几丁寡糖、褐藻寡糖等一些较为新型的益生元的生产工艺仍不成熟，生产成本高、产品价格贵，限制了它们在食品工业中的大规模应用。目前实际应用的益生元产品种类相对缺乏，难以满足广大消费者的需求。因此，新型益生元的开发与益生元生产新技术的应用是未来益生元领域的研究热点，对全球益生元行业的发展和人类健康水平的提升具有重要意义。

与30年前相比，人们对益生元的研究已取得了丰硕成果，主要集中于对益生元结构、生产和功能活性的研究。但是，目前对益生元分子结构及其功能活性关系的研究仍然十分薄弱。对益生元的构效关系进行深入研究，有助于定向发掘新型益生元，并对生产具有特定功能的益生元提供指导。可以预见的是，将来人们可以人工设计并合成得到具有某些特殊功能活性的专用益生元。

此外，在益生元功能活性研究过程中，人们逐渐意识到益生元、肠道微生物菌群与人类健康之间存在着特殊的关联。益生元会促进肠道微生物菌群的生长代谢，肠道微生物菌群生长所产生的代谢产物会进一步对宿主的身心健康产生有益影响。随着对益生元和肠道微生物菌群研究的逐渐深入，将来甚至可以针对不同人群需求利用益生元实现对人类肠道微生物菌群的"量身定制"，通过摄入特定的益生元，实现人体肠道微生态的重建以及肠道微生物菌群组成的优化，达到促进人类身心健康的目的。

参考文献

［1］Gibson G R, Roberfroid M B. Dietary modulation of the human colonic microbiota: Introducing the concept of prebiotics［J］. Journal of Nutrition，1995，125：1401-1412.

［2］Gibson G R，Rastall R A.益生元开发与应用［M］.胡学志，李平作，雷肇祖，译.北京：化学工业出版社，2007.

［3］Hutkins R W，Krumbeck J A，Bindels L B，et al. Prebiotics：Why definitions matter［J］. Current Opinion in Biotechnology，2016，37：1-7.

［4］Reid G，Sanders M E，Gaskins H R，et al. New scientific paradigms for probiotics and prebiotics［J］. Journal of Clinical Gastroenterology，2003，37：105-118.

［5］Gibson G R，Probert H M，Van Loo J，et al. Dietary modulation of the human colonic microbiota：updating the concept of prebiotics［J］. Nutrition Research Reviews，2004，17：259-275.

［6］Pineiro M，Asp N，Reid G，et al. FAO technical meeting on prebiotics［J］. Journal of Clinical Gastroenterology. 2008，42S：S156-S159.

［7］Gibson G R，Scott K P，Rastall R A，et al. Dietary prebiotics：Current status and new definition.［J］. Food Science and Technology Bulletin：Functional Foods. 2010，7：1-19.

［8］Bindels L B，Delzenne N M，Cani P D，et al. Towards a more comprehensive concept for prebiotics［J］. Nature Reviews Gastroenterology and Hepatology. 2015，12：303-310.

［9］Gibson G R，Hutkins R，Sanders M E，et al. The International Scientific Association for Probiotics and Prebiotics（ISAPP）consensus statement on the definition and scope of prebiotics［J］. Nature Reviews Gastroenterology and Hepatology. 2017，14：491-502.

［10］郑建仙.功能性低聚糖［M］.北京：化学工业出版社，2004.

［11］Westenbrink S，Brunt K，van der Kamp J. Dietary fibre：Challenges in production and use of food composition data［J］. Food Chemistry. 2013，140：562-567.

［12］郑建仙.功能性膳食纤维［M］.北京：化学工业出版社，2005.

［13］Gibson P R，Halmos E P，Muir J G. Review article：FODMAPS，prebiotics and gut health. The FODMAP hypothesis revisited［J］. Alimentary Pharmacology and Therapeutics. 2020，52：233-246.

［14］Shi Y，Liu J，Yan Q，et al. In vitro digestibility and prebiotic potential of curdlan（1-> 3）-beta-D-glucan oligosaccharides in Lactobacillus species［J］. Carbohydrate Polymers. 2018，188：17-26.

［15］Scott K P，Grimaldi R，Cunningham M，et al. Developments in understanding and applying prebiotics in research and practice——an ISAPP conference paper［J］. Journal of Applied Microbiology. 2020，128：934-949.

［16］Davani-Davari D，Negahdaripour M，Karimzadeh I，et al. Prebiotics：Definition，Types，Sources，Mechanisms，and Clinical Applications［J］. Foods. 2019，8：92.

［17］Svensson U，Håkansson J. Safety of food and beverages：safety of probiotics and prebiotics New York，USA：Elsevier，2014.

［18］Neri-Numa I A，Pastore G M. Novel insights into prebiotic properties on human health：A review［J］. Food Research International. 2020，131：108973.

［19］Bryk G，Coronel M Z，Pellegrini G，et al. Effect of a combination GOS/FOS（R）prebiotic mixture and interaction with calcium intake on mineral absorption and bone parameters in growing rats［J］. European Journal of Nutrition. 2015，54：913-923.

［20］Delzenne N M. Oligosaccharides：State of the art［J］. Proceedings of the Nutrition Society. 2003，62：177-182.

［21］Muanprasat C，Chatsudthipong V. Chitosan oligosaccharide：Biological activities and potential therapeutic applications［J］. Pharmacology and Therapeutics. 2017，170：80-97.

［22］Arnold J N，Dwek R A，Rudd P M，et al. Mannan binding lectin and its interaction with immunoglobulins in health and in disease［J］. Immunology Letters. 2006，106：103-110.

［23］Fransen F，Sahasrabudhe N M，Elderman M，et al. *β2→1*-Fructans modulate the immune system *in viro* in a microbiota-dependent and-independent fashion［J］. Frontiers in Immunology. 2017，8：154.

［24］Arslanoglu S，Moro G E，Schmitt J，et al. Early dietary intervention with a mixture of prebiotic oligosaccharides reduces the incidence of allergic manifestations and infections during the first two years of life［J］. Journal of nutrition. 2008，138：1091-1095.

［25］Sanders M E，Merenstein D J，Reid G，et al. Probiotics and prebiotics in intestinal health and disease：from biology to the clinic［J］. Nature Reviews Gastroenterology and Hepatology. 2019，16：605-616.

［26］Parnell J A，Raman M，Rioux K P，et al. The potential role of prebiotic fibre for treatment and management of non-alcoholic fatty liver disease and associated obesity and insulin resistance［J］. Liver International. 2012，32：701-711.

［27］Zhu D，Yan Q，Liu J，et al. Can functional oligosaccharides reduce the risk of diabetes mellitus?［J］. FASEB Journal. 2019，j201802802R.

［28］Zou J，Chassaing B，Singh V，et al. Fiber-mediated nourishment of gut microbiota protects against diet-induced obesity by restoring IL-22-mediated colonic health［J］. Cell Host and Microbe. 2018，23：41-53.

［29］Suez J，Korem T，Zeevi D，et al. Artificial sweeteners induce glucose intolerance by altering the gut microbiota［J］. Nature. 2014，514：181-186.

［30］Cosme F，Ines A，Vilela A. Consumer's acceptability and health consciousness of probiotic and prebiotic of non-dairy products［J］. Food Research International. 2022，151：110842

［31］Kerry R G，Das G，Golla U，et al. Engineered probiotic and prebiotic nutraceutical supplementations in combating non-communicable disorders：a review［J］. Current Pharmaceutical Biotechnology. 2022，23：72-97.

［32］Rezende E S V，Lima G C，Naves M M V. Dietary fibers as beneficial microbiota modulators：A proposed classification by prebiotic categories［J］. Nutrition. 2021，89：111217.

第二章

益生元生产原理与技术

第一节　益生元生产概况

目前，在国内外市场已有几十种益生元产品，其中千吨级以上工业化生产的益生元主要有低聚异麦芽糖、低聚果糖、低聚半乳糖、低聚木糖、聚葡萄糖和菊粉等。日本是最早生产和应用功能性低聚糖的国家，在益生元的研究、开发、应用等领域居全球领先。1983年，日本明治株式会社首先推出低聚果糖产品，这是世界上第一个工业化生产的功能性低聚糖。随后，日本多家公司陆续实现了多种功能性低聚糖的工业化生产，如低聚木糖、低聚半乳糖等（表2-1）。

表 2-1　日本早期推出的功能性低聚糖

功能性低聚糖名称	工业化年份	生产企业
低聚果糖	1983年	明治株式会社
低聚异麦芽糖	1985年	昭和产业株式会社
低聚半乳糖	1988年	养乐多株式会社
低聚木糖	1989年	三得利株式会社
乳果糖	1990年	林原株式会社
低聚龙胆糖	1990年	食品化工株式会社
棉子糖	1992年	甜菜制糖株式会社

欧洲最主要的益生元产品是菊粉，也是人们最早发现和利用的膳食纤维类益生元。世界上主要的菊粉生产公司均位于欧洲，如比利时的Beneo-Orafti公司、Warcoing公司以及荷兰的Sensus公司，其产量占世界菊粉产量的90%以上。此外，聚葡萄糖也是一种在欧美应用广泛的膳食纤维类益生元。聚葡萄糖由美国辉瑞（Pfizer）公司率先开发，并由丹麦丹尼斯克（Danisco）公司工业化生产，已应用于焙烤食品、肉制品、乳制品、饮料等多个领域。

近年来，人乳寡糖等新型益生元的开发和生产得到了欧美公司的广泛关注和推动。丹麦Glycom A/S公司是目前人乳寡糖获批种类最多的生产企业，其生产的2′-岩藻糖基乳糖（2′-Fucosyllactose，2′-FL）、2′-岩藻糖基乳糖和2′,3-二岩藻糖基乳糖（2′,3-Difucosyllactose，2′3-FL，DFL）混合物、乳糖-N-新四糖（Lacto-N-neotetraose，LNnT）、乳糖-N-四糖（Lacto-N-tetraose，LNT）和3′-唾液酸乳糖已通过欧洲食品安全委员会（European Food Safety Authority，EFSA）和美国FDA的认证，可用于婴幼儿配方乳粉、膳食补充剂和医疗食品的生产。德国Jennewein Biotechnologie公司生产的2′-岩藻糖基乳糖和乳糖-*N*-新四糖也已通过欧洲食品安全委员会和美国FDA的认证，生产的乳糖-*N*-新四糖、3′-唾液酸乳糖、6′-唾液酸乳糖和3-岩藻糖基乳糖（3-Fucosyllactose，3-FL）已获美国FDA的认证。此外，新西兰Glycosyn、美国DuPont、德国BASF、韩国GeneChem、美国Amyris、荷兰Friesland、比利时Inbiose等公司也有少量人乳寡糖生产，如2′-岩藻糖基乳糖、3′-岩藻糖基乳糖和3-岩藻糖基乳糖等。

相比于日本和欧美发达国家和地区，我国益生元的研究及行业发展相对落后。1995年，无锡糖果食品厂在国内率先实现了低聚异麦芽糖的工业化生产，这是我国第一个工业化生产的功能性低聚糖产品；1997年，国内建成年产3000t液体低聚果糖生产线。随着经济的发展，我国益生元行业已形成一定规模，目前大规模生产的益生元产品有低聚异麦芽糖、低聚果糖、低聚半乳糖、低聚木糖、聚葡萄糖、菊粉等。此外，我国已陆续出台益生元相关国家标准和行业标准，进一步规范了整个益生元行业的发展。同时，我国也在积极对人乳寡糖等新型益生元进行审查和意见征求，促进益生元行业的快速进步。

本章将着重介绍益生元的生产原理和一些共性的生产技术，如分离、浓缩、精制、干燥等。

第二节　益生元生产方法及原理

受种类、来源、性质等因素的影响，不同益生元其生产方法存在较大差异，主要包括以下几种[1]：①直接提取法，即从天然原料中直接提取益生元；②物理降解法，即利用物理法降解原料生产益生元；③化学法，包括利用化学法水解、合成、转化生产益生元；④酶法，包括利用酶法水解、合成、转化生产益生元；⑤全细胞催化法。

一、直接提取法

直接提取法又称浸提法、固液萃取法，是指将原料浸泡在溶剂中，将其中的益生元转移到溶剂相中，实现从原料中提取益生元的方法。该法设备简单、操作迅速、成本低廉、分离效果好，适用于生产天然原料中含量较多的益生元，如大豆低聚糖、菊粉、*β*-葡聚糖等。通常，益生元在水中均具有良好的溶解性，因此提取过程中最常用的溶剂为水、稀酸或稀碱。从原料中提取益生元的过程可以分为渗透、溶解和扩散三个阶段[15]。①渗透阶段：水浸润干燥的原料（颗粒、粉末），渗入植物组织的细胞中，植物组织吸水膨胀；②溶解阶段：水溶解原料中的益生元组分，使益生元游离于植物组织和细胞；③扩散阶段：利用细胞内外益生元存在的浓度差，形成内高外低渗透压，使益生元自发向植物组织或细胞外扩散，完成提取。

原料粉碎程度、溶剂用量、提取时间和提取温度也会影响直接提取法的效果。一般来说，原料粉碎程度越高、溶剂用量越大、提取时间越长、提取温度越高，提取过程中益生元组分的溶解、渗透、扩散越快，提取效率越高。较高的提取温度还可以抑制原料中内源水解酶的活性，防止益生元降解。但是，原料粉末过细、溶剂用量过大、提取时间过长、提取温度过高，会导致原料中果胶、木质素等杂质溶出，不利于益生元的分离、精制。因此，益生元的提取温度通常在60～80℃，提取时间不超过60min，溶剂用量通常为原料干重的10～15倍。在实际生产中，需要根据原料和益生元的特性，合理地选择提取条件。

二、物理降解法

物理降解法是指利用加热、辐照以及超声波等物理手段降解天然聚糖生产益生元的方法。该法生产过程清洁无污染、工艺简单，可用于β-1,3-葡寡糖和部分水解甘露聚糖等多种益生元的生产。然而，物理降解法生产效率低、降解不彻底、降解产物均一性较差，限制了其在益生元生产中的应用。

不同的物理降解法所依据的原理不同。超声波法是一种应用较为广泛的物理降解法。在超声波的作用下，溶剂分子高速运动会对原料中聚糖的糖苷键形成剪切作用，促使糖苷键断裂；超声波处理时瞬间产生的高温、高压和空腔爆裂会将水分子分解为羟基自由基和氢自由基，进一步促进糖苷键断裂。影响超声波法生产效率的主要因素有超声功率、超声时间和反应温度。超声波法生产简单，不产生有毒有害副产物，生产过程节能环保，但该法的生产效率较低，限制了其在益生元大规模生产中的应用。

热降解法是将原料置于高温、高压下，其中的聚糖发生自水解生成益生元，该法已在低聚木糖、低聚甘露糖等益生元的生产过程中广泛应用。需要注意的是，由于热降解过程反应体系温度较高（>100℃），原料中含有的蛋白质和肽等组分会与益生元发生美拉德反应，产生有毒副产物。因此，需要尽可能提高原料的纯度，抑制副产物的生成。微波降解法是常规热降解法的改进和延伸。利用微波辐射原料使物料表面和内部同时加热，整个体系受热均匀、升温迅速。与常规热降解法相比，微波降解法能够有效缩短降解时间、加快反应速度、减少副反应发生、提高益生元的得率。

辐照法中常用的射线包括紫外线和伽马射线。这些高能射线照射原料时，沿照射路径与聚糖分子相互作用，能量被分子吸收，发生电离效应，进而催化聚糖降解。辐照法最大的优点是能够使样品保持良好的热可逆性，使降解产物在经过一系列食品加工处理后，仍能保持优良的增稠性和稳定性。此外，辐照法反应过程清洁无污染，生产成本较低，具有广阔的发展前景。

三、化学法

化学法是生产益生元的重要方法，根据原理不同，化学法可以分为化学降解法、化学转化法以及化学合成法。

（一）化学降解法

化学降解法是指在特定条件下通过化学试剂促使聚糖中糖苷键断裂生成低聚糖的方法，可以分为酸水解法和氧化降解法。

酸水解法常用的酸有盐酸、硫酸、三氟乙酸等。酸水解过程中，酸溶液中的质子（氢离子）会攻击原料中聚糖糖苷键中的氧原子，引发糖苷键断裂，生成益生元。需要注意的是，酸水解过程中使用酸浓度过高会造成原料的过度水解，产物中葡萄糖等单糖含量高；而酸溶液浓度过低会导致水解不完全，产物组成复杂。因此，酸水解法需要严格控制酸溶液的浓度。同时，水解过程中产生的单糖组分在酸性高温下会发生脱水反应等副反应，进一步降解为糠醛、4-羟甲基糠醛、乙酸等副产物；同时，酸水解过程会引入大量杂质，如氯离子、硫酸根离子、三氟乙酸等。因此，酸水解法所得水解产物中含有大量的杂质和反应副产物，水解后需要后续的提纯、精制工序，去除这些杂质和反应副产物。此外，酸水解法的水解特异性差，产物均一性低，反应过程不易控制，容易导致环境污染；且酸水解法对反应设备要求较高，需要耐酸、耐腐蚀，设备维护成本高。

氧化降解法常用的氧化剂是过氧化氢（双氧水）。氧化降解法的反应机制较为复杂，降解时反应体系中的铜离子或亚铁离子会催化过氧化氢生成羟基自由基，游离的羟基自由基攻击聚糖中的糖苷键，引发糖苷键断裂，生成益生元（图2-1）。但是，在降解过程中羟基自由基同样会攻击聚糖的糖环，导致糖环降解，产生大量副产物（糖醇和糖酸），极大限制了氧化降解法在益生元生产中的应用。

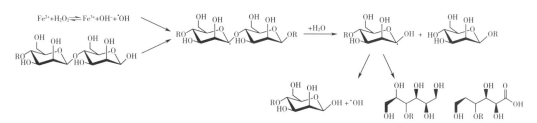

图 2-1　氧化降解法降解甘露聚糖示意图

（二）化学转化法

化学转化法是指在特定条件下利用催化剂催化单糖（或二糖）进行异构化或差向异构化反应生成益生元的方法，可分为碱转化法和酸转化法。

碱转化法主要用于异构化乳糖生产乳果糖，其原理为在碱性条件下乳糖还原端葡萄糖残基的羰基碳去质子化后，形成1,2-烯二醇式中间体，之后C-1位碳原子质子化，同时C-2位碳原子失去手性构型形成羰基，葡萄糖残基转化为果糖残基（图2-2）。碱转化法也可用于异构化D-半乳糖生产D-塔格糖，原理与上述相似。

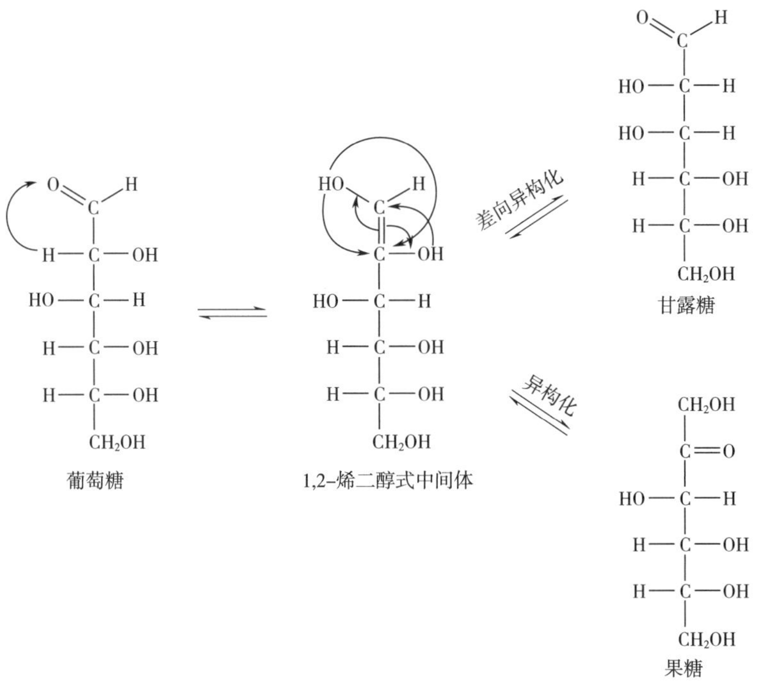

图 2-2　葡萄糖异构化和差向异构化机制

酸转化法主要用于差向异构化D-葡萄糖生产D-甘露糖，其原理为在酸性条件下，钼酸盐催化剂催化D-葡萄糖C-2位氢原子移位到C-1位氧原子上，并形成烯二醇中间体，随后氢原子回到C-2位，同时C-2位羟基旋转至另一侧，D-葡萄糖转化为D-甘露糖（图2-2）。

化学转化法的反应过程为可逆反应，副反应多、副产物生成量大，可以通过添加一些络合剂（硼酸、氯化钙）与产物形成络合物，促使化学转化过程主反应顺利进行，同时抑制副反应。

（三）化学合成法

化学合成法是指以单糖为原料，通过化学法直接合成益生元的方法。该法目前仅限于实验室研究水平，尚不能大规模生产，唯一通过化学合成法实现工业化生产的益生元为聚葡萄糖。

四、酶法

酶法生产益生元是指利用特异性酶催化底物原料生产益生元的方法。不同于物理降解法与化学法，酶法生产益生元具有生产效率高、反应条件温和、反应历程可控、生产过程绿色环保、不需要大量反应试剂等诸多优点，已成为生产益生元的主要方法。益生元酶法生产过程中涉及的酶主要包括糖苷水解酶（Glucoside hydrolase，GH）、醛酮糖异构酶（Aldose-ketose isomerase）和酮糖3-差向异构酶（Ketose 3-epimerase）。酶法生产益生元的方法可以分为酶法水解、酶法合成和酶法转化三类。

（一）酶法水解

酶法水解是指利用糖苷水解酶的水解作用，水解聚糖底物主链上的糖苷键生产益生元的方法。酶法水解过程中，糖苷水解酶的催化机制可分为两种——保留型（Retaining mechanism）和反转型（Inverting mechanism）。保留型催化机制的糖苷水解酶催化时，亲核试剂（Nucleophile）首先攻击活性中心糖环的异头碳，同时另一个催化残基作为广义酸（General acid）为糖苷键的氧原子提供质子；随后糖苷键断裂，离去基团分离，并形成酶-底物中间体（Enzyme-substrate intermediate）；此时，广义酸转变为广义碱（General base）协助进入活性中心的水分子攻击酶-底物中间体的碳正离子，使糖基从酶分子上分离，完成水解（图2-3）。反转型催化机制的糖苷水解酶催化时，广义酸首先将质子传递给糖苷键上的氧原子，使糖苷键断裂；同时广义碱迫使活性中心的水分子去质子化，在糖苷键断裂后，去质子的水分子与糖环上的碳正离子结合，异头碳构象反转，完成水解（图2-3）。

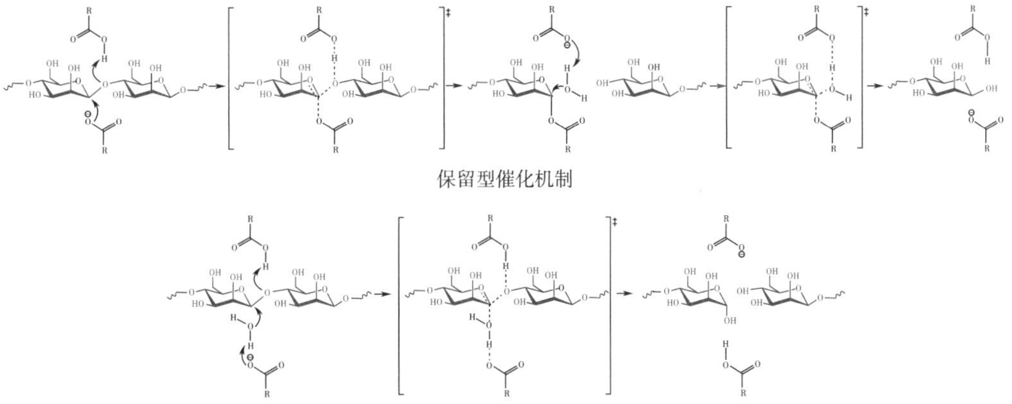

保留型催化机制

反转型催化机制

图 2-3 糖苷水解酶的两种催化机制

酶法水解所使用的糖苷水解酶多数是内切酶，能够水解聚糖分子主链内部的糖苷键，生成相应的低聚糖，主要包括淀粉酶（Amylase）、纤维素酶（Cellulase）、β-1,3-葡聚糖酶（β-1,3-Glucanase）、木葡聚糖酶（Xyloglucanase）、菊粉酶（Inulase）、木聚糖酶（Xylanase）、甘露聚糖酶（Mannanase）、几丁质酶（Chitinase）、壳聚糖酶（Chitosanase）以及琼脂糖酶（Agarase）等。这些糖苷水解酶的水解底物、催化位点和水解产物如表2-2所示。

表 2-2 内切型糖苷水解酶的水解机制和水解产物

糖苷水解酶	酶学委员会（Enzyme Commission，EC）编号	水解底物	催化位点	水解产物
α-淀粉酶	EC 3.2.1.1	淀粉	α-1,4-葡萄糖苷键	低聚麦芽糖

续表

糖苷水解酶	酶学委员会（Enzyme Commission, EC）编号	水解底物	催化位点	水解产物
β-淀粉酶	EC 3.2.1.2	淀粉	非还原末端的第二个 α-1,4-葡萄糖苷键	麦芽糖
纤维素酶	EC 3.2.1.4	纤维素	β-1,4-葡萄糖苷键	纤维寡糖
菊粉酶	EC 3.2.1.7	菊粉	β-2,1-果糖苷键	菊粉寡糖
木聚糖酶	EC 3.2.1.8	木聚糖	β-1,4-木糖苷键	低聚木糖
几丁质酶	EC 3.2.1.14	几丁质	β-1,4-乙酰氨基葡萄糖苷键	几丁寡糖
β-1,3-葡聚糖酶	EC 3.2.1.39	β-1,3-葡聚糖 酵母葡聚糖	β-1,3-葡萄糖苷键	β-1,3-葡寡糖，酵母葡寡糖
β-甘露聚糖酶	EC 3.2.1.78	甘露聚糖	β-1,4-甘露糖苷键	β型低聚甘露糖
β-琼脂糖酶	EC 3.2.1.81	琼脂糖	β-D-半乳糖残基与3,6-内醚-α-L-半乳糖残基相连的β-1,4-糖苷键	新琼寡糖
纤维二糖水解酶	EC 3.2.1.91	纤维素 纤维寡糖	链末端的第二个β-1,4-葡萄糖苷键	纤维二糖
α-甘露聚糖酶	EC 3.2.1.101	酵母甘露聚糖	α-1,6-甘露糖苷键	α型低聚甘露糖
壳聚糖酶	EC 3.2.1.132	壳聚糖	β-1,4-氨基葡萄糖苷键	壳寡糖
木葡聚糖酶	EC 3.2.1.151	木葡聚糖	β-1,4-葡萄糖苷键	木葡寡糖
α-琼脂糖酶	EC 3.2.1.158	琼脂糖	3,6-内醚-α-L-半乳糖残基与β-D-半乳糖残基相连的α-1,3-糖苷键	琼寡糖

　　除糖苷水解酶外，多糖裂解酶也可用于功能性低聚糖的生产，如利用褐藻胶裂解酶（Alginate lyase）生产褐藻寡糖。褐藻胶裂解酶主要催化甘露糖醛酸或（和）古洛糖醛酸之间的糖苷键断裂，并在生成褐藻寡糖的非还原端残基C-4和IC-5位碳原子之间形成双键，即4-脱氧-L-赤-已-4-烯醇式吡喃糖醛酸（图2-4）。因此，利用褐藻胶裂解酶生产的褐藻寡糖是一种不饱和低聚糖。

（二）酶法合成

　　酶法合成是利用糖苷水解酶的转糖苷作用，将反应体系中糖基供体（Glycosyl donor）转移到糖基受体（Glycosyl acceptor）上生成益生元的方法。糖苷水解酶催化底物水解过程中，底物作为糖基供体首先与酶分子形成酶-底物中间体，随后反应体系中糖基受体代替水分子攻击酶-底物中间体，并与糖基供体形成新的糖苷键，从而合成出新的低聚糖产物，该过程被称为转糖苷反应（图2-5）。只有保留型催化机制的糖苷水解酶进行催化时才有可能催化转糖苷反应。

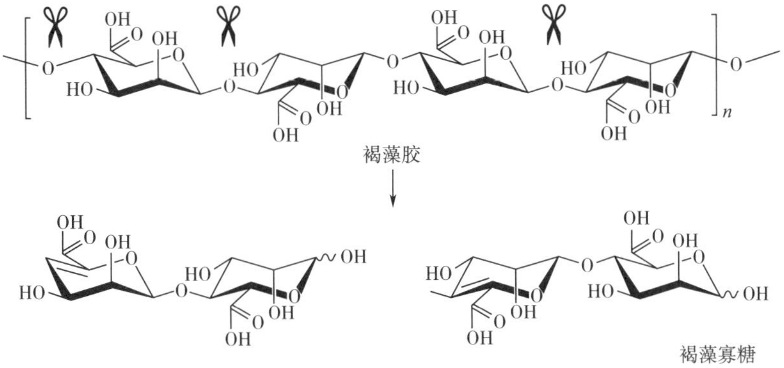

图 2-4　褐藻胶裂解酶裂解褐藻胶

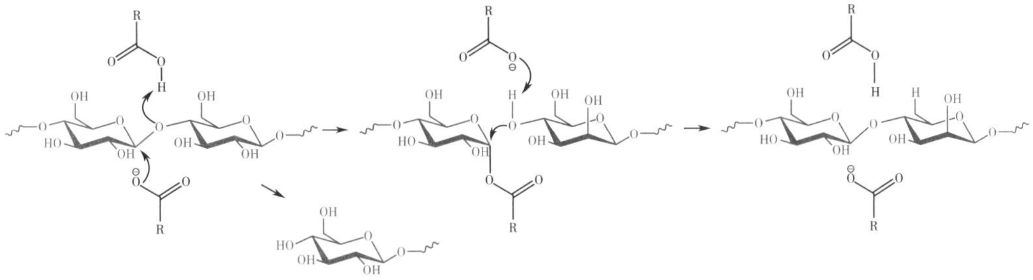

图 2-5　糖苷水解酶的转糖苷作用

酶法合成所使用的糖苷水解酶主要为外切酶，能够以低聚糖（二糖、三糖）和单糖为底物，催化转糖苷反应，生成新的低聚糖。所用糖苷水解酶主要包括：α-葡萄糖苷酶（α-Glucosidase）、β-葡萄糖苷酶（β-Glucosidase）、β-半乳糖苷酶（β-Galactosidase）、β-甘露糖苷酶（β-Mannosidase）、β-呋喃果糖苷酶（β-Fructofuranosidase）等。这些糖苷水解酶催化转糖苷反应时的底物和产物如表2-3所示。通常，化学合成法很难合成具有β-糖苷键的低聚糖，而利用糖苷水解酶可以合成一系列具有β-糖苷键的低聚糖，这是酶法合成在益生元生产中的一大优势。

表 2-3　外切型糖苷水解酶的反应底物和反应产物

酶	EC编号	反应底物	成键方式	反应产物
α-葡萄糖苷酶	EC 3.2.1.20	麦芽糖、低聚麦芽糖	α-1,6-葡萄糖苷键	低聚异麦芽糖
β-葡萄糖苷酶	EC 3.2.1.21	纤维二糖、葡萄糖	β-1,6-葡萄糖苷键	低聚龙胆糖
β-半乳糖苷酶	EC 3.2.1.23	乳糖、蔗糖	β-1,4-糖苷键	低聚乳果糖
		乳糖、果糖	β-1,4-糖苷键	乳果糖
		乳糖、半乳糖	β-1,4-半乳糖苷键	低聚半乳糖

续表

酶	EC编号	反应底物	成键方式	反应产物
β-甘露糖苷酶	EC 3.2.1.25	甘露二糖、甘露糖	β-1,4-甘露糖苷键	β型低聚甘露糖
β-呋喃果糖苷酶	EC 3.2.1.26	蔗糖、果糖	β-2,1-果糖苷键	低聚果糖
		蔗糖、乳糖	β-2,1-果糖苷键	低聚乳果糖

在高浓度单糖条件下，糖苷水解酶可以通过逆向水解作用合成低聚糖（图2-6）。催化逆向水解反应的糖苷水解酶通常也为外切酶。在高浓度葡萄糖溶液中，利用β-葡萄糖苷酶可以合成一系列具有β-1,6-糖苷键的低聚龙胆糖；相似地，在高浓度甘露糖溶液中，利用β-甘露糖苷酶可以合成具有β-1,4-糖苷键的低聚甘露糖。两种酶催化逆向水解反应时，主要形成β-1,4-糖苷键和β-1,6-糖苷键，这主要是酶分子和单糖分子的空间位阻导致的。

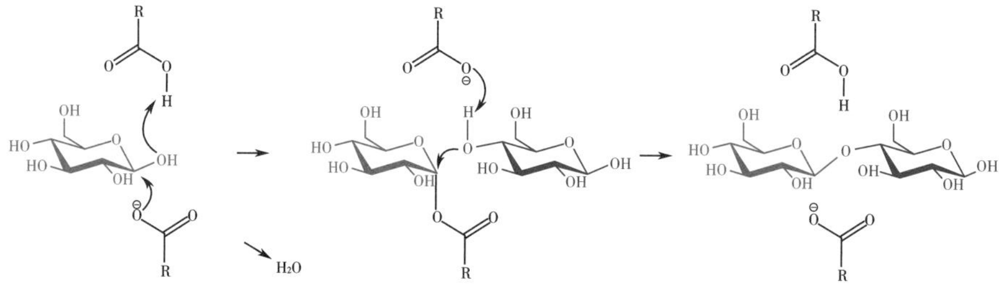

图2-6　糖苷水解酶的逆向水解作用

（三）酶法转化

酶法转化是指通过酶催化异构化反应和差向异构化反应生产益生元的方法，常用的酶包括醛酮糖异构酶和酮糖3-差向异构酶。醛酮糖异构酶是指能够催化醛糖（Aldose）和酮糖（Ketose）相互转化的酶，如D-葡萄糖异构酶（D-Glucose isomerase）、D-甘露糖异构酶（D-Mannose isomerase）和D-阿拉伯糖异构酶（D-Arabinose isomerase）等。酮糖3-差向异构酶是指能够催化酮糖C-3位羟基构象转变的酶。

酶法转化主要用于生产单糖类益生元，如D-甘露糖和多种稀有糖。此外，纤维二糖2-差向异构酶（Cellobiose 2-epimerase）是一种重要的差向异构酶，可用于酶法转化D-葡萄糖生产D-甘露糖，也可用于酶法转化乳糖生产乳果糖或依匹乳糖。D-甘露糖异构酶也可用于酶法转化乳糖生产依匹乳糖。

五、全细胞催化法

全细胞催化法是指在完整的生物体（一般为微生物）中，通过其内源酶催化反应生产益生元的一种方法。该法具有操作简便、生产成本低、催化效率高等优点，在益生元生产领域受到广泛的关注。目前，利用全细胞催化生产益生元主要通过两种方式。一种是利用天然或重组微生物通过简单的催化反应直接将底物转化为益生元，如将蔗糖转化为低聚果糖，将乳糖转化为低聚半乳糖等；另一种是利用重组微生物通过复杂的代谢系统将底物从头合成为复杂的益生元，如以甘油、乳糖等为底物合成人乳寡糖。几种可以通过全细胞催化法生产的益生元如表2-4所示。

表2-4 益生元的全细胞催化制备

益生元	生产用微生物	底物	得率、转化率	生产方式
低聚果糖	伊比利亚曲霉（*Aspergillus ibericus*）MUM 03.49	蔗糖	118g/L	游离菌株催化
	黑酵母（*Aureobasidium pullulans*）CCY 27-1-94	蔗糖	63%	固定化菌株催化
	黑酵母CCY 27-1-94和酿酒酵母（*Saccharomyces cerevisiae*）11982	蔗糖	119g/L	混合菌株催化
	副氧化微杆菌（*Microbacterium paraoxydans*）	蔗糖	155g/L	游离菌株催化
低聚半乳糖	两歧双歧杆菌（*Bifidobacterium bifidum*）NCIMB 41171	乳糖	25%	游离菌株催化
	马克斯克鲁维酵母（*Kluyveromyces marxianus*）	乳糖	50%	游离菌株催化
	乳酸克鲁维酵母（*Kluyveromyces lactis*）	乳糖	177g/L	固定化菌株催化
	乳酸乳球菌（*Lactococcus lactis*）LM0230	乳糖	150g/L	固定化菌株催化
低聚异麦芽糖	汉斯德巴氏酵母菌（*Debaryomyces hansenii*）SCY204	麦芽糖	199g/L	游离菌株催化
	重组毕赤酵母（*P. pastoris*）	麦芽糖	49%	游离菌株催化
	微杆菌（*Microbacterium* sp.）	麦芽糖	87%	游离菌株催化
2'-岩藻糖基乳糖	重组大肠杆菌（*E. coli*）	甘油、乳糖	180g/L	全细胞从头合成
乳糖-*N*-四糖	重组大肠杆菌	甘油、乳糖	25g/L	全细胞从头合成
乳糖-*N*-新四糖	重组大肠杆菌	甘油、乳糖	5g/L	全细胞从头合成
3'-唾液酸乳糖	重组大肠杆菌	甘油、乳糖、唾液酸	25g/L	全细胞从头合成

人乳寡糖种类多样、结构复杂，利用酶法生产难度较大。全细胞催化法以甘油、葡萄糖、乳糖等简单的底物为原料，利用微生物自身的代谢系统即可实现复杂益生元的合成，是目前人乳寡糖生产的主要方法。由于天然微生物（大肠杆菌、枯草芽孢杆菌等）中缺少人乳寡糖的天然合成途径，需要利用基因工程、蛋白质工程、代谢工程等技术在底盘细胞中构建多级酶联合成途径，从而实现人乳寡糖的全细胞催化合成。

目前，2′-岩藻糖基乳糖和乳糖-N-四糖等多种人乳寡糖已通过全细胞催化法实现了工业化生产。构建2′-岩藻糖基乳糖生产体系时，对底盘细胞的改造主要集中在3个方面：首先，抑制底盘细胞中葡萄糖脂质载体转移酶基因（wcaJ）的表达，从而阻断GDP-L-岩藻糖的非必要损耗（如合成荚膜异多糖酸），达到积累GDP-L-岩藻糖的目的；其次，将底盘细胞中β-半乳糖苷酶基因（lacZ）敲除，减少乳糖的降解；最后，在底盘细胞中引入高效的外源岩藻糖基转移酶，将GDP-L-岩藻糖中的岩藻糖基转移至乳糖的半乳糖残基上，进而实现2′-岩藻糖基乳糖的合成。进行乳糖-N-四糖生产时，需要在底盘细胞中引入外源的β-1,3-N-乙酰氨基葡萄糖基转移酶基因和β-1,3-半乳糖基转移酶基因，实现乳糖与N-乙酰氨基葡萄糖和半乳糖依次相连，从而获得目的产物。

第三节　益生元生产技术

一、生产流程

益生元的生产流程包括预处理、制备、分离、精制、浓缩、干燥等步骤，简要工艺流程如图2-7所示。生产时，应根据原料的理化特性决定是否需要预处理和预处理的方式；将原料（或预处理后的原料）进行相应的反应制备益生元；再经过分离、精制、浓缩、干燥等后续步骤，获得益生元产品。

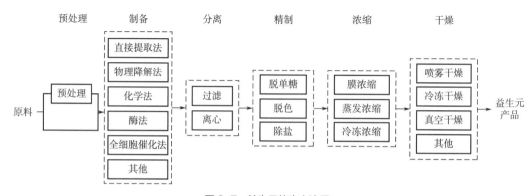

图2-7　益生元的生产流程

二、技术要点

（一）预处理

许多益生元（如低聚木糖、低聚甘露糖等）的生产原料主要为富含聚糖的农业副产物，如玉米芯、甘蔗渣、棕榈粕、椰子粕等。这些生产原料的组成和结构十分复杂，除纤维素、半纤维素、木质素等结构性组成物外，还含有大量的非结构性组成物（灰分、蛋白质等）。以玉米芯为例，玉米芯半纤维素主要为木聚糖（32%～36%），但这些木聚糖通常与木质素（17%～20%）和纤维素（35%～40%）一起组成水不溶性的木质纤维素。在酶法降解过程中，木质纤维素会严重阻碍木聚糖的水解，而且木质素和纤维素会吸附反应体系中的木聚糖酶。因此，木聚糖酶很难直接降解玉米芯中的木聚糖，导致低聚木糖的生产效率很低。

为了解决这一问题，在利用农业副产物生产益生元时，需要通过预处理手段来增强原料的可降解性，提高益生元的生产效率[12]。常用的预处理方法主要包括碱处理、酸处理、高温蒸煮处理和蒸汽爆破处理。

1. 碱处理

碱处理主要通过氢氧化钠（NaOH）、氢氧化钾（KOH）、氢氧化钙[Ca(OH)₂]、氨水等碱液浸泡玉米芯等农业副产物，将其中的聚糖提取出来，随后用酸、醇或酮将提取的聚糖沉淀回收，以利于后续水解。碱处理方法简单，但处理过程中需要使用大量碱液，会造成设备腐蚀和环境污染。

2. 酸处理

酸处理主要利用稀酸（稀盐酸、稀硫酸等）浸泡玉米芯等农业副产物，使其中的聚糖发生酸水解溶出。酸处理的木聚糖回收率相对较高，但在处理过程中无法控制聚糖的水解程度，导致提取液中单糖含量较高，不能满足益生元的生产要求。此外，酸处理过程中还会产生许多副产物。

3. 高温蒸煮处理

高温蒸煮处理是指农业副产物与水以一定的料水比混合后，置于高温高压条件下蒸煮一定时间后提取其中聚糖的方法。高温蒸煮过程中，农业副产物中的木质纤维素解聚，半纤维素发生自水解，糖苷键断裂，导致聚糖分子质量降低、溶解度增加。高温蒸煮法具有设备简单、易于操作、回收率高、绿色无污染等许多优点，是目前低聚木糖等益生元工业化生产过程中最主要的预处理方法。

高温蒸煮处理农业副产物时，聚糖的溶出率通常随蒸煮温度的提高而增大。然而，过高的蒸煮温度（>160℃）会导致聚糖过度水解，蒸煮液中单糖含量显著增加。此外，高温还会导致溶液中木糖、葡萄糖等单糖进一步降解为糠醛和4-羟甲基糠醛。这些副产物通常会抑制糖苷水解酶的活力，并给益生元的精制过程带来负担。

高温蒸煮过程中，适当降低蒸煮液的pH可以显著降低蒸煮温度（可降低10~20℃）。较低的蒸煮温度能够有效避免聚糖的过度水解以及糠醛、4-羟甲基糠醛等副产物的生成。

4. 蒸汽爆破法

蒸汽爆破法又称汽爆法，是应用蒸汽弹射原理实现爆炸过程对农业副产物预处理的一种方法。操作时，高温蒸汽渗入湿润的农业副产物组织内部，在蒸汽作用下纤维素聚合度下降、半纤维素部分降解、木质素软化，三者之间连接强度下降；随后，压力瞬间释放，农业副产物组织缝隙中蒸汽剧烈膨胀，产生"爆破"效果，将纤维素、半纤维素、木质素进一步分离，并将农业副产物撕裂为细小纤维。蒸汽爆破法避免了酸、碱处理过程中的环境污染问题，又解决了高温蒸煮过程中聚糖过度水解的问题，是益生元生产过程中具有应用前景的预处理技术[13]。

蒸汽爆破过程中主要存在以下几方面作用。①类酸性水解及热降解作用：蒸汽爆破过程中，高温高压蒸汽进入农业副产物中，并渗入木质纤维素内部的空隙。在水蒸气和高温的作用下农业副产物中的半纤维素（木聚糖、甘露聚糖等）发生类酸性水解及热降解，聚合度下降、溶解度提升。②类机械断裂作用：压力释放瞬间，渗入农业副产物组织内部的蒸汽以气流的方式从较封闭的孔隙中瞬间高速释放出来，产生"爆破"，使农业副产物中的木质纤维素发生一定程度的机械断裂。这种断裂不仅表现为纤维素、半纤维素等聚合物中内部氢键的破坏以及糖苷键的断裂，还表现为无定形区的破坏和部分结晶区的破坏。③氢键破坏作用：蒸汽爆破过程中，高温、高压、高湿的条件会加剧对木质纤维素内部氢键的破坏，瞬间泄压爆破则进一步打断了木质纤维素中的氢键。处理后的农业副产物与水混合后，水分子更易于进入木质纤维素内部，进一步破坏木质纤维素内部残留的氢键，有效增加半纤维素的溶解性。④结构重排作用：在高温高压条件下，木质纤维素分子内氢键受到一定程度的破坏，同时伴随着木质纤维素分子链的断裂，使纤维素、半纤维素、木质素重新排列，半纤维素被暴露出来。

处理温度（压力）、处理时间对蒸汽爆破处理的效果有很大影响。当蒸汽爆破处理农业副产物所用温度或压力过高（温度>190℃，压力>1.47MPa）时，农业副产物中的聚糖会发生过度降解，产生大量单糖，同时处理后的农业副产物颜色加深，无法用于益生元的生产。此外，农业副产物的初始含水率也对蒸汽爆破处理效果具有明显影响。当初始含水率过低时，农业副产物不够松散，蒸汽无法充分进入原料组织内部；而当初始含水率过高时，会导致农业副产物内部温度升高减慢，使农业副产物到达蒸汽温度的时间延长，同时会显著增加蒸汽的消耗量。因此，利用蒸汽爆破处理农业副产物时，需要选择合适的处理温度、处理时间以及原料初始含水率。

（二）制备

1. 直接提取法

目前常用的益生元提取方法主要包括以下几种。

（1）煎煮提取法 煎煮提取法是指将原料在水中加热煎煮提取目的产物的方法。根据煎煮时压力不同，可以分为常压煎煮、加压煎煮和减压煎煮。其中，常压煎煮法是最常用的提取方法，通常在夹层锅内进行。煎煮提取法适合在水中溶解性好，对湿、热都稳定且不易挥发的有效成分的提取。但是，煎煮提取法获得的提取液中杂质含量多、黏度大，提取后不易过滤。

（2）浸渍提取法 浸渍提取法是指将原料装入密闭容器中，在常温或加热状态下用溶剂提取目的产物的方法。根据提取时温度不同，可分为冷浸法和热浸法。浸渍提取法提取条件温和、使用范围广，但浸渍提取法提取效率较低，需要较长的提取时间，在提取过程中提取液容易变质。

（3）渗漉提取法 渗漉提取法是指将原料湿润膨胀后装入渗漉器内，提取溶剂从渗漉器上方加入，溶剂渗过原料层向下流动过程中将目的产物提取出来的方法。渗漉提取法操作时不需加热，溶剂用量少，适用于原料中含量少、热稳定性差的物质的提取。此外，利用渗漉提取法获得的提取液中杂质含量较少，有利于后续的过滤、精制工序。

（4）逆流提取法 逆流提取法是指在提取过程中，原料和溶剂连续以相反方向通入提取原料中目的产物的方法，是一种可连续操作的提取方法。操作时，原料通过机械传送装置从一个方向连续不断地进入提取设备，同时溶剂从另一个方向进入设备，逆流与原料接触，从而使溶剂与原料之间始终保持一个恒定的浓度差，能够有效提高目的产物的提取速度，同时获得高浓度的目的产物提取液。

逆流提取法是工业化生产菊粉等益生元中应用最广的提取方法，提取工艺如图2-8所示。操作时，提取剂热水从提取罐1加入，并利用恒流泵控制提取液流速，使提取液流动顺序为1→2→3→4；将菊苣或菊芋干片（或干粉）加入提取罐4内，在提取罐中经热水提取后，菊苣或菊芋残渣按照4→3→2→1的顺序流动；最后，提取液从提取罐4流出，而原料废渣从提取罐1过滤排出。

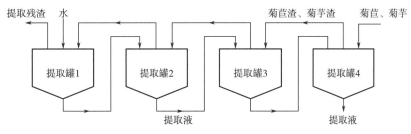

图2-8 菊粉的逆流提取工艺

2. 酶法

根据酶的使用方式，酶法生产益生元的方法可以分为两类：一类是用游离酶催化生产，另一类是用固定化酶催化生产。

（1）游离酶催化生产　利用游离酶生产益生元是指在水相中用游离的酶生产益生元的工艺方法。生产时将酶与底物同时加入反应器中，在特定温度和pH下反应，反应结束后将生成的糖浆全部取出进行后续操作。利用游离酶生产益生元方法简单、条件温和、过程可控，但生产过程中不能回收反应结束后糖浆中的游离酶，导致酶的使用成本较高。

目前，利用游离酶生产益生元过程中所用的反应器主要包括以下几类[9]。

①搅拌釜式反应器：搅拌釜式反应器是酶催化反应中最常用的反应器，是一种带有搅拌装置的反应器。将酶和反应底物一次性加入反应器中，反应一段时间后，将反应液全部取出，获得反应产物。搅拌釜式反应器设备简单、操作便捷，反应时酶与底物能够充分混合，反应过程容易控制，且传热、传质阻力小，反应较为完全。生产低聚果糖等大多数功能性低聚糖的反应均可在搅拌釜式反应器中进行。此外，如果反应底物黏度较大，反应时可先加一部分底物与酶反应，待反应液黏度降低后，再连续或分次补加剩余的底物，反应结束后将产物一次全部取出。

②膜反应器：膜反应器是将酶催化反应过程与半透膜组合在一起形成的反应器，同时具备了反应和分离功能。操作时，所用半透膜的截留分子质量应小于底物和酶的分子质量，大于主要产物的分子质量。根据反应器中半透膜的形式，膜反应器可以分为平板型、螺旋型、管型、中空纤维型和转盘型。其中，最常用的是中空纤维型膜反应器。需要注意的是，膜反应器适用于底物和产物分子质量相差较为悬殊且反应底物的分子质量大于反应产物的分子质量的酶解反应。

③喷射式反应器　喷射式反应器是利用高压蒸汽的喷射作用，将酶与底物充分混合后，进行高温短时催化的一种反应器。喷射式反应器具有结构简单、设备体积小、酶与底物混合均匀、反应速度快等多种优点。低聚异麦芽糖生产过程中的喷射液化法就是使用了喷射式反应器对淀粉乳进行液化。

（2）固定化酶催化生产　固定化酶是利用物理或化学等方法将游离酶制备成不溶于水、仍具有酶活性的固体酶制剂，是一种能在一定空间范围内起催化作用，并能反复和连续使用的酶制剂。与游离酶相比，利用固定化酶生产低聚糖具有许多优点，例如，固定化酶的稳定性提高，反应过程中适应性更强；固定化酶的催化反应过程更易控制；固定化酶可重复使用，降低了酶的使用成本；反应结束后固定化酶与糖浆分离简便，简化了糖浆的提纯工艺，产品收得率高、产品质量好。因此，固定化酶已在低聚果糖、低聚半乳糖等多种益生元的生产中广泛使用。

①固定化酶的制备方法：固定化酶的制备方法主要分为物理法和化学法两大类[10]。应用中，可以根据实际生产需求与酶的特性选择合适的固定化方法。

物理法：物理法包括吸附法和包埋法等。物理法固定化酶制备过程中，酶不参与化学反应，空间结构保持不变，酶的催化活性得到较好的保留，是一种常用的固定化酶制备方法。吸附法是利用各种吸附剂将酶分子吸附在其表面上而使酶固定的方法，常用的吸附剂有活性炭、氧化铝、硅藻土、多孔陶瓷和多孔玻璃等。包埋法是利用充满凝胶的细格子或半透膜包埋酶分子的方法，可以进一步分为格子型和微胶囊型两种，常用的包埋剂有明胶、海藻酸钠等。

化学法：化学法包括结合法、交联法等，主要是将酶分子通过化学键与天然或合成的高分子载体连接，从而形成不溶性固定化酶。结合法是指酶分子中非必需基团通过共价键与载体形成不可逆的连接，从而将酶固定在载体上。在温和条件下能与载体偶联的蛋白质基团包括氨基、羧基、半胱氨酸的巯基、组氨酸的咪唑基、酪氨酸的酚基、丝氨酸和苏氨酸的羟基。交联法主要依靠双功能团试剂使酶分子之间发生交联凝集，从而形成不溶于水的网状结构。酶分子中能够参与交联反应的基团包括：游离氨基、酚基、咪唑基及巯基，常采用的双功能团试剂有戊二醛、顺丁烯二酸酐等。

在益生元生产过程中，常用的酶固定化方法为海藻酸钠包埋法。以低聚果糖生产为例，将 $60 \sim 80g/L$ 的海藻酸钠溶液与 β-呋喃果糖苷酶按一定比例在真空条件下混合均匀，随后用压力喷雾法使混合液通过孔径为 0.6mm 的喷嘴，雾化后均匀落入 0.5mol/L 氯化钙溶液中，形成直径约为 $2 \sim 3mm$ 的凝胶珠，继续硬化 $20 \sim 30min$ 后，过滤分离即得到固定化的 β-呋喃果糖苷酶。使用时，将固定化酶填充到反应器中，$50\% \sim 60\%$ 的蔗糖底物在 $50 \sim 60℃$ 的温度下以一定的流速通过装有固定化酶的反应器，转化蔗糖生产低聚果糖，反应时间、温度和 pH 需根据选用 β-呋喃果糖苷酶的酶学性质和酶活力确定。

此外，可以通过固定化细胞生产益生元。最早生产低聚果糖的日本明治株式会社就是用黑曲霉海藻酸钠固定化细胞进行低聚果糖生产的。虽然固定化细胞的操作稳定性比固定化酶高，但固定化细胞生产益生元时底物溶液的流速不能过高，避免导致生产效率降低。

②固定化酶反应器：利用固定化酶生产低聚糖过程中，所用的反应器主要包括以下几类[9]。

填充床式反应器：填充床式反应器又称固定床式反应器，是将固定化酶填充到柱式反应容器中，制成稳定的柱床，从而进行催化反应的反应器，是固定化酶催化的专用反应器。操作时，底物溶液以一定流速通入反应器内，在一定条件下进行酶催化反应，并连续输出反应后的转化液。填充床式反应器设备简单、操作方便、生产效率高、固定化酶密度大，是目前低聚糖工业生产中应用最为普遍的反应器。

流化床式反应器：流化床式反应器是指固定化酶在流动液体的作用下，在设备内呈悬浮运动状态（即流化状态）下进行催化的反应器。流化床式反应器具有良好的传质和传热效果，且固定化酶与底物混合均匀，反应过程中温度和 pH 易于调节，反应器不易堵塞，也可催化黏度较大的反应液。然而，流化床式反应器运行时需要使用较高的液体流速才能维持固定化酶处于充分流化状态，易造成固定化酶颗粒损坏。

鼓泡式反应器：鼓泡式反应器主要通过从反应器底部通入气体产生大量气泡，在气泡上升过程中起到混合固定化酶与底物的作用，从而促进酶催化反应，又称为三相流化床式反应器。其具有结构简单、操作方便、剪切力小、传质传热效率高等诸多优点。

其他反应器：除上述反应器外，搅拌罐式反应器和膜反应器同样可以用于固定化酶连续反应，操作时需要将固定化酶加入到搅拌罐或固定在膜反应器的多孔薄膜中。

（三）分离

在益生元的生产过程中，所用原料中通常会含有一些杂质，且反应结束后要经过高温灭酶，体系中的蛋白质会变性析出，导致反应液中除益生元外还含有大量水不溶性物质，如底物残渣、杂质以及变性蛋白质等。因此，需要通过分离将水解液中的水不溶性物质分离除去，以便进行后续的精制、浓缩等。

分离是指将反应水解液中固体与液体分离开的操作。根据所用原理不同，分离可以分为过滤和离心两大类[2]。

1. 过滤分离

过滤分离是指借助于过滤介质，在一定推动力的作用下，使悬浮液（水解液）中液体通过介质的孔道，而固体颗粒（水不溶性物质）被截留在介质上，从而实现固液分离的方法。工业生产过程中，常用的过滤介质主要包括织物介质、粒状介质和多孔固体介质。

织物介质又称滤布，是工业生产中应用最广泛的过滤介质，包括棉、麻等天然纤维滤布和合成纤维滤布。粒状介质包括硅藻土、珍珠岩粉、细砂、活性炭、白土等。其中硅藻土化学性质稳定，不与酸碱反应，具有较大的吸附表面，且形成的过滤层阻力不随操作压力变化，是最常用的一种粒状介质。多孔固体介质包括多孔陶瓷、多孔玻璃、多孔塑料等，常用于过滤含有少量微粒的悬浮液。

过滤分离技术设备简单、操作简便、分离效果好，分离后滤饼中水分含量较少，适用于固体含量大于0.1%的悬浮液的固液分离。工业生产中，典型的过滤分离设备主要包括以下几种。

（1）板框过滤机　板框过滤机是益生元工业生产过程中最常用的过滤设备，其过滤推动力主要来自泵产生的液压或进料贮槽中的气压，是一种加压过滤设备，适用于固体含量1%～10%的悬浮液的固液分离。板框过滤机包括滤板和滤框，滤框两侧覆以滤布，空框与滤布围成了容纳滤浆及滤饼的空间，滤板用以支撑滤布并提供滤液流出的通道。过滤时，悬浮液由离心泵或齿轮泵经滤浆通道打入框内，滤液穿过滤框两侧的滤布，沿相邻滤板沟槽流至滤液出口，固体被截留于滤框内形成滤饼，当滤饼充满滤框后过滤停止。

板框过滤机过滤面积大，设备结构简单、成本低廉，过滤过程中动力消耗少，能够过滤不同特性的悬浮液。当悬浮液中固体颗粒较为细小时，形成的滤饼过于致密会阻碍过滤顺利进行，可通过添加助滤剂（硅藻土等）疏松滤饼，提高过滤速度。板框过滤机最大的缺陷是不能连续操作，每当滤饼充满滤框后必须停机清洗滤饼，导致操作时非过滤的辅助时间较长，生产效率低；而且板框过滤机设备笨重，操作时劳动强度大，卫生条件差，容易造成滤液污染。自动板框过滤机能够自动进行板框压紧、卸饼、清洗等操作，可有效降低操作过程中的劳动强度，并缩短辅助操作时间。

（2）真空转鼓过滤机　真空转鼓过滤机是一种减压过滤设备，主要以大气与真空之间的压力差作为过滤操作的推动力，也是一种工业生产中广泛应用的过滤设备。真空转鼓过滤机是一种连续过滤设备，设备主体是一个由筛板组成的能转动的水平圆筒（转鼓），表面有一层金属丝网并覆盖滤布，筒内沿径向用筋板分隔成若干空间，形成滤室。此外，真空转鼓过滤机还包括一个分配头和滤浆槽。过滤时，转鼓下部浸入滤浆槽中，浸没角90°～130°，随着转鼓缓慢转动，筒内每一个滤室依次与分配头中的3个通道相连，顺序进行过滤、洗涤、吸干、吹松、卸饼等操作。

真空转鼓过滤机最大的优点是可以连续化生产，生产能力大、劳动强度小。但是，真空转鼓过滤机的辅助设备较多，设备成本高；操作时内外压力差较小，导致过滤不够彻底，滤饼中仍残留较多的滤液（20%～30%）；且对滤饼阻力较大的物料适应能力差。

真空带式过滤机同样也是一种减压过滤设备。与真空转鼓过滤机相比，真空带式过滤机的自动化程度高，滤带运行速度采用变频无级调速，可满足不同物料的过滤、洗涤、吸干工艺要求，对多种物料具有广泛的适应性。

（3）离心过滤机　离心过滤机主要是以离心机所产生的离心力作为料液推动力的一种过滤设备。操作时，在离心力的作用下，液体产生径向压力差，推动滤液通过滤饼、滤网及滤框流出。相比于加压过滤与减压过滤，离心所产生的推动压力差最大，过滤后滤饼湿度最小。但是，离心过滤机的过滤面积较小，设备成本较高。

三足式离心机又称三足离心机，因为底部支撑的三个柱脚以等边三角形的方式排列而得名，是目前工业中使用最多的间歇式离心过滤机。三足式离心机中有一个与主轴相连的圆筒形转鼓，其壁面上开有许多小孔，内壁衬有袋装滤布。操作时，将悬浮液加到旋转的转鼓内，在离心力的作用下，滤液透过滤布排出，固体颗粒则被截留于滤布上形成滤饼，积累到一定厚度时，停止加料并停机人工卸料。三足式离心机结构简单、使用维护成本较低，运转平稳，对不同悬浮液都具有较强的适应性。

（4）硅藻土过滤机　硅藻土过滤机是指以硅藻土涂层为滤层的涂层过滤器，主要利用硅藻土颗粒的细微性和多孔性去除滤浆中的悬浮颗粒、胶体等杂质，是一种在工业生产中广泛应用的过滤设备。硅藻土过滤机的过滤单元主要由带孔的板或管作为骨架，在外表面缠丝，并在丝上预涂硅藻土覆盖层。整个操作周期分为铺膜、过滤、反冲三个步骤。硅藻土过滤机已广泛用于饮料、酒类等液态制品的澄清过滤，可有效减少过滤损耗，节约能源成本。

（5）烛式过滤机　烛式过滤机是一种安全、高效、无污染的新型过滤设备，主要由筒体、滤芯、滤布、助滤剂、控制系统等部分组成。烛式过滤机筒体内部配置有多根滤芯，滤芯上套有根据悬浮液特性选择的专用滤布，加入助滤剂（硅藻土等）的悬浮液经过滤布时，会在滤布表面形成滤饼层，可以有效截留悬浮液中的杂质颗粒，从而达到过滤效果。烛式过滤机具有高效节能、密闭高精、维护简便、安全可靠、自动化程度高等特点，已广泛用于饮料、酒类等食品加工过程中的固液分离过滤。

（6）错流过滤设备　错流过滤又称切向流过滤，是指在压力推动下，悬浮液以高速在管状滤膜的内壁做切向流动，利用流动的剪切作用将过滤介质表面的滤饼移走，从而使滤饼层始终保持在一个较薄的水平，能够在长时间内保持过滤速度稳定不变。错流过滤设备中最重要的是滤膜，按照孔径大小可以分为微滤膜（0.1~1μm）、超滤膜（<0.01μm）、纳滤膜（1~2nm）以及反渗透膜（0.1nm）。错流过滤设备滤液收得率高（97%~98%）、滤液澄清度好，但通常只作为一种精滤设备，不能用于大颗粒杂质的过滤。

2. 离心分离

离心分离是指借助于离心机旋转产生的离心力，使悬浮液中固体与液体进行分离的方法。操作时，悬浮液围绕一中心轴做旋转运动，随着旋转速率提高，离心力越来越大，悬浮液中密度不同的物质会以不同的速率沉降；如果固体颗粒密度大于液体密度，颗粒将沿离心力的方向而逐渐远离中心轴。经过一段时间的离心操作，就可以实现悬浮液中不同密度组分的有效分离。

离心分离技术分离速度快、分离效率高、滤液澄清度好，且能够用于分离过滤技术难以除去的细小颗粒，适用于固体含量0.1%~60%悬浮液的固液分离。与过滤技术不同，离心技术所获得的固体沉淀中含有大量水分，仍呈一种较为浓缩的悬浮液或浆体。工业生产中，典型的离心分离设备主要包括以下几种。

（1）管式离心机　管式离心机的核心构件是一个细长、能高速旋转的转鼓，且转鼓内部装有纵向的挡板。操作时，悬浮液从转鼓底部经空心轴进入转鼓内，转鼓内的挡板使悬浮液均匀分布于转鼓四周，并带动悬浮液高速旋转，在离心力作用下，悬浮液沿转鼓内壁向上流动，固液组分因密度差存在而分离，最终离心获得的上清液流动到转鼓上部的排液口排出，而固体颗粒则逐渐沉积在转鼓内壁上形成沉渣层，达到一定数量后停机人工拆卸清除。

管式离心机结构简单、转速高，可提供较大的离心力，分离效果好，运行时可利用冷却水冷却料液，适用于热敏性物质的分离。管式离心机能够用于固体颗粒含量小于1%、颗粒度小于5μm、黏度大、固液两相密度差较小的悬浮液分离。但是，使用管式离心机进行固液分离时，必须定时拆卸、清洗转鼓，操作不连续，生产效率较低。

（2）碟片式离心机　碟片式离心机是在管式离心机的基础上发展起来的，是工业中最广泛应用的一种离心分离设备。在碟片式离心机转鼓内部加入了许多重叠的碟片，可以有效缩短颗粒的沉降距离，提高固液分离的效率。操作时，悬浮液经中心管从底部流入高速旋转碟片之间的间隙；悬浮液中的固体颗粒即在离心力作用下向上层碟片的下表面运动，并进一步被向外甩出，沿碟片下表面向转子外围下滑；而密度较小的液体在后续悬浮液的推动下沿碟片间隙向转子中心流动，并沿中心轴上升从套管排出，达到分离的目的。

碟片式离心机具有管式离心机的优点，同时可以自动排渣，实现连续化生产。活塞排渣碟片式离心机是一种较为新颖的碟片式离心机，其离心速度较普通碟片式离心机可提高20%~30%，具有更好的分离效果。

（3）螺旋式离心机　螺旋式离心机是一种可连续操作的离心分离设备，可分为立式和卧式两种。其中，卧式螺旋离心机（又称卧螺离心机）的应用广泛。卧螺离心机的转鼓内有一个可旋转的螺旋输送器，其转速比转鼓的转速稍低。操作时，转鼓与螺旋输送器以一定差速同向高速旋转，悬浮液通过螺旋输送器的空心轴进入转鼓中部；在离心力作用下，固体颗粒沉积在转鼓壁上形成沉渣层，螺旋输送器将沉渣层连续不断地输送至转鼓锥端，经排渣口排出机外；上清液则形成内层液环，从转鼓大端溢流口连续溢出转鼓，经排液口排出机外。

卧螺离心机能够在全速运转状态下实现连续进料、分离、洗涤和卸料，具有结构紧凑、连续操作、运转平稳、适应性强、生产能力大、维修方便等优点，适于分离固体颗粒的粒径大于5μm和浓度范围为2%～40%的悬浮液。

（四）精制

精制是指分离工序结束后对所得滤液、上清液（即糖浆）进行脱单糖、除杂等处理，以降低其中单糖、色素和无机盐的含量，使其符合国家相关标准规定的工序，是益生元产品生产过程必不可少的工序。益生元生产过程中，精制主要包括脱单糖和除杂[3]。

1.脱单糖处理

通常，原料经过化学、物理和酶法制备后，会产生一定量的单糖，这些单糖会对益生元产品品质造成不利影响，因此需要通过脱单糖处理来降低益生元产品中单糖的含量。例如，利用淀粉液化、糖化、转糖苷等工艺生产的低聚异麦芽糖糖浆中含有大量的葡萄糖，其含量通常在25%～40%。然而，国家标准（GB/T 20881—2017）《低聚异麦芽糖》中规定，IMO-90型产品中，低聚异麦芽糖含量必须占干物质含量的90%以上。因此，生产IMO-90型产品时需要对低聚异麦芽糖糖浆进行脱单糖处理，以去除其中多余的葡萄糖，满足相关国家标准。

目前，脱单糖处理的主要方法包括生物发酵法、葡萄糖氧化法、色谱分离法以及纳滤分离法。

（1）生物发酵法　生物发酵法是指在糖浆中接种酿酒酵母等微生物，利用其发酵消耗糖浆中葡萄糖等单糖的方法。该法可以有效消耗糖浆中的单糖，提高益生元产品的纯度，如利用该法处理低聚异麦芽糖糖浆，可将低聚异麦芽糖的纯度提高至85%以上。生物发酵法操作时，首先将糖浆加水稀释后，接种一定量的酿酒酵母，于30℃下发酵12～14h即可充分消耗糖浆中单糖。此外，也可以利用微生物对单糖的选择性获得高纯度的单糖。编者课题组利用酵母菌WYS15-3处理玉米皮酸水解液，经过12～72h发酵后水解液中的木糖和大部分六碳糖（葡萄糖等）被完全消耗，从而达到纯化L-阿拉伯糖的目的[4]。生物发酵法操作简便、成本低廉、安全性高，但发酵过程中会产生一些发酵副产物，给益生元的后期精制工序带来不便。

（2）葡萄糖氧化法　葡萄糖氧化法是指利用葡萄糖氧化酶，通过氧化还原作用消耗糖浆中葡萄糖的方法。葡萄糖氧化酶（Glucose oxidase，EC 1.1.3.4）是一种氧化还原酶，能够在有氧的条件下专一性地将葡萄糖氧化为葡萄糖酸，并生成过氧化氢。由于葡萄糖氧化酶催化过程需氧，使用葡萄糖氧化法进行脱糖时，需要不断向糖浆中补充氧气。此外，也可向糖浆中添加过氧化氢，以满足葡萄糖氧化酶的耗氧需求。葡萄糖氧化法反应迅速、操作简便，但该法仅适用于去除糖浆中的葡萄糖，且葡萄糖氧化酶的使用成本较高，氧化后会产生葡萄糖酸等副产物，同样给后期精制工序带来困难。

（3）色谱分离法　色谱分离法是指利用强酸性阳离子树脂对单糖、低聚糖和多糖吸附能力的不同实现糖浆脱单糖的方法。色谱分离法操作时应根据交联度、粒径和均匀性选择合适的阳离子树脂，并根据需要对其改性；随后需要对色谱分离的工艺条件进行优化，主要包括糖浆固形物浓度、温度、pH、进样量、洗脱剂和流速等。色谱分离法是最有效且经济的脱单糖方法，生产时可以得到三类产品：单糖、低纯度益生元以及高纯度益生元。

（4）纳滤分离法　纳滤分离法是指利用纳滤膜将单糖从糖浆中分离出来，从而实现糖浆脱单糖的方法，是一种介于反渗透和超滤之间的压力驱动膜分离过程。纳滤分离法的关键是纳滤膜，其孔径为纳米级，操作时单糖等小分子组分可透过纳滤膜，而低聚糖和多糖组分则被截留下来，因此纳滤分离法理论上可以实现单糖的完全分离。目前，纳滤分离法已广泛用于低聚糖生产等领域，其优点包括：过滤精度高，处理效果稳定，设备维护简单；系统参数控制精确，可实现计算机辅助控制；设备可靠性强，能够实现每小时几十升到几百吨的纳滤分离过程。

2. 除杂处理

益生元的生产过程中，经过预处理以及多种反应工序所得糖浆中含有较多的杂质，如色素、蛋白质、无机盐等。因此，需要对糖浆进行除杂处理，以除去糖浆中的杂质组分。常用的方法主要包括活性炭脱色和离子交换除盐。

（1）活性炭脱色　活性炭脱色主要利用活性炭的吸附能力吸附糖浆中的色素等杂质，从而达到糖浆脱色的目的。常用的活性炭为粉末状活性炭，具有比表面积大、吸附能力强、脱色纯度高等优点。活性炭脱色处理过程中，通常将糖浆pH调节至3.0～6.0，活性炭添加量为1～5g/L，于75～85℃下处理30～60min，以保证脱色效果。

（2）离子交换除盐　离子交换除盐主要利用离子树脂上的氢离子和氢氧根离子与糖浆中的盐离子（如钙离子和氯离子）进行交换，从而达到去除糖浆中盐分的目的。糖浆的离子交换除盐主要在固定床离子交换器（又称离子交换柱）上进行，操作时在不同的离子交换柱内分别填充不同的离子交换树脂（阴离子交换树脂和阳离子交换树脂），并使待处理糖浆按顺序通过不同的离子交换柱，使糖浆中的杂质离子与离子交换柱进行充分交换，可通过测量处理后糖浆的电导率以判断除盐是否彻底。

离子交换除盐过程中最重要的是选择离子交换树脂。离子树脂通常分为凝胶型离子交换树脂和大孔型离子交换树脂。其中大孔型离子交换树脂内部富含孔隙，表面积大、交换位点多、离子交换速度快，同时大孔型离子交换树脂不易碎裂、耐磨损、抗污染能力强、容易再生，是离子交换除盐处理中常用的离子交换树脂。根据离子交换树脂所带功能基团不同，可将其分为阳离子交换树脂和阴离子交换树脂。

①阳离子交换树脂：阳离子交换树脂是一类骨架上结合磺酸（—SO₃H）和羧酸（—COOH）等酸性功能基团的离子交换树脂。在水溶液中，树脂的交换部分可以发生电离，形成带负电的磺酸基和羧基，同时释放H^+。磺酸型离子交换树脂易发生电离，具有相当于盐酸或硫酸的强酸性，又称为强酸性阳离子交换树脂；而羧酸型离子交换树脂不易发生电离，类似有机酸，呈弱酸性，又称为弱酸性阳离子交换树脂。阳离子交换树脂吸附溶液中阳离子时，通常优先吸附高价离子，而对低价离子的吸附能力较弱；在同价离子中，直径较大的离子则更容易被吸附。阳离子交换树脂吸附常见阳离子的顺序为：$Fe^{3+} > Al^{3+} > Ra^{2+} > Pb^{2+} > Sr^{2+} > Ca^{2+} > Ni^{2+} > Cd^{2+} > Cu^{2+} > Co^{2+} > Zn^{2+} > Mg^{2+} > Ba^{2+} > K^+ > NH_4^+ > Na^+ > Li^+$。强酸性阳离子交换树脂对$H^+$的吸附性介于$Na^+$和$K^+$之间，而弱酸性阳离子交换树脂对$H^+$的吸附性最强。由于强酸性阳离子交换树脂可交换所有的阳离子，因此糖浆在进行离子交换除盐时通常选用强酸性阳离子交换树脂。

以氯化钙杂质为例，当磺酸型强酸性阳离子交换树脂与其接触时，由于树脂上的H^+浓度较高，且磺酸基对Ca^{2+}的吸附力比对H^+强，糖浆中的Ca^{2+}与树脂结合，使树脂上的H^+进入糖浆中，树脂上的H^+与糖浆里的Ca^{2+}完成交换。交换后，树脂由氢型变为钙型失去交换能力，需要再生。阳离子交换树脂常用的再生剂为50g/L盐酸溶液。再生时再生剂里H^+浓度较高，由于浓度差可以将树脂上的Ca^{2+}交换下来，使树脂重新携带H^+，从而恢复交换能力。强酸性阳离子交换树脂的交换与再生过程可以用式2–1表示。

$$RSO_3H + Ca^{2+} \rightleftharpoons (RSO_3)_2Ca + H^+ \tag{2-1}$$

②阴离子交换树脂：阴离子交换树脂是一类骨架上结合季铵基［—N⁺(CH₃)₃OH⁻］、叔胺基［—N(CH₃)₂HOH］、仲胺基（—NHCH₃HOH）、伯胺基（—NH₂HOH）等碱性基团的离子交换树脂。在水溶液中，含有季铵基树脂的交换部分可以发生电离，形成带正电的季铵基，并释放OH^-，又称为强碱性阴离子交换树脂；而含有叔胺基、仲胺基和伯胺基树脂的交换部分在水中能解离出OH^-，呈弱碱性，又称为弱碱性阴离子交换树脂。强碱性阴离子交换树脂在不同pH条件下都能正常使用，而弱碱性阴离子交换树脂只能在中性或酸性条件下使用。强碱性阴离子交换树脂吸附常见无机酸根的顺序为：$SO_4^{2-} > NO_3^- > Cl^- > HCO_3^- > OH^-$；弱碱性阴离子交换树脂吸附常见阴离子的顺序为：$OH^- > 柠檬酸根 > SO_4^{2-} > 酒石酸根 > 草酸根 > PO_4^{3-} > NO_3^- > Cl^- > 醋酸根 > HCO_3^-$。强碱性和弱碱性阴离子交换树脂能吸附糖浆中大部分阴离子，实际生产过程中均有使用。

同样以氯化钙杂质为例，当带有不同碱性基团的阴离子交换树脂与其接触时，糖浆中的Cl^-被树脂吸附，树脂上的OH^-进入糖浆中，Cl^-与OH^-完成交换。交换后，阴离子交换树脂同样需要再生，强碱性阴离子交换树脂通常使用50g/L氢氧化钠溶液再生，而弱碱性阴离子交换树脂通常使用碳酸钠和氨水溶液进行再生。再生时再生剂中的OH^-与树脂上的Cl⁻发生交换，从而使树脂恢复交换能力。强碱性阴离子交换树脂的交换与再生过程可以用式2-2表示。

$$RN(CH_3)_3OH + Cl^- \rightleftharpoons RN(CH_3)_3Cl + OH^- \qquad (2-2)$$

通常，为避免阴离子交换过程中糖浆中的Ca^{2+}等离子与OH^-形成沉淀堵塞树脂，故实际生产过程中，糖浆一般首先经过阳离子交换后再进行阴离子交换。整个交换过程中，利用阴阳离子交换树脂的作用原理将两种树脂配合使用，就可以把溶液中的离子全部交换出来。将阳离子交换树脂和阴离子交换树脂分别用RH和R′OH表示，整个交换过程如式2-3所示。

$$R'OH + RH + Ca^{2+} + Cl^- \longrightarrow R'Cl + R_2Ca + H_2O \qquad (2-3)$$

（五）浓缩

浓缩是指在一定条件下将水分从糖浆中脱除，使低聚糖组分不断富集，低聚糖浓度不断提高的步骤。浓缩可以除去糖浆中的大量水分，减少糖浆的质量和体积，降低糖浆包装、贮存和运输的费用。经过浓缩，糖浆浓度提高、渗透压增大、水分活度降低，能够有效抑制糖浆中微生物的生长，延长货架期。此外，浓缩可以降低糖浆干燥过程中的能耗，降低生产成本，提高干燥效率，因此浓缩工序可以作为糖浆干燥的预处理过程[5]。

需要注意的是，不合适的浓缩过程可能会使糖浆颜色加重，并产生不良风味，因此在生产过程中要根据实际情况选择适当的浓缩方式。目前，根据不同的浓缩原理，糖浆的浓缩方法可以分为膜浓缩、蒸发浓缩和冷冻浓缩。

1. 膜浓缩

膜浓缩是利用糖浆中低聚糖与水分的分子质量不同，从而实现定向分离，达到浓缩的作用，是一种高效浓缩的技术。相比于传统蒸发浓缩，膜浓缩的能耗低，在常温下操作对糖浆品质的影响小。膜浓缩通常用于功能性低聚糖的浓缩，且由于低聚糖的分子质量较小（340~1600u），低聚糖糖浆常用的膜浓缩方式为纳滤膜浓缩。

纳滤膜浓缩又称为低压反渗透浓缩，操作时糖浆中的水分等小分子物质透过纳滤膜，而低聚糖组分被纳滤膜截留，从而达到浓缩的目的。纳滤膜浓缩中最关键的是纳滤膜的选择。目前，应用较为广泛的纳滤膜是芳香族及聚酸氢类复合纳滤膜，其具有良好的成膜性、热稳定性、化学稳定性和酸碱耐受性，较高的机械强度、水通量以及盐截留率，同时还能够抵抗微生物、胶体及悬浮物污染。

纳滤膜的形式主要有中空纤维膜、卷式膜、板框式膜和管式膜等。其中，板框式膜和管式膜清洗方便、耐污染，但纳滤膜的填充密度低、生产成本高；中空纤维膜和卷式膜的填充密度高，生产成本低，膜内流体力学条件好，是纳滤膜浓缩过程中常用的纳滤膜。

2. 蒸发浓缩

蒸发浓缩是指在常压或减压条件下通过加热方式使糖浆沸腾汽化，并移出水蒸气，从而使糖浆中低聚糖浓度不断提高的方法，其主要利用糖浆中水具有挥发性而低聚糖不挥发的特性使两者分离。蒸发浓缩设备成本低廉，浓缩效率高，是最为广泛应用的浓缩方法；但蒸发浓缩过程中，随着低聚糖组分含量不断升高，糖浆的沸点也不断升高，导致蒸发的传热温度差逐渐降低，蒸发效率也逐渐降低，而且蒸发过程中会消耗大量蒸汽，能耗较高。此外，蒸发浓缩过程中易导致糖浆结晶、结垢，并使糖浆色泽加深，因此需要根据糖浆的物料特性和工艺要求选择适宜的蒸发流程和设备。

蒸发浓缩设备按照其加热室的结构和溶液的流动情况，可以分为循环型蒸发浓缩设备和单程型蒸发浓缩设备。

（1）循环型蒸发浓缩设备　循环型蒸发浓缩设备由加热管和循环管组成，操作时，溶液在加热管内上升，在循环管内下降，形成循环流动，结束时溶液浓度接近或达到最终浓度。工业生产中，常用的循环型蒸发浓缩设备主要有以下几种。

①中央循环管式蒸发器：中央循环管式蒸发器的加热室内有一系列垂直管束，管束中央有一根直径较粗的管子，称为降液管或中央循环管，周围围绕一些细管，称为沸腾管或加热管，高温蒸汽充满加热室管束间的环隙内。受热时，由于加热管内单位体积溶液受热面积大于中央循环管，导致加热管内的溶液逐渐汽化，密度减小，并与中央循环管内的溶液形成密度差；在该密度差的作用下，溶液沿中央循环管下降，并沿加热管上升，形成连续规则的自然循环流动，加速溶液蒸发。

中央循环管式蒸发器具有溶液循环好、传热速率快等优点，同时由于该设备结构紧凑、制造方便，在工业化生产中应用十分广泛，被称为"标准蒸发器"。但是，由于结构的限制，中央循环管式蒸发器内的溶液循环速度较慢。蒸发过程中，蒸发器加热管内的溶液始终接近完成液的浓度，故有溶液黏度大、沸点高等缺点。此外，蒸发器的加热室不易清洗。中央循环管式蒸发器适用于蒸发结垢不严重、有少量结晶析出和腐蚀性较小溶液的蒸发。

②悬筐式蒸发器：悬筐式蒸发器是中央循环管式蒸发器改进后的蒸发设备，其原理也与中央循环管式蒸发器相同。该设备加热室类似筐状，中央有多根加热管，包围管束外壳的外壁面与蒸发器外壳的内壁面间留有环隙通道，其作用与中央循环管类似。受热时，加热蒸汽由顶部的中央蒸汽管进入加热室，加热室中央的加热管受热，管内溶液汽化上升，并沿环隙通道下降，形成循环流动。

悬筐式蒸发器的加热室悬挂在蒸发器内，并可从顶部取出，便于清洗和更换。此外，悬筐式蒸发器内溶液的循环速度增大，强化了传热过程，改善了溶液结垢情况。由于加热室内与外壳直接接触的是循环溶液，它的温度比加热蒸汽低，所以外壳表面温度低，蒸发式热损失少。但是，该设备结构复杂，占地面积大，且加热管内溶液滞留量较大。悬筐式蒸发器适于处理易结垢、易结晶的溶液。

③外热式蒸发器：外热式蒸发器由加热室、分离室和循环管组成，加热室内有一组较长的加热管，其长径比通常为50~100。受热时，加热管内的溶液受热汽化，密度较小，而循环管内的溶液未受蒸汽加热，密度较大，形成溶液沿循环管下降而沿加热管上升的循环流动。

外热式蒸发器内溶液的循环速度较快（可达1.5m/s），可有效提高对流传热系数，避免了溶液在浓缩时结晶、结垢。另外，外热式蒸发器的高度较低，便于设备的清洗、更换。该设备适于处理易结垢、易结晶、处理量大的溶液。

④列文式蒸发器：列文式蒸发器又称外沸式蒸发器，是一种立式长管自然循环式蒸发器。其特点是在加热室上部增设一段直管作为沸腾室。受热时，加热室中溶液因受到直管内溶液的静压力作用，必须连续上升到沸腾室才能开始沸腾，这样使溶液的沸腾汽化由加热室移到了沸腾室。在沸腾室上部设有立式隔板，以破坏大的气泡，使气泡与液体形成均匀混合物上升，并与循环管内下降液体形成循环流动。

列文式蒸发器的循环管面积是沸腾管截面积的2～3倍，因此该设备的循环速度大、流动阻力小、传热效果好、生产能力大。该设备适于处理易结垢、易结晶、处理量大的溶液。

⑤强制循环蒸发器：强制循环蒸发器是利用外加动力迫使设备内溶液进行强制循环。操作时，溶液由循环泵以2～5m/s的速度自下而上通过加热管，溶液沸腾汽化进入蒸发室后分开，蒸汽由上部排出，流体受阻落下，经圆锥形底部被循环泵吸入，再进入加热管，继续循环。

强制循环蒸发器的操作与温差基本无关，溶液的再循环速度可以精确调节。该设备采用循环泵强制循环，蒸发速率高，浓缩比重大，特别适合浓度较大或黏度较高溶液的蒸发。

（2）单程型蒸发浓缩设备　与循环型蒸发浓缩设备相比，单程型蒸发浓缩设备中的溶液只通过一次蒸发器，且在管壁上呈膜状流动，停留时间短、有效温差大，又称为液膜式蒸发器。溶液在单程式蒸发浓缩设备中停留时间短，特别适用于热敏性物料的蒸发。工业生产中，常用的循环型蒸发浓缩设备主要有以下几种。

①升膜蒸发器：升膜蒸发器的加热室由单根或多根垂直管组成，加热管长径之比为100～150，管径在25～50mm。操作时，溶液先预热到沸点或接近沸点后，由加热室底部引入管内，在加热管内强烈汽化，并由生成的二次蒸汽带动，沿管壁边呈膜状上升流动边蒸发，在加热室顶部可达到所需的浓度，完成液由分离室底部排出。这一过程中，二次蒸汽在加热管内的速度不应小于10m/s，一般为20～50m/s，减压下可高达100～160m/s甚至更高。

升膜蒸发器适用于处理蒸发量较大的稀溶液以及热敏性和易起泡的物料，不适用于浓度高、黏度大、易结晶溶液的蒸发。

②降膜蒸发器：降膜蒸发器的加热室与升膜蒸发器相似，同样由单根或多根垂直管组成。操作时，溶液预热后从加热室顶部加入，经管端的料液分布器均匀分配在各加热管内，在重力和真空诱导及气流作用下，沿管内壁呈均匀膜状自上而下流动；在流动过程中，被加热管金属壁加热汽化，产生的蒸汽与液相共同进入蒸发器的分离室，汽液充分分离。

料液分布器是降膜蒸发器的关键部件，降膜蒸发器的热交换强度和生产能力实质上取决于料液沿换热管分布的均匀程度。所谓均匀分布不仅是指液体要均匀地分配到每一根管子中，还要沿每根管的全部周边均匀分布，并在整个管子的长度上保持其均匀性。当料液不能均匀地湿润全部加热管的内表面时，缺液或少液表面就可能因蒸干而结垢，结垢表面反过来又阻滞了液膜的流动，从而使邻近区域的传热条件进一步恶化。

降膜蒸发器操作时溶液仅在重力作用下向下流动，而不是靠高温差来推动，因此降膜蒸发器可以使用低温差蒸发，适用于处理热敏性物料以及浓度较高、黏度较大的溶液。

③升-降膜式蒸发器：升-降膜蒸发器是指由升膜管束和降膜管束组合而成的蒸发器。蒸发器的底部封头内有一隔板，将加热管束均分为两部分。溶液在预热器中加热达到或接近沸点后，引入升膜加热管束的底部，流向顶部；随后，汽、液混合物经管束由顶部流入降膜加热管束，从底部进入分离室，完成液由分离室底部取出。升-降膜蒸发器适用于处理浓缩过程中黏度变化大的溶液。

④刮板式薄膜蒸发器：刮板式薄膜蒸发器是一种通过旋转刮板强制成膜，在真空条件下进行降膜蒸发的新型高效蒸发器。该设备是在加热管内部安装一个可旋转的搅拌刮板，刮板端部与加热管内壁间隙固定在0.75～1.5mm，依靠刮板的作用使溶液成膜状分布在加热管内壁上。操作时，溶液从蒸发器上部沿切线方向加入，在重力和旋转刮板带动下，在加热管内壁上形成旋转下降的液膜，在下降过程中受热不断蒸发，底部得到完成液。

刮板式薄膜蒸发器操作时压力损失小，能实现高真空度条件下的蒸发，有效降低了溶液的沸点，可实现低温蒸发。此外，该设备传热系数高、蒸发强度大、过流时间短，溶液不易结焦、结垢，适用于处理高黏度、含颗粒、热敏性及易结晶的物料。

（3）多效蒸发浓缩设备　上述蒸发浓缩设备均为单效蒸发器，即将蒸发产生的二次蒸汽直接送到冷凝器冷凝的蒸发浓缩设备。此外，可将多个单效蒸发器串联起来，将一个蒸发器内产生的二次蒸汽通入另一个压力更低的蒸发器内作为热源，组成多效蒸发器，可以有效提高浓缩效率以及能源利用率。根据溶液与蒸汽流动方向的异同，多效蒸发浓缩设备的操作流程可以分为以下三类。

①并流流程：并流流程又称并流加料法，是工业生产中最常见的多效蒸发流程。以由三个蒸发器组成的三效蒸发器为例，并流流程是溶液和蒸汽的流向相同，即都由第一效顺序流至末效：生蒸汽通入第一效加热室，蒸发出的二次蒸汽进入第二效的加热室作为热源，第二效的二次蒸汽又进入第三效的加热室作为加热蒸汽，第三效（末效）的二次蒸汽则送至冷凝器全部冷凝。

并流流程的优点在于溶液可利用相邻二效的压力差自动流入后一效，而不需用泵输送；同时，由于加热室真空度依次增加，前一效溶液的沸点比后一效的高，因此当溶液进入后一效时会产生自蒸发，这可多蒸出一部分水汽。此外，该流程操作较简便，易于稳定。并流流程蒸发过程中，各效溶液浓度会逐渐增高，而各效沸点依次下降，导致溶液黏度逐渐增大，各效传热系数逐渐降低。

②逆流流程：逆流流程又称逆流加料法，是指蒸发时蒸汽和溶液的流动方向相反。操作时，溶液由末效进入，用泵依次输送至前效，完成液由第一效底部取出；加热蒸汽的流向则

是由第一效顺序至末效。

逆流流程的主要优点是，溶液浓度沿着流动方向不断提高，同时蒸发温度也逐渐上升，因此各效溶液的黏度较为接近，各效的传热系数大致相同。但是，逆流流程中溶液输送必须用泵，能耗较大，只适用于黏度随温度和浓度变化较大的溶液。

③平流流程：平流流程又称平流加料法，是指将溶液分别加入各效中，完成液也分别自各效底部取出，蒸汽的流向仍是由第一效流至末效。平流流程中各效独立进料，传热状况较好，且溶液在设备中停留时间较短，适用于处理易于结晶的溶液。

3. 冷冻浓缩

冷冻浓缩是一种较为新型的浓缩方式，是在常压下利用稀溶液与冰在冰点以下固液相平衡的关系来实现的，即将溶液中的水分凝固成冰晶，并用机械手段将冰晶除去，从而减少溶液中的水分，达到浓缩的目的。冷冻浓缩全程在低温条件下进行，避免了溶液中有效成分的热分解以及芳香物质的挥发，可用于浓缩热敏性物质。由于低聚糖通常具有良好的热稳定性，冷冻浓缩很少用于低聚糖生产过程中的糖浆浓缩。

（六）干燥

干燥是指借助热能使糖浆中的水分汽化，所生成水汽由空气带走或抽走的过程。根据干燥过程中热量的供应方式不同，可以分为四种干燥类型[2]。①对流干燥：使热空气或烟道气与湿物料直接接触，依靠对流传热向物料供热，水汽则由气流带走。对流干燥在低聚糖生产中应用最广，包括气流干燥、喷雾干燥、流化床干燥、回转圆筒干燥和厢式干燥等；②传导干燥：湿物料与加热壁面直接接触，热量靠热传导由壁面传给湿物料，水汽靠抽气装置排出，主要包括滚筒干燥、冷冻干燥、真空耙式干燥等；③辐射干燥：热量以辐射传热方式投射到湿物料表面，被吸收后转化为热能，水汽靠抽气装置排出，如红外线干燥；④介电加热干燥：将湿物料置于高频电场内，依靠电能加热而使水分汽化，包括高频干燥、微波干燥。传导干燥、辐射干燥和介电加热干燥三类方法中，物料可不与空气接触，产生的水汽主要由泵抽走。

由于不同物料的性状、含水率、热敏性差异较大，不同湿物料所适用的干燥方式也不尽相同。因此，在实际生产中通常需要根据以下几个方面选择合适的干燥方式：①湿物料的性质，如状态、分散性、黏附性、热敏性（熔点、分解温度等）、黏性、表面张力、含水率、物料与水分的结合状态；②物料在干燥过程中的主要变化，如受热收缩、表层结壳等；③干燥成品的品质要求，如形态、含水率、溶解性、复水性、分散性、流动性、卫生指标等；④干燥成本，如设备投资、能耗、物料及人力消耗等。

在工业化生产益生元过程中，干燥前的益生元多以糖浆形式存在，呈浆状或膏糊状，因此实际使用的干燥方法主要包括以下几种。

1. 喷雾干燥

喷雾干燥是采用雾化器将一定浓度（20%～30%）的料液（糖浆）分散为雾滴，并用热空气迅速汽化雾滴中水分，从而完成干燥过程，是益生元工业化生产中应用最为广泛的干燥方法。喷雾干燥的干燥过程非常迅速，生产能力大，能够直接将糖浆干燥成粉状或颗粒状制品，从而省去蒸发、粉碎等工序。

喷雾干燥过程中，料液被微粒化后表面积显著增大，雾滴可在几秒至十几秒内迅速干燥，且产品温度不超过热风的湿球温度（50～60℃），可以有效防止益生元过热变质。还可以通过改变喷雾干燥操作条件，如料液浓度、热风温度等，达到控制或调节产品质量指标的目的，从而获得不同水分含量和粒度大小的产品。通过喷雾干燥得到的益生元产品通常为呈中空球状或疏松团粒装的粉体，具有良好的溶解性和流动性。此外，喷雾干燥还具有能够连续作业、处理量大的优点，小型喷雾干燥机每小时水分蒸发量可达50～500kg，而中大型喷雾干燥机每小时水分蒸发量可达1000～5000kg。

进行喷雾干燥时，雾化器是决定料液雾化效果的关键。雾化器按其雾化方式可以分为压力式、离心式和气流式三种。

（1）压力式雾化器　压力式雾化器主要利用高压泵，以0.2～0.4MPa的压力将料液加压，高压料液通过雾化器喷嘴时，压力能转变为动能而高速喷出分散的雾滴，并迅速与高温热空气混合，在短时间内完成干燥。压力式雾化器结构简单、设备成本低、维修和更换较为方便，且动力消耗小；但压力式雾化器的喷嘴容易堵塞、磨损，且仅适用于低黏度料液，操作弹性小，产量调节范围较窄。

（2）离心式雾化器　离心式雾化器主要利用水平方向作高速旋转（5000～20000r/min）的圆盘将料液以高速从圆盘边缘甩出，形成薄膜、细丝或液滴，并在空气摩擦、阻碍、撕裂作用下发生雾化，从圆盘抛出沿圆盘切径方向螺旋下落形成的雾滴在高温热空气作用下完成干燥。离心式雾化器的料液通道大，不易堵塞，对料液的适应性强，特别适合干燥高黏度、高浓度的糖浆；此外离心式雾化器的动力消耗适中，操作弹性大，进液量变化±25%时，对产品质量无明显影响。但是，离心式雾化器的结构较为复杂，设备造价高，仅适用于顺流式立式喷雾干燥设备。

（3）气流式雾化器　气流式雾化器也称双流体雾化器，主要采用压缩空气（或蒸汽）以很高的速度（约300m/s）从雾化器喷嘴中喷出，并利用气液两相间速度差产生的摩擦力将同时进入雾化器喷嘴的料液雾化为雾滴，通过高温热空气在很短时间内达到蒸发干燥的目的。气流式雾化器的结构简单，能够用于不同黏度料液的雾化，但与压力式雾化器和离心式雾化器相比，气流式雾化器的喷嘴更加容易堵塞和磨损，且动力消耗大，多用于小型喷雾干燥设备。

使用喷雾干燥对益生元产品进行干燥时应注意，多数益生元尤其是功能性低聚糖都具有较强的吸湿性，在干燥时容易出现黏壁、堵塞等现象[5]。为解决这一问题，除选择合适的喷雾干燥设备外，还可以通过在糖浆中添加合适的食品添加剂，如β-环糊精、阿拉伯胶、明胶等。通常添加剂用量在3%以下，这样既可以保证喷雾干燥能够顺利进行，提高益生元的产率和回收率，又不会影响益生元产品的品质。此外，由于具有较强的吸湿性，益生元在包装过程中会产生结块现象。为了解决这一问题，可以在喷雾干燥塔底部增加振动流化床，并从底部通入干燥冷风，将糖粉温度降至30℃后包装。

2. 滚筒干燥

滚筒干燥是将黏稠料液涂抹或喷洒在缓慢转动（2～8r/min）和不断加热（蒸汽加热）的滚筒表面形成薄膜，通过热传导方式进行干燥的方法。在干燥膏状料液时，靠近加料装置一侧还会装有料液压紧轴辊，用以调节料液层厚度、压紧料液层，同时消除料液层与滚筒壁之间的气泡和空隙，使料液与滚筒外表面良好地接触。滚筒干燥时，需要将料液含水率调节至30%～60%，干燥后物料的含水率最小可达5%以下。滚筒干燥在常压和减压下均可进行，进料方式主要有浸泡进料、滚筒进料和顶部进料，可分为单滚筒、双滚筒和多滚筒三种类型，其中食品领域多采用单滚筒和双滚筒干燥方式。

滚筒干燥过程中，热量主要以传导方式传递给料液，滚筒的散热面积较小，热损失少，热效率高。因此，料液在滚筒上停留时间很短，当滚筒转速为2～8r/min时，料液的干燥时间仅为7～30s。同时，干燥后的物料通过刮刀卸下，这样可以避免因物料干燥时间不均匀而使产品发生过热变质。另外，为使刮刀卸料时更易脱落，刮料前也可用冷空气管吹入定量冷风，冷却物料。滚筒干燥所得物料通常为不规则片状，具有优良的溶解性、可湿性和分散性，且风味保存良好。

以热蒸汽为热源时，每平方米料液接触面上的平均干燥速度为10～20kg/h。若提高加热蒸汽的压力或采用高沸点的矿物油作为加热介质，可进一步提高滚筒干燥的生产能力。滚筒干燥的设备简单，干燥速度快，热利用率较高。但滚筒干燥的物料含水率较高，操作不当会引起物料色泽及风味的劣化，且不适于热敏性物料的干燥。因此，滚筒干燥目前主要用于一些耐热、黏稠物料（膳食纤维）的干燥，且常作为多级干燥中的初级干燥器，进一步配合厢式干燥、流化床干燥等干燥方式。

3. 流化床干燥

流化床干燥是近年来发展起来的一种干燥技术，主要将颗粒状、片状的物料置于孔板上，并由孔板下部输送热空气，引起物料颗粒在孔板上运动，并在气流中呈悬浮状态，产生物料颗粒与气体的混合底层，犹如液体沸腾一样。流化床干燥过程中，物料颗粒混合底层与热空气充分接触，物料与气体之间进行热传递与水分传递，从而实现干燥。该方法目前已广泛用于食品、化工等领域。

流化床干燥时，如果气体通过颗粒床层，该床层随着气流速度的变化会呈现不同的状态。在流速较低时，气流仅在静止颗粒的缝隙中流过，这时称为固定床；当气流速度增大到一定值时，所有颗粒被上升的气流悬浮起来，此时气体对颗粒的作用力与颗粒的重力相平衡，床层达到起始流态化，这时的气流速度称为最小流化速度；当气流速度超过这个值，并进一步提高到超过颗粒的终端速度（最大流化速度）时，床层上界面消失并出现夹带现象，固体颗粒随流体从床层中带出，这种情况就是气力输送固体颗粒现象，或称分散相流化床。

典型的流化床干燥设备有一个锥形反应室，热空气从底部进入，通过物料层，再从顶部排出。目前，已在普通流化床设备的基础上进行相关的改进，开发出多种不同的流化床干燥设备。振动流化床就是在普通流化床上施加振动而成，其主要对放置有湿物料的输料板施以振动，当振动加速度大于重力加速度时，料层开始膨胀，出现所谓的振动流态化状态。这时放在输料板上的物料产生强烈的混合，并且很容易做水平和倾斜移动。在此条件下，利用对流、传导、辐射向料层供给热量，即可达到干燥目的。由于震动流化床床层的强烈振动，传热和传质的阻力减小，提高了振动流化床的干燥速率，同时使不易流化或流化时易产生大量夹带的块团性或高分散物料也能顺利干燥，克服了普通流化床易产生返混、沟流、黏壁等现象。此外，流化床干燥设备还衍生出搅拌流化床、离心流化床、脉冲流化床和热泵流化床等多种干燥设备。

流化床干燥具有传热和传质速率高、干燥速率高、热效率高（60%～80%）、设备结构紧凑、便于操作等优点，且物料在床层内停留时间可任意调节，对难以干燥或要求产品含水率的物料较为适用。需要注意的是，流化床干燥无法直接应用于液态物料的干燥，其常作为多级干燥中的后续干燥装置。例如，可通过提高喷雾干燥的进料速度，使料液形成较大雾滴，通过喷雾干燥将雾滴表面干燥，形成稳定的硬壳颗粒，随后可配合流化床干燥进一步干燥上述颗粒，从而实现物料造粒生产；滚筒干燥所得含水率较高的片状物料同样可以使用流化床干燥，进一步降低物料的含水率。

4. 冷冻干燥

冷冻干燥又称升华干燥，是利用冰晶升华的原理，在高真空度的环境下，将已冻结物料中水分不经过冰的融化直接从冰固体升华为水蒸气并除去的干燥方法。冷冻干燥时，首先将料液在较低温度（−50～−10℃）下冻结成固态，然后在真空（1.3～13Pa）下可使其中的水分不经液态直接升华成气态，最终使料液脱水干燥。升华过程中所需的汽化热量一般用热辐射供给。

在整个冷冻干燥阶段，料液必须保持在冻结状态，否则就不能得到性状良好的产品。料液冻结的方法主要有两种，即自冻法和预冻法。自冻法是利用料液表面水分蒸发时从料液本身吸收汽化潜热，使料液温度下降，直至达到冻结点时物料水分自行冻结的方法。虽然自冻法可以降低冷冻干燥所需的总能耗，但该法容易出现料液发泡现象，从而破坏最终产品的形态和性状。因此，冷冻干燥中多使用预冻法冻结料液，其主要采用高速冷空气循环法、低温盐水浸渍法、低温金属板接触法、液氮、液态二氧化碳等载冷剂将料液预先冻结。需要注意的是，料液冻结速度会影响最终干燥物料的多孔性，冻结速度越快料液内形成的冰晶越小，干燥后物料的孔隙越小，同时干燥速度越慢。此外，预冻时还应严格控制预冻温度，如果预冻温度不够低，料液可能没有完全冻结，在抽真空升华时会膨胀起泡；若预冻温度太低，则会增加不必要的能量消耗。

冷冻干燥过程主要包括两个不同阶段——升华和解析。升华也称初步干燥，是冷冻干燥的主体部分。当料液内冰晶全部升华后，第一干燥阶段已经完成，此时物料中仍含有5%以上被物料牢牢吸附的水，因此需要二次干燥（即解析）使物料的含水率降低至能在室温下长期贮存的水平。影响上述两个阶段的主要因素为干燥温度和干燥室绝对压力。与升华阶段相比，解析阶段所需的干燥温度更高、绝对压力更低。在实际操作中，干燥室内的绝对压力应保持低于料液内冰晶的饱和蒸气压，以保证其中的水蒸气向外扩散。同时，物料的冻结温度也与绝对压力有关，通常冻结温度的最低极限不能低于与冰晶饱和蒸气压（等于干燥室内绝对压力）相平衡的温度。例如，假如干燥室内绝对压力为40Pa，与料液内冰晶的饱和蒸气压相平衡的温度为-30℃，因此料液的冻结温度必须高于-30℃。冷冻干燥时，物料的形态保持不变，其中水分蒸发后形成海绵状多孔性结构，具有良好的绝热性，不利于热量传递。如果利用辐射热、红外线、微波等能直接穿透干燥层到后移的冰层界面上，就能有效加速热量传递，提高干燥效率。但需要注意的是，过度加热会引起料液温度升高，当料层温度超过冰晶的融化温度时，溶液开始自由沸腾，从而引起泡沫或充气膨胀，破坏冷冻干燥效果。

与其他干燥方法相比，冷冻干燥特别适合热敏性益生元的干燥，能够最大限度保留益生元的功能活性。经过冷冻干燥获得益生元产品具有极佳的复水性，不易发生氧化变质，且该法能够去除物料中95%～99%以上的水分，益生元产品能够长期保存。但是冷冻干燥的生产成本显著高于其他干燥方式，在益生元工业化生产中的应用受到一定限制。

第四节　益生元的检测

益生元的检测方法主要有化学法和色谱法两类。化学法主要通过化学试剂与益生元发生反应进行定量检测，通常只能检测样品中某一类组分（如低聚糖、总糖、膳食纤维）的含量，而不能实现特定组分的单独定量检测。色谱法主要利用不同益生元在不同相态的选择性分配，以流动相对固定相中的混合物进行洗脱，混合物中不同的物质会以不同的速度沿固定相移动，最终达到分离、检测的目的。常用的色谱法包括薄层层析法、高效液相色谱法和高效阴离子交换色谱法等。

一、化学法

（一）3,5-二硝基水杨酸法（DNS法）

DNS法是一种还原糖测定方法，利用碱性条件下3,5-二硝基水杨酸（3,5-Dinitrosalicylic acid，DNS）与还原糖发生氧化还原反应生成3-氨基-5-硝基水杨酸，该产物在煮沸条件下显棕红色，且在一定浓度范围内颜色深浅与还原糖含量成比例关系的原理，用比色法测定还原糖的含量。DNS法显色的深浅只与糖类游离出的还原基团的数量有关，对还原糖的种类没有选择性，因此DNS法主要适用于益生元（主要是低聚糖）生产中的反应过程监测，不能用于测定膳食纤维和添加了其他还原糖的益生元样品。

使用DNS法时，需要将3,5-二硝基水杨酸提前配制成DNS试剂。常用的一种配制方法为：将6.3g 3,5-二硝基水杨酸和262mL 2mol/L氢氧化钠加入500mL含有182g酒石酸钾钠的热溶液中，再加入5g重蒸酚和5g亚硫酸钠，搅拌溶解，冷却后加水定容到1000mL，贮于棕色瓶中放置一周后即可使用。此外，还需要使用不同浓度的所测益生元对应的单糖作为标准品建立标准曲线，如低聚果糖测定以果糖作为标准品，低聚木糖测定以用木糖作为标准品。测定时，将适当稀释的样品（1.0mL）与DNS试剂（2.0mL）混合后，加热煮沸（2~10min），显色后加水至15mL，并在540nm波长下测定吸光度，再根据标准曲线求出样品中还原糖（益生元）的含量（以对应的单糖计）。

（二）苯酚-硫酸法

苯酚-硫酸法是一种总糖测定方法，利用多糖在硫酸的作用下先水解成单糖，并迅速脱水生成糠醛衍生物，再与苯酚生成橙黄色化合物。根据一定浓度范围内颜色深浅与糠醛衍生物生成量成比例关系的原理，用比色法测定糠醛衍生物的含量，最后换算成总糖的含量。苯酚-硫酸法显色的深浅只与样品中多糖降解出糠醛衍生物的数量有关，对多糖的种类没有选择性，因此样品中淀粉、糊精等非益生元组分都会对测定结果产生影响。

苯酚-硫酸法需要使用不同浓度的标准品建立标准曲线，标准品可以用多糖，也可以用多糖对应的单糖，如葡萄糖、果糖等。测定时，取适当稀释后的样品（1.0mL）加入60g/L苯酚（1.0mL），迅速加入浓硫酸（5.0mL），振荡混匀后静置30min，于490nm波长下测定吸光度，可根据标准曲线求出多糖（或单糖）含量。需要注意的是，以多糖为标准品时，根据标准曲线可直接得到多糖含量；而以单糖为标准品时，所得结果应乘以校正系数0.9，将单糖含量换算为多糖含量。

（三）地衣酚-盐酸法

地衣酚-盐酸是一种戊聚糖测定方法，利用戊聚糖在热盐酸作用下先水解成单糖，并迅速脱水生成糠醛，然后与地衣酚和Fe^{3+}离子反应生成绿色化合物。根据一定浓度范围内颜色深浅与糠醛生成量成比例关系的原理，用比色法测定糠醛的含量，再换算成戊聚糖的含量。与苯酚-硫酸法相似，地衣酚-盐酸法对戊聚糖的种类没有选择性，因此该法只能对样品中戊聚糖的总量进行测定，而无法测定某一戊聚糖组分的含量。

地衣酚-盐酸法同样需要使用不同浓度的标准品建立标准曲线，标准品可以用多糖（木聚糖），也可以用多糖对应的单糖，如木糖、阿拉伯糖等。测定时，将样品（1.0mL）加入4mol/L HCl（10.0 mL）中于沸水浴中水解2h，取适当稀释后的水解液（1.0mL）加入蒸馏水（2.0mL）、1g/L $FeCl_3$（3.0mL）和10g/L地衣酚（0.3mL），振荡混匀后沸水浴30min，于670nm和580nm波长下分别测定吸光度，并计算两者之差，根据标准曲线求出戊聚糖（或单糖）含量。该法是一种等吸收双波长法，由于戊糖的反应产物在670nm波长下有稳定吸收，而显色剂（地衣酚和Fe^{3+}离子）和己糖（葡萄糖、果糖等）的反应产物在580nm波长下的吸光度与其在670nm波长下的吸光度有近似等吸收的特点，因此580nm可作为参比波长，以有效减少和消除显色剂和己糖对测定结果造成的干扰。在结果计算时，以戊聚糖为标准品时，根据标准曲线可直接得到戊聚糖含量；而以单糖为标准品时，所得结果应乘以校正系数0.88，将单糖含量换算为戊聚糖含量。

二、色谱法

（一）薄层层析法

薄层层析法又称薄层层析色谱法（Thin layer chromatography，TLC），是以涂布于支持板上的支持物作为固定相，以合适的溶剂作为流动相，对混合样品进行分离、鉴定和定量的一种层析分离分析技术。从20世纪50年代发展至今，已被广泛用于多种益生元的分析、分离和鉴定。根据固定相支持物的不同，薄层层析可以分为薄层吸附层析（固定相为吸附剂）、薄层分配层析（固定相为纤维素）、薄层离子交换层析（固定相为离子交换剂）、薄层凝胶层析（固定相为分子筛凝胶）等。通常，进行益生元的分析检测时，应用较多的是以吸附剂为固定相的薄层吸附层析。

薄层吸附层析主要利用样品中各组分对同一吸附剂吸附能力不同，在流动相（溶剂）流过固定相（吸附剂）的过程中，连续地产生吸附、解吸附、再吸附、再解吸附，从而达到各组分互相分离的目的。薄层层析过程中，流动相沿着固定相展开，带着样品中各组分一起移动，同时发生连续吸附-解吸作用和反复分配作用。由于不同益生元组分在流动相中的溶解度不同，以及固定相对其吸附能力的差异，随着流动相的展开最终将益生元混合物分离成一系列单一组分。此外，还可以将益生元标准品在层析薄板上一起展开，根据这些已知化合物的比移值（Retention factor value，Rf）对各组分进行鉴定，同时也可以进一步采用某些方法加以定量。比移值是指溶质移动的距离与流动相移动的距离之比，表示物质移动的相对距离。不同益生元的比移值根据其结构、固定相种类、流动相种类和层析温度的不同而不同，但在相同的层析条件下，每一种益生元组分的比移值都是一个特定数值。一般来说，聚合度越高、侧链越多的组分比移值越小。

薄层层析法可使用自制和预制的薄层板，其载板通常为光滑、平整、洁净、干燥的玻璃板、铝箔板或塑料板，固定相通常为硅胶（硅胶G、硅胶GF254、硅胶H、硅胶HF254）。流动相也称展开或洗脱剂，主要作用是溶解益生元，并在固定相上转移益生元各组分。流动相的配置直接影响薄层层析的分离能力，用于益生元分析检测的流动相为正丁醇（或正丙醇）、乙酸、水的混合液。一般来说，正丁醇含量越高各组分迁移速度越慢，比移值越小，越不易被分开；乙酸含量越高各组分迁移速率越快，比移值越大，但各组分拖尾严重。因此，在实际使用时，需要根据益生元种类来确定流动相各组分的具体比例，应使各组分的比移值在0.2～0.8，且各组分没有明显的拖尾现象。此外，在流动相中加入少量氨水可以有效缓解各组分的拖尾现象。

分析时，利用点样器（毛细管或微量进样器）将适量益生元样品溶液点样于合适尺寸的薄层板上，点样量需根据样品溶液浓度确定。点样量太小，不能检出清晰的斑点影响判断；点样量太多，流动相不能全部负载，容易产生拖尾现象。一般而言，点样体积为0.5～10μL，点样量为10～20μg。点样时，可采用点状点样或条带状点样，并及时吹干点样点的水分，避免水分残留影响流动相的选择性，以便得到更好的分离效果，提高分辨率。点样结束后，将薄层板置于事先加入流动相的带盖展层缸内，放置位置以薄层板起始线距流动相液面5～10mm为宜，密闭展层缸后开始展开。需要注意的是，展层缸内加入流动相后需要静置一段时间，以便让流动相蒸汽充满整个展层缸，达到饱和状态。进行益生元分析时，常用的展层方式为线性展层，待流动相从薄层板底边展层至距离薄层板上沿5mm后，取出薄层板吹干。线性展层可以进一步分为单次展层、多次展层和双向展层。单次展层是指用同一种展层剂一个方向展层一次，是目前应用最为广泛的展层方式；多次展层是指单次展层后将薄层板吹干，再用相同的流动相沿同一方向进行相同距离的重复展层，分析益生元时一般需要展层两次；双向展层是指单次展层后将薄层板吹干，用另一种流动相沿另一个方向（转动90°）进行展层，通常用于成分较多、性质比较接近的难分离组分的分离。

展层结束后，需要对薄层板进行显色处理，以便进行益生元各组分的定性或定量分析，主要包括荧光显色法和化学显色法。使用硅胶HF254和硅胶GF254制作的薄层板可采用荧光显色法，其在254 nm波长下发出淡蓝色荧光，而含有益生元的区域会显出不同颜色的荧光斑点（或条带）。荧光显色法不通过化学试剂使益生元组分显色，保留了益生元组分的化学结构，可根据荧光位置将不同的益生元组分刮下，进行鉴定和定量分析。化学显色法中常用的显色剂为硫酸甲醇溶液（5∶95）。显色时，将薄层板垂直浸没于显色剂中快速抽出，吹干显色剂使甲醇挥发后，将薄层板置于烤箱中烘烤，使益生元组分在硫酸作用下碳化显色。化学显色法破坏了益生元组分的化学结构，只能用于益生元的定性检测。

（二）高效液相色谱法

高效液相色谱法是以液体为流动相，采用高压输液系统，将具有不同极性的单一溶剂或不同比例的混合溶剂、缓冲液等流动相泵入装有固定相的色谱柱，在柱内各成分被分离后，进入检测器进行检测，从而实现对样品的分析。目前，高效液相色谱法已广泛应用于益生元的定性和定量分析。

高效液相色谱法具有"高压、高速、高效、高灵敏度"的特点。高压是指需要对流动相施加高压使其迅速通过色谱柱；高速是指分析速度快、流动相流速快，单个样品的分析时间为10～30min，一般不超过60min；高效是指分离效能高，通过选择合适的色谱柱和流动相即可实现样品的高效分离；高灵敏度是指进样量小（5~20μL）、检测灵敏度高，紫外检测器的最低检出限可达0.01ng。此外，色谱柱可反复使用，应用场景广，而且分析过程不会破坏样品的化学结构，易回收，可用于分离和制备单一组分。

利用高效液相色谱法进行益生元分析时，常用的色谱柱包括氨基柱、糖分析柱、凝胶柱等。氨基柱是由极性基团氨基丙硅烷基［—Si—(CH₂)₃—NH₂］键合在多孔球形硅胶上制成的极性键合相色谱柱，既可以作为正相色谱柱使用，也可以作为反相色谱柱使用。在对益生元进行分析时一般将氨基柱作为反相色谱柱使用，流动相通常为乙腈和水，主要利用益生元分子与固定相之间的氢键和范德华力等作用力进行分离。一般而言，聚合度低的组分氢键含量少、极性小，优先被流动相洗脱下来，保留时间短；而聚合度高的组分氢键含量多、极性大，易于与固定相中的氨基形成氢键，难以被流动相洗脱下来，保留时间长。在使用时，还可以通过调整乙腈和水的比例来调节不同益生元组分的分离和保留时间。因此，氨基柱更适合用于分析同时含有多种低聚合度寡糖（聚合度2～5）的益生元样品。

糖分析柱是由表面带有金属离子官能团的聚苯乙烯二乙烯苯树脂填装而成的色谱柱，是一类专门用于糖分析的色谱柱。糖分析柱的使用柱温较高（60～80℃），流动相通常为超纯水，可用于寡糖和单糖的分离。使用糖分析柱分析寡糖时主要利用尺寸排阻机制，低交联度的树脂会根据寡糖的尺寸大小（分子质量、聚合度）实现不同组分的分离。使用糖分析柱分析单糖时主要利用配体交换机制：在溶液中，糖分子上每一个羟基都带有一个非常弱的负电荷，同时异头碳上的羟基可被去质子化，进而带上一个很强的负电荷，因此这些负电荷与树脂表面金属离子官能团的正电荷之间存在相互作用力，从而使糖被保留，并根据作用力的强弱可以达到分离的目的。不同的金属离子官能团可以赋予糖分析柱不同的分离性能。钙型糖分析柱主要用于葡萄糖、果糖等单糖和糖醇的分析，也可用于二糖、三糖和四糖的分离。铅型糖分析柱主要用于戊糖（木糖、阿拉伯糖等）、己糖（葡萄糖、半乳糖和甘露糖等）和一些二糖（纤维二糖、蔗糖、乳糖）的分析。钾型糖分析柱主要用于玉米糖浆和酿造麦汁等样本中单糖、二糖和三糖的分析，能够很好地分离葡萄糖、麦芽糖和麦芽三糖。银型糖分析柱能够实现寡糖组分（聚合度2～11）的快速、高分辨率分析。需要注意的是，使用上述糖分析柱分析样品时，需要提前除去样品中的盐分，避免盐分损坏糖分析柱，降低分离效率。与上述糖分析柱不同，钠型糖分析柱可用于高盐样品（如甜菜糖）中糖的分析，不需要在分析前对样品进行脱盐处理。

凝胶柱是一种由多孔性凝胶填装而成的色谱柱。凝胶柱的使用柱温一般在50～70℃，流动相通常为超纯水或缓冲液，广泛用于分离分子质量差异明显的化合物，分离分子质量的范围可达100～10000000u，还可以用于测定高聚物的分子质量和分子质量分布。分析时，由于多孔性凝胶仅允许直径小于孔径的组分进入，大分子组分不能进入凝胶孔洞而完全被排阻，只能沿多孔凝胶粒子之间的空隙通过色谱柱，率先从柱中被流动相洗脱出来；中等大小的分子能进入凝胶中一些适当的孔洞中，但不能进入更小的微孔，在柱中受到滞留，较慢地从色谱柱洗脱出来；而小分子可进入凝胶中绝大部分孔洞，在柱中受到更强的滞留，会更慢地被洗脱出来；溶解样品的溶剂分子，其分子质量最小，可进入凝胶的所有孔洞，最后从柱中流出，从而实现具有不同分子大小样品的完全分离。凝胶柱不可用于分子大小组成相似或分子大小仅差10%的组分分析，如益生元中的多种同分异构体以及高聚合度寡糖和多糖组分。

（三）高效阴离子交换色谱法

高效阴离子交换色谱法（High performance anion exchange chromatography，HPAEC）与高效液相色谱法相似，都是利用高压输液系统将流动相泵入装有固定相的色谱柱，在色谱柱内实现各组分的分离，并利用检测器进行检测。与高效液相色谱法不同的是，高效阴离子交换色谱法能够实现单体组成不同和成键方式不同的同分异构体的精确分离，是一种新型的益生元分析、检测方法。

高效阴离子交换色谱法利用糖分子在强碱性溶液中以阴离子形式存在，可用强碱性溶液做流动相进行阴离子交换分离的原理，开发了专用的新型有机高聚物阴离子交换固定相，可以根据不同糖分子分子质量不同和羟基解离度的细微差异实现它们的精确分析。分析时，流动相一般为20～200mmol/L NaOH溶液，需要根据组分分离情况采用等度或梯度洗脱。为增强流动相洗脱强度，还可以加入50～100mmol/L醋酸钠。需要注意的是，流动相中加入醋酸钠后，在下一个样品分析前需要用NaOH溶液冲洗色谱柱，避免醋酸钠导致各组分保留时间缩短。

使用高效阴离子交换色谱法分析时，色谱柱的选择十分重要。不同的色谱柱由于其填料性质不同，对糖分子的吸附能力也不同，可以通过选择合适的色谱柱实现不同益生元组分的分析。CarboPak PA100和CarboPak PA200色谱柱主要用于多糖组分的分析，且后者具有更高的分离度。使用CarboPak PA200色谱柱分析商品糊精时，最大可分离出聚合物为40的组分，而使用高效液相色谱法仅能分离出聚合度为10的组分。CarboPak PA1和CarboPak PA10色谱柱主要用于单糖、寡糖及其同分异构体的精确分析，CarboPak MA1色谱柱适合用于在其他色谱柱上弱保留糖和糖醇的分析，如阿拉伯糖、海藻糖等。此外，洗脱梯度在分析中也扮演着十分重要的角色，实际操作中需要根据具体情况及时调整洗脱梯度，以达到最佳的分离效果。例如，虽然CarboPak PA200多用于多糖分析，但通过调整洗脱梯度，它也可以用于二糖、三糖及其同分异构体的分离。

参考文献

［1］尤新.功能性低聚糖生产与应用［M］.北京：中国轻工业出版社，2004.

［2］徐怀德.天然产物提取工艺学［M］.北京：中国轻工业出版社，2006.

［3］Kumar B，Bhardwaj N，Verma P. Microwave assisted transition metal salt and orthophosphoric acid pretreatment systems：Generation of bioethanol and xylo-oligosaccharides［J］. Renewable Enegy，2020，158：574-584.

［4］陈洪章，刘丽英.蒸汽爆碎技术原理及其应用［M］.北京：化学工业出版社，2007.

［5］李绍芬.反应工程［M］.3版.北京：化学工业出版社，2013.

［6］江正强，杨绍青.食品酶学与酶工程原理［M］.北京：中国轻工业出版社，2018.

［7］夏清，贾绍义.化工原理［M］.2版.天津：天津大学出版社，2014.

［8］朱洪法，朱玉霞.精细化工产品制造技术［M］.北京：金盾出版社，2002.

［9］李道义，闫巧娟，江正强，等.酵母菌发酵玉米皮酸水解液制备结晶L-阿拉伯糖的研究［J］.食品科学.2007（4）：125-128.

［10］郑建仙.功能性低聚糖［M］.北京：化学工业出版社，2004.

［11］周同惠.薄层色谱法［J］.分析实验室，1986（9）：35-41.

［12］于世林.高效液相色谱方法及应用［M］.北京：化学工业出版社，2019.

第三章

低聚异麦芽糖

第一节　概述

低聚异麦芽糖（Isomalto-oligosaccharide，IMO）又称异麦芽低聚糖、分枝低聚糖或异麦芽寡糖，最初是由东京大学光冈知足教授发现的。我国于1994年开发出低聚异麦芽糖，1995年实现了低聚异麦芽糖的工业化生产。低聚异麦芽糖天然存在于一些植物和发酵食品中，如小麦、大麦、马铃薯、酱油、清酒和味噌等，在蜂蜜中也发现了少量低聚异麦芽糖。

低聚异麦芽糖是以淀粉或淀粉质原料为底物，经酶法转化、精制、浓缩等工艺生产的一种淀粉糖，主要是指以α-1,6-糖苷键结合的异麦芽糖（IG_2）、潘糖（P）、异麦芽三糖（IG_3）异麦芽四糖（IG_4）及异麦芽回糖以上的低聚糖IG_n，其结构如图1-3所示。由于生产所用转糖苷酶不同以及底物组成复杂，最终生产的低聚异麦芽糖产品中通常会包含多种糖苷键类型，如α-1,2、α-1,3、α-1,4和α-1,6-糖苷键。低聚异麦芽糖产物中聚合度2的为异麦芽糖，聚合度3以上的包括潘糖、异潘糖、异麦芽三糖、黑曲霉糖、长链低聚异麦芽糖和环状低聚异麦芽糖等。不同低聚异麦芽糖的溶解度、甜度和黏度各不相同，适用于不同种类食品的应用。

根据国家标准GB/T 20881—2017《低聚异麦芽糖》的规定，低聚异麦芽糖产品分为IMO-50型和IMO-90型。IMO-50型产品中低聚异麦芽糖含量占干物质含量50%（质量分数）以上，其中异麦芽糖、异麦芽三糖和潘糖的含量占干物质含量35%以上；IMO-90型产品中低聚异麦芽糖含量占干物质含量90%以上，其中异麦芽糖、异麦芽三糖和潘糖的含量占干物质含量45%（质量分数）以上（表3-1）。

表3-1　低聚异麦芽糖产品规格

项目		IMO-50型		IMO-90型	
		糖浆	糖粉	糖浆	糖粉
干物质（固形物）含量/%	≥	75	—	75	—
低聚异麦芽糖含量（占干物质，质量分数）/%	≥	50		90	
异麦芽糖（IG_2）+潘糖（P）+异麦芽三糖（IG_3）含量（占干物质，质量分数）/%	≥	35		45	

注："—"，不作要求。

资料来源：GB/T 20881—2017《低聚异麦芽糖》。

低聚异麦芽糖具有良好的生理功能，作为一种优良的益生元，能够调节肠道微生物菌群，促进人体内益生菌增殖，抑制肠道有害菌和外源致病菌的繁殖，促进肠道蠕动，改善腹泻和便秘。还可以促进肠道对矿物质和维生素的吸收，提高机体免疫力，减少肠道致癌物质，修复肠道上皮细胞，调节血脂和胆固醇。低聚异麦芽糖由于其独特的性质，已在食品、日化和医药等行业应用，尤其在食品行业应用最为广泛。目前，低聚异麦芽糖已成为亚洲、美国、澳大利亚、新西兰和加拿大多个国家和地区市场中最主要的益生元产品之一。

第二节　低聚异麦芽糖的安全性与理化特性

一、低聚异麦芽糖的安全性

低聚异麦芽糖广泛存在于亚洲国家的一些传统食品如味噌、清酒、酱油和蜂蜜中，这些食品在亚洲各国具有很长的食用历史。据统计，在日本每年从这些来源的食品中摄入的低聚异麦芽糖可达到人均100g（约0.3g/d），其安全性毋庸置疑。低聚异麦芽糖被美国FDA认定为是一种"公认安全"（GRAS）的膳食纤维，也被加拿大卫生部食品部门审核并接受。此外，欧盟食品安全管理局也对低聚异麦芽糖有相关的健康声明。

低聚异麦芽糖具有完整的安全性评估，主要包括急性毒理试验、亚急性及慢性毒理实验，重复性验证试验、诱变和遗传毒性研究，以及对人体耐受性和副作用研究等。急性毒理试验结果表明，低聚异麦芽糖安全性很高，半数致死量（LD_{50}）为44g/kg体重以上，安全性高于蔗糖（29.8g/kg体重）和麦芽糖（26.7g/kg体重）；耐受性试验结果表明，长期高剂量摄入低聚异麦芽糖（2.7～5g/kg体重）对Wistar大鼠无不良影响，大鼠对低聚异麦芽糖的耐受性显著高于对低聚半乳糖（0.91g/kg体重）、低聚果糖（0.3～0.4g/kg体重）和大豆低聚糖（0.64～0.96g/kg体重）等低聚糖的耐受性。目前，尚无证据表明低聚异麦芽糖具有基因毒性或细胞增殖毒性，因此普遍认为对低聚异麦芽糖的致癌性研究是没有必要的。由于低聚异麦芽糖在体内被肠道微生物发酵后进入人体内循环的产物与其他膳食碳水化合物的产物相同，通常认为低聚异麦芽糖也极不可能会有生殖或发育毒性。

围绕低聚异麦芽糖对于人体的影响，许多学者也做了很多研究。健康成年人服用40g低聚异麦芽糖，受试者没有感受到任何腹部不适的症状；进一步，单次服用剂量为1.5g/kg体重的低聚异麦芽糖未导致人体产生腹泻。人体持续摄入试验表明，让健康成年人每天服用13.5g低聚异麦芽糖10～14d，仅在试验前期出现了十分轻微短暂的胃肠道症状。不同年龄段的人群对低聚异麦芽糖的最适摄入量不同，如1～3周岁儿童的最适摄入量为2～3g/d；3周岁以上儿童、少年最适摄入量为5～7g/d；成年人为10～15g/d，中老年人13～18g/d。

二、低聚异麦芽糖的理化特性

（一）甜度

低聚异麦芽糖的甜度较低，可以适量加入食品中替代蔗糖，降低食品的甜度和改善味觉，还可以防止淀粉食品老化和蔗糖结晶析出。为了比较IMO-50型和IMO-90型低聚异麦芽糖与蔗糖、麦芽糖和葡萄糖的甜度区别，对这几种质量浓度为200g/L的糖溶液进行感官鉴定（图3-1）。结果表明，两种低聚异麦芽糖甜度均为蔗糖的50%左右，且IMO-50型低聚异麦芽糖的甜度略高于IMO-90型低聚异麦芽糖的甜度。低聚异麦芽糖的甜度取决于其低分子质量组分的含量，如葡萄糖（甜度为蔗糖的70%~75%）和麦芽糖（甜度约为蔗糖的50%）。低聚异麦芽糖的甜度低，热值低，基本上对食用者的血糖血脂没有影响，食用者可以放心食用而不用担心发胖和血糖血脂升高。

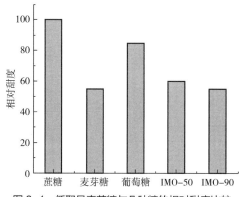

图 3-1　低聚异麦芽糖与几种糖的相对甜度比较

注：以蔗糖的甜度为100。

（二）黏度

低聚异麦芽糖黏度较低，具有良好的流动性和操作性，其黏度与低聚果糖相近，比蔗糖稍高，且黏度随温度升高而降低，随浓度升高而升高（图3-2和图3-3）。此外，不同氯化钠浓度（1%~4%）和pH（pH 2~10）对低聚异麦芽糖糖浆的黏度影响均较小。低聚异麦芽糖的黏度特性有利于一些食品加工，对糖果、糕点等甜点的组织结构和物理性质无不良影响，能够保持食品组织结构不发生变化。

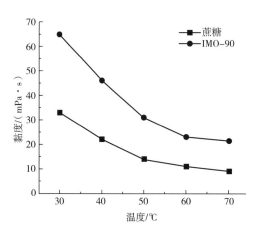

图 3-2　不同温度下低聚异麦芽糖和蔗糖的黏度

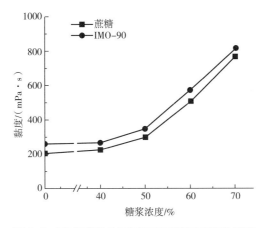

图3-3 不同糖浆浓度下低聚异麦芽糖和蔗糖的黏度

（三）耐酸性和热稳定性

低聚异麦芽糖具有良好的耐酸性，将10%低聚异麦芽糖分别在pH 3.0和pH 4.0下处理15min后，没有发现低聚异麦芽糖明显的降解，而相同浓度的蔗糖和低聚果糖则分别降解了10%～50%和40%～90%（图3-4）。低聚异麦芽糖同样具有良好的热稳定性。将10%低聚异麦芽糖分别在90～160℃下处理30min和60min，结果表明低聚异麦芽糖在140℃以下具有优良的热稳定性，而相同条件下的蔗糖和低聚果糖则发生了不同程度的降解。优良的耐酸性和热稳定性使低聚异麦芽糖能够应用于烘焙食品、糖果、软饮料、清酒和调味料等加工过程经历高温的食品中。

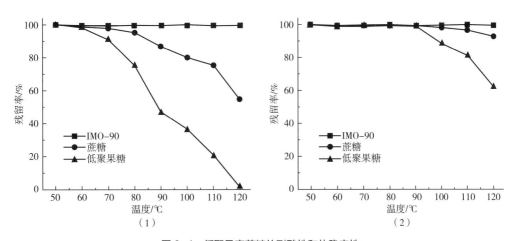

图3-4 低聚异麦芽糖的耐酸性和热稳定性

（1）pH 3.0 （2）pH 4.0

（四）保湿性

低聚异麦芽糖具有良好的保湿和持水能力。由于低聚异麦芽糖结构中含有多个羟基，与水分子有较强的结合能力，作为食品配料可以在一定程度上维持食品的水分活度，能延长食品的货架期，同时对淀粉的老化也有一定的延缓效果。

（五）难发酵性

低聚异麦芽糖由于其结构中含有α–1,6–糖苷键，难以被酵母菌发酵利用，属于难发酵糖。利用低聚异麦芽糖的难发酵性，可以采用酿酒酵母（*Saccharomyces cerevisiae*）发酵低聚麦芽糖中的葡萄糖、麦芽糖和麦芽三糖，以达到去除低聚异麦芽糖中葡萄糖和大部分麦芽糖的目的，有效提高低聚异麦芽糖的纯度。将低聚异麦芽糖加入面包或者酸乳等发酵食品中，不会被酵母菌等消耗，可以保留在食品中，被食用后在人体内发挥其特有的生理功能，如促进双歧杆菌的增殖、预防疾病等。

（六）着色性

由于低聚异麦芽糖结构中分子末端有还原基团，可以与反应物中的蛋白质或氨基酸一起发生美拉德反应产生褐变，使产品着色，着色程度受糖浓度、蛋白质和氨基酸种类、pH等条件的影响。研究发现，在糖浓度125g/L，反应温度100℃、反应时间90min条件下低聚异麦芽糖的着色能力和着色稳定性均优于葡萄糖（图3-5）。

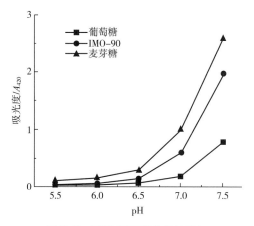

图 3-5　低聚异麦芽糖的着色能力

注：反应条件为糖浓度125g/L，反应温度100℃，反应时间90min。

第三节　低聚异麦芽糖的生产

一、低聚异麦芽糖生产原料和方法

低聚异麦芽糖天然存在于一些植物（小麦、大麦、马铃薯等）、发酵食品（味噌、清酒和酱油等）以及蜂蜜等中，但在这些植物和发酵食品中含量少，直接从中提取低聚异麦芽糖的成本高、效率低。因此，商业化低聚异麦芽糖产品主要是以淀粉为原料生产的。

淀粉是一种重要的工业原料，在食品等工业中具有广泛的应用，如饮料、淀粉糖、酒精、纺织和造纸等。淀粉是一种由葡萄糖组成的多聚糖，分为直链淀粉和支链淀粉两类。直链淀粉是由葡萄糖以α-1,4-糖苷键形成的线性多聚糖，而支链淀粉是由葡萄糖以α-1,4-糖苷键和α-1,6-糖苷键形成的高支化多聚糖。根据淀粉来源不同，淀粉分为谷类淀粉、薯类淀粉、豆类淀粉等几类，还有一些存在于香蕉、百合等中的淀粉。另外一些细菌和藻类中也存在淀粉。目前，玉米淀粉是低聚异麦芽糖的主要生产原料。

利用淀粉生产低聚异麦芽糖的方法包括化学法、物理法和酶法。物理法主要是利用热、机械等物理手段降解淀粉，并生成低聚异麦芽糖，其优势在于加工过程简单、廉价和安全，不需要添加化学和生物制剂，但通常需要高温和高压等极端条件。化学法则主要通过化学手段（酸、碱、氧化等）实现这一目的，但是化学法通常需要添加大量化学试剂，存在环境污染问题，后期产品中可能存在化学试剂残留，会对人体健康造成危害。与物理法和化学法相比，酶法主要通过加入一种或多种酶制剂，以达到降解淀粉和合成低聚麦芽糖的目的，这种方法具有反应条件温和、反应过程可控、能耗较少、绿色环保等优点。

二、低聚异麦芽糖生产用酶

低聚异麦芽糖的酶法生产过程中需要多种糖苷水解酶（Glycoside hydrolase，GH）协同作用，主要包括α-淀粉酶（α-Amylase，E.C. 3.2.1.1）、β-淀粉酶（β-Amylase，E.C. 3.2.1.2）、葡聚糖酶（Dextranase，E.C. 3.2.1.11）、α-葡萄糖苷酶（α-Glucosidase，E.C. 3.2.1.20）、普鲁兰酶（Pullulanase，E.C. 3.2.1.41）、新普鲁兰酶（Neopullulanase，EC 3.2.1.135）和麦芽糖淀粉酶（Maltohydrolase，E.C. 3.2.1.133）等。其中，α-淀粉酶、β-淀粉酶和α-葡萄糖苷酶是低聚异麦芽糖酶法生产过程中最重要的糖苷水解酶[1]。

（一）α-淀粉酶

1. α-淀粉酶的来源和分类

α-淀粉酶又称液化淀粉酶，作为一种内切水解酶主要作用于淀粉分子内部的α-1,4-糖苷键。α-淀粉酶水解淀粉主要分两阶段进行，首先将淀粉水解为短链糊精、低聚糖和少量麦芽糖，此阶段淀粉乳的黏度迅速下降；之后α-淀粉酶继续缓慢水解，逐渐将短链糊精和低聚糖水解为最终产物麦芽糖和葡萄糖。α-淀粉酶在自然界中来源广泛，从植物、动物和微生物中均可获得。其中，微生物来源的α-淀粉酶具有产量高、稳定性好、特异性强、生产周期短和空间需求小等优点，已广泛应用于α-淀粉酶的工业化生产。目前，α-淀粉酶在酶制剂市场中约占25%的份额，主要应用于粮食加工、发酵、酿造、饲料、医药和纺织等。

根据微生物来源不同，α-淀粉酶分为细菌α-淀粉酶和真菌α-淀粉酶。细菌α-淀粉酶主要来源于芽孢杆菌属（*Bacillus* sp.）微生物，包括枯草芽孢杆菌（*B. subtilis*）、巨大芽孢杆菌（*B. megaterium*）和解淀粉芽孢杆菌（*B. amyloliquefaciens*）等；真菌α-淀粉酶则主要来源于曲霉属（*Aspergillus* sp.）微生物，包括黑曲霉（*A. niger*）、米曲霉（*A. oryzae*）和白曲霉（*A. kawachii*）等，其中米曲霉α-淀粉酶，即Taka-淀粉酶是目前研究最多、应用最为广泛的真菌α-淀粉酶。此外，在其他很多微生物中也发现了α-淀粉酶的存在，如宛氏拟青霉（*Paecilomyces variotii*）、米黑根毛霉（*Rhizomucor miehei*）、嗜热杜邦菌（*Thermomyces dupontii*）、米根霉（*Rhizopus oryzae*）和嗜热柱霉菌（*Scytalidium thermophilum*）等。

根据α-淀粉酶的最适温度和温度稳定性不同，α-淀粉酶分为高温、中温和低温α-淀粉酶。在淀粉的液化过程中，反应温度通常维持在90℃左右，因此该过程中所用淀粉酶主要是高温淀粉酶。根据α-淀粉酶的水解产物不同，可将α-淀粉酶分为糖化型和液化型。液化型α-淀粉酶水解淀粉，能够将其迅速液化，水解产物为一系列麦芽糊精和低聚麦芽糖；糖化型α-淀粉酶能够将上述水解产物进一步降解为低聚麦芽糖、麦芽糖和葡萄糖。因此，α-淀粉酶广泛应用在低聚异麦芽糖生产过程中的淀粉液化和糖化工序。

根据氨基酸序列相似性，CAZy数据库（Carbohydrate-active enzymes database）中将α-淀粉酶分为4个糖苷水解酶家族：GH13、GH57、GH119和GH126家族。大多数α-淀粉酶属于GH13家族。相同家族α-淀粉酶的空间结构相对保守，一般来说，GH13家族α-淀粉酶的分子结构呈现典型的 $(\beta/\alpha)_8$-TIM桶状结构，催化位点分别为位于结构中第5个β折叠的谷氨酸、第4个和第7个β折叠的天冬氨酸，分别作为催化反应中的质子供体、催化亲核试剂和过渡态稳定剂，具有4~7个序列保守的区域，包含催化位点和大多数重要的底物结合位点。GH57家族α-淀粉酶的空间结构呈现 $(\alpha/\beta)_7$ 桶状结构（即不完整的TIM桶结构），催化位点由位于结构中第4个β折叠的谷氨酸和第7个β折叠的天冬氨酸组成，作为催化反应中的质子供体和亲核试剂，具有5个序列保守的区域。GH119家族α-淀粉酶的空间结构与GH57家族α-淀粉酶相似，呈现 $(\alpha/\beta)_7$ 桶状结构；而GH126家族α-淀粉酶空间结构呈现 $(\alpha/\beta)_6$ 桶状结构。

2.α-淀粉酶的表达和性质

自然界很多微生物都可以产生α-淀粉酶，但野生菌株存在生产成本高、产酶量低、酶系复杂等缺点，难以工业化生产α-淀粉酶。因此，通过分子生物学和基因工程技术将α-淀粉酶异源表达，实现α-淀粉酶的大规模生产。目前，已有很多α-淀粉酶基因在枯草芽孢杆菌、地衣芽孢杆菌（*B. licheniformis*）、大肠杆菌、毕赤酵母（*Pichia pastoris*）、酿酒酵母和黑曲霉等表达系统中表达，是提高酶生产水平的有效方法。例如，地衣芽孢杆菌的α-淀粉酶基因（*BlAmy*）在毕赤酵母中表达，在5L和50L发酵罐高密度发酵，酶活力达8100U/mL和11000U/mL[1]；嗜碱性芽孢杆菌（*B. alcalophilus*）的α-淀粉酶基因在枯草芽孢杆菌WB600中表达，在3L发酵罐培养36h，酶活力最高达441U/mL，比野生菌的产酶水平提高了79倍[2]。

编者课题组研究了三种不同嗜热真菌来源的α-淀粉酶。来源于樟绒枝霉（*Malbranchea cinnamomea*）S168的α-淀粉酶基因（*McAmyA*）成功表达至毕赤酵母中，经5L发酵罐高密度发酵后，蛋白质含量达到13.2mg/mL，酶活力最高为13440U/mL[3]。来源于米黑根毛霉CAU432的α-淀粉酶基因（*RmAmyA*）在毕赤酵母中成功表达，经5L发酵罐高密度发酵后，蛋白质含量达到8.9mg/mL，α-淀粉酶活力最高达到29794U/mL[4]。来源于嗜热杜邦菌（*Thermomyces dupontii*）的α-淀粉酶基因（*TdAmy*）在毕赤酵母中高效表达，经5L发酵罐高密度发酵后，蛋白质含量达到28.7mg/mL，酶活力最高达到38314U/mL[5]（图3-6）。与已经报道的真菌α-淀粉酶表达水平相比，上述三种重组α-淀粉酶均处于较高产酶水平。

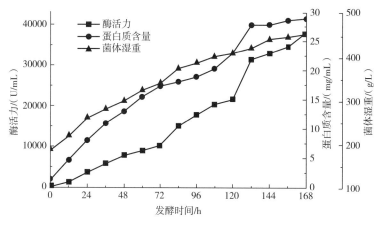

图3-6 毕赤酵母高密度发酵产α-淀粉酶历程

α-淀粉酶在不同温度（25～100℃）和较宽pH范围（pH 2～12）内均具有较高活性，但不同来源α-淀粉酶的最适催化条件、稳定性、水解特性和催化效率等特性差别很大。通常，真菌来源的α-淀粉酶催化条件较为温和，最适温度一般在30～65℃范围内；细菌来源的α-淀粉酶通常具有更高的最适催化温度和耐热性。例如，地衣芽孢杆菌来源的α-淀粉酶（BlAmy）在90℃和100℃保温1h，残留酶活力分别为初始酶活力的71%和53%[1]；火球菌（*Pyrococcus furiosus*）来源的α-淀粉酶（PFA）在100℃下保温4h后，仍能保持80%以上的残余酶活力[6]。

大多数细菌来源的α-淀粉酶催化反应的最适pH在7.0～12.0，属于碱性α-淀粉酶。而真菌来源的α-淀粉酶最适催化pH大多数处于弱酸性至中性范围内，属于中性或酸性α-淀粉酶。此外，微生物来源的α-淀粉酶通常具有良好的pH稳定性。例如，地衣芽孢杆菌来源的α-淀粉酶在pH 4.0～10.0范围内处理60min，残余酶活在76%以上[7]。编者课题组克隆表达的真菌来源的α-淀粉酶同样具有优良的pH稳定性，例如樟绒枝霉来源的α-淀粉酶*Mc*AmyA在pH 5.0～10.0下保温30min仍保留80%以上的酶活力[3]；嗜热杜邦菌来源的α-淀粉酶*Td*Amy在pH 4.5～10.0下保温30min仍保留80%以上的酶活力[5]。

不同微生物来源的α-淀粉酶水解特性存在差异。通常，细菌来源的α-淀粉酶能够迅速水解淀粉，并主要产生糊精、低聚麦芽糖以及少量葡萄糖，具有良好的耐热性。因此，其广泛应用于低聚异麦芽糖生产过程中的液化工序（95℃，2～3h），为后续的糖化工序提供底物。而真菌来源的α–淀粉酶通常水解淀粉主要产生麦芽糖和少量葡萄糖，具有高产麦芽糖的能力，可应用于低聚异麦芽糖生产过程中的糖化工序。编者课题组克隆表达的真菌来源的α–淀粉酶也具有高产麦芽糖的能力，可应用于麦芽糖浆生产。例如，樟绒枝霉来源的α–淀粉酶McAmyA以淀粉液化液为底物，加酶量120U/g液化液，在60℃、自然pH下，糖化24h可制备得到麦芽糖含量为50.0%的麦芽糖浆[3]；嗜热杜邦菌来源的α–淀粉酶TdAmy以液化液为底物，加酶量65U/g液化液，在55℃、自然pH下，糖化8h可制备得到麦芽糖含量为51.8%的麦芽糖浆[5]。上述α–淀粉酶均在淀粉糖化工序中具有较大的应用潜力。

（二）β-淀粉酶

β–淀粉酶又称麦芽糖苷酶，是一种外切水解酶，从淀粉等底物的非还原端开始专一性水解α–1,4–糖苷键生成麦芽糖。β–淀粉酶在水解淀粉过程中遇到淀粉中α–1,6–葡萄糖苷键连接的侧链时，会停止水解。因此，β–淀粉酶水解淀粉的产物中，麦芽糖的含量为61%~68%（理论值），其余为β–淀粉酶无法水解的残留物，称为β–淀粉酶极限糊精（Limit dextrin）。β–淀粉酶极限糊精会影响淀粉糖化液的过滤速度，降低生产效率。因此，糖化过程中β–淀粉酶需要与其他酶复配使用。

在CAZy数据库中，β–淀粉酶均属于GH14家族，具有（β/α）$_8$-TIM桶结构。β–淀粉酶主要存在于高等植物及其萌发的种子中，许多常见的高等植物（如大麦、小麦、大豆、马铃薯、玉米、甘薯等）中均含有丰富的β–淀粉酶，是目前商业化β–淀粉酶的主要来源之一。根据植物种类不同，β–淀粉酶可以分为胚乳专一型β–淀粉酶和普遍型β–淀粉酶。其中，胚乳专一型β–淀粉酶一般形成于小麦属作物种子发育或成熟过程中，而普遍型β–淀粉酶则形成于非小麦属作物种子萌发时期的糊粉层细胞。植物来源的β–淀粉酶具有良好的温度和pH稳定性，但是植物中的β–淀粉酶通常含有大量杂蛋白，且酶活力较低，需要对植物提取液进行纯化、浓缩等一系列操作，才能获得纯度高、酶活力高、应用方便的β–淀粉酶制剂。因此，从植物中提取β–淀粉酶存在工艺复杂、原料消耗量大、生产成本高、易造成环境污染等缺点，限制了植物β–淀粉酶的大规模应用。

微生物是β–淀粉酶的另一个重要来源。已经发现的微生物β–淀粉酶主要来源于细菌，如蜡样芽孢杆菌（B. cereus）、环状芽孢杆菌（B. circulans）、巨大芽孢杆菌、多黏芽孢杆菌（B. polymyxa）以及嗜热厌氧杆菌（Thermoanaerobacterium thermosulfurigenes）等。此外，在水霉（Saprolegnia ferax）和寄生水霉（S. parasitica）等少数真菌中也发现了β–淀粉酶。与植物来源的β–淀粉酶相比，微生物来源的β–淀粉酶的生产更容易实现规模化、连续化，且不受季节和原料的限制。再者，微生物产β–淀粉酶的质量稳定，生产工艺简单、成本低廉。因此，微生物来源的β–淀粉酶具有大规模工业应用的潜力。

与α–淀粉酶类似，产β–淀粉酶的野生菌株同样存在产酶水平低、杂蛋白多、纯化困难等缺点，直接利用野生菌株生产β–淀粉酶仍然面临许多困难。分子生物学和基因工程技术是实现β–淀粉酶大规模生产的有效方法之一。用于β–淀粉酶异源表达的宿主主要包括大肠杆菌、毕赤酵母以及一些芽孢杆菌属微生物。除少数嗜热菌来源的β–淀粉酶外，大多数微生物来源的β–淀粉酶的最适温度和最适pH分别在45～55℃和6.0～8.0范围内，且耐热性较差。此外，由于β–淀粉酶不能水解α–1,6–糖苷键，在水解支链淀粉时，会在分支前2～3个葡萄糖残基处停止水解，水解产物中除麦芽糖外还含有一些不能降解的糊精（极限糊精）。极限糊精会严重阻碍淀粉糖化液的过滤速度，同时不充分的糖化也降低了低聚异麦芽糖的生产效率。这在一定程度上限制了β–淀粉酶在低聚异麦芽糖生产中的应用。

（三）α–葡萄糖苷酶

1. α–葡萄糖苷酶的来源和分类

α–葡萄糖苷酶又称α–D–葡萄糖苷水解酶，可以从低聚麦芽糖等底物的非还原末端水解α–1,4–糖苷键，释放葡萄糖；或将非还原端的葡萄糖残基通过α–1,6–糖苷键与另一个底物的非还原端相连，从而生成低聚异麦芽糖。α–葡萄糖苷酶是低聚异麦芽糖生产过程中的关键酶，也是影响生产成本的主要因素。

α–葡萄糖苷酶在动植物和微生物中均存在，在人类的糖原降解和动植物、微生物的糖类代谢中具有重要的生理功能。动植物来源的α–葡萄糖苷酶存在含量小、提取难等问题，限制了其在工业生产中的大规模应用。因此，能够实现大规模应用的主要是微生物来源的α–葡萄糖苷酶。微生物来源的α–葡萄糖苷酶在不同细菌和真菌中广泛存在，如芽孢杆菌属、类芽孢杆菌属（*Paenibacillus* sp.）、曲霉属和青霉属（*Penicillium* sp.）微生物等。其中，已有研究多集中于细菌来源的α–葡萄糖苷酶，而对真菌来源α–葡萄糖苷酶的研究相对较少。

根据氨基酸序列的相似性，在CAZy数据库中将α–葡萄糖苷酶分为GH4、GH13、GH31、GH63、GH76、GH97和GH122家族，其中大多数α–葡萄糖苷酶属于GH13和GH31家族。根据底物专一性不同，α–葡萄糖苷酶分为Ⅰ、Ⅱ和Ⅲ型。Ⅰ型α–葡萄糖苷酶可以水解芳香基葡萄糖苷（对硝基苯–α–D–葡萄糖苷等）和烷基葡萄糖苷（甲基葡萄糖苷等），且水解速率比水解低聚麦芽糖快，对异质寡糖底物（蔗糖等）的水解活性比同质寡糖底物（低聚麦芽糖等）高；Ⅱ型α–葡萄糖苷酶更易水解同质寡糖底物，其中对低聚合度的低聚麦芽糖（麦芽糖等）具有最高的催化活性；Ⅲ型α–葡萄糖苷酶也易于水解同质寡糖底物，并对同质长链底物（直链淀粉等）具有较高的催化活性。大多数Ⅰ型α–葡萄糖苷酶属于GH13家族，如来源于嗜热脂肪芽孢杆菌（*B. stearothermophilus*）和竹黄菌（*Shiraia bambusicola*）的α–葡萄糖苷酶；而Ⅱ型和Ⅲ型α–葡萄糖苷酶则主要属于GH31家族，如来源于人类、哺乳动物和乳杆菌属微生物等的α–葡萄糖苷酶。

2. α–葡萄糖苷酶的表达和性质

虽然α–葡萄糖苷酶来源广泛，但较低的生产水平难以满足工业生产的需求，异源表达是提高α–葡萄糖苷酶产酶水平的有效方法。大肠杆菌和毕赤酵母是α–葡萄糖苷酶的常用表达宿主，也有研究采用酿酒酵母及其他丝状真菌作为其异源表达宿主。例如，将来源于黑曲霉的α-葡萄糖苷酶基因在大肠杆菌DHS-2中成功表达，发酵条件优化后，产酶水平由178.5U/mL提升至618.8U/mL。将来源于大麦的α-葡萄糖苷酶基因成功表达至毕赤酵母中，在40L发酵罐高密度发酵，蛋白质产量达2g/L，显著高于其在大麦中的表达水平。

微生物来源α-葡萄糖苷酶的最适pH一般为3.0~8.0，最适温度通常在30~70℃。为了适应工业应用，α-葡萄糖苷酶需要在55~60℃下催化，这主要是由于高温能够提高淀粉水解的效率、避免微生物污染等。因此，实际应用中需要α-葡萄糖苷酶具有较高的最适催化温度和优良的热稳定性。一般来说，嗜热细菌来源的α-葡萄糖苷酶的最适温度和温度稳定性较高，但一些中温真菌来源的α-葡萄糖苷酶也具有较高的最适反应温度（60~70℃）和良好的热稳定性。例如，来源于霉白曲霉（*A. niveus*）和黑曲霉的α-葡萄糖苷酶在60℃下均能保持稳定，而其他真菌来源的α-葡萄糖苷酶通常仅能在50℃以下保持稳定。

α-葡萄糖苷酶的底物特异性较宽，能水解多种键型连接的二糖和低聚糖，部分α-葡萄糖苷酶还能水解某些多糖如直链淀粉、可溶性淀粉和普鲁兰糖。不同来源的α-葡萄糖苷酶的底物特异性差异很大。卡氏酵母（*Saccharomyces carlsbergensis*）来源的Ⅰ型α-葡萄糖苷酶能够水解多种人工底物（对硝基苯-α-D-葡萄糖苷、甲基葡萄糖苷、4-甲基伞形酮-α-D-葡萄糖苷）和天然寡糖底物（麦芽糖、蔗糖和松二糖）[8]。淡紫拟青霉（*Paecilomyces lilacinus*）来源的Ⅲ型α-葡萄糖苷酶同样具有广泛的底物特异性，能够水解低聚麦芽糖（麦芽糖、麦芽三糖等）、曲二糖、黑曲霉二糖、异麦芽三糖、可溶性淀粉、直链淀粉和糖原等多种底物[9]。

迄今已发现许多α-葡萄糖苷酶具有良好的转糖苷活力，由于生产周期短、转糖苷效率高、转糖苷底物廉价易得的优点得到了广泛的关注。需要注意的是，不同来源的α-葡萄糖苷酶的转糖苷活性差异很大。构巢曲霉（*A. nidulans*）来源的α-葡萄糖苷酶能利用麦芽糖单一底物生成异麦芽糖、潘糖以及少量其他低聚异麦芽糖，转糖苷效率可达50%。红法夫酵母（*Xanthophyllomyces dendrorhous*）来源的α-葡萄糖苷酶能够以200g/L麦芽糖为底物，催化生成53.8g/L寡糖产物，其中低聚异麦芽糖的得率为47.1g/L，其转糖苷能力是酿酒酵母来源α-葡萄糖苷酶的3.6倍[10]。来源于新黑曲霉（*Aspergillus neoniger*）的α-葡萄糖苷酶能够以500g/L麦芽糖为底物，催化生成包含161.9g/L潘糖、33.59g/L异麦芽糖、41.66g/L异麦芽三糖和26.95g/L异麦芽四糖的寡糖产物[11]。

三、低聚异麦芽糖的酶法生产

（一）生产流程

酶法生产低聚异麦芽糖主要以淀粉为原料，经过液化、糖化、转糖苷等多个步骤，得到以异麦芽糖、潘糖、异麦芽三糖、异麦芽四糖及异麦芽四糖以上的低聚糖为主要成分的混合糖浆。低聚异麦芽糖生产流程如图3-7所示。

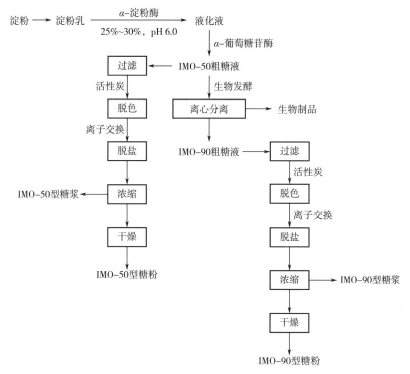

图 3-7　低聚异麦芽糖生产流程

（二）生产工艺

低聚异麦芽糖的酶法生产包括多个步骤，如液化、糖化、转糖苷、纯化、浓缩、干燥等。其中，液化、糖化和转糖苷是较为关键的步骤。

1. 液化

液化是指淀粉在水溶液中经高温α-淀粉酶水解成低黏度、低聚合度产物的过程，是低聚异麦芽糖生产过程中的重要步骤。淀粉在常温下不溶于水，但当水温上升到一定温度（不同淀粉的糊化温度不同），淀粉发生糊化现象，淀粉颗粒在高温下溶胀、分裂形成均匀糊状溶液。糊化的目的是打破淀粉颗粒的晶体结构、絮凝蛋白质。高温α-淀粉酶作用于糊化淀粉，从而使淀粉液化、降低黏度，形成均匀一致的液化液。淀粉液化不充分，液化液中含有大量大分子糊精，不但会阻碍后续的过滤操作，也会降低后续糖化工序的生产效率。液化可以分为间歇液化法、半连续液化法和喷射液化法。

（1）间歇液化法　间歇液化法（又称直接升温液化法）是在加热搅拌下流加淀粉乳，使淀粉乳在整个液化过程中始终保持良好的流动性，避免形成不溶性的淀粉颗粒，是淀粉酶法液化中最简单的一种方法。间歇液化法常用的工艺参数为：将浓度为300g/L的淀粉乳调节pH后，加入高温α-淀粉酶以及氯化钙，在快速搅拌下加热至85～90℃，并维持30～60min，以达到所需的液化程度。虽然间歇液化法所需的设备简单、操作简便，但该法液化后的料液过滤性差，糖浆浓度较低，生产效率也较低。

（2）半连续液化法　半连续液化法（又称高温液化法或喷淋液化法）是将淀粉乳经喷淋头喷入高温液化桶内进行液化的一种方法。半连续液化法通常将调配好的淀粉乳用泵送至喷淋头，淋入装有95~97℃水的液化桶内，使桶内糖化醪始终保持在95~97℃；淀粉受热开始糊化、液化，并由桶底流入保温桶内，继续在95~97℃下液化30~90min，达到所需的液化程度。半连续液化法设备简单、操作简便，液化效果优于间歇液化法，但该法喷淋液化过程在敞口容器内进行，安全性较差，且蒸汽用量大、能耗高。

（3）喷射液化法　喷射液化法（又称连续喷射液化法）是将高温蒸汽以很高的速度从喷射器喷口通过，把喷射器前端的淀粉乳吸走，并从喷嘴喷射进液化罐内进行液化的一种方法。喷射液化法操作时，先用蒸汽将喷射系统预热至95~96℃，再用泵将加酶后的淀粉乳预热后送入液化喷射器；将高温蒸汽（0.4~0.6MPa）连续射入淀粉乳薄层，蒸汽喷射产生的湍流使淀粉乳迅速均匀受热，同时黏度迅速下降；随后液化醪流进层流罐或维持罐内，于95~96℃保温30~40min即可完成液化，随后采用高温(120~125℃)灭酶（图3-8）。

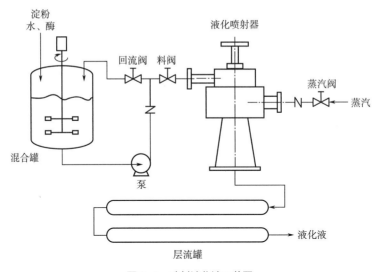

图 3-8　喷射液化法工艺图

应用喷射液化法对淀粉进行液化的过程中，淀粉乳浓度、液化pH、液化温度、高温α-淀粉酶种类以及还原糖当量（Dextrose equivalent，DE）都会影响淀粉的液化过程[5]。实践表明，较低浓度的淀粉乳更易糊化，从而有利于液化进行，液化均匀、完全，效果良好。这是因为淀粉乳浓度低，糊化彻底，糊化后黏度较低，使高温α-淀粉酶分散均匀且能充分作用于淀粉分子；相反，淀粉乳浓度过高，会导致糊化不彻底，淀粉乳黏度高，从而抑制高温α-淀粉酶的作用。因此，喷射液化法的淀粉乳浓度通常为300~500g/L，液化时喷射器的传热效率很高，淀粉乳迅速被蒸汽喷射产生的高温（105~108℃）充分糊化。喷射液化过程中喷口温度提高有利于淀粉颗粒的充分糊化，但是喷口温度受酶活力稳定性和高温糊化时间的限制，应避免高温α–淀粉酶变性以及能源浪费。喷射液化时淀粉乳的pH应控制在6.0～6.4范围内，以pH 6.2为最适。因为当pH<6.0时，液化所用高温α–淀粉酶的酶活力显著下降，且液化液在酸性条件下易发生老化现象；而当pH>6.5时，会使液化产生的麦芽糖等低聚糖还原性末端的葡萄糖残基发生异构化，形成果糖等副产物。

还原糖当量是还原糖（以葡萄糖计）占糖浆干物质的百分比，用以表示淀粉的水解程度或糖化程度。喷射液化过程中，需要控制液化液的DE值。当DE值低时，淀粉液化不完全，液化液中含有大量未降解的高分子质量糊精，导致液化液黏度高，从而降低低聚异麦芽糖的产量；而当DE值高时，表明大部分淀粉被转化为低分子质量的糊精和低聚麦芽糖，液化彻底。但实际生产中，不能盲目追求过高DE值，因为过高的DE值意味着液化液中含有大量葡萄糖，同样不利于低聚异麦芽糖的生产。因此，在液化时，根据麦芽糖产生量与DE值高低的线性关系，要控制淀粉液化液的DE值在合理的范围内，既减少葡萄糖等的生成量，又能够提高低聚麦芽糖的生成量。以玉米淀粉为原料生产低聚异麦芽糖时，将淀粉液化液的DE值控制在12～17为最适。此外，液化过程中，液化液的均匀度也非常重要，同样DE值的液化液，如果液化不均匀，其不同分子质量的糊精和低聚麦芽糖的分布就会非常广泛，会对后续糖化造成不利影响。

与间歇液化法和半连续液化法相比，喷射液化法具有以下优点：①实现了淀粉液化生产工序的连续化生产；②液化时所用淀粉乳浓度比间歇液化法高；③液化过程在密闭容器内进行，生产过程安全可靠；④蒸汽用量少，可有效节约能源成本；⑤所得液化液不溶性颗粒少，提高了所得麦芽糖浆的品质。

2. 糖化

糖化是指液化液中的糊精和低聚麦芽糖在β–淀粉酶和真菌来源的α–淀粉酶的作用下，进一步降解为麦芽糖和少量低聚麦芽糖的过程。β–淀粉酶和真菌来源的α–淀粉酶都可用于淀粉糖化。使用β–淀粉酶所得糖化液中葡萄糖含量少，产物糖组成比较理想，但水解至接近支链淀粉α–1,6–糖苷键时糖化反应便会停止（极限糊精）。因此，这种方法要求淀粉液化液的DE值比较低，且必须配合使用普鲁兰酶，及时将淀粉中的α–1,6–糖苷键水解，防止极限糊精产生，确保糖化顺利进行。与β–淀粉酶不同，真菌来源的α–淀粉酶属于内切酶，在液化液糖化过程中不产生极限糊精，有利于过滤，但如果糖化时间过长会生成大量葡萄糖，而糖化时间过短，则会导致三糖、四糖及四糖以上麦芽低聚糖组分比例偏高，同样不利于转糖苷反应进行。因此，在淀粉糖化工序中，需要根据β–淀粉酶和真菌来源的α–淀粉酶各自的最适pH、温度、底物浓度和反应时间等来确定合适的糖化工艺条件。

3. 转糖苷反应

转糖苷反应是以高浓度麦芽糖浆为底物，利用α–葡萄糖苷酶的转糖苷作用，将麦芽糖非还原端的葡萄糖残基转移至另一个麦芽糖（或异麦芽糖等）非还原端的葡萄糖残基上，并通过α–1,6–葡萄糖苷键与之相连，是转化麦芽糖浆产生低聚异麦芽糖的重要步骤。

　　α-葡萄糖苷酶催化麦芽糖转化为低聚异麦芽糖时，转糖苷反应按照层级进行，主要转糖苷反应途径如图3-9所示。反应初期（第一级反应），α-葡萄糖苷酶水解麦芽糖并将麦芽糖非还原端的葡萄糖残基通过α-1,6-葡萄糖苷键与反应体系中的葡萄糖相连，形成异麦芽糖；同时，也可将上述葡萄糖残基通过α-1,6-葡萄糖苷键与反应体系中的麦芽糖相连，形成潘糖。异麦芽糖和潘糖是第二级转糖苷反应的关键糖苷受体。上述葡萄糖残基通过α-1,6-葡萄糖苷键与异麦芽糖相连形成异麦芽三糖，通过α-1,4-葡萄糖苷键与异麦芽糖相连形成异潘糖；通过α-1,6-葡萄糖苷键和α-1,4-葡萄糖苷键分别与潘糖相连，则分别形成6-α-D-葡萄糖苷潘糖和4-α-D-葡萄糖苷潘糖。随后，上述反应产物又可作为糖苷受体参与下一级转糖苷反应。但是，转糖苷反应不是无限进行下去的，当反应产物的糖链过长时，便不能作为糖苷受体继续反应，且α-葡萄糖苷酶的水解作用会随链长的增加逐渐增强。因此，通过转糖苷反应生产低聚异麦芽糖的主要成分仍是异麦芽糖、异麦芽三糖、异麦芽四糖、潘糖、异潘糖等聚合度相对较低的低聚糖。

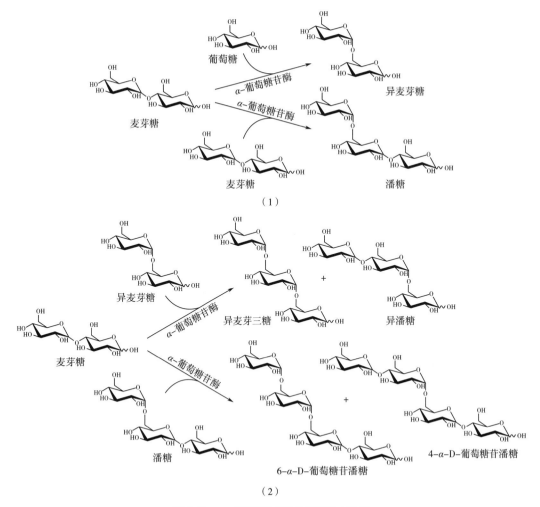

图 3-9　α-葡萄糖苷酶的转糖苷反应途径

（1）第一级反应　（2）第二级反应

α-葡萄糖苷酶既能催化麦芽糖转化为低聚异麦芽糖，又能催化麦芽糖水解生成葡萄糖，因此实际生产过程中需要严格控制转糖苷工序的工艺条件，以提高终产物中异麦芽糖、潘糖和异麦芽三糖等主要成分的含量。

反应体系中较高的麦芽糖浓度有利于α-葡萄糖苷酶催化转糖苷反应。因此，转糖苷反应时通常将麦芽糖浆中麦芽糖的浓度控制在250～280g/L范围内，以保证转糖苷反应顺利进行。增加反应体系中α-葡萄糖苷酶的用量，可使α-葡萄糖苷酶的水解作用占主导，从而使产物中葡萄糖和异麦芽糖的含量增加，使潘糖、异麦芽三糖等低聚异麦芽糖的含量显著减少。相反，减少α-葡萄糖苷酶的用量可以增强其转糖苷作用，使反应产物中潘糖、异麦芽三糖等低聚异麦芽糖的含量显著增多，并减少葡萄糖的生成量。

反应体系的pH、温度以及反应时间也是影响转糖苷反应的重要因素。转糖苷反应时，应先将淀粉液化液的pH调节至5.0，充分搅拌后加入α-葡萄糖苷酶，于55～60℃下反应。反应初期以转糖苷反应为主，此时潘糖等低聚异麦芽糖生成量较多，而反应体系中葡萄糖的含量相对较少；随着反应时间的延长，水解反应占据优势，此时反应体系中葡萄糖、异麦芽糖和异麦芽三糖的含量逐渐增加，而潘糖和聚合度大于4的低聚异麦芽糖含量迅速减少。因此，转糖苷反应时间需要根据具体的生产条件确定。

虽然在工艺顺序上是先糖化后转糖苷，但在低聚异麦芽糖实际生产过程中，一般都是利用糖化酶（β-淀粉酶或真菌来源的α-淀粉酶）和α-葡萄糖苷酶各自作用的专一性，在反应器中同时进行糖化反应和转糖苷反应，这种"一釜双酶"工艺称为糖化转糖苷。因此，转糖苷反应的pH和温度不但需要根据所用α-葡萄糖苷酶的实际情况调整，也应与糖化用酶所需反应条件保持一致或相似，以简化生产工序。

4. 其他工序

淀粉原料经转糖苷工序后，即可获得低聚异麦芽糖粗糖液。粗糖液中仍含有大量杂质，如蛋白质、色素、无机盐等，需通过后续精制、浓缩、干燥等一系列工序才能生产出低聚异麦芽糖产品。这些工序在本书第二章已详细论述，在此不再赘述。

四、低聚异麦芽糖的分析与检测

低聚异麦芽糖的分析方法主要包括薄层层析色谱法（Thin layer chromatography，TLC）和高效液相色谱法两种。其中，薄层层析色谱法操作简便、检测迅速、成本低廉，但无法精确定量。此外，薄层层析过程中所用展开剂不能在硅胶板上展开糊精，如果产品中糊精含量较高，会导致测得的低聚异麦芽糖含量偏高，误差较大。

高效液相色谱法是目前检测低聚异麦芽糖的主要方法，具有定量准确、可连续操作等优点。该法检测过程中所用色谱柱主要有两种——氨基柱和阳离子柱。氨基柱能够实现异麦芽糖、潘糖、异麦芽三糖等低聚合度低聚异麦芽糖的精确定量，但它能够吸附少量聚合度大于3的低聚异麦芽糖，导致其检测值偏低；阳离子柱则主要用于检测四糖及四糖以上的低聚异麦芽糖含量。利用α-葡萄糖苷酶生产的低聚异麦芽糖中主要成分是异麦芽糖、潘糖、异麦芽三糖等低聚合度组分，因此常规的低聚异麦芽糖产品可用氨基柱进行定量分析，其检测方法如下。

1. 主要试剂

水：超纯水

乙腈：色谱纯

标准品：葡萄糖、麦芽糖、异麦芽糖、麦芽三糖、潘糖、异麦芽三糖、麦芽四糖、异麦芽四糖、麦芽五糖，美国Sigma公司生产

2. 色谱条件

色谱柱：TSKgel Amide-80（4.6mm×250mm，日本东曹）

流动相：乙腈：水=67：33

柱温：45℃

流速：1.0mL/min

检测器：示差折光检测器，检测器温度40℃

3. 检测结果

麦芽糖、异麦芽糖、麦芽三糖、潘糖、异麦芽三糖、麦芽四糖、异麦芽四糖和麦芽五塘的高效液相色谱分析如图3-10所示。利用氨基柱检测低聚异麦芽糖时，不同组分按照聚合度从低到高依次出峰。同时，该法对麦芽三糖、潘糖、异麦芽三糖等同分异构体的分离效果良好。

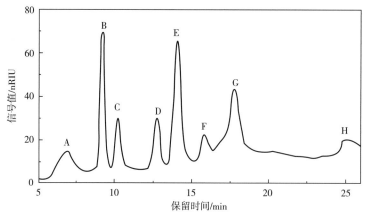

图3-10　低聚异麦芽糖的高效液相色谱图

A—麦芽糖　B—异麦芽糖　C—麦芽三糖　D—潘糖　E—异麦芽三糖

F—麦芽四糖　G—异麦芽四糖　H—麦芽五糖

第四节　低聚异麦芽糖的功能活性

低聚异麦芽糖具有许多对人体有益的生理功能，可以促进肠道内双歧杆菌和乳杆菌菌群的增殖，具有较低的血糖生成指数和热量，几乎不升高血糖、血脂，能够抑制肠道内有害物质的生成，也能一定程度提升免疫系统功能。低聚异麦芽糖还可有效预防龋齿，促进矿物质吸收，降低胆固醇。所以，低聚异麦芽糖有助于人体健康，已经用于许多普通食品和功能食品[12]。

一、益生活性

人体消化道内约有 10^{15} 个细菌，其中100种左右的细菌构成了肠道主要的菌群结构，这些菌群分为有益菌、致病菌和好氧菌三大类。有益菌主要包括双歧杆菌属和乳杆菌属的微生物，与人体健康关系密切，能够直接或间接影响人体的消化、代谢、免疫和衰老等多项功能。低聚异麦芽糖能够有效促进双歧杆菌和乳杆菌等有益菌的增殖，具有良好的益生活性[13]。

以多株双歧杆菌属、乳杆菌属、拟杆菌属和梭菌属微生物以及部分致病菌为受试菌株，经两次活化，调节菌液吸光度（A_{600}）在0.02～0.04，接种于含有不同碳源（10g/L）的培养基中，在厌氧条件下静置发酵48h，检测发酵结束后菌液的吸光值变化。不同肠道微生物对低聚异麦芽糖的利用情况如表3-2所示。可以看出，葡萄糖能够显著增殖所有的受试菌株；而低聚异麦芽糖仅能够有效促进双歧杆菌属和乳杆菌属微生物的生长，对肠道中拟杆菌属、梭菌属微生物和大肠杆菌等细菌的生长没有明显的促进作用。可见，低聚异麦芽糖具有良好的益生活性。

表 3-2　不同肠道微生物对低聚异麦芽糖的利用情况

肠道细菌	低聚异麦芽糖	异麦芽糖	葡萄糖
双歧杆菌属（*Bifidobacterium*）			
青春双歧杆菌（*B. adolescentis*）	+++	+++	+++
两歧双歧杆菌（*B. bifidum*）	+++	++	+++
短双歧杆菌（*B. breve*）	+++	+++	+++
婴儿双歧杆菌（*B. infantis*）	+++	++	+++
长双歧杆菌（*B. longum*）	+++	+++	+++
乳杆菌属（*Lactobacillus*）			
嗜酸乳杆菌（*L. acidophilus*）	++	++	+++

续表

肠道细菌	低聚异麦芽糖	异麦芽糖	葡萄糖
干酪乳杆菌（*L. casei*）	++	++	+++
发酵乳杆菌（*L. fermentum*）	+	++	++
格氏乳杆菌（*L. gasseri*）	++	++	+++
拟杆菌属（*Bacteroides*）			
脆弱拟杆菌（*B. fragilis*）	−	−	++
吉氏拟杆菌（*B. distasonis*）	±	±	++
普通拟杆菌（*B. vulgatus*）	−	±	++
多形拟杆菌（*B. thetaiotaomicron*）	−	−	+++
梭菌属（*Clostridium*）			
产气荚膜梭菌（*C. perfringens*）	−	−	+++
肉毒梭菌（*C. paraputrificum*）	−	−	+++
艰难梭菌（*C. difficile*）	±	−	++
丁酸梭菌（*C. butyricum*）	±	−	+++
其他细菌			
粪肠球菌（*Enterococcus faecium*）	±	−	+++
大肠杆菌（*Escherichia coli*）	±	−	+++
金黄色葡萄球菌（*Staphylococcus aureus*）	±	−	+++

注：受试菌株的增殖情况以发酵前后培养基在600nm处的吸光度（A_{600}）变化（ΔA）来判断，$\Delta A < 0.099$ 为 "−"，$0.100 < \Delta A < 0.199$ 为 "±"，$0.200 < \Delta A < 0.399$ 为 "+"，$0.400 < \Delta A < 0.599$ 为 "++"，$\Delta A > 0.600$ 为 "+++"。

二、调节肠道菌群

摄入适量的低聚异麦芽糖对人体和动物的肠道菌群有明显改善作用，并且对已失调的肠道菌群具有修复作用。给健康BALB/c雌性小鼠灌胃低、高剂量［0.5、1.0g/（kg体重·d）］的低聚异麦芽糖，连续灌胃14d后，分析低聚异麦芽糖对小鼠肠道菌群的影响，结果如表3–3所示。可以看出，与对照组（灌胃无菌水的小鼠）相比，低剂量组小鼠肠道中肠杆菌数量减少6%（$P<0.05$），乳杆菌数量增长5%（$P<0.01$），双歧杆菌数量增长9%（$P<0.01$）；高剂量组小鼠肠道中乳杆菌和双歧杆菌的数量则分别增加了9%和11%（$P<0.01$）。与灌胃前相比，对照组小鼠肠道内肠球菌数量显著增加14%（$P<0.05$）；低剂量组小鼠肠道内肠杆菌的数量则减少14%（$P<0.05$），同时乳杆菌和双歧杆菌数量分别增加12%和15%（$P<0.05$）；高剂量

组小鼠肠道内乳杆菌和双歧杆菌的数量分别增长了21%和19%（$P<0.01$）。上述结果表明，低聚异麦芽糖在小鼠体内能够有效促进乳杆菌、双歧杆菌等有益菌的增殖，同时抑制肠球菌、肠杆菌等有害菌的增殖，对小鼠肠道菌群具有较强的良性调节作用[14]。

表3-3　低聚异麦芽糖对小鼠肠道菌群的影响

肠道菌群		粪便中菌群数量（CFU/g）的对数值		
		对照组	低剂量组/ [0.5g/（kg体重·d）]	高剂量组/ [1.0g/（kg体重·d）]
肠杆菌	灌胃前	6.38 ± 0.62	6.89 ± 0.62	6.18 ± 0.73
	灌胃后	6.31 ± 0.40	5.92 ± 0.26	5.87 ± 0.58
肠球菌	灌胃前	5.43 ± 0.84	5.98 ± 0.63	6.02 ± 0.67
	灌胃后	6.20 ± 0.43	6.21 ± 0.42	6.35 ± 0.41
乳杆菌	灌胃前	7.22 ± 0.68	7.43 ± 0.55	7.16 ± 0.88
	灌胃后	7.94 ± 0.31	8.32 ± 0.70	8.63 ± 0.54
双歧杆菌	灌胃前	7.65 ± 0.93	8.00 ± 0.32	7.80 ± 0.92
	灌胃后	8.39 ± 0.52	9.17 ± 0.48	9.28 ± 0.32

粪便中双歧杆菌与肠杆菌数量的比值（B/E值）可作为肠道微生物定植抗力（Colonization resistance）的指标用于评价肠道菌群结构状况。B/E值大于1表示肠道定植抗力正常，B/E值小于1表示肠道定植抗力低。给健康BALB/c雌性小鼠分别灌胃低、高剂量[0.5、1.0g/（kg体重·d）]的低聚异麦芽糖，连续14d后，低、高剂量组小鼠的B/E值较灌胃前分别提高了23%和32%，而对照组小鼠的B/E值较灌胃前没有显著提高（表3-4）[14]。上述结果表明，低聚异麦芽糖能够有效改善小鼠的肠道菌群结构，提高小鼠的肠道微生物定殖抗力。

表3-4　低聚异麦芽糖对小鼠肠道菌群 B/E 的影响

级别	灌胃前B/E值	灌胃后B/E值
空白对照组	1.24 ± 0.14	1.34 ± 0.15
低剂量组［0.5g/（kg体重·d）]	1.20 ± 0.08	1.47 ± 0.07
低剂量组［1.0g/（kg体重·d）]	1.21 ± 0.14	1.60 ± 0.18

注：B/E值为粪便中双歧杆菌与肠杆菌数量的比值。

以30位健康成年人为受试者，连续7d每日服用15g低聚异麦芽糖，观察、记录受试者食用前后自觉症状，并检测摄入前后受试者粪便中的肠道菌群，结果如表3-5所示。结果表明，摄入低聚异麦芽糖后，受试者粪便中大肠杆菌和产气荚膜梭菌的数量较摄入前没有显著变化；双歧杆菌和乳杆菌的数量则显著增加，分别由$10^{8.13}$CFU/g和$10^{7.40}$CFU/g提高至$10^{9.44}$CFU/g和$10^{8.90}$CFU/g；肠球菌和拟杆菌的数量有减少趋势，但与摄入前相比没有显著差异。这说明低聚异麦芽糖对受试者肠道菌群表现出良好的调节作用，在体内也能够促进双歧杆菌和乳杆菌等微生物的增殖生长。此外，摄入期间受试者的排便次数规律，粪便性状正常，排便通畅，无腹泻、腹痛等现象，且没有出现明显的排气及打嗝增多等不良反应，饮食、睡眠及精神状态均保持良好[12]。

表 3-5 低聚异麦芽糖对人体肠道菌群的影响

肠道菌群	粪便中菌群数量（CFU/g）的对数值	
	摄入前	摄入后
大肠杆菌	7.57 ± 0.79	7.64 ± 0.67
产气荚膜梭菌	2.91 ± 1.24	3.52 ± 1.49
肠球菌	6.06 ± 1.74	6.03 ± 1.51
拟杆菌	4.68 ± 1.45	3.87 ± 1.70
双歧杆菌	8.13 ± 1.00	9.44 ± 0.76
乳杆菌	7.40 ± 0.93	8.90 ± 0.57

三、缓解便秘

便秘是一种常见的消化系统疾病，其特征为排便次数减少和排便费力。流行病学数据显示，便秘是世界性疾病，且其发病率呈上升趋势，尤其在女性中高发。便秘会导致肠道内有害物质不能有效地排出，引起腹胀、胃酸异常增加、肠梗阻等症状，还会打破肠道微生物的微生态平衡，增加肠癌等恶性肿瘤的发病机率。严重的便秘症状会导致尿潴留、心肌梗死甚至猝死等。

低聚异麦芽糖能够促进肠道内乳杆菌和双歧杆菌增殖，这些微生物发酵会产生丙酸、丁酸等短链脂肪酸，可以促进肠道蠕动，同时提高肠道渗透压，增加粪便水分，使排便性状得到有效改善，从而起到预防和治疗便秘的作用。低聚异麦芽糖能够有效预防药物导致的小鼠便秘。连续14d给BALB/c小鼠每天灌胃不同剂量（0.8、4、8g/kg）的低聚异麦芽糖，随后连续3d给小鼠灌胃10mg/kg洛哌丁胺（Loperamide）诱导便秘产生。结果表明，低剂量的低聚异麦芽糖即可有效改善洛哌丁胺导致的肠道蠕动缓慢，提高小鼠的小肠转运效率，使小鼠肠道恢复至正常蠕动水平，同时显著提高小鼠粪便中的水分含量[13]。连续21d给C57BL/6小鼠每天灌胃不同剂量（0.04、0.4、4g/kg）的低聚异麦芽糖，随后给小鼠灌胃10 mg/kg地芬诺酯（Diphenoxylate）和低聚异麦芽糖，检测低聚异麦芽糖对地芬诺酯诱导便秘的影响。实验结果表明，与模型对照组（仅灌胃地芬诺酯）相比，三个剂量的低聚异麦芽糖均能有效改善小鼠的便秘症状。以中剂量组为例，低聚异麦芽糖可以使小鼠首粒黑便时间缩短8.0%，8h内排黑便粒数提高33.3%，8h内排便质量增加5.6%，粪便含水率增加19.0%，小肠墨汁推进率增加17.2%[15]。

给健康年轻人的日常饮食中加入10g低聚异麦芽糖，能够显著改善人体排便次数和排便不全的状况。让患有便秘的血液透析患者每日摄入30g低聚异麦芽糖，发现患者的排便频率显著提高。让老年人每天摄入10g低聚异麦芽糖，每5d为一阶段，连续摄入30d，监测受试者的肠道功能。结果表明，与未摄入低聚异麦芽糖的受试者相比，摄入低聚异麦芽糖后，受试者的排便次数显著增加了近3倍（1.5±0.4次/阶段），灌肠剂使用次数减少50%（1.1±0.6次/阶段），平均粪便湿重和干重分别增加了70%和55%，即平均每天摄入1g低聚异麦芽糖可使粪便湿重增加3.34±0.54g，粪便干重增加0.51±0.07g。进一步分析表明，摄入低聚异麦芽糖后，受试者粪便中总短链脂肪酸、乙酸和丙酸的浓度显著增加2倍以上，但粪便的pH没有发生明显改变。此外，试验过程中没有发现低聚异麦芽糖导致的肠胃胀气、腹泻等不良反应。上述结果表明，低聚异麦芽糖具有良好的预防和缓解便秘的效果。

四、调节脂质代谢

高脂血症已成为中老年人的常见病，而由此引发的各种心脑血管病已成为威胁中老年人生命健康的主要原因之一。高脂血症与冠心病有着密切的关系，尤其是胆固醇与甘油三酯的升高与冠心病患病率有直接关联。低聚异麦芽糖能够调节机体脂代谢紊乱，降低机体血脂水平。

临床确诊血脂异常患者每天早上空腹服用15g低聚异麦芽糖，连续服用30d，监测服用前后患者血脂水平。结果表明，与服用前相比，服用低聚异麦芽糖后患者的血清总胆固醇（Total cholesterol）和低密度脂蛋白胆固醇（Low-density lipoprotein cholesterol）水平分别显著下降20.4%和34.4%，而甘油三酯（Triglyceride）和高密度脂蛋白胆固醇（High-density lipoprotein cholesterol）水平则没有明显改变。连续4周让血液透析患者每天服用30g低聚异麦芽糖，监测服用期间患者的血脂水平变化。结果表明，服用低聚异麦芽糖后，患者的血清总胆固醇水平下降17.1%，甘油三酯水平下降18.4%，高密度脂蛋白胆固醇水平上升38.9%（表3-6）[16]。低聚异麦芽糖能够有效地降低血清总胆固醇、甘油三酯和低密度脂蛋白胆固醇水平，提高高密度脂蛋白胆固醇水平，调节机体脂质代谢紊乱，对冠心病和动脉粥样硬化等疾病有一定的预防作用。

表3-6　血液透析患者摄入低聚异麦芽糖前后的血脂水平变化

	服用前	服用后
甘油三酯/（mg/dL）	234.5±146.3	191.2±106.6
总胆固醇/（mg/dL）	210.0±51.8	174.0±40.6
高密度脂蛋白胆固醇/（mg/dL）	24.7±12.9	34.3±11.8
低密度脂蛋白胆固醇/（mg/dL）	131.5±48.5	114.3±41.8

五、调节葡萄糖代谢

研究表明，经常摄入高热量、高脂肪和高糖的饮食可诱发Ⅱ型糖尿病的发生。低聚异麦芽糖具有甜味绵软、热量低的特点，既可满足对甜味的嗜好，又不会造成热量和糖分的过多摄入。同时，低聚异麦芽糖还能够有效降低空腹和餐后血糖，调节机体葡萄糖代谢。

利用泊洛沙姆（Poloxamer-407）诱导Wistar大鼠形成Ⅱ型糖尿病模型，在其标准膳食中添加10%的低聚异麦芽糖，连续饲喂6周，测定大鼠的相关血糖水平。给大鼠灌服2g/kg葡萄糖后，模型组大鼠在15min后血糖水平即可达到峰值，并在随后120min内一直维持较高的血糖水平；而摄入低聚异麦芽糖后大鼠的口服糖耐量显著提高，血糖到达峰值时间有所延缓，峰值有所降低[17]。摄入低聚异麦芽糖后，大鼠的空腹血糖值也有明显降低，连续摄入6周后大鼠的空腹血糖值较模型组大鼠下降了30%以上。同时，摄入低聚异麦芽糖大鼠的尿糖情况也得到了明显改善，其24h葡萄糖排泄量较模型组降低约20%。此外，低聚异麦芽糖与其他低聚糖在控制血糖方面具有一定的协同作用。在上述动物实验中，在大鼠的日常饲料中添加5%低聚异麦芽糖和5%低聚果糖后，其对Ⅱ型糖尿病大鼠的血糖水平改善情况要优于仅摄入低聚异麦芽糖的大鼠。

糖尿病患者每天食用含有低聚异麦芽糖（总摄入量6g）的酥性饼干，连续食用4周，期间监测患者的血糖和尿糖水平。结果表明，与试验前相比，食用含有低聚异麦芽糖的饼干2周和4周后，患者的空腹血糖水平和餐后血糖水平均显著降低（表3-7）[18]。此外，在该试验中，低聚异麦芽糖与膳食纤维同样表现出一定的协同作用。在饼干中添加一定量的膳食纤维后，患者的空腹血糖水平和餐后血糖水平较仅摄入低聚异麦芽糖的患者均有一定程度的降低。

表3-7　低聚异麦芽糖对糖尿病患者空腹血糖和餐后血糖的影响

组别		空腹血糖/（mmol/L）	餐后血糖/（mmol/L）
低聚异麦芽糖	摄入前	9.09 ± 2.35	12.59 ± 2.69
	摄入第2周	8.15 ± 1.90	11.67 ± 2.37
	摄入第4周	7.30 ± 1.71	10.73 ± 2.59

续表

组别		空腹血糖/（mmol/L）	餐后血糖/（mmol/L）
低聚异麦芽糖+ 膳食纤维	摄入前	9.01 ± 2.67	12.12 ± 4.80
	摄入第2周	6.50 ± 0.78	10.52 ± 1.36
	摄入第4周	6.65 ± 2.70	9.21 ± 1.56

六、其他功能活性

（一）抗癌活性

低聚异麦芽糖对多种癌细胞的生长和增殖均具有一定的抑制作用。利用不同剂量（10、100、1000μg/mL）的低聚异麦芽糖处理人肝癌细胞系HepG2细胞，发现在培养基中接入低聚异麦芽糖后内皮细胞形成的管型及分支节点数量明显减少，证明低聚异麦芽糖具有抑制内皮细胞体外成管的作用，且其抑制作用存在剂量依赖性，随着低聚异麦芽糖剂量的加大，其抑制作用逐渐增强[19]。进一步将HepG2细胞移植至BALB/c裸鼠体内，形成肝癌移植瘤模型，每天分别给模型小鼠灌胃低、中、高剂量（50、200、800g/kg）低聚异麦芽糖，连续灌胃4周，分析低聚异麦芽糖对HepG2细胞生长的影响。结果表明，与模型组小鼠相比，摄入低聚异麦芽糖后小鼠体内肿瘤的生长受到明显抑制，低、中、高剂量组的抑瘤率分别为11.9%、30.8%和81.1%。通过肿瘤体积生长曲线（图3-11）可以看出，低聚异麦芽糖的摄入可以使肿瘤的生长曲线变得平缓，使肿瘤生长缓慢，且随着给药量增加，肿瘤生长越来越慢。此外，低聚异麦芽糖还能使肿瘤组织中微血管数目明显减少。这些结果表明低聚异麦芽糖能够抑制人肝癌细胞HepG2裸鼠皮下移植瘤的生长。

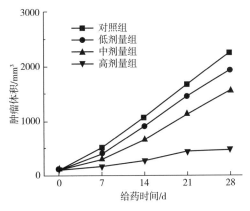

图 3-11　摄入不同剂量低聚异麦芽糖小鼠的肿瘤体积生长曲线

（二）缓解疲劳

疲劳是机体复杂的生理生化变化过程，发生疲劳的原因与消耗能量、血糖下降、乳酸和蛋白质分解产物大量存留体内有关，是体内环境不能完全适应变化的应激反应。给雄性ICR小鼠每天灌胃250、500、1500mg/kg低聚异麦芽糖，连续灌胃30d后，分别测定小鼠游泳时间、肝糖原、尿素氮和血乳酸的变化量。结果表明，高剂量的低聚麦芽糖能够有效延长小鼠的游泳时间，减少小鼠血清尿素，降低小鼠运动后血乳酸水平（表3-8）[20]。小鼠游泳时间可体现疲劳的程度；肝糖原储备量的增加，具有增进体能、增强耐力和抗疲劳的作用；尿素是反映机体疲劳程度和评价机体状况的重要指标之一，机体出现疲劳时，血清尿素氮含量增加；血乳酸作为机体有氧和无氧功能的中间产物，与糖的无氧酵解功能密切相关，乳酸堆积是引起疲劳的主要原因之一，乳酸的消除有利于疲劳的恢复。由此可以看出，低聚异麦芽糖对小鼠具有良好的抗疲劳作用。

表3-8 低聚异麦芽糖对小鼠疲劳相关指标的影响

组别	游泳时间/s	肝糖原/（mg/100g）	尿素氮/（mmol/L）	血乳酸/（μmol/L）
对照组	424.6 ± 398.9	3544 ± 2089	9.90 ± 1.29	1658.8 ± 251.0
低剂量组	747.1 ± 731.9	5063 ± 2468	10.85 ± 0.94	1758.4 ± 553.5
中剂量组	910.4 ± 774.8	5075 ± 3294	9.01 ± 1.05	1346.4 ± 163.0
高剂量组	1067.3 ± 775.4	8007 ± 2498	8.42 ± 1.15	1414.6 ± 251.9

（三）预防龋齿

龋齿是一种牙齿硬组织发生慢性进行性破坏的疾病，主要是由于菌斑中细菌发酵食物中的糖产生酸导致釉质脱矿溶解进而产生的。口腔中的某些微生物会引起龋齿，其中最具代表性的是变异链球菌（*Streptococcus mutans*）。葡萄糖、蔗糖等易发酵糖在变异链球菌的作用下发酵生成难溶于水的高分子葡聚糖，附着在牙齿表面形成齿垢，随后齿垢中的细菌发酵产生的酸性物质会腐蚀牙齿，经长时间作用导致釉质脱矿溶解，进而导致龋齿。低聚异麦芽糖中含有α-1,6-糖苷键，属于低发酵糖，难以被变异链球菌发酵，而且还能够抑制变异链球菌发酵产生葡聚糖，从而起到抗龋齿作用。

大鼠动物实验研究表明，使用高潘糖含量的低聚异麦芽糖替代膳食中部分蔗糖后，能够有效降低膳食的龋齿系数，表明低聚异麦芽糖具有良好的抗龋齿能力。此外，细胞实验表明，低聚异麦芽糖能够有效抑制远缘链球菌（*S. sobrinus*）6715和变异链球菌（*S. mutans*）MT 8148R中葡糖基转移酶（Glucosyltransferases）的表达和分泌，对该酶的酶活力也有一定的抑制能力，从而预防龋齿的发生。

第五节　低聚异麦芽糖在食品中的应用

作为最早发现的功能性低聚糖之一，低聚异麦芽糖已被深入研究，且广泛应用于多种食品的生产加工，如糖果、饮料、焙烤食品等。

一、低聚异麦芽糖在糖果中的应用

低聚异麦芽糖可替代或部分替代蔗糖，作为生产糖果的原料，不但能够降低糖果的热量，还有抗龋齿和增殖双歧杆菌等功效。利用低聚异麦芽糖可生产出多种功能性糖果、充气型糖果以及焦香型糖果等。研究发现，适宜于奶糖生产的低聚异麦芽糖浆，DE值应当控制在40~42，应用这种低聚异麦芽糖糖浆对奶糖的凝聚性、持水性和柔软性都有明显的改变；低DE值的低聚异麦芽糖在明胶、蛋白质配合下，经过长时间的搅打充气，形成了多相网架结构，充气性、凝聚性和持水性都很强，所以口感柔韧，有咀嚼感。应用于糖果生产的低聚异麦芽糖需要葡萄糖含量少，低聚合度组分含量多，糖浆纯度要高。此外，在糖果配方中，低聚异麦芽糖与蔗糖的比值必须大于1，在这种比例下，低聚异麦芽糖能够抑制变异链球菌发酵蔗糖产生不溶性葡聚糖，起到抗龋齿的作用。此外，低聚异麦芽糖还可完全替代蔗糖，用于功能性口香糖和巧克力的生产。

二、低聚异麦芽糖在非酒精饮料中的应用

低聚异麦芽糖可以添加至不同非酒精饮料（碳酸饮料、豆奶饮料、果汁饮料、蔬菜汁饮料、茶饮料、营养饮料、咖啡及粉末饮料）中，部分或全部替代蔗糖，降低产品中糖分的添加，同时强化功能。

在乳饮料加工过程中，尤其是在均质、灭菌等加压升温过程中，低聚异麦芽糖与饮料的蛋白质（主要是酪蛋白）、脂肪以及增稠剂（卡拉胶、果胶、羧甲基纤维素钠等）发生较强的分子间相互作用，直接影响乳饮料体系的流变特性、稳定性和美拉德反应发生的程度，从而决定了产品外观、口感和消费者接受程度。通过对低聚异麦芽糖乳饮料体系流变学特性进行研究发现，低聚异麦芽糖乳饮料体系的流变学特性与蔗糖乳饮料体系相近，但在高浓度糖的用量下低聚异麦芽糖对体系黏度的贡献更大。根据感官评定，当低聚异麦芽糖用量为0.6g/L时，产品可接受程度最高。

低聚异麦芽糖对核桃乳的稳定性和感官品质同样具有积极影响。在200mL基本核桃乳中添加0.4g低聚异麦芽糖浆时，颜色与普通核桃乳相近，均为乳白色；当添加量为4~6g时，颜色依次略有加深；当添加量为7g时，出现分层，且稍有沉淀；当添加量为8g

时，分层和沉淀现象明显。随着低聚异麦芽糖浆用量的增加，核桃乳颜色逐渐加深，核桃乳体系的稳定性略有下降。这主要是由于低聚异麦芽糖浆中的葡萄糖和果糖等小分子还原糖与核桃乳中的蛋白质或氨基酸在加工中发生美拉德反应和焦糖化反应，导致颜色加深，同时生成大分子物质，影响核桃乳的稳定性。最终优化后的含低聚异麦芽糖核桃乳的配方如表3-9所示。

表3-9　低聚异麦芽糖核桃乳的最适配方

原料	用量/g
核桃仁	55.0
低聚异麦芽糖	25.0
三聚磷酸钠	0.5
维生素C	适量
蔗糖	45.0
复合乳化剂	1.5
羧甲基纤维素钠	0.1
碳酸氢钠	适量

三、低聚异麦芽糖在酒精饮料中的应用

由于低聚异麦芽糖的低甜度、难发酵性以及良好的耐酸耐热性能，可以应用于制酒行业中，生产功能酒。

在黄酒的生产过程中，利用纯种根霉、曲霉和酵母作为发酵剂，再利用葡萄糖转苷酶的酶促作用将麦芽糖、葡萄糖转化为低聚麦芽糖，可生产含有低聚异麦芽糖的甜型黄酒，最终黄酒指标为：酒精度9%～12%vol，糖度12%～16%（其中低聚异麦芽糖含量占总糖量的40%～60%），总酸≤0.45%，生产出的黄酒营养丰富、口感好。

在客家娘酒的发酵过程中，对低聚异麦芽糖的添加方式及添加量进行优化，结果如表3-10和表3-11所示。在后酵前添加低聚异麦芽糖，其酒精度、总糖含量适中，稳定性与感官评分相对最高；低聚异麦芽糖添加量在1%～3%，更有利于成品酒的稳定性。经响应面优化后，后酵前低聚异麦芽糖的添加量为1.5%，主酵温度为28℃，红曲用量为5.4%，此条件下酿造出的客家娘酒的酒精度为17.8%。此时酒中低聚异麦芽糖的含量为11.23～11.78g/L。所得成品酒外观呈透明清亮的橙红色，甜度适中，醇厚感佳，酒体协调。

表 3-10　低聚异麦芽糖添加方式对成品黄酒质量的影响

低聚异麦芽糖 添加时间	酒精度/ %vol	总糖含量/ （g/L）	稳定性 （以透光度表示）	感官评分
不添加	16.6	189.5	89.2	85
主酵前	15.8	202.8	69.4	75
后酵前	17.8	195.4	92.3	90
煎酒前	18.9	190.3	56.4	80
煎酒后	18.2	191.0	70.1	81

表 3-11　低聚异麦芽糖添加量对成品黄酒质量的影响

低聚异麦芽糖 添加量/%	酒精度/ （%vol）	总糖含量/ （g/L）	稳定性 （以透光度表示）	感官评分	最终含量/ （g/L）
0	16.6	189.5	89.2	85	2.79
1	17	178.3	82	88	7.45
3	17.8	197.1	85.9	90	18.98
5	16.3	200.8	79.7	80	29.73
7	16.1	208.4	56.4	78	44.23

在啤酒的生产过程中，低聚异麦芽糖可在麦汁煮沸结束前10min加入，添加量为5kg/t，生产出的啤酒泡沫丰富且洁白细腻，色泽较浅，口味醇香。低聚异麦芽糖中的葡萄糖和麦芽糖经酵母发酵后生成乙醇，而剩余的异麦芽糖、潘糖、异麦芽三糖和异麦芽四糖因不能被酵母发酵而保留在啤酒中，改善了啤酒的口感，增强了持泡性，同时赋予啤酒一系列功能。

四、低聚异麦芽糖在焙烤食品中的应用

由于低聚异麦芽糖的保湿性、低甜度和不发酵性等功能，应用于焙烤食品中，可以使产品变得松软而富有弹性，香甜可口，不易老化，延长货架期，并赋予其一系列功能特性，提高了产品档次。

在面包生产过程中，添加0~20%低聚异麦芽糖可以有效增加面包水分含量，面包芯的失水效率明显变慢；随着低聚异麦芽糖含量增加，面包储藏期间硬度增加的程度呈明显下降趋势。添加异麦芽低聚糖对面包的口感、质地、风味无不良影响，可有效降低失水率，改善面包的硬度，延缓面包老化现象，加入量越多，抗老化作用越明显。

低聚异麦芽糖部分替代白砂糖会显著提高蛋糕面糊的黏度，同时增强面糊黏度的稳定性

（表3-12）。随着低聚异麦芽糖含量增加，蛋糕面糊的相对密度减小，蛋糕的比容增加、持水性增加，蛋糕口感更加松软，内部结构、硬度等都比全白砂糖的蛋糕稍好。由于低聚异麦芽糖能够发生美拉德反应，且持水性较好，所以蛋糕色泽和口感都比只添加白砂糖的蛋糕要好。

表 3-12 低聚异麦芽糖含量对蛋糕面糊及蛋糕品质的影响

项目		100%白砂糖	25%低聚异麦芽糖	50%低聚异麦芽糖	75%低聚异麦芽糖
面糊黏度/（mPa·s）	0min	5.93×10^4	6.00×10^4	6.30×10^4	7.50×10^4
	5min	5.30×10^4	5.50×10^4	5.70×10^4	6.70×10^4
	10min	4.90×10^4	5.30×10^4	5.55×10^4	6.05×10^4
面糊相对密度		0.674	0.673	0.655	0.626
蛋糕体积/mL		165.0	172.5	175.0	182.5
蛋糕比容/（mL/g）		2.94	2.95	2.90	3.23
蛋糕持水性/%		14.46	12.61	10.26	11.07
蛋糕感官评分		73.76	77.43	73.57	79.64

参考文献

［1］Wang J，Li Y，Liu D，et al. Codon optimization significantly improves the expression level of α-amylase gene from *Bacillus licheniformis* in *Pichia pastoris*［J］. BioMed Research International. 2015，2015：1-9.

［2］Yang H，Liu L，Li J，et al. Heterologous expression，biochemical characterization，and overproduction of alkaline α-amylase from *Bacillus alcalophilus* in *Bacillus subtilis*［J］. Microbial Cell Factories. 2011，10.

［3］赵宁，王玉川，易萍，等. 樟绒枝霉α-淀粉酶在毕赤酵母中的高效表达及在麦芽糖浆制备中的作用［J］. 食品与发酵工业. 2019，45（02）：1-6.

［4］Wang Y，Hu H，Ma J，et al. A novel high maltose-forming α-amylase from *Rhizomucor miehei* and its application in the food industry［J］. Food Chemistry. 2020，305：125447.

［5］Wang Y，Zhao N，Ma J，et al. High-level expression of a novel α-amylase from *Thermomyces dupontii* in *Pichia pastoris* and its application in maltose syrup production［J］. International Journal of Biological Macromolecules. 2019，127：683-692.

［6］Wang P，Wang P，Tian J，et al. A new strategy to express the extracellular α-amylase from *Pyrococcus furiosus* in *Bacillus amyloliquefaciens*［J］. Scientific Reports. 2016，6：1-10.

［7］Wu X，Wang Y，Tong B，et al. Purification and biochemical characterization of a thermostable and acid-stable α-amylase from *Bacillus licheniformis* B4-423［J］. International Journal of Biological Macromolecules. 2018，109：329-337.

［8］Needleman R，Federoff H，Eccleshall T，et al. Purification and characterization of an α-glucosidase from *Saccharomyces carlsbergensis*［J］. Biochemistry. 1978，17：4657-4661.

［9］Kobayashi I，Tokuda M，Hashimoto H. Purification and characterization of a new type of α-glucosidase from *Paecilomyces lilacinus* that has transglucosylation activity of produce α-1,3-and α-1,2-linked oligosaccharides［J］. Bioscience Biotechnology and Biochemistry. 2003，67：29-35.

［10］Fernandez-Arrojo L，Marin D，Segura A. Transformation of maltose into prebiotic isomaltooligosaccharides by a novel α-glucosidase from *Xanthophyllomyces dendrorhous*［J］. Process Biochemistry. 2007，42：1530-1536.

［11］Kumar S，Mutturi S. Expression of a novel α-glucosidase from *Aspergillus neoniger* in *Pichia pastoris* and its efficient recovery for synthesis of isomaltooligosaccharides［J］. Enzyme and Microbial Technology. 2020，141：109653.

［12］姚景会，冉陆，李志刚，等. 异麦芽低聚糖调节肠道菌群作用的研究［J］. 中国食品卫生杂志. 1999（02）：6-8.

［13］Wang L，Hu L，Yan S，et al. Effects of different oligosaccharides at various dosages on the composition of gut microbiota and short-chain fatty acids in mice with constipation［J］. Food and Function. 2017，8：1966-1978.

［14］刘重慧，张静，范誉川，等. 低聚异麦芽糖调节肠道菌群及润肠通便作用的研究［J］. 食品工业科技. 2018，39（07）：298-302.

［15］周慧，易翠平. 大米低聚异麦芽糖的润肠通便研究［J］. 郑州轻工业学院学报（自然科学版）. 2014，29（06）：28-32.

［16］Wang H F，Lim P S，Kao M D，et al. Use of isomalto-oligosaccharide in the treatment of lipid profiles and constipation in hemodialysis patients［J］. Journal of Renal Nutrition：the official journal of the Council on Renal Nutrition of the National Kidney Foundation. 2001，11：73.

［17］Bharti S K，Krishnan S，Kumar A，et al. Mechanism-based antidiabetic activity of Fructo-and isomalto-oligosaccharides：Validation by *in vivo*，*in silico* and *in vitro* interaction potential［J］. Process Biochemistry. 2015，50：317-327.

［18］王亚伟，李春亚，田学森，等. 膳食纤维和低聚糖对糖尿病人血糖血脂的影响［J］. 郑州工程学院学报. 2002（01）：85-88.

［19］李宏义，陈鹏程，陈雪飞，等. 低聚异麦芽糖抗人肝癌HepG2细胞裸鼠移植瘤的作用及其对肿瘤血管生成的影响［J］. 中国新药杂志. 2014，23（17）：2071-2076.

［20］王丽云，张驰，徐德洲. 低聚异麦芽糖含片对小鼠缓解体力疲劳作用研究［J］. 江苏预防医学. 2006（03）：72-73.

［21］Mau J L，Tseng J，Wu C R，et al. Instrumental texture and sensory preference of vacuum-fried shiitake crisps as affected by isomalto-oligosaccharide pretreatment［J］. International Journal of Food Properties. 2021，24：859-870.

第四章

低聚果糖

第一节　概述

低聚果糖（Fructo-oligosaccharide，FOS）又称蔗果低聚糖或果寡糖，是一类主要由 $1 \sim 3$ 个果糖基通过 β-2,1-糖苷键与蔗糖中果糖基结合而成的碳水化合物总称，其结构式如图1-6所示。此外，也有一些低聚果糖（又称菊粉寡糖）是由 $2 \sim 10$ 个果糖通过 β-2,1-糖苷键连接而成，其末端不含葡萄糖残基。据此，上述两种低聚果糖分别称为蔗果型（GFn）低聚果糖和果果型（Fn）低聚果糖。前者是由蔗糖通过 β-果糖苷酶的转糖苷作用生产的，主要成分为蔗果三糖（GF_2）、蔗果四糖（GF_3）和蔗果五糖（GF_4）；后者是菊粉通过内切菊粉酶水解得到，主要成分为果二糖（F_2）、果三糖（F_3）、果四糖（F_4）和果五糖（F_5）。

根据国家标准GB 23528.2—2021《低聚糖质量要求　第2部分：低聚果糖》的规定，低聚果糖产品分为液体产品和固体产品，进一步又分为蔗糖来源和植物来源。不同类型的低聚果糖产品的产品规格如表4-1所示。国家标准GB 1903.40—2022《食品安全国家标准　食品营养强化剂　低聚果糖》规定植物来源（菊苣、菊芋）和蔗糖来源的低聚果糖中低聚果糖含量（以干基计）分别不小于93.2%和95.0%，且葡萄糖、果糖、蔗糖的总含量（以干基计）分别不大于6.8%和5.0%。

表 4-1　低聚果糖产品规格

项目	液体产品		固体产品	
	蔗糖来源	植物来源	蔗糖来源	植物来源
低聚果糖含量*（以干基或干物质计）/（g/100g）≥	50			
干物质（固形物，质量分数）/% ≥	75	70	—	

注：低聚果糖含量以果二糖（F_2）、蔗果三糖（GF_2）、果三糖（F_3）、蔗果四糖（GF_3）、果四糖（F_4）、蔗果五糖（GF_4）、果五糖（F_5）、蔗果六糖（GF_5）、果六糖（F_6）、蔗果七糖（GF_6）、果七糖（F_7）、蔗果八糖（GF_8）、果八糖（F_8）、蔗果九糖（GF_9）、果九糖（F_9）之和占干物质的百分含量计；"—"，不作要求。

资料来源：GB/T 23528.2—2021《低聚糖质量要求　第2部分：低聚果糖》。

低聚果糖广泛存在于许多植物及一些食品中，如小麦、大麦、洋葱、香蕉、大蒜、菊芋、芦笋、豌豆、洋姜、红糖、蜂蜜等。作为一种重要的益生元，低聚果糖具有良好的水溶性和多种功能活性[1]。低聚果糖难以被人体消化道分解、吸收，其热值（1.5kcal/g）明显低于蔗糖的热值（4.6kcal/g），因此低聚果糖被人体摄入后，不会引起肥胖。低聚果糖能够促进肠道内双歧杆菌等有益菌的增殖，抑制沙门氏菌、大肠杆菌等有害菌生长，减少有毒代谢产物，调节人体肠道内菌群平衡。低聚果糖还可以降低机体血清胆固醇和血脂，并促进人体对钙、铁、镁等矿物质元素的吸收。作为一种外源抗原的助剂，低聚果糖可以与消化道内毒素、病毒相结合，减缓上述物质与消化道上皮细胞结合，提高机体免疫力。低聚果糖能促进小肠蠕动，起到润肠通便、改善粪便性状、预防和减轻便秘的作用。此外，低聚果糖不能被变异链球菌（*Streptococcus mutans*）发酵利用，可作为防龋齿的功能性甜味剂。

第二节 低聚果糖的安全性和理化特性

一、低聚果糖的安全性

大量研究证明低聚果糖具有很高的安全性。1995年，日本厚生劳动省批准低聚果糖作为一种"特定保健用食品"。欧盟食品安全管理局也批准低聚果糖为一种安全的食品配料。1997年，美国FDA将低聚果糖列为"膳食纤维源"，并确定为"膳食补充剂"可以在市场销售。2000年，美国FDA正式将低聚果糖作为一种"公认安全"（GRAS）的功能食品配料，这是有史以来第一个正式通过美国FDA审核的功能性低聚糖。我国于2003年首次颁布低聚果糖相关国家标准，批准其可以作为普通食品销售或者作为食品配料使用；2009年，我国颁布了国家标准GB/T 23528—2009《低聚果糖》，明确规定低聚果糖属于食品配料；2022年先后实施的GB/T 23528.2—2021《低聚糖质量要求 第2部分：低聚果糖》和GB 1903.40—2022《食品安全国家标准 食品营养强化剂 低聚果糖》进一步规范了低聚果糖的生产与使用。

通过多项突变试验和毒理性试验等安全评价试验已充分证明低聚果糖的安全性。在体外进行的微生物回复突变试验、哺乳动物细胞基因突变分析和DNA合成试验中，均未发现低聚果糖有潜在的基因毒性[2]。日本明治制果公司中央研究所对低聚果糖的安全性进行了急性毒理试验、亚急性毒理试验和下痢试验等试验，发现低聚果糖作为食品及食品配料是安全的。此外，连续30d给健康成年志愿者服用低聚果糖，摄入量6mL/d，在服用低聚果糖前后，未观察到过敏及其他不良反应，人体血红蛋白、白细胞、红细胞、血清谷丙转氨酶、尿、便常规、心率、血及血压等基本指标在正常范围，说明低聚果糖对人体健康无不良影响[3]。连续7d给健康成年男性和成年女性服用低聚果糖，摄入量7g/d，结果表明受试者有排气增多现象，无其他不良反应发生，说明低聚果糖的安全性好[4]。

二、低聚果糖的理化特性

（一）外观和黏度

低聚果糖是一种无色透明的液体，产品通常呈现淡黄色或黄色。75%低聚果糖的黏度介于蔗糖和果糖之间（图4-1），在0～70℃范围内，其黏度与蔗糖和果糖的变化趋势相似，均随温度上升而下降。

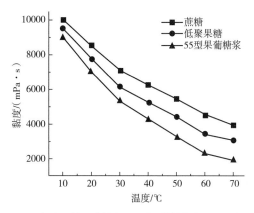

图4-1 75%低聚果糖、蔗糖和55型果葡糖浆在不同温度下的黏度

（二）甜度

低聚果糖的甜味清爽，味道纯正，不带任何后味。低聚果糖产品的甜度为蔗糖甜度的30%~60%，其甜度随低聚果糖含量的升高而降低。50%低聚果糖的甜度约为蔗糖的60%，95%低聚果糖的甜度仅为蔗糖的30%（图4-2）。不同低聚果糖甜度不同，但均保持了优良的甜味特性，在食品中添加适量低聚果糖可以有效降低食品甜度，改善食品风味。

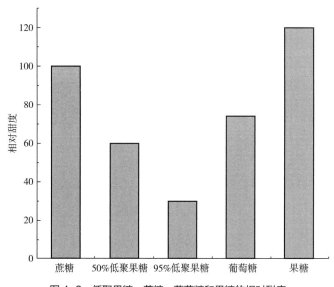

图 4-2 低聚果糖、蔗糖、葡萄糖和果糖的相对甜度

注：以蔗糖的甜度为100。

（三）水分活度

水分活度为食品中水分的有效浓度，即在一定温度下，食品中纯水蒸气压（P_0）与溶液蒸汽压（P）的比值。水分活度对食品保藏具有重要的意义。低聚果糖与几种常见糖和糖醇

的水分活度如图4-3所示。50%低聚果糖的水分活度与蔗糖相似,低于95%低聚果糖的水分活度,高于55型果葡糖浆和山梨糖醇的水分活度(图4-3)。在食品中添加适量低聚果糖替代部分蔗糖,可达到维持食品的水分活度,保持食品新鲜的效果。

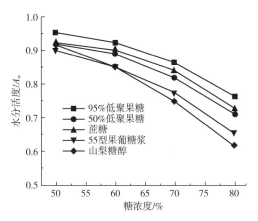

图 4-3 低聚果糖、蔗糖、55 型果葡糖浆和山梨糖醇的水分活度

(四)pH 稳定性和温度稳定性

低聚果糖在中性条件下的稳定性与蔗糖相近,在pH 4.0～7.0范围内,低聚果糖的稳定性好,在冷冻状态下可保存一年以上。但在pH 3.0～4.0范围内,低聚果糖易受热分解。低聚果糖在不同pH和温度下的稳定性如图4-4所示。在pH 6.0、120℃下保温5min,有95%的残留率,具有良好的稳定性。但在pH 4.0、90℃以上或pH 3.0、70℃以上,低聚果糖稳定性较差,容易分解。酸性条件(pH 4.0)下低聚果糖在不同温度下的稳定性如图4-5所示,低聚果糖的稳定性随着温度的升高而降低,在-25～5℃的低温环境中,低聚果糖稳定性良好,适合低温储存。

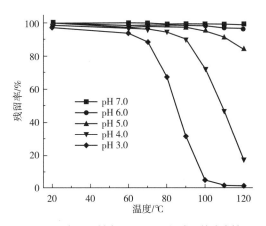

图 4-4 低聚果糖在不同 pH 和温度下的稳定性

（五）抗老化性

低聚果糖具有良好的抗老化性。使用低聚果糖溶液替代0~30%（体积分数）糊精溶液并置于5℃下保存0~48h进行老化试验，用分光光度计测定720nm处的吸光度表示糊精水溶液的浑浊度，借以观察糊精的老化程度（图4-6）。结果表明，在0~30%的替代范围内，替代率越高，抑制淀粉老化的程度越明显。因此，低聚果糖具有明显抑制淀粉老化的作用，这一特性应用于淀粉类食品中时效果非常突出。

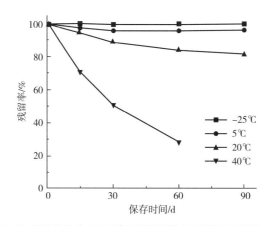

图4-5 酸性条件（pH 4.0）下低聚果糖在不同温度下的稳定性

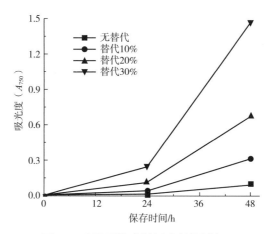

图4-6 低聚果糖对淀粉老化的抑制效果

第三节 低聚果糖的生产

一、低聚果糖生产原料和方法

低聚果糖的生产原料主要为蔗糖（Sucrose）和菊粉（Inulin）两类。蔗糖是由一分子葡萄糖和一分子果糖通过α-1,2-糖苷键连接而成。蔗糖普遍存在于植物界的叶、花、茎、种子及果实中，在甘蔗、甜菜及槭树汁中含量尤为丰富。蔗糖味甜，是重要的甜味食品配料，可以分为白砂糖、赤砂糖、绵白糖、冰糖、粗糖（黄糖）。菊粉是一种由果糖通过β-2,1-糖苷键连接而成的可溶性膳食纤维，聚合度通常在2~60，主要来源于植物[5]。全世界超过36000种植物，包括双子叶植物中的菊科、桔梗科、龙胆科等11个科以及单子叶植物中的百合科、禾本科含有丰富的菊粉。菊粉主要以胶体形态存在于植物细胞的原生质中，是除淀粉外植物储存能量的另一种形式。菊科植物如菊芋（*Helianthus tuberosus*）和菊苣（*Cichorium intybus* L.）等中菊粉的含量较高，占13%~20%（鲜重），可用于工业化生产菊粉。

低聚果糖的生产方法主要有两种。蔗果型低聚果糖是以蔗糖为原料，利用酶的转糖苷作用合成。果果型低聚果糖是以菊粉为原料，利用物理、化学或糖苷水解酶降解菊粉生产。其中，化学法主要通过酸、氧化剂等化学试剂使菊粉中的β-2,1-糖苷键断裂，产生低聚果糖。化学法反应进程不易控制，容易造成菊粉的过度水解，产生大量果糖和一些有毒副产物。物理法主要通过热处理、微波、超声波等方法降解菊粉，避免了化学试剂的添加，不会产生有毒副产物，生产过程绿色环保。但是，物理法生产低聚果糖的生产效率较低，反应过程不可控，菊粉降解不彻底，产物组成分布较宽。酶法主要利用酶的水解作用水解菊粉主链中的β-2,1-糖苷键生成低聚果糖。与化学法和物理法相比，酶法降解菊粉具有反应条件温和、过程可控、降解效率高、不需要添加大量化学试剂且产物组成分布相对集中等诸多优点。

二、低聚果糖生产用酶

蔗果型低聚果糖和果果型低聚果糖的酶法生产过程中，所需的糖苷水解酶分别是β-呋喃果糖苷酶（β-Fructofuranosidase，EC 3.2.1.26）和菊粉酶（Inulinase）。

（一）β-呋喃果糖苷酶

1. β-呋喃果糖苷酶的来源和分类

β-呋喃果糖苷酶又称蔗糖酶（Sucrase），能够特异地水解蔗糖中β-2,1-糖苷键，产生葡萄糖和果糖。蔗糖和葡萄糖都是右旋性物质，水溶液在20℃下的比旋光度 $[\alpha]_D$ 分别为+66.6°和+52.5°，而果糖是左旋性物质，水溶液在20℃下的比旋光度 $[\alpha]_D$ 为-91.9°。在β-呋喃果糖苷酶水解蔗糖过程中，溶液的右旋角逐渐减小，最后经过零点转变左旋。因此，β-呋喃果糖苷酶又被称为转化酶（Invertase）。

早在1860年，人们首次从酿酒酵母（*Saccharomyces cerevisiae*）中分离得到β-呋喃果糖苷酶。随后，在某些动物、植物、丝状真菌、酵母和细菌中发现了β-呋喃果糖苷酶。但动植物来源的β-呋喃果糖苷酶受到产量、季节以及提取工艺等多方面的限制，而微生物来源的β-呋喃果糖苷酶具有生产方便、产量高、稳定性好、易于遗传操作等优点，因此已成为目前应用最为广泛的β–呋喃果糖苷酶。迄今，围绕黑曲霉和酿酒酵母来源的β–呋喃果糖苷酶研究最多，其中黑曲霉来源的β–呋喃果糖苷酶已被美国FDA认定为"公认安全"（GRAS）。

根据氨基酸序列的同源性，β–呋喃果糖苷酶在CAZy数据库分属3个糖苷水解酶家族：GH32、GH68和GH100家族。GH32家族的β–呋喃果糖苷酶主要来源于芽孢杆菌属（*Bacillus*）、拟杆菌属、双歧杆菌属、乳杆菌属和链球菌属（*Streptococcus*）等细菌、曲霉属（*Aspergillus*）真菌以及龙舌兰（*Agave tequilana*）、洋葱（*Allium cepa*）、拟南芥（*Arabidopsis thaliana*）等植物。GH68家族的β–呋喃果糖苷酶全部来源于原核微生物，如球形节杆菌（*Arthrobacter globiformis*）和运动发酵单胞菌（*Zymomonas mobilis*）等。GH100家族的β–呋喃果糖苷酶主要来源于念珠藻（*Nostoc* sp.）、拟南芥、胡萝卜（*Daucus carota*）以及毒麦（*Lolium temulentum*）。GH32和GH68家族的β–呋喃果糖苷酶均采用保留型催化机制，因此这两个家族的β–呋喃果糖苷酶理论上具有转糖苷活性，可用于低聚果糖生产；而GH100家族的β–呋喃果糖苷酶采用反转型机制催化水解，不具有转糖苷活性，不能用于低聚果糖的生产。

2. β–呋喃果糖苷酶的表达

目前，β–呋喃果糖苷酶主要通过微生物固态发酵（Solid state fermentation，SSF）和液态发酵（Submerged fermentation，SmF）生产。其中，液态发酵生产效率高、培养条件精确可控、下游处理方便，是β–呋喃果糖苷酶的主要生产方式。与液态发酵相比，固态发酵生产成本低。构巢曲霉利用黑麦粉为碳源液态发酵，β–呋喃果糖苷酶的酶活力达361.9U/mL[6]。黑曲霉以蔗糖为碳源固态发酵，β–呋喃果糖苷酶的酶活力达144.4U/g[7]。此外，对野生菌株进行诱变和基因重组，可有效提高β–呋喃果糖苷酶的产酶水平。重组黑曲霉经液态发酵后，其β–呋喃果糖苷酶的产酶水平可达2800U/mL，远高于野生菌株的发酵水平[8]。酿酒酵母也是β–呋喃果糖苷酶的常用生产菌株。酿酒酵母NRRLY–12632以蔗糖为碳源经固态发酵产β–呋喃果糖苷酶的水平可达272.5U/g[9]。与真菌、酵母等微生物不同，细菌在液态发酵条件下才能获得较高的产酶水平。短乳杆菌（*L. brevis*）液体发酵产β–呋喃果糖苷酶的酶活力达1399U/mL[10]。常见的一些微生物发酵产β–呋喃果糖苷酶的情况如表4-2所示[8~11]。

表4-2　常见的一些微生物发酵产β–呋喃果糖苷酶水平

微生物	碳源	发酵方式	产酶水平
丛簇曲霉（*Aspergillus caespitosus*）	麦麸	液态发酵	301.0U/mL
构巢曲霉（*A. nidulans*）	蔗糖（1%）	液态发酵	93.0U/mL
黄曲霉（*A. flavus*）	蔗糖（3%）	液态发酵	25.8U/mL
黑曲霉（*A. niger*）	蔗糖（2%）	液态发酵	34.1U/mL
溜曲霉（*A. tamariir*）	蔗糖（10%）	固态发酵	229.4U/mL
重组黑曲霉（Recombinant *A. niger*）	葡萄糖（30g/L）	液态发酵	2800U/mL

续表

微生物	碳源	发酵方式	产酶水平
赭曲霉（*A. ochraceus*）	蔗糖（2%）	液态发酵	12.5U/mL
枝状枝孢菌（*Cladosporium cladosporioides*）	蔗糖（20g/L）	液态发酵	17.5U/mL
构巢曲霉（*Emericela nidulans*）	黑麦粉（1%）	液态发酵	361.9U/mL
短乳杆菌（*Lactobacillus brevis*）	蔗糖（100g/L）	液态发酵	1399U/mL
Mucor geophillus	葡萄糖（10g/L）	液态发酵	35.9U/mL
酿酒酵母（*Saccharomyses cerevisiae*）	蔗糖（1%）	固态发酵	272.5U/g

3. β-呋喃果糖苷酶的性质

不同来源的β-呋喃果糖苷酶的分子质量差异较大，通常在50～130ku范围内。例外的是，来源于产脑苷脂鸡枞菌（*Termitomyces clypeatus*）的β-呋喃果糖苷酶的分子质量仅为13.5ku，而来源于普鲁兰曲霉（*A. pullulans*）的β-呋喃果糖苷酶的分子质量高达430ku。分布在细胞内和细胞外的β-呋喃果糖苷酶分子质量也不一致，细胞外的多为单体，分子质量一般为50～90ku；而细胞内的大多为二聚体或三聚体，分子质量在200～300ku。大多数β-呋喃果糖苷酶的最适pH在酸性范围（pH 3.0～7.0）内，最适温度在50℃左右。这表明微生物来源的β-呋喃果糖苷酶能够在不同条件下催化蔗糖生产低聚果糖。

利用β-呋喃果糖苷酶生产低聚果糖的影响因素很多，如底物（蔗糖）浓度、加酶量、反应条件（pH和温度）以及反应时间。几种低聚果糖的生产条件和产品得率如表4-3所示[12]。

表4-3 利用 β-呋喃果糖苷酶制备低聚果糖的反应条件和产品得率

来源	底物浓度/（g/L）	反应条件（pH、温度、加酶量、时间）	低聚果糖得率/%（质量分数）
诺维信商品酶（Pectinex Ultra SP-L和Rapidase TF）	630	pH 5.6，60℃ 0.3U/mL，144h	62
日本曲霉（*Aspergillus japonicus*）	100～500	pH 5.4，37℃ 0.96U/mL，24h	65～68
米曲霉（*A. oryzae*）	750	pH 5.5，60℃ 275U/g蔗糖，7h	57
黑曲霉（*A. niger*）	100～600	pH 6.0，55℃ 0.66U/mL，88h	45～55
酿酒酵母（*S. cerevisiae*）	210～850	pH 5.5，40～55℃ 0.5～8.0U/mL，8h	10
南极酵母（*Rhodotorula* sp.）	500	pH 6.0，48℃ 0.02U/mL，48～96h	44～60

一般，利用β-呋喃果糖苷酶生产低聚果糖时蔗糖的初始浓度通常在100～800g/L范围内。研究表明，蔗糖初始浓度较高（>400g/L）生产出的低聚果糖以低聚合度组分（聚合度3～4）为主，且葡萄糖等单糖生成量较少；蔗糖初始浓度较低生产出的低聚果糖以聚合度5～6的组分为主，同时会产生较多的葡萄糖和果糖。与中高聚合度的低聚果糖相比，低聚合度的低聚果糖具有更多的功能活性，因此选择合适的初始底物浓度对低聚果糖的生产至关重要。

在低聚果糖生产过程中，β-呋喃果糖苷酶的来源同样重要。如前所述，GH32和GH68家族的β-呋喃果糖苷酶具有转糖苷活性，因此生产时所用β-呋喃果糖苷酶主要来自这两个糖苷水解酶家族。研究表明，GH32家族酵母和真菌来源的β-呋喃果糖苷酶以及GH68家族细菌来源的β-呋喃果糖苷酶都具有良好的转糖苷活性。在实际生产中，除转糖苷活性外，还需要考虑β-呋喃果糖苷酶的稳定性、生产成本以及果糖和葡萄糖生成量等多方面因素。目前，已有一些商业β-呋喃果糖苷酶制剂用于低聚果糖的生产，如丹麦诺维信公司生产的Pectinex Ultra SP-L和Rapidase TF酶制剂，其转化63%蔗糖糖浆后低聚果糖的得率可达62%。此外，也有一些β-呋喃果糖苷酶可利用廉价底物生产低聚果糖，例如，来源于枯草芽孢杆菌（B. subtilis）NATTO CCT7712的β-呋喃果糖苷酶能以甘蔗糖蜜和甘蔗汁为原料生产低聚果糖[13]。

β-呋喃果糖苷酶可以采用游离酶或固定化酶的方式催化生产低聚果糖。其中，应用最为广泛的是游离β-呋喃果糖苷酶。游离酶使用方便、操作简单，可以与底物充分混合，能够在相对较长的时间内保持较高的催化效率，但是游离酶无法回收利用，使用成本相对较高。固定化酶是通过物理或化学手段将β-呋喃果糖苷酶与固体基质结合，限制酶的自由移动，从而达到可以重复利用的目的。由于固定化酶无法与底物充分结合，其催化效率往往受到一定程度的限制，但作为一种游离酶的替代方式，固定化酶适合生产那些成本较高的β-呋喃果糖苷酶。

低聚果糖的生产条件（pH和温度）很大程度上取决于所用β-呋喃果糖苷酶的最适催化条件。由于大多数低聚β-呋喃果糖苷酶的最适pH和最适温度分别在pH 3.0～7.0和40～60℃，因此低聚果糖一般在pH 3.0～7.0、35～60℃下生产。提高反应温度会使β-呋喃果糖苷酶催化反应速度加快，但需要注意的是，当反应温度超过60℃时，会造成β-呋喃果糖苷酶的热变性，从而使催化效率大大降低。

通常，利用β-呋喃果糖苷酶生产出的低聚果糖糖浆中含有40%～60%（以干基计）低聚果糖，还含有一定量果糖、葡萄糖和残留的蔗糖。因此，得到的低聚果糖糖浆仍需要后续的精制处理，以去除产品中的单糖和二糖组分，常用的方法包括吸附、超滤、纳滤等，经过精制的低聚果糖产品纯度最高可达99%。

（二）菊粉酶

1. 菊粉酶的来源和分类

菊粉酶是一类能够水解菊粉分子中β-2,1-果糖糖苷键的水解酶。根据其水解机制不同，菊粉酶分为外切型菊粉酶（Exo-inulinase，EC 3.2.1.80）和内切型菊粉酶（Endo-inulinase，

EC 3.2.1.7）。在CAZy数据库中，菊粉酶均属于GH32家族。外切型菊粉酶主要水解菊粉非还原末端由β-2,1和β-2,6-糖苷键连接的果糖残基。外切型菊粉酶的天然底物主要包括菊粉、低聚果糖和蔗糖，水解这些底物的最终产物为果糖和葡萄糖。其与β-呋喃果糖苷酶的最大区别是外切型菊粉酶能够水解菊粉而β-呋喃果糖苷酶不能水解菊粉。内切型菊粉酶主要水解菊粉糖链内部β-2,1-糖苷键，与外切型菊粉酶不同，内切型菊粉酶不能水解菊粉两端的β-2,1-糖苷键，也不能水解蔗糖。内切型菊粉酶水解菊粉主要产生不同聚合度的果果型低聚果糖和少量带有葡萄糖残基的蔗果型低聚果糖，几乎不产生单糖。因此，内切型菊粉酶（以下简称菊粉酶）是降解菊粉生成果果型低聚果糖过程中最重要的糖苷水解酶。

菊粉酶广泛存在于自然界中，菊芋、菊苣、大丽花、大蒜和蒲公英等菊粉含量丰富的植物中含有菊粉酶，但这些植物中的菊粉酶含量很少，无法应用于菊粉酶的工业化生产。微生物产菊粉酶种类繁多、生长速度快、产酶水平高、生产成本低，是菊粉酶工业化生产的最佳来源。产菊粉酶的微生物通常是从菊科植物生长的根部土壤中筛选得到的，主要包含丝状真菌、酵母菌和细菌。目前，能够产菊粉酶的丝状真菌主要有无花果曲霉（*A. ficuum*）、黑曲霉（*A. niger*）、青霉（*Penicillium* sp.）和产紫篮状菌（*Talaromyces purpureogenus*）等，并且丝状真菌分泌的菊粉酶多为胞外酶；酵母菌主要有马克斯克鲁维酵母（*Kluyveromyces marxianus*）和脆壁酵母（*S. fragilis*）等，酵母菌产的菊粉酶多为胞内酶或胞壁结合酶；细菌主要有节杆菌（*Arthrobacter* sp.）、微泡菌（*Microbulbifer* sp.）、黏液假单胞菌（*Pseudomonas mucidolens*）等，其分泌的菊粉酶多为胞外酶。与胞内酶相比，胞外酶生产简单、易于提取，具有更大的应用潜力。

2. 菊粉酶的表达

为提高菊粉酶的产酶水平，可通过基因工程技术表达菊粉酶基因，常用的表达宿主包括大肠杆菌、酿酒酵母、毕赤酵母（*Pichia pastoris*）和解脂耶氏酵母（*Yarrowia lipolytica*）。

大肠杆菌是蛋白质异源表达的优良宿主之一，目前对大肠杆菌遗传背景的研究非常清晰，并且已开发了不同表达载体。来源于无花果曲霉和假单胞菌（*Pseudomonas* sp.）的菊粉酶已在大肠杆菌中异源表达，但其产酶水平较低。此外，大肠杆菌表达系统可用于制备重组大肠杆菌固定化细胞。将来源于上述假单胞菌的菊粉酶基因（*inu1*）在大肠杆菌中进行组成型表达后，制备了固定化细胞，并实现了低聚果糖的连续化生产，在最适反应条件下，低聚果糖的产量达150g/L。经测定，该固定化细胞在50℃下连续生产17d，其酶活力基本保持不变。

酿酒酵母是一种安全的表达宿主，已对其遗传背景进行了深入的研究，且开发了不同的表达载体，以满足不同蛋白质的表达需要。在酿酒酵母*suc2*突变体中异源表达来源于无花果曲霉的菊粉酶基因（*inuB*），摇瓶发酵12h后，发酵液中菊粉酶活力达83.0U/mL[14]。甲基营养型酵母巴斯德毕赤酵母同样也是一种研究充分、可高水平表达的异源宿主。毕赤酵母具有优异的异源蛋白翻译后修饰和胞外分泌能力，且发酵条件简单，不会分泌大量的内源蛋白，是一种具有很大应用潜力的异源表达宿主。毕赤酵母所使用的强甲醇诱导的*AOX1*启动子可以有效生产多种不同酶制剂。将黑曲霉的菊粉酶基因在毕赤酵母中异源表达，产酶水平达1349U/mL，发酵液蛋白浓度达2.21g/L[15]。将马克斯克鲁维酵母菊粉酶基因（*KmINU*）在毕赤酵母中异源表达，其产酶水平达6667U/mL，远高于天然微生物发酵产菊粉酶的水平，且发酵液中杂蛋白含量很少，菊粉酶含量占细胞外总蛋白质的85%以上[16]。需要注意的是，在酿酒酵母中表达和分泌的蛋白质糖基化现象严重，可能会对菊粉酶的活力和酶学性质造成一定影响。与酿酒酵母和毕赤酵母不同，在解脂耶氏酵母中的分泌表达过程中，菊粉酶的糖基化程度相对较低，这有利于蛋白质折叠和分泌表达，同时也避免了过度糖基化对菊粉酶性质的影响。将来源于节杆菌的菊粉酶基因（*EnIA*）在解脂耶氏酵母Po1h中异源表达，经摇瓶发酵，发酵液中菊粉酶活力达16.7U/mL[17]。

3. 菊粉酶的性质

不同微生物所产菊粉酶的性质往往不同，几种代表性菊粉酶的酶学性质如表4-4所示[14, 15, 17-20]。菊粉酶的分子质量大小与微生物的种类有关，通常在60～80ku。不同来源菊粉酶的酶学性质也不同。一般说来，霉菌来源的菊粉酶最适pH通常在4.5～7.0，酵母来源的菊粉酶最适pH通常在4.5～6.5，细菌来源的菊粉酶最适pH则一般在5.0～7.0。此外，微生物来源菊粉酶的最适反应温度通常在30～60℃。菊粉酶酶学性质的差异主要是由微生物生长环境和菊粉酶本身特性所决定的。

表4-4　几种代表性菊粉酶的酶学性质

来源	分子质量/ku	最适pH	最适温度/℃
节杆菌（*Arthrobacter* sp.）	79	4.0	50
无花果曲霉（*Aspergillus ficuum*）	59	5.0	55
黑曲霉（*A. niger*）	66	6.0	60
米根霉（*Rhizopus oryzae*）	89	4.0	60
金黄色隐球菌（*Cryptococcus aureus*）	60	5.0	50
马克斯克鲁维酵母（*Kluyveromyces marxianus*）	80	4.6	55
青霉（*Penicillium* sp.）	68	5.2	50
水稻黄单胞菌（*Xanthomonas oryzae*）	139	7.5	50

已有多种菊粉酶应用于果果型低聚果糖的酶法制备。酶的来源会直接影响菊粉的水解率和低聚果糖的组成和含量。例如，利用假单胞菌来源的菊粉酶水解菊粉主要生成一系列聚合度小于5的低聚果糖，菊粉水解率为72%；利用水稻黄单胞菌（*Xanthemonas oryzae*）来源的菊粉酶水解菊粉主要生成聚合度大于4的低聚果糖，菊粉水解率达90%。在两种菊粉酶各自

的最适条件下水解菊粉等底物所得低聚果糖的组成及得率如表4-5所示。此外，将上述两种菊粉酶按照一定比例复配组成双酶系统，可用于生产聚合度2~7的低聚果糖[21]。

表4-5 假单胞菌和水稻黄单胞菌来源菊粉酶水解菊粉的产物组成和得率

产物组成	得率/%（质量分数）	
	假单胞菌来源的菊粉酶	水稻黄单胞菌来源的菊粉酶
菊粉	7.6	7.05
果糖	9.4	1.24
葡萄糖	8.5	—
蔗糖	2.4	1.24
果二糖	29.9	1.73
果三糖	21.4	—
果四糖	8.1	—
果五糖	12.7	68.05
聚合度大于5的低聚果糖	—	20.69

注：反应条件为底物浓度50g/L，加酶量870U/g菊粉，假单胞菌和水稻黄单胞菌来源菊粉酶的反应温度分别为55℃和45℃；"—"，未检出。

利用基因工程技术异源表达菊粉酶为低聚果糖的酶法制备提供了更多选择。将酿酒酵母中的转化酶基因（SUC2）敲除后，表达青霉（Penicillium sp.）菊粉酶基因（InuC），与菊粉混合发酵，可获得较高纯度（>90%）的低聚果糖，且产物以聚合度3~6的低聚果糖为主。这主要是由于敲除转化酶基因后，酿酒酵母无法水解菊粉酶水解菊粉产生的低聚果糖，却可以利用在这一过程中产生的果糖和葡萄糖等单糖，在发酵过程中，低聚果糖不断积累，而果糖等单糖组分不断消耗，因而可以获得较高纯度的低聚果糖。利用解脂耶氏酵母异源表达黑曲霉来源的菊粉酶，与菊粉共同发酵后，所得产物以聚合度3~5的低聚果糖为主，单糖（果糖、葡萄糖）和蔗糖的含量小于5%（质量分数）。

三、低聚果糖的酶法生产

（一）生产流程

酶法生产低聚果糖主要以蔗糖为原料，利用β-呋喃果糖苷酶的转糖苷作用，得到以蔗果三糖（GF_2）、果三糖（F_3）、蔗果四糖（GF_3）、果四糖（F_4）、蔗果五糖（GF_4）、果五糖（F_5）、蔗果六糖（GF_5）和果六糖（F_6）为主要成分的混合糖。低聚果糖的生产工艺流程如图4-7所示。

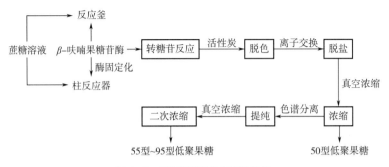

图 4-7　低聚果糖的生产工艺流程

（二）生产工艺

低聚果糖的生产包括多个工序，如转糖苷反应、纯化、浓缩、干燥等。其中，转糖苷反应是最关键的工序，纯化、浓缩、干燥等工序与其他益生元相似。

1. 转糖苷反应

β-呋喃果糖苷酶能够水解蔗糖生成葡萄糖和果糖，但当反应体系中蔗糖浓度很高时，β-呋喃果糖苷酶即开始催化转糖苷反应。β-呋喃果糖苷酶转化蔗糖生产低聚果糖的反应途径类似于一种"逐级反应模式"（图4-8）。在第一级反应（初期），β-呋喃果糖苷酶水解蔗糖，释放葡萄糖，并将果糖残基通过β-2,1-果糖苷键与另一个蔗糖的果糖残基相连，生成蔗果三糖。在第二级反应，β-呋喃果糖苷酶可以将果糖残基与蔗果三糖相连，生成蔗果四糖。随着反应的继续进行（第三、第四级反应），低聚糖的链长逐渐延长，并在最终的反应产物中可以检测到蔗果六糖的生成。通过这种途径反应生成的低聚果糖，均含有一个葡萄糖残基，属于蔗果型低聚果糖。

此外，反应时少部分蔗糖会被β-呋喃果糖苷酶水解为葡萄糖和果糖，而这些果糖同样可以作为糖苷受体参与转糖苷反应。在第一级反应，β-呋喃果糖苷酶将果糖残基通过β-1,2-果糖苷键与体系中游离果糖相连，生成果二糖；在随后的逐级反应中，果二糖同样可以作为糖苷受体，生成果三糖。同样地，随着反应的进行，低聚糖的链长逐渐延长，并在最终的反应产物中可以检测到果六糖的生成。通过这种途径反应生成的低聚果糖，均由果糖残基组成，不含葡萄糖残基，属于果果型低聚果糖。

提高蔗糖的初始浓度可以有效促进β-呋喃果糖苷酶合成低聚果糖的反应，同时还可以提高体系水分活度，抑制β-呋喃果糖苷酶催化水解反应，从而达到生产低聚果糖的目的。但是，过高浓度的蔗糖和反应产生的葡萄糖也会抑制低聚果糖的合成。在工业化生产中，常利用霉菌来源的β-呋喃果糖苷酶生产低聚果糖，例如，利用黑曲霉来源的β-呋喃果糖苷酶生产低聚果糖时，底物浓度能够达500～600g/L，产物中低聚果糖含量可达60%（质量分数）以上。

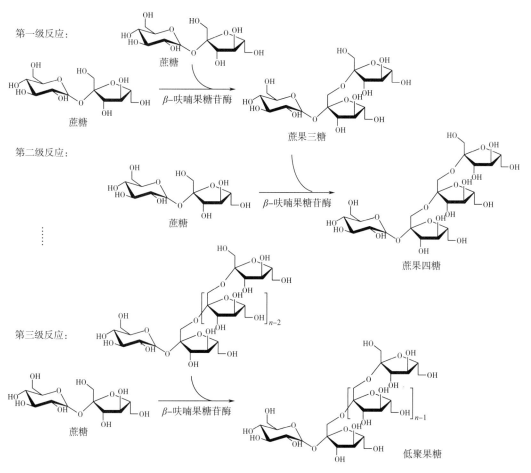

第一级反应：
蔗糖
蔗糖
β-呋喃果糖苷酶
蔗果三糖

第二级反应：
蔗糖
β-呋喃果糖苷酶
蔗果四糖

第三级反应：
蔗糖
β-呋喃果糖苷酶
低聚果糖

图 4-8　β-呋喃果糖苷酶转糖苷反应途径

2. 生产方法

通过转糖苷反应生产低聚果糖主要有两种方法：一是利用游离酶催化转糖苷反应，二是利用固定化酶催化转糖苷反应。

利用游离酶生产低聚果糖是指在水相中用游离β-呋喃果糖苷酶转化蔗糖生产低聚果糖的工艺方法。将β-呋喃果糖苷酶与蔗糖底物同时加入反应器中，在特定温度和pH下反应，反应结束后将生成的糖浆全部取出。利用游离酶生产低聚果糖方法简单、条件温和、过程可控，但生产过程中不能回收反应结束后糖浆中的β-呋喃果糖苷酶，导致酶的使用成本较高。

利用固定化酶生产低聚果糖是指利用物理或化学等方法制备的固定化β-呋喃果糖苷酶转化流动相中的蔗糖生产低聚果糖的工艺方法。与使用游离酶生产相比，固定化β-呋喃果糖苷酶的稳定性显著提高，能够适应不同的低聚果糖生产条件，反应过程易于控制，且酶可以重复使用，降低了酶的使用成本。因此，固定化酶已在低聚果糖的生产加工中广泛使用。

3. 其他工序

利用β-呋喃果糖苷酶转化蔗糖生产的低聚果糖糖浆中，低聚果糖的纯度相对较低，含量通常仅能达到60%（占固形物含量）左右，仍含有大量蔗糖和葡萄糖，这些蔗糖和葡萄糖会影响低聚果糖的功能活性。因此，需要对转化生成的低聚果糖糖浆纯化，以提高糖浆中低聚果糖的纯度。工业生产中，通常采用离子交换法（色谱分离法）去除低聚果糖糖浆中的蔗糖和葡萄糖组分，常用的离子交换树脂主要为Ca^+型或Na^+型阳离子交换树脂，利用这种方法可以将糖浆中低聚果糖的纯度提高至90%～95%。

低聚果糖的浓缩和干燥工序与其他主要益生元相似，在此处不再赘述。

四、低聚果糖的分析与检测

低聚果糖的分析方法主要包括高效液相色谱法、高效阴离子交换色谱法（High performance anion exchange chromatography，HPAEC）和薄层层析色谱法三种。薄层层析色谱法具有检测迅速、操作便捷等优点，可用于低聚果糖的快速定性检测。需要注意的是，利用β-呋喃果糖苷酶合成的蔗果型低聚果糖组成较为单一，主要为聚合度3～5的低聚果糖，使用薄层层析法检测较为适合；利用菊粉酶水解菊粉生产的果果型低聚果糖组成较为复杂，除含有聚合度2～10的果果型低聚果糖外，还含有一定量的蔗果型低聚果糖，而薄层层析色谱法对相同聚合度的两种低聚果糖（如蔗果三糖和果三糖）的分离效果不理想。因此，薄层层析色谱法通常仅用于低聚果糖的初步定性检测，而无法用于精确定量检测。

与薄层层析色谱法不同，高效液相色谱法和高效阴离子交换色谱法具有定量准确、可连续操作等优点，能够较好地实现不同聚合度蔗果型低聚果糖和果果型低聚果糖的分离与检测，是目前检测低聚果糖的主要方法。

（一）高效液相色谱法

1. 主要试剂

水：超纯水

乙腈：色谱纯

标准品：葡萄糖、果糖、蔗糖、蔗果三糖、蔗果四糖、蔗果五糖、蔗果六糖，爱尔兰Megazyme公司生产

2. 色谱条件

色谱柱：TSKgel Amide-80（4.6mm×250mm，日本东曹）

流动相：乙腈：水=75：25

柱温：45℃

流速：1.0mL/min

检测器：示差折光检测器，检测器温度40℃

3. 检测结果

低聚果糖的高效液相色谱分析如图4-9所示。利用氨基柱检测低聚果糖时，不同组分按照聚合度从低到高依次被洗脱下来，同时能够对相同聚合度的蔗果型低聚果糖和果果型低聚果糖进行良好的分离。由于没有果果型低聚果糖的标准品，因此在检测时可以用与果果型低聚果糖相同分子质量的蔗果型低聚果糖作为标准品。此外，用示差折光检测器分析时，样品单位质量的峰面积与样品聚合度基本无关，因此上述定量方法通常被认为是准确的。

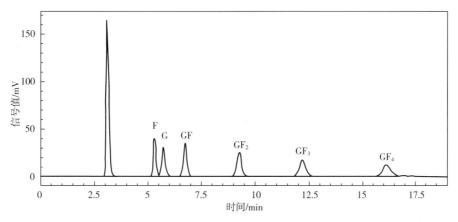

图 4-9 低聚果糖的高效液相色谱图

G—葡萄糖 F—果糖 GF—蔗糖 GF_2—蔗果三糖 GF_3—蔗果四糖 GF_4—蔗果五糖

（二）高效阴离子交换色谱法

1. 主要试剂

水：超纯水

NaOH：浓度1mol/L，德国Merck公司生产

醋酸钠（NaAc）：色谱纯

低聚果糖标准品：葡萄糖、果糖、蔗糖、蔗果三糖、蔗果四糖、蔗果五糖、蔗果六糖，爱尔兰Megazyme公司生产

2. 色谱条件

色谱柱：CarboPac™ PA200 column（4.0mm×250mm，Thermo）

流速：0.3mL/min

柱温：25℃

检测器：脉冲安培检测器

洗脱条件：0～5min，10mmol/L NaOH和20mmol/L NaAc

　　　　　5～40min，100mmol/L NaOH和200mmol/L NaAc

　　　　　40～50min，100mmol/L NaOH和500mmol/L NaAc

3. 检测结果

蔗果型低聚果糖和果果型低聚果糖的高效阴离子交换色谱分析如图4-10所示。在高效阴离子交换层析过程中，低聚果糖上的羟基被流动相中的NaOH解离，使其携带不同数量的负电，进而与层析柱填料结合。在不同浓度的流动相（NaOH和NaAc）洗脱过程中，低聚合度的组分首先被洗脱，随后为高聚合度的组分；同分子质量的蔗果型低聚果糖首先被洗脱，随后为果果型低聚果糖。与高效液相色谱法相同，高效阴离子交换层析过程中果果型低聚果糖的定量测定也需要使用相同分子质量的蔗果型低聚果糖作为标准品。

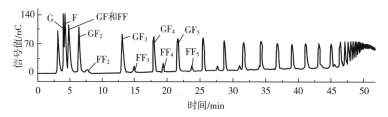

图4-10　低聚果糖的离子交换色谱图

G—葡萄糖　F—果糖　GF—蔗糖　FF—果二糖　GF₂—蔗果三糖　FF₂—果三糖　GF₃—蔗果四糖

FF₃—果四糖　GF₄—蔗果五糖　FF₄—果五糖　GF₅—蔗果六糖　FF₅—果六糖

第四节　低聚果糖的功能活性

低聚果糖具有多种功能活性[22]。人体摄食低聚果糖，可有效调节肠道菌群、减轻便秘症状、改善脂质代谢、抑制肠道腐败、促进钙镁等矿质元素的吸收、增强免疫力等。研究表明，低聚果糖的有效摄入剂量为3g/d，成年人的安全摄入量为20g/d，成年男性为0.3g/kg体重，成年女性为0.4g/kg体重[21]。

蔗果型低聚果糖和果果型低聚果糖具有相同的功能活性，因此下述将蔗果型低聚果糖和果果型低聚果糖统称为低聚果糖。

一、益生活性

体外单一菌株发酵实验表明，低聚果糖能够有效促进青春双歧杆菌、短双歧杆菌（*B. bifidum*）、婴儿双歧杆菌、长双歧杆菌、嗜酸乳杆菌和干酪乳杆菌的增殖，而无法被产气荚膜梭菌、大肠杆菌和金黄色葡萄球菌（*Staphylococcus aureus*）等有害菌利用（表4-6）[25]。因此，低聚果糖能够选择性地促进双歧杆菌和乳杆菌的增殖，抑制有害菌生长，从而达到调节肠道菌群的平衡状态、维持肠道健康的效果。

表4-6　不同肠道微生物对低聚果糖的利用

肠道细菌	低聚果糖	葡萄糖
双歧杆菌属（*Bifidobacterium*）		
青春双歧杆菌（*B. adolescentis*）	+++	+++
两歧双歧杆菌（*B. bifidum*）	+	+++
短双歧杆菌（*B. breve*）	+++	+++
婴儿双歧杆菌（*B. infantis*）	+++	+++
长双歧杆菌（*B. longum*）	++	+++
乳杆菌属（*Lactobacillus*）		
嗜酸乳杆菌（*L. acidophilus*）	+++	+++
干酪乳杆菌（*L. casei*）	++	+++
发酵乳杆菌（*L. fermentum*）	+	++
梭菌属（*Clostridium*）		
产气荚膜梭菌（*C. perfringens*）	–	++
肉毒梭菌（*C. paraputrificum*）	–	+++
艰难梭菌（*C. difficile*）	±	++
其他细菌		
粪肠球菌（*Enterococcus faecium*）	±	++
大肠杆菌（*Escherichia coli*）	–	+++
金黄色葡萄球菌（*Staphylococcus aureu*s）	–	+++

注：受试菌株的增殖情况以发酵前后培养基在600nm处的吸光度（A_{600}）变化来判断，$\Delta A<0.099$为"–"，$0.100<\Delta A<0.199$为"±"，$0.200<\Delta A<0.399$为"+"，$0.400<\Delta A<0.599$为"++"，$\Delta A>0.600$为"+++"。

　　进一步研究表明，双歧杆菌等有益菌对不同聚合度的低聚果糖的利用情况不同，通常短链低聚果糖较容易被微生物发酵，而长链低聚果糖的可发酵性较差。几种常见的低聚果糖组分对双歧杆菌属微生物（青春双歧杆菌、短双歧杆菌、婴儿双歧杆菌、长双歧杆菌）的发酵情况如表4-7所示[25]。不同聚合度的低聚果糖进入消化道后，低聚合度（<5）的低聚果糖能够在近端结肠迅速被肠道菌群发酵，使肠道内双歧杆菌和乳酸菌数量迅速增加，降低肠道内

pH；而高聚合度（≥5）的低聚果糖发酵速度较慢，可以抵达远端结肠，被那里的微生物发酵利用，可以看出低聚果糖对整个肠道内的菌群均能起到良好的调节作用。

表 4-7 不同双歧杆菌对低聚果糖主要组分的利用

双歧杆菌	蔗果三糖	蔗果四糖	蔗果五糖
青春双歧杆菌（*B. adolescentis*）	+++	+++	++
短双歧杆菌（*B. breve*）	+++	++	+
婴儿双歧杆菌（*B. infantis*）	+++	++	+
长双歧杆菌（*B. longum*）	+++	++	+

注：受试菌株的增殖情况以发酵前后培养基在600nm处的吸光度（A_{600}）变化来判断，$\Delta A < 0.099$ 为 "−"，$0.100 < \Delta A < 0.199$ 为 "±"，$0.200 < \Delta A < 0.399$ 为 "+"，$0.400 < \Delta A < 0.599$ 为 "++"，$\Delta A > 0.600$ 为 "+++"。

二、调节肠道菌群

人体肠道内的绝大多数细菌对人体无害，有些细菌对人体有益，这些细菌通常称为"人体正常菌群"。人体正常菌群的种类和数量随着人的生长发育、营养、年龄与生活状况及精神状态的改变而变化，对人体营养、免疫力、癌症的发生、衰老和健康有着重大影响。正常菌群中90%是厌氧菌，双歧杆菌属微生物是其中的优势菌，在青壮年体内双歧杆菌的数量约占肠道总菌量的20%以上，对维持肠道菌群平衡和机体健康起关键作用，是人体有益菌。双歧杆菌等有益菌在肠道菌群中占优势是维持肠道健康的重要条件。

正常情况下，机体肠道内的有益菌和其他微生物（包括有害菌）处于相对平衡状态，而衰老、疾病、精神压抑或心理压力过重，以及化疗、放疗、长期使用抗生素等因素都会破坏机体肠道菌群平衡，导致肠道内有益菌减少而有害菌增加。常见的肠道有害菌主要包括大肠杆菌、产气荚膜梭菌等腐败细菌，能利用蛋白质，进而产生氨、胺类、酚类、亚硝胺、硫化氢、甲基硫醇等有毒和致癌物质，长期吸收会损害机体的组织器官，促进机体衰老，引起机体疾病甚至使机体得癌症。

研究表明，低聚果糖进入人体后，不能被消化道消化、吸收，可直接进入结肠，被结肠中双歧杆菌和乳杆菌等有益菌利用，促进它们的生长繁殖，有助于维持良好的肠道菌群平衡。此外，肠道内有益菌发酵低聚果糖能够产生乙酸、丙酸、丁酸等短链脂肪酸，从而降低肠内pH，抑制有害菌和致病菌的生长，防止有害菌和致病菌在肠道黏膜附着，进而抑制肠道内容物腐败，减少酚类、吲哚、氨、亚硝胺类有毒腐败产物的产生。因此，摄入适量的低聚果糖对肠道内有益菌群的增殖十分重要，也有利于促进人体健康[23]。

动物实验研究表明，给昆明小鼠灌胃低、中、高剂量［0.5、1.0、3.0g/（kg体重·d）］的低聚果糖，连续灌胃14d后，中、高剂量组小鼠粪便中双歧杆菌数量分别达到$10^{8.83}$、$10^{9.34}$CFU/g，较对照组（未摄入低聚果糖）小鼠有显著提高；高剂量组小鼠粪便中乳杆菌数量较对照组也显著增加，达$10^{8.44}$CFU/g。此外，高剂量组小鼠粪便中产气荚膜梭菌数量减少到$10^{1.30}$CFU/g，而对照组小鼠粪便中产气荚膜梭菌的数量为$10^{1.89}$CFU/g；各剂量组小鼠粪便中肠杆菌和肠球菌数量较对照组均有降低趋势，但没有明显差异[24]。

将120位健康成年志愿者分为两组（对照组和低聚果糖组），给低聚果糖组受试者每天服用6mL有效成分含量大于55%的低聚果糖产品，连续服用30d后，受试者肠道内有益菌的数量显著增加，而有害菌的生长则受到明显抑制。与摄入前相比，受试者摄入低聚果糖后粪便中的双歧杆菌数量增加了5.8%，乳杆菌数量增加了0.4%，产气荚膜梭菌数量减少了8.6%；与未摄入低聚果糖的受试者相比，摄入低聚果糖受试者的粪便中双歧杆菌增加了4.2%，产气荚膜梭菌减少了7.2%，而拟杆菌、肠杆菌、肠球菌等肠道微生物的数量没有发生明显变化[3]。

对健康成年人、老年人、便秘患者、高脂血症患者、糖尿病患者和慢性肾功能不全患者进行了9次低聚果糖临床试验。结果表明，低聚果糖能够有效促进受试者肠道内双歧杆菌的增殖，使受试者粪便中双歧杆菌的含量显著增加（表4-8）[21]。摄入低聚果糖后，双歧杆菌等有益菌发酵产生的短链脂肪酸会抑制肠道内拟杆菌等其他微生物的增殖，减少肠内腐败产物生成。

表4-8　低聚果糖对受试者粪便中菌群组成的影响　　　　单位：%

摄取时间	双歧杆菌	拟杆菌	其他细菌
摄取前	5.0	31.9	63.1
持续摄取8d后	25.1	24.8	50.0
持续摄取14d后	25.1	35.1	39.8
停止摄取后	12.6	24.3	63.1

三、缓解便秘

低聚果糖作为一种低分子质量的水溶性膳食纤维在消化道内可刺激肠道蠕动，改变肠道内容物的渗透压，增加粪便水分，起到润肠通便、缓解便秘的作用。给昆明小鼠每天灌胃低、中、高剂量（0.4、0.8、2.5g/kg）低聚果糖，连续灌胃7d，末次给药后禁食16h，灌胃5mg/kg地芬诺酯（Diphenoxylate），30min后灌胃墨汁（50g/L活性炭，100g/L阿拉伯树胶）[26]。结果表明，模型对照组小鼠（未摄入低聚果糖）摄入地芬诺酯后，小鼠的墨汁推进率显著低于正常组小鼠，表明便秘模型形成；与模型对照组小鼠相比，摄入中、高剂量低聚果糖的小鼠的墨汁推进率显著提高了14%～18%，这表明摄入低聚果糖后，小鼠的肠道蠕动有较好的改善。此外，摄入高剂量低聚果糖的小鼠的首粒黑便时间明显缩短，中、高剂量组小鼠的粪便粒数和粪便重量均较模型对照组小鼠有明显提高。因此，低聚果糖能够有效改善地芬诺酯诱导的小鼠便秘情况。

将100位便秘患者按随机双盲的方法分成低聚果糖组和对照组，每组各50人。低聚果糖组受试者每天服用5g低聚果糖，连续服用7d，结果表明，摄入低聚果糖受试者的排便次数较摄入前明显增加，具有统计学意义，而未摄入低聚果糖的对照组受试者的排便次数则在试验期间没有显著性差异（表4-9）[26]。此外，摄入低聚果糖后便秘患者的排便状况和粪便性状均有明显改善。

表4-9　低聚果糖对便秘患者排便次数的影响

组别	排便次数/（次/周）		
	摄入前	摄入后	P值
低聚果糖组	2.54 ± 0.50	5.24 ± 2.11	$P<0.05$
对照组	2.74 ± 0.44	2.86 ± 0.35	$P>0.05$
P值	$P>0.05$	$P<0.01$	

四、调节脂肪代谢

低聚果糖能有效降低机体游离脂肪酸（Free fat acid）、甘油三酯（Triglyceride）和总胆固醇（Total cholesterol）水平，对高脂血症有良好的改善作用。低聚果糖在肠道内促进双歧杆菌生长，后者可以分泌胆酸盐水解酶，增加肠道中游离胆酸含量，在pH 6.0下胆酸可同肠道内的胆固醇结合形成沉淀，随粪便排出体外。此外，双歧杆菌本身也可吸附肠道内的胆固醇并随粪便排出，从而达到减少胆固醇吸收、调节血脂的目的。

动物实验中，低聚果糖对大鼠的血脂和胆固醇代谢具有调节作用。用无乳清饮料、乳清饮料和含有15g/L低聚果糖的乳清饮料分别饲养正常膳食、高胆固醇膳食和高糖膳食饲养的SD大鼠，连续饲养8周后，测定大鼠血脂变化情况[27]。结果表明，三种饮料饲喂的健康大鼠的总胆固醇水平（79～81mg/dL）没明显差异；用无乳清饮料和乳清饮料饲养的高胆固醇血症大鼠（高胆固醇膳食饲养）的血清总胆固醇水平分别高达149mg/dL和146mg/dL，而用含低聚果糖的乳清饮料饲养的高胆固醇血症大鼠血清总胆固醇水平有所降低，为133mg/dL。在高血糖大鼠（高糖膳食饲养）中，用无乳清饮料和乳清饮料饲养的高血糖大鼠的总胆固醇水平没有显著性差异，分别为98mg/dL和96mg/dL，而用含有低聚果糖乳清饮料饲养的高血糖大鼠的总胆固醇水平显著降低至91mg/dL（表4-10）。

表4-10 三种饮料对大鼠总胆固醇水平的影响

组别	总胆固醇水平/（mg/dL）		
	无乳清饮料	乳清饮料	低聚果糖乳清饮料
健康大鼠	81.05±4.05	79.99±3.42	79.84±2.15
高胆固醇血症大鼠	149.51±6.39	145.61±7.22	133.26±4.64
高血糖大鼠	97.99±4.19	96.18±5.11	91.17±2.87

利用低聚果糖乳清饮料饲养的高胆固醇血症大鼠和高血糖大鼠的低密度脂蛋白胆固醇水平也显著下降。与摄入无乳清饮料和乳清饮料的高胆固醇血症大鼠相比，摄入低聚果糖乳清饮料的高胆固醇血症大鼠的低密度脂蛋白胆固醇水平由60~62mg/dL降低至53mg/dL；高血糖大鼠的低密度脂蛋白胆固醇水平由47~49mg/dL降低至45mg/dL。此外，低聚果糖乳清饮料还能够有效提高高胆固醇血症大鼠的高密度脂蛋白胆固醇水平，由58~59mg/dL（无乳清饮料和乳清饮料饲养的高胆固醇血症大鼠）提高至62mg/dL。上述结果表明，低聚果糖可以调节高胆固醇膳食和高糖膳食导致的大鼠脂代谢紊乱，降低大鼠的总胆固醇和低密度脂蛋白胆固醇水平，提高高密度脂蛋白胆固醇水平。

69位老年志愿者每天服用8g低聚果糖，连续服用4周后，受试者粪便中的胆固醇含量显著增加，由2.81±0.94mg/g增加到8.18±2.37mg/g，表明低聚果糖可以抑制肠道内胆固醇的吸收，促进胆固醇排出体外。将46位老年高脂血症患者分成两组，其中一组每天服用13g低聚果糖，另一组服用等量的蔗糖，连续摄入4周后，摄入低聚果糖的患者的总胆固醇、甘油三酯、游离脂肪酸、血糖、血压较摄入前均有所降低，而摄入蔗糖的老年高血脂患者的这些参数却出现上升趋势。让24名高脂血症患者每天服用18g低聚果糖，连续摄入6周后，患者的低密度脂蛋白胆固醇水平下降14%，总胆固醇水平下降8.6%[25]。

五、调节机体免疫力

低聚果糖主要通过调节肠道黏膜免疫实现提高机体免疫力的作用。派尔集合淋巴结（Peyer patch）又名肠道集合淋巴结，是肠道黏膜免疫系统的主要诱导位点，黏膜免疫球蛋白A（Immunoglobulin A，IgA）抗体是肠道免疫保护的重要组成部分。低聚果糖对健康小鼠和注射脂多糖引起的内毒素血症小鼠派尔集合淋巴结具有良好的免疫调节作用。富含低聚果糖膳食能显著增加派尔集合淋巴结内淋巴细胞的数量，两组小鼠体内B细胞数量均增加，而T细胞、CD4+细胞以及CD4+/CD8+比值在内毒素血症小鼠体内增加较为显著[28]。研究表明，摄入低聚果糖后，小鼠肠道内的微生物区系发生明显改变，使肠黏膜CD4+细胞、派尔集合淋巴结细胞的IgA抗体分泌增多，同时显著增加了干扰素γ（Interferon-γ，INF-γ）、白介素5

（Interleukin-5，IL-5）、白介素6（IL-6）和白介素-10（IL-10）的合成量[29]。此外，低聚果糖可促进双歧杆菌增殖，双歧杆菌的细胞壁和代谢产物可以有效减少有害菌和致病菌附着于肠道肠黏膜组织。

六、降低癌症风险

摄入低聚果糖可以降低罹患结肠癌的风险。低聚果糖通过促进双歧杆菌的增殖，能优化肠道菌群平衡。一些双歧杆菌具有很强的免疫刺激作用，能激活巨噬细胞，产生抗生素，并刺激淋巴细胞有效分裂而增加淋巴细胞的数量。体外试验表明，长双歧杆菌和短双歧杆菌均能促进结肠黏膜派尔集合淋巴结产生免疫球蛋白IgA，而分泌型IgA具有抗感染、抗食物过敏和吸收致癌物的功能。

低聚果糖在结肠中被双歧杆菌等有益菌发酵产生乙酸、丙酸和丁酸等短链脂肪酸（表4-11）[25]。这些短链脂肪酸可降低肠道的pH和游离氨的浓度，有利于抑制腐败，促进排便。在低pH环境中，一级胆酸转变成具有致癌性的二级胆酸的反应受到抑制，氨和胺也因转化成无扩散性的NH_4^+而浓度降低，有利于减少癌变发生。短链脂肪酸对大肠上皮细胞起到营养作用，特别是丁酸，不仅是结肠细胞的主要能源物质，还有利于免疫细胞的生成，并且有较强抗细胞增生分化的能力。

表4-11　低聚果糖对小鼠粪便中短链脂肪酸含量的影响

短链脂肪酸	对照组含量/（μg/g）	低聚果糖组含量/（μg/g）
乙酸	776±71	2218±342
丙酸	10±6.5	317±100
异丁酸	839±51	981±148
丁酸	0	187±61

在观察药物和食物对结肠癌影响的研究中，国际上常用的实验动物有两种。一种是使用偶氮甲烷做腹腔注射，使大鼠结肠隐窝诱发前期癌变，供早期癌症研究使用；另一种是用预先遗传方法得到患结肠癌的小鼠，这种小鼠因患有癌症通常在60d内就会死亡，可以供结肠癌的后期研究使用。分别用富含麸皮、纤维素、低聚果糖和抗性淀粉的饲料饲喂上述两种实验动物，饲喂44d后，发现饲喂低聚果糖和抗性淀粉的两组实验动物前期癌变显著减少，并且肠道中丁酸浓度出现明显增加。此外，饲喂低聚果糖的一组观察到低聚果糖对机体有保护作用，从而认为抗性淀粉通过产生丁酸只对癌变前期有作用，而低聚果糖则对前期或发展中的肿瘤都有抑制作用，这与它可以刺激免疫系统有关。研究表明，双歧杆菌利用低聚果糖产

生的丁酸可以调节肠道相关淋巴组织（Gut-associated lymphoid tissue，GALT）中某些化合物的活性，并对抑制结肠癌的发生起重要作用。

低聚果糖还能够调节肠道细菌的酶活力。腐败细菌能产生β-葡萄糖醛酸酶、偶氮还原酶、硝基还原酶等多种酶，这些酶有催化前致癌原转化成为致癌物的作用；低聚果糖能通过促进肠道双歧杆菌增殖，达到有效降低这些酶的活力的效果。低聚果糖还可与一定的毒素、病毒和细菌表面相结合而作为一种免疫佐剂，达到减缓对抗原的吸收、增强抗原效价和人体体液免疫力的效果。此外，低聚果糖本身可作为一种抗原刺激机体的免疫力。给40名肠息肉切除患者和40名结肠癌术后患者口服低聚果糖，摄入低聚果糖后患者的肠道菌群平衡、DNA损伤和多息肉活组织繁殖率均较对照组患者（未服用低聚果糖）明显改善，说明低聚果糖具有一定的抗肿瘤作用[25]。

七、促进矿物质吸收

低聚果糖能够有效促进肠道对钙、镁、磷等矿物元素的吸收，对于促进儿童生长发育、防止老年骨质流失具有很大意义[2]。用同位素标记的钙和铁检测低聚果糖和菊粉对矿物元素吸收的促进效果，结果表明如果达到同样的吸收率（50%），每日只需摄入低聚果糖3g，而需要摄入菊粉40g。研究低聚果糖、低聚半乳糖、棉子糖和异麦芽糖等对钙吸收的影响，结果显示低聚果糖可显著促进钙、镁、磷的吸收和骨化作用，低聚半乳糖次之，而异麦芽糖没有这种功效。用含10%低聚果糖的饲料喂养小鼠，结果表明，低聚果糖可促进钙、铁、镁、锌的吸收。低聚果糖可显著促进钙和镁的吸收，阻止因缺乏雌性激素而引起的骨质流失，这对绝经妇女和老年人预防骨质疏松具有很大意义。低聚果糖之所以可促进钙等矿物元素的吸收，很大程度上是依赖低聚果糖被发酵生成了乙酸、丙酸、丁酸等短链脂肪酸，导致肠道pH下降，使钙、磷酸盐、镁构成的复合物通过小肠时发生溶解而容易吸收。

第五节　低聚果糖在食品中的应用

低聚果糖易溶于水，甜度为蔗糖的30%～60%，既保持了蔗糖的纯正甜味，又比蔗糖甜味清爽。同时，低聚果糖具有多种生理功能，已在乳制品、糖果、肉制品、冰淇淋、婴幼儿及中老年食品等多种食品中广泛应用。

一、低聚果糖在乳制品中的应用

在乳制品中加入低聚果糖，可以赋予乳制品低聚果糖的生理功能，克服原有产品的某些缺陷。在液态乳和乳粉等非发酵乳制品中添加低聚果糖，可以解决机体在补充营养时易便秘等问题。目前我国市场上在售的部分儿童牛奶中配比添加了低聚果糖,泰国市场上也有儿童奶中同样添加了低聚果糖成分。

在发酵乳生产过程中,添加1.5%低聚果糖,可以延长发酵乳的发酵时间,提高发酵乳的黏度,降低发酵乳的酸度和乳清析出,延缓发酵乳贮藏期间活菌数降低,从而改善发酵乳品质。当低聚果糖在发酵乳中添加量为4%时,发酵乳的凝乳效果最好,乳清析出少,改善了产品的组织形态,提高了奶香味,且能够有效促进产品中双歧杆菌增殖。国内有酸乳产品中添加了低聚果糖以及双歧杆菌或短双歧杆菌,以益生元和益生菌同时添加的方式增强肠道免疫力,促进肠道消化,并促进人体对乳制品中营养物质的吸收。

二、低聚果糖在糖果中的应用

基于低聚果糖的低热量和低龋齿性,低聚果糖作为一种辅料添加至不同糖果产品中可起到防止龋齿的作用。低聚果糖不能被变异链球菌(Streptococcus mutans)发酵生成不溶性葡聚糖,不提供口腔微生物沉积、产酸和腐蚀的场所(牙垢),由它生成的乳酸量为蔗糖的50%以下。因此,低聚果糖能够有效降低糖果中糖分的用量,同时防止食用糖果过量造成的龋齿。

三、低聚果糖在肉制品中的应用

在肉制品中添加适量低聚果糖可以有效改善肉制品的产品品质,降低肉制品中脂肪的用量。

发酵香肠具有独特的风味、色泽、质地及良好的贮藏性,深受消费者的喜爱,是由绞碎的瘦肉(猪肉或牛肉)、肥肉、食盐、蔗糖、各种香辛料和发酵剂等充分混合均匀后灌入肠衣,在自然或人工控制的条件下利用微生物发酵,再经干燥后制得的发酵肉制品。研究表明,在发酵香肠中添加6%低聚果糖可以降低香肠的pH,还可以抑制香肠脂肪氧化和硬度的增加,且添加低聚果糖后香肠中挥发性物质的含量高于未添加低聚果糖和添加蔗糖的发酵香肠,风味更佳醇厚。此外,在发酵香肠中添加10%燕麦粉和10%低聚果糖后,可有效降低香肠中脂肪的用量,且能够改善发酵香肠的产品品质[30]。

在肉丸中添加4%和8%的低聚果糖既能保持肉丸原本的感官质量,还可以提高肉丸的保湿性。添加低聚果糖的肉丸在加工和贮存过程中有较高的完整性,新鲜肉丸和贮存3个月后的肉丸破损率分别小于3%和8%[31]。此外,添加低聚果糖的肉丸对食用者的肠胃有一定保健作用。

四、低聚果糖在冰淇淋生产中的应用

冰淇淋是以饮用水、乳和(或)乳制品、蛋制品、水果制品、豆制品、食糖、食用植物油等中的一种或多种为原辅料，添加或不添加食品添加剂和（或）食品营养强化剂，经混合、灭菌、均质、冷却、老化、冻结、硬化等工艺制成的体积膨胀的冷冻饮品。低聚果糖质量稳定，无异味，并且易于加工，可用于冰淇淋生产。应用低聚果糖替代部分蔗糖，添加量为1%~2%，制得低脂低糖的新型冰淇淋，这种新型冰淇淋可降低原产品的含糖量。由于低聚果糖具有特殊的功能特性，使该产品具有特殊的保健功能，适合大多数消费者食用。此外，这种新型冰淇淋的生产不需要改造原有工艺和设备，可利用原有的生产线生产[32]。

五、低聚果糖在婴幼儿及中老年食品中的应用

婴幼儿在断乳后体内的双歧杆菌数量会急剧减少，从而引起便秘、腹泻、厌食等现象，在婴幼儿食品中添加适量低聚果糖会改善这种不良现象，同时还可以促进婴幼儿对营养物质的吸收。功能性低聚糖在婴幼儿配方乳粉中是良好的营养强化成分，在乳粉中的添加经历了从单一到多元的过程，目前大多数产品中添加的益生元以低聚果糖为主。2004年，雅培在其婴幼儿乳粉中率先加入了低聚果糖，对国内婴幼儿配方乳粉市场产生了较大影响。随着消费人群健康意识的提高，功能性低聚糖在很长时间内成为婴幼儿乳粉的销售卖点。很多中老年人存在胆固醇高、肠胃功能不好、吸收差、便秘等现象，在中老年食品中添加低聚果糖，有助于调节脂肪代谢、调节肠胃、促进营养物质的吸收、缓解便秘及提高人体免疫力。

六、低聚果糖在功能性饮料中的应用

功能性饮料在国外非常流行，国内随着人们生活水平提高，对各种饮料也提出更高要求，如绿色、天然、保健等。利用低聚果糖开发减肥茶、开胃茶、营养蔬菜汁和营养果汁等一系列功能性饮料，受到消费者的欢迎。

参考文献

［1］O'Neill J. The lifelong benefits of inulin and oligofructose［J］. Cereal Foods World，2008，53：65-68.

［2］杨正梅，卜友泉，何瑞国. 低聚果糖的生物学效应及其安全性研究进展［J］. 生命科学研究，2004（S2）：122-126.

［3］杭锋，伍剑锋，王荫榆，等. 低聚果糖调节人体肠道菌群功能的研究［J］. 乳业科学与技术，2010，33：108-111.

［4］付萍，冉陆，李志刚，等. 低聚果糖调节肠道菌群作用的研究［J］. 中国食品卫生杂志，1998，（05）：3-5.

［5］Chi Z，Zhang T，Cao T，et al. Biotechnological potential of inulin for bioprocesses［J］. Bioresource Technology，2011，102：4295-4303.

［6］de Gines S C，Maldonaldo M C，de Valdez G F. Purification and characterization of invertase from

Lactobacillus reuteri CRL 1100 [J]. Current Microbiology, 2000, 40: 181-184.

[7] Kaur N, Sharma A D. Production, optimization and characterization of extracellular invertase by an *Actinomycete* strain [J]. Journal of Scientific and Industrial Research, 2005, 64: 515-519.

[8] Driouch H, Roth A, Dersch P, et al. Optimized bioprocess for production of fructofuranosidase by recombinant *Aspergillus niger* [J]. Appled Microbiology and Biotechnology, 2010, 87: 2011-2024.

[9] Nooman M M R A. Production, purification and characterization of extracellular invertase from *Saccharomyses cerevisiae* NRRL Y-12632 by solid-state fermentation of red carrot residue [J]. Australian Journal of Basic and Applied Sciences, 2009, 3: 1910-1919.

[10] Awad G E A, Amer H, El-Gammal E W, et al. Production optimization of invertase by *Lactobacillus brevis* Mm-6 and its immobilization on alginate beads [J]. Carbohydrate Polymers, 2013, 93: 740-746.

[11] de Oliveira R L, Da Silva M F, Converti A, et al. Production of β-fructofuranosidase with transfructosylating activity by *Aspergillus tamarii* URM4634 solid-state fermentation on agroindustrial by-products [J]. International Journal of Biological Macromolecules, 2020, 144: 343-350.

[12] Martins G N, Micaela Ureta M, Elizabeth Tymczyszyn E, et al. technological aspects of the production of fructo and galacto-oligosaccharides. Enzymatic synthesis and hydrolysis [J]. Frontiers in Nutrition, 2019, 6: 1-24.

[13] Dos Santos D A, Baldo C, Borsato D, et al. Utilization of low-cost substrates for the production of nystose by *Bacillus subtilis* natto cct 7712 [J]. Acta Scientiarum-Technology, 2016, 38: 391-397.

[14] Park S, Jeong H Y, Kim H S, et al. Enhanced production of *Aspergillus ficuum* endoinulinase in *Saccharomyces cerevisiae* by using the SUC2-deletion mutation [J]. Enzyme and Microbial Technology, 2001, 29: 107-110.

[15] He M, Wu D, Wu J, et al. Enhanced expression of endoinulinase from *Aspergillus niger* by codon optimization in *Pichia pastoris* and its application in inulooligosaccharide production [J]. Journal of Industrial Microbiology and Biotechnology, 2014, 41: 105-114.

[16] Zhang S, Yang F, Wang Q, et al. High-level secretory expression and characterization of the recombinant *Kluyveromyces marxianus* inulinase [J]. Process Biochemistry, 2012, 47: 151-155.

[17] Li Y, Liu G, Wang K, Chi Z, et al. Overexpression of the endo-inulinase gene from *Arthrobacter* sp S37 in *Yarrowia lipolytica* and characterization of the recombinant endo-inulinase [J]. Journal of Molecular Catalysis B-Enzymatic, 2012, 74: 109-115.

[18] 张天祥, 丁宁, 杨春光, 等. 菊粉酶的研究进展 [J]. 中国酿造, 2016, 35: 21-25.

[19] Cho Y J, Yun J W. Purification and characterization of an endoinulinase from *Xanthomonas oryzae* No.5 [J]. Process Biochemistry, 2002, 37: 1325-1331.

[20] Yazici S O, Sahin S, Biyik H H, et al. Optimization of fermentation parameters for high-activity inulinase production and purification from *Rhizopus oryzae* by plackett-burman and box-behnken [J]. Journal of Food Science and Technology-Mysore, 2020.

[21] 郑建仙. 功能性低聚糖 [M]. 第1版. 北京: 化学工业出版社, 2004.

[22] Coussement P, Franck A. Inulin and oligofructose [M]. Cho S S, Dreher M L. 2001: 721-735.

[23] 胡学智, 伍剑锋. 低聚果糖的生理功能及生产、应用 [J]. 中国食品添加剂, 2007(6): 148-157.

[24] Klancic T, Laforest-Lapointe I, Choo A, et al. Prebiotic oligofructose prevents antibiotic-induced obesity risk and improves metabolic and gut microbiota profiles in rat dams and offspring [J]. Molecular Nutrition and Food Research, 2020: e2000288.

[25] 马岩, 郭靖. 不同剂量低聚果糖对生理菌群作用的影响分析 [J]. 农业机械, 2012(3): 120-123.

[26] 张俊黎，王宇，于红霞，等. 低聚果糖对动物通便功能研究 [J]. 预防医学情报杂志，2007：534-536.

[27] Yasmin A，Butt M S，van Baak M，et al. Supplementation of prebiotics to a whey-based beverage reduces the risk of hypercholesterolaemia in rats [J]. International Dairy Journal，2015，48：80-84.

[28] Manhart N，Spittler A，Bergmeister H，et al. Influence of fructooligosaccharides on Peyer's patch lymphocyte numbers in healthy and endotoxemic mice [J]. Nutrition，2003，19：657-660.

[29] Hosono A，Ozawa A，Kato R，et al. Dietary fructooligosaccharides induce immunoregulation of intestinal IgA secretion by murine Peyer's patch cells [J]. Bioscience Biotechnology and Biochemistry，2003，67：758-764.

[30] 段艳，杨扬，翟钰佳，等. 燕麦粉及低聚果糖对发酵香肠品质特性的影响 [J]. 食品研究与开发，2017，38：92-98.

[31] 宋景深. 低聚果糖在肉丸中的应用研究 [J]. 现代食品科技，2008（8）：816-818.

[32] 李红，张连富. 低聚果糖的特性及其在冰淇淋生产中的应用 [J]. 冷饮与速冻食品工业，2001（2）：19-20.

[33] Rahim M A，Saeed F，Khalid W，et al. Functional and nutraceutical properties of fructo-oligosaccharides derivatives：a review [J]. International Journal of Food Properties. 2021，24：1588-1602.

第五章

低聚半乳糖

第一节　概述

低聚半乳糖（Galacto-oligosaccharide，GOS）又称半乳寡糖，是由1~6个半乳糖通过β-糖苷键与乳糖中的半乳糖残基连接形成的低聚糖总称。其化学结构包括一个半乳糖残基通过β-糖苷键聚合成的长链，它的还原端一般为同样以β-糖苷键连接的葡萄糖残基。目前低聚半乳糖大多是以乳糖或乳清粉为底物通过β-半乳糖苷酶的转糖苷活性合成的。β-半乳糖苷酶可以催化形成多种糖苷键，且不同来源的β-半乳糖苷酶对催化形成糖苷键的选择性不同，导致合成的低聚半乳糖中往往存在不同类型的糖苷键。已知低聚半乳糖中糖苷键的类型主要包括β-1,2、β-1,3、β-1,4和β-1,6-糖苷键。其中，以β-1,4和β-1,6-糖苷键连接的低聚半乳糖最为常见，分别为4'-低聚半乳糖和6'-低聚半乳糖，其结构式如图1-8所示。

我国于2017年批准乳清滤出液来源的低聚半乳糖为一种新的食品营养强化剂（食品原料），在2022年颁布的《食品安全国家标准　食品营养强化剂　低聚半乳糖》（GB 1903.27—2022中）规定了低聚半乳糖产品的产品规格（表5-1）。

表 5-1　低聚半乳糖产品规格

项目		指标	
		粉末	液体
低聚半乳糖含量（以干基计，质量分数）/%	≥	57	
乳糖含量（以干基计，质量分数）/%	≤	23	25
葡萄糖含量（以干基计，质量分数）/%	≤	22	22
可溶性固形物含量（质量分数）/%		—	73
水分（质量分数）/%	≤	5.0	—
硫酸灰分（质量分数）/%	≥	0.3	

注："—"，不作要求。

资料来源：GB 1903.27—2022《食品安全国家标准　食品营养强化剂　低聚半乳糖》。

早在60多年前，人们就发现在β-半乳糖苷酶水解乳糖过程中能够产生低聚半乳糖，随后又发现低聚半乳糖能够促进肠道中双歧杆菌增殖，并对人体健康产生有利的影响，从此低聚半乳糖引起了人们的广泛关注。越来越多的研究表明，低聚半乳糖除具有益生活性（促进双歧杆菌和乳杆菌等的增殖）外，还具有改善钙和镁的吸收、正向调节免疫、减少病原菌在结肠上皮吸附等生理功能。低聚半乳糖对人体健康的诸多有益影响吸引许多商业公司开展低聚半乳糖工业化生产与应用研究。日本是全球最早研究和生产低聚半乳糖的国家之一，于1990年将低聚半乳糖大规模应用于食品的加工生产中。日本养乐多制药（Yakult Pharmaceutical）、日新制糖（Nissin Sugar）和雪印乳业（Snow Brand Milk Products）、荷兰的菲仕兰坎皮纳（FrieslandCampina Domo）和英国的克拉萨多生物科技（Clasado BioScienc）是目前低聚半乳糖的主要制造商。在我国，新金山、保龄宝和量子高科等几家公司也已工业化生产低聚半乳糖。市售的低聚半乳糖产品中常含有一定量的乳糖、半乳糖和葡萄糖。几种低聚半乳糖产品的主要组成见表5-2。

表5-2 几种低聚半乳糖产品的主要组成（以干基计）

生产商	规格	状态	低聚半乳糖含量/%	葡萄糖含量/%	乳糖含量/%
新金山	GOS-570-S	糖浆	>57	—	—
	GOS-270-P	糖粉	>27	—	—
	GOS-700-P	糖粉	>70	—	—
	GOS-800-P	糖粉	>80	—	—
	GOS-900-P	糖粉	>90	—	—
	GOS-1000-P	糖粉	100	—	—
保龄宝	GOS-57	糖浆	>57	≤20	≤23
	GOS-57	糖粉	>57	—	—
	GOS-70	糖粉	>70	—	—
	GOS-90	糖粉	>90	—	—
量子高科	GOS-57	糖浆	>57	≤20	≤23
	GOS-30	糖粉	>30	—	—
	GOS-45	糖粉	>45	—	—
	GOS-57	糖粉	>57	≤20	≤23
	GOS-70	糖粉	>70	≤10	≤23
	GOS-90	糖粉	>90	≤1.5	≤8.5
养乐多制药	Oligomate 55	糖浆	>55	19~20	23~26
	Oligomate 55P	糖粉	>55	19~20	23~26
日新制糖	Cup Oligo H-70	糖浆	>70	<5	20~30
	Cup Oligo P	糖粉	>70	<5	20~30
克拉萨多	Bimuno syrup	糖浆	48~55	<12	<22
	Bimuno powder	糖粉	48~55	<12	<22
菲仕兰坎皮纳	Vivinal GOS Powder	糖粉	>59	—	—
	Vivinal GOS Syrup	糖浆	>72	—	—

注："—"表示没有数据。

据统计，2013年全球低聚半乳糖的产量为9.4万吨，占当年整个益生元市场的16%，仅次于菊粉（42%）。由于印度和中国市场需求的日益增长，全球低聚半乳糖的需求增长迅速，2019年全球低聚半乳糖产量超过16万吨，较2013年接近翻一番，产值达10.1亿美元。可见，低聚半乳糖具有很大的市场潜力。

第二节 低聚半乳糖的安全性和理化特性

一、低聚半乳糖的安全性

低聚半乳糖通常被认为是一种非消化性寡糖（Non-digestible oligosaccharides，NDO），有时也被归为膳食纤维，动物和人体试验充分证明了其安全性。目前，已通过大鼠的急性和慢性毒性实验对低聚半乳糖进行了安全性和毒性评价。大鼠口服实验表明，一次性给大鼠灌胃20g/kg低聚半乳糖，未观察到任何急性毒性；每日给大鼠灌胃1.5g/kg低聚半乳糖，持续饲喂6个月，低聚半乳糖未显示任何慢性毒性。Ames实验和Rec实验没有发现低聚半乳糖的致突变性。每天以2500～5000mg/kg低聚半乳糖糖浆饲喂大鼠90d后，没有发现任何明显的不良毒理学作用，对大鼠进行血液生物化学、血液学、尿液分析和凝血功能进行临床病理学统计分析，没有发现摄入低聚半乳糖引起的明显影响[1]。

在人体试验方面，已经明确低聚半乳糖对成年人和婴儿都是安全的。成年人低聚半乳糖的推荐有效剂量为8～15g/d，且较低剂量即可对青少年和婴儿产生有益效果。研究表明，每日摄入0.3～0.4g/kg低聚半乳糖不会对人体造成任何副作用，若摄入量超过30g/d可能会导致肠道不适和腹泻，但低聚半乳糖所导致的腹泻或胃肠胀气等不良反应低于相同剂量下的菊粉或低聚果糖[2]。

目前，美国FDA认定低聚半乳糖是一种"公认安全"GRAS的食品添加剂；欧盟也认定低聚半乳糖并非新食品（Non novel food status），添加低聚半乳糖的婴儿配方乳粉和后续配方乳粉可归为"特殊营养用途食品"（PARNUTS）；在日本，低聚半乳糖作为特定健康用途食品（Foods Specific Health Uses，FOSHU）。我国卫生部于2008年批准低聚半乳糖为新资源食品（卫生部2008年第20号公告），可用于婴幼儿食品、乳制品、饮料、焙烤食品和糖果的生产加工。2017年，我国卫生和计划生育委员会又批准以乳清滤出液为原料合成的低聚半乳糖可作为食品营养强化剂用于婴幼儿配方食品（食品类别13.01）和婴幼儿谷类辅助食品（食品类别13.02.01）（卫计委2017年第8号公告），以增加产品中低聚半乳糖含量。因此，低聚半乳糖是符合相关定义和准则的低聚糖，由于其优异的功能特性可安全地添加到食品中。

二、低聚半乳糖的理化特性

低聚半乳糖具有优良的理化性质和多种生理功能。由于食品级低聚半乳糖是混合物，其理化性质和生理学特性在某种程度上取决于不同聚合度的低聚糖、未反应的乳糖和生成的单糖的特性以及它们混合的比例。

（一）甜度

低聚半乳糖是无色可溶的，没有异味，中等甜度，通常是蔗糖甜度的30%~60%。低聚半乳糖中乳糖和单糖的含量对其甜度影响明显，乳糖和单糖含量越多其甜度越高。以蔗糖的甜度为100，常见低聚半乳糖产品Oligomate 55和Cup Oligo H-70的相对甜度分别为35和25（图5-1）。低聚半乳糖甜度低、能量低，进入人体后不会导致血糖升高，因此可作为一种低热量甜味剂，降低食品中糖分的含量。

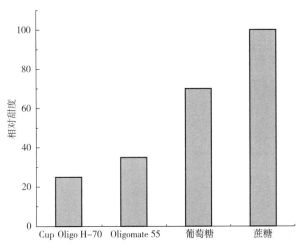

图5-1　两种低聚半乳糖与葡萄糖、蔗糖的相对甜度比较

注：以蔗糖的甜度为100。

（二）稳定性

低聚半乳糖具有良好的热稳定性和耐酸性。在pH 7.0、160℃处理10min，低聚半乳糖的残留率仍大于90%（图5-2）。在100℃、pH 2.0和pH 3.0下分别处理10min，低聚半乳糖的损失率都不超过5%，而相同条件下蔗糖损失率均超过90%（图5-3）。这表明低聚半乳糖能够广泛用于各类热加工食品中。

低聚半乳糖能够抵抗唾液降解并且不被口腔微生物利用，因此可以用作口香糖和糖果中低致龋齿糖的替代品。不被胰酶和通过小肠的胃液水解，具有较低的血糖生成指数，热值低于蔗糖的一半，适用于低热量饮食和糖尿病患者的饮食。此外，低聚半乳糖还具有良好的贮存稳定性，在pH 2和37℃下能够稳定保存几个月，可以应用于非冷藏果汁。

（三）黏度

低聚半乳糖的黏度随温度的升高而降低，并随聚合度的增加而增加。相同温度下其黏度略高于高果糖浆的黏度。低聚半乳糖Oligomate 55和Cup Oligo H-70的黏度如图5-4所示。尽管这两种低聚半乳糖的黏度比高果糖浆稍高，但总体与蔗糖相似且在食品加工过程中易于处理。较长链的低聚半乳糖具有较高的黏度，可使面包和蛋糕等糕点产品具有饱满的口感。然而由于其良好的溶解性，在饮料中应用时并不增加产品的黏度。

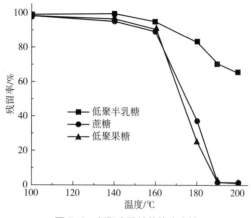

图 5-2 低聚半乳糖的热稳定性

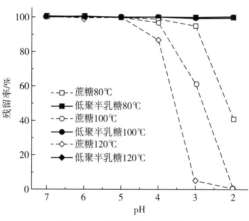

图 5-3 低聚半乳糖的耐酸性

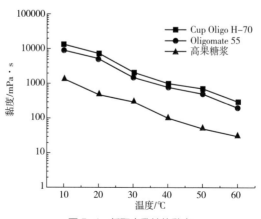

图 5-4 低聚半乳糖的黏度

（四）水分活度和保湿性

低聚半乳糖能够降低食品的水分活度使微生物难以生长，抑制微生物繁殖。低聚半乳糖Oligomate 55和Cup Oligo H-70的水分活度接近蔗糖，具有与蔗糖相同的防腐效果。Oligomate 55的保湿性优于高果糖浆，在食品保存方面具有更好的效果。其较高的保湿能力和低吸湿性还可以避免食品过度干燥，是焙烤食品的理想配料，能够赋予面包更好的口感和质地。

第三节　低聚半乳糖的生产

一、低聚半乳糖生产原料和方法

低聚半乳糖的主要生产原料是乳糖。乳糖是人类和哺乳动物乳汁中特有的碳水化合物，是由半乳糖和葡萄糖通过β-1,4-糖苷键组成的二糖。在生产时，常用高浓度的乳糖溶液（>30%）为底物生产低聚半乳糖。此外，乳清中含有丰富的乳糖（44~52g/L），也可作为低聚半乳糖的生产原料。乳清作为干酪生产的副产物，全世界每年产量达1.8~1.9亿吨，因此乳清资源非常丰富，原料成本低。同时，以乳清为原料生产低聚半乳糖，能够实现乳清的无污染处理和资源化利用，避免乳清排放造成的环境污染和资源浪费。目前，我国已成功实现以乳清滤出液为原料大规模生产低聚半乳糖，且已经批准乳清滤出液生产的低聚半乳糖作为食品营养强化剂用于婴幼儿配方食品和婴幼儿谷类辅助食品。

低聚半乳糖的生产方法分为化学合成法和酶合成法。化学合成法是将部分保护糖基上的烷氧基通过亲核取代反应取代另一糖基异头碳上的离去基团，从而形成糖苷键达到合成低聚半乳糖的目的。低聚半乳糖的化学合成法涉及对糖分子不同羟基的选择性保护和去保护，需要使用大量的化学试剂。此外，如果需要将半乳糖残基连接到指定的位置上，则需要更多的合成步骤。因此，化学合成法工艺复杂、操作困难、生产成本高、反应过程不易控制，限制了其在低聚半乳糖生产中的应用。

酶合成法主要是利用β-半乳糖苷酶的转糖苷作用，将乳糖分子中的半乳糖残基与另一个乳糖分子中的半乳糖残基相连，生成新的糖苷键，从而合成低聚半乳糖。与化学合成法相比，酶合成法具有以下多种优势：①具有良好的立体选择性、区域选择性和化学选择性，与化学合成法相比大大减少了合成步骤；②酶合成法的反应条件温和，可在合适的温度、pH和常压下催化合成，且反应过程可控；③酶合成法避免了有毒试剂的使用，操作环境安全，对环境友好。

当然，酶法合成也存在一些缺点，例如，酶在极端温度和pH下会变性失活，且对一些因素（如盐浓度、抑制剂和机械应力）敏感。尽管如此，酶法合成已用于工业化生产低聚半乳糖。

二、低聚半乳糖生产用酶

酶法生产低聚半乳糖过程中，最重要的是β-半乳糖苷酶（β-Galactosidase，EC 3.2.1.23）。该酶又称乳糖酶（Lactase），是一种外切糖苷水解酶，不仅能够水解乳糖产生葡萄糖和半乳糖，还能够水解半乳聚糖和低聚半乳糖等寡糖中非还原端β-糖苷键连接的半乳糖残基。此外，β-半乳糖还具有转糖苷作用，能够将水解下来的半乳糖苷转移到乳糖中的半乳糖残基上，生成低聚半乳糖。

（一）β-半乳糖苷酶的来源和分类

β-半乳糖苷酶来源广泛，在微生物、植物和动物中均有存在。根据氨基酸序列的同源性，在CAZy数据库（Carbohydrate-active enzymes database）中β-半乳糖苷酶分布于7个糖苷水解酶（Glycoside hydrolase，GH）家族：GH1、GH2、GH35、GH42、GH147、GH159和GH160家族。其中，GH1家族β-半乳糖苷酶多来自古菌和细菌；GH2家族β-半乳糖苷酶多来自细菌，其单亚基分子质量一般在110ku以上，最适pH一般为pH 6.0 ~ 8.0，最适温度一般在50℃以下；来源于真核生物的GH2家族β-半乳糖苷酶很少，并且大部分来自克鲁维酵母属；GH35家族β-半乳糖苷酶多来自真核生物，单亚基分子质量一般为100ku以上，最适pH为pH 3.0 ~ 5.0，最适温度一般高于50℃；细菌来源的GH35家族β-半乳糖苷酶较少，其中有些成员能够严格水解β-1,3糖苷键；GH42家族β-半乳糖苷酶全部来自古菌和细菌，分子质量多为60 ~ 75ku，最适pH为7.0左右；GH147、GH159和GH160为近年来新发现的含β-半乳糖苷酶家族，目前研究较少。

（二）β-半乳糖苷酶的表达

天然菌株产β-半乳糖苷酶水平低，很难用于低聚半乳糖的工业化生产。菌株诱变虽然能够提高产酶水平，但是诱变后筛选的工作量大，并且存在很大的盲目性。目前，研究和生产用β-半乳糖苷酶菌株多为基因工程手段构建的工程菌。在此过程中，可以通过优化酶蛋白的表达元件和选择合适的表达宿主来实现酶的高水平表达。该方法较传统方法更为快捷高效，已经成为获得半乳糖苷酶生产菌株的主流方法。

细菌表达系统已广泛用于生产重组β-半乳糖苷酶，优点在于：能够使用廉价的培养基快速生长并达到较高的细胞密度；遗传学背景比较清晰，遗传操作较为简单；有商用克隆载体和突变宿主菌株可用。用于生产β-半乳糖苷酶的最广泛使用的宿主细菌是大肠杆菌和芽孢杆菌。与大肠杆菌表达系统不同，芽孢杆菌表达系统的蛋白质分泌能力强，分泌蛋白质水平可达20 ~ 25g/L；且芽孢杆菌在生产一些工业酶（淀粉酶、蛋白酶等）和生化产品（核黄素、维生素B2、泛酸和核苷酸等）中沿用已久，发酵工艺成熟。此外，枯草芽孢杆菌、地衣芽孢杆菌（*B. licheniformis*）和解淀粉芽孢杆菌（*B. amyloliquefaciens*）是美国FDA认证的"公认安全"（GRAS）的微生物，安全性好，遗传背景清晰。其缺点主要有：芽孢杆菌自身分泌的蛋白酶水平较高，有可能降解其分泌的重组蛋白；质粒的不稳定性或造成目的蛋白表达水平降低。尽管芽孢杆菌在外源蛋白表达方面应用较多，但是近年来以芽孢杆菌作为β-半乳糖苷酶表达宿主的报道不多。

乳杆菌同样在生产β-半乳糖苷酶方面具有较大潜力。乳杆菌已经广泛用于工业发酵，培养工艺完善，遗传操作工具和手段比较成熟，且已经开发了多种诱导和可控的表达系统，其中乳酸乳杆菌（*Lactobacillus lactis*）的乳链菌肽基因表达系统已经充分研究。乳杆菌表达系统也是食品级表达系统，不会产生任何有害物质，且在多数情况下，重组蛋白的产生可以不需要任何选择标记（如抗生素抗性基因），发酵培养基中也不需要添加任何抗生素。近年来报道的在乳杆菌表达系统中表达的β-半乳糖苷酶大多也来自乳杆菌属微生物，其中德氏乳杆菌保加利亚亚种（*L. delbrueckii* subsp. *bulgaricus*）DSM 20081的β-半乳糖苷酶在植物乳杆菌（*L. plantarum*）的胞外表达水平为53U/mL，是目前乳杆菌表达系统产β-半乳糖苷酶的最高水平[3]。

酿酒酵母（*Saccharomyces cerevisiae*）和毕赤酵母（*Pichia pastoris*）等酵母表达系统也已广泛用于生产β-半乳糖苷酶。酵母表达系统具有较高的细胞培养密度、重组蛋白得率和生产强度，生产成本较低，且能够持久稳定地生产重组蛋白。酵母表达系统能够获得含有二硫键的活性重组蛋白，使重组蛋白正确折叠，具有完备的翻译后修饰机制。酿酒酵母表达系统在工业发酵中沿用已久，并且可以通过N端的信号肽序列将重组蛋白分泌到培养基中。毕赤酵母表达系统是目前最成熟的真核表达系统之一，它的蛋白质翻译后加工机制比较完善，蛋白质分泌能力强，容易得到具有生物活性的蛋白质且培养密度高，有利于降低外源蛋白生产成本和提高外源蛋白产量。此外，毕赤酵母表达系统能够以甲醇作为唯一碳源生长，具有严格调控的强启动子——醇脱氢酶1（AOX1）启动子，将外源蛋白质编码基因置于该启动子控制下，可实现外源蛋白的高水平表达。目前，米曲霉来源的β-半乳糖苷酶在毕赤酵母中的胞外表达水平达4239.07U/mL，为已报道β-半乳糖糖苷酶异源表达的较高水平[4]。编者课题组从米曲霉S168中获得一个β-半乳糖苷酶*Ao*Bgal35A，经过高密度发酵在毕赤酵母中的胞外表达水平达到5954.8U/mL。

（三）β-半乳糖苷酶的性质

不同来源的β-半乳糖苷酶合成低聚半乳糖的能力差异很大。长双歧杆菌BCRC 15708来源的β-半乳糖苷酶水解400g/L乳糖合成低聚半乳糖的得率为32.5%，而嗜热脂肪芽孢杆菌（*Bacillus stearothermophilus*）来源的β-半乳糖苷酶Bga合成低聚半乳糖的最大转化率只有2.4%[5]。实际生产中，那些低聚半乳糖转化率高的β-半乳糖苷酶才具有应用潜力。编者课题组从巴伦葛兹类芽孢杆菌（*Paenibacillus barengoltzii*）CAU904获得一个β-半乳糖苷酶PbBGal2A，该酶合成低聚半乳糖的得率达47.9%，在低聚半乳糖的大规模制备中具有较好的应用前景[6]。

分子改造已有的β-半乳糖苷酶，提高其在低聚半乳糖合成方面的性能，是改善β-半乳糖苷酶应用适应性的重要途径。例如，根据糖-酶复合物结构，对黑曲霉（*A. niger*）来源β-半乳糖苷酶进行定点突变，所得突变体催化合成低聚半乳糖的得率达27%，较突变前提高了75%[7]；通过对米曲霉来源的β-半乳糖苷酶底物结合的-1位点进行理性设计，获得的突变体合成低聚半乳糖的得率为59.8%，较突变前（35.7%）明显提高[8]。分子改造优化了β-半乳糖苷酶的酶学性质和适应性，为将其应用于合成低聚半乳糖创造了条件。

迄今已发现和表达的β-半乳糖苷酶数量很多，但是已经工业化大规模生产且批准应用于食品工业的β-半乳糖苷酶很少。我国在GB2760—2014《食品安全国家标准 食品添加剂使用标准》中批准了脆壁克鲁维酵母（*Kluyveromyces fragilis*）、乳酸克鲁维酵母（*K. lactis*）（由乳酸克鲁维酵母表达的重组酶）、米曲霉（包括由巴斯德毕赤酵母表达的重组酶）和黑曲霉来源的β-半乳糖苷酶可用作食品添加剂。在我国《国家卫生计生委关于批准β-半乳糖苷酶为食品添加剂新品种等的公告》（2015年第1号）中，又批准了两歧双歧杆菌（*Bifidobacterium bifidum*）来源的β-半乳糖苷酶用于食品加工。此外，在我国GB 1903.27—2022《食品安全国家标准 食品营养强化剂 低聚半乳糖》中明确表明，除上述β-半乳糖苷酶外，环状芽孢杆菌来源的β-半乳糖苷酶可用于食品添加剂低聚半乳糖的合成。下面分别简要介绍乳酸克鲁维酵母、米曲霉和环状芽孢杆菌来源的β-半乳糖苷酶。

乳酸克鲁维酵母来源的β-半乳糖苷酶为四聚体蛋白质，最适pH在6.6～7.0，最适温度为40℃。以300g/L乳糖溶液为底物，利用商品化克鲁维酵母β-半乳糖苷酶（Lactozyme 2600）合成低聚半乳糖，在40℃、pH 7.0下反应8h后，低聚半乳糖的得率达34.9%[9]。由于乳酸克鲁维酵母来源的β-半乳糖苷酶是一种胞内酶，为了降低低聚半乳糖生产成本，也可使用透性细胞合成低聚半乳糖。研究表明，在初始乳糖为400g/L时，透性化细胞合成的低聚半乳糖的浓度稍高于游离酶（透性化细胞177g/L，游离酶160g/L），且酶的稳定性得到较好改善。经检测，乳酸克鲁维酵母β-半乳糖苷酶合成低聚半乳糖主要通过β-1,6-糖苷键相连接。

米曲霉来源的β-半乳糖苷酶是典型的真菌酸性β-半乳糖苷酶，最适pH为4.5左右，最适温度为55～60℃[10]。以400g/L乳糖溶液为底物，该酶（加酶量15U/mL）在40℃、pH 4.5下合成低聚半乳糖，最终得率为27%～30%。米曲霉β-半乳糖苷酶主要合成以β-1,6-糖苷键连接的低聚半乳糖，此外还有少量以β-1,3-糖苷键和β-1,4-糖苷键连接的低聚半乳糖。

环状芽孢杆菌来源的β-半乳糖苷酶中有4种分子质量不同的β-半乳糖苷酶：β-Gal-A（189.3ku）、β-Gal-B（153.9ku）、β-Gal-C（134.8ku）和β-Gal-D（91.6ku）[11]。将环状芽孢杆菌β-半乳糖苷酶rBgaD-A进行不同程度的截短表达，分别得到β-半乳糖苷酶rBgaD-B、rBgaD-C和rBgaD-D，经测定rBgaD-A、rBgaD-B、rBgaD-C和rBgaD-D的分子质量和比酶活力与β-Gal-A、β-Gal-B、β-Gal-C和β-Gal-D大致相同，其中rBgaD-D对乳糖的比酶活力最高。BgaD-D的最适pH为6.0，最适温度为60℃，其具有较强的低聚半乳糖合成能力，所合成的低聚半乳糖主要通过β-1,4-糖苷键相连接。编者课题组选择了可能提高环状芽孢杆菌β-半乳糖苷酶BgaD-D在较低温度下比酶活力的5个位点进行了定点突变，使该酶在高温下稳定性有所提升，热稳定性提高至55℃以下保持稳定。

三、低聚半乳糖的酶法生产

（一）生产流程

酶法生产低聚半乳糖是以乳糖或乳清为底物，利用β-半乳糖苷酶的转糖苷作用，将乳糖的半乳糖基转移到乳糖分子上，得到以低聚半乳糖为主要成分的混合糖浆。低聚半乳糖的生产工艺流程如图5-5所示。

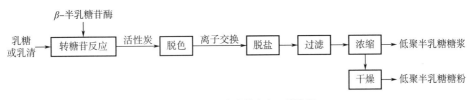

图 5-5 低聚半乳糖生产工艺流程

（二）生产工艺

低聚半乳糖的生产包括转糖苷反应、纯化、浓缩、干燥等多个步骤。其中，最为关键的步骤是转糖苷反应。

1. 转糖苷反应

β-半乳糖苷酶能够催化乳糖水解，产生半乳糖和葡萄糖。但是，当底物溶液中乳糖的浓度较高时，β-半乳糖苷酶的水解活性受到抑制，同时转糖苷活性明显增强[11]。低聚半乳糖生产过程中，β-半乳糖苷酶决定了低聚半乳糖的成键方式、反应效率和终产物组成。乳酸克鲁维酵母和黑曲霉来源的β-半乳糖苷酶具有较高的水解活性，不适用于低聚半乳糖的生产。环状芽孢杆菌和罗伦隐球酵母来源的β-半乳糖苷酶催化转糖苷反应时，生成的低聚半乳糖中半乳糖残基之间的糖苷键主要是β-1,4-半乳糖苷键，被称为4'-低聚半乳糖。米曲霉和嗜热链球菌来源的β-半乳糖苷酶催化转糖苷反应时，生成的低聚半乳糖中半乳糖残基之间的糖苷键则主要为β-1,6-半乳糖苷键，因此被称为6'-低聚半乳糖。

β-低聚半乳糖转化乳糖生成低聚半乳糖的反应途径与β-呋喃果糖苷酶催化生成低聚果糖类似（图5-6）。在反应初期，β-半乳糖苷酶切断乳糖中的β-1,4-糖苷键，释放葡萄糖，并将半乳糖残基通过β-1,4-半乳糖苷键和β-1,6-半乳糖苷键与另一个乳糖分子中的半乳糖残基相连，分别形成两种三糖——4′-半乳糖基乳糖和6′-半乳糖基聚糖。随后，上述三糖也可作为转糖苷反应的糖苷受体，进一步与半乳糖残基相连，生成四糖。最终反应结束后，主产物为含有2～5个半乳糖残基的三糖、四糖、五糖以及六糖。

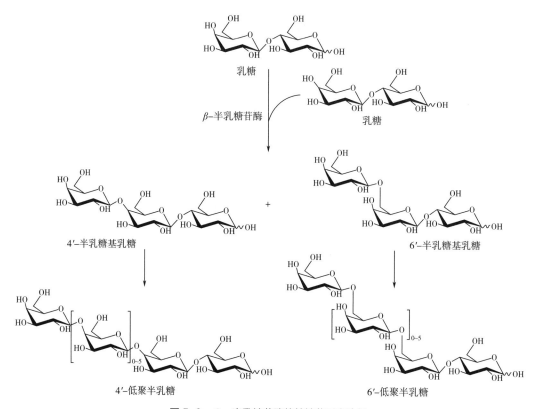

图5-6　β-半乳糖苷酶的转糖苷反应途径

　　影响转糖苷反应的因素有很多，主要包括：初始底物浓度、β-半乳糖苷酶种类、反应条件、反应时间等。这些因素共同影响低聚半乳糖的生产效率、产物组成以及产品得率。

　　乳糖的初始浓度对β-半乳糖苷酶的转糖苷反应影响明显。从β-半乳糖苷酶的催化机制可以看出，以乳糖为底物合成低聚半乳糖时水解反应和转糖苷反应相互竞争。提高反应体系中乳糖的含量，降低水的含量，有利于转糖苷反应。大多数情况下，提高初始乳糖浓度能够提高低聚半乳糖得率。用嗜热链球菌（*Streptococcus thermophilus*）来源的β-半乳糖苷酶合成低聚半乳糖时，初始乳糖浓度分别为50、100、150、200、250、300、350g/L，反应5h后，低聚半乳糖浓度分别为0、12、19、22、42、53.45、57.27g/L[12]。因此，为提高低聚半乳糖的得率，在生产低聚半乳糖时常采用300g/L以上的初始乳糖浓度。利用不同的β-半乳糖苷酶产生低聚半乳糖时，低聚半乳糖的得率、产物聚合度和糖苷键类型均有所不同。不同来源的β-半乳糖苷酶的酶学性质决定了低聚半乳糖合成所需的最适工艺参数（温度、pH、初始乳糖浓度等）不同。例如，真菌来源的*β*-半乳糖苷酶一般在酸性pH下活性较高，因而在合成低聚半乳糖时通常优选酸性反应条件；而细菌和酵母来源的*β*-半乳糖苷酶合成低聚半乳糖通常在接近中性pH下进行。耐高温的*β*-半乳糖苷酶由于能够耐受较高的反应温度，因而能够在较高温度下合成低聚半乳糖。

反应条件（反应温度和pH）能够影响*β*-半乳糖苷酶合成低聚半乳糖的反应速率（转糖苷速率和产物水解速率）和酶的稳定性。此外，乳糖在高温下溶解度较高，因此在反应温度较高时，能够使用较高的乳糖浓度，同时缩短反应时间，有利于提高低聚半乳糖得率。在乳糖浓度相同的情况下，升高温度对不同*β*-半乳糖苷酶催化低聚半乳糖的合成和水解速率影响程度不同，从而导致低聚半乳糖的得率不同。但是，过高温度也会对合成低聚半乳糖产生不利影响。首先温度过高会导致*β*-半乳糖苷酶热变性；其次，高温下*β*-半乳糖苷酶的氨基酸残基和糖发生美拉德反应，会导致酶的失活。在pH方面，低聚半乳糖的酶法合成所采用的pH主要取决于酶自身的性质，过高或过低的pH会导致酶的失活，对反应不利。*β*-半乳糖苷酶催化过程中，乳糖浓度在反应开始时迅速降低，同时体系中低聚半乳糖、葡萄糖和半乳糖的产率增加。低聚半乳糖产量在乳糖转化率为某一百分比时达到最高值，此后，反应进入转糖苷反应和水解反应之间的平衡阶段。该阶段持续时间与*β*-半乳糖苷酶的种类、添加量、稳定性和反应条件高度相关。之后，反应向水解低聚半乳糖生成葡萄糖和半乳糖方向进行。因此，应注意确定终止该反应的最佳时间点，以获得最高的低聚半乳糖得率。

2. 游离酶催化

利用游离*β*-半乳糖苷酶合成低聚半乳糖是目前工业生产低聚半乳糖的主要方法。使用游离*β*-半乳糖苷酶时，可以减少产品中副产物的含量，降低下游精制的成本，且整个反应过程更容易控制。例如，利用来源于米曲霉的*β*-半乳糖苷酶进行生产时，乳糖底物浓度通常在50%~80%，反应温度和pH需要根据实际情况进行调整，反应结束后所得糖浆中低聚半乳糖的含量为30%~60%（占固形物含量）。

尽管游离*β*-半乳糖苷酶合成低聚半乳糖具有上述优点，但是所用*β*-半乳糖苷酶需要从微生物或培养基中分离，并且无法重复利用，生产成本较高。因此，提高*β*-半乳糖苷酶的生产水平，并通过适当工艺降低酶的成本，显得十分重要。

3. 固定化酶催化

在酶的固定化过程中，*β*-半乳糖苷酶的生化特性（pH和温度特性、稳定性和活性）、载体的性质（粒度、形状、表面积、亲水性与疏水性基团的摩尔比、机械性质和稳定性）和固定化技术共同决定了固定化酶的最终性质和其在合成低聚半乳糖中的应用适应性。与游离酶相比，固定化*β*-半乳糖苷酶可以在各种生物反应器中重复和连续使用，且固定化后酶的稳定性通常会增加，延长了酶使用寿命。因此，固定化酶技术可以有效降低合成低聚半乳糖过程中*β*-半乳糖苷酶的使用成本。日本养乐多株式会社利用戊二醛活化的离子交换树脂固定化β-半乳糖苷酶，该固定化酶的反应温度为55℃，半衰期长达192d。此外，低聚半乳糖也可以用固定化细胞进行生产。为避免转糖苷反应过程中生成的葡萄糖会对固定化细胞的活性造成抑制，可以将酿酒酵母或面包酵母与固定化细胞一起培养，以便及时消耗反应体系中的葡萄糖。

需要注意的是，固定化β-半乳糖苷酶合成低聚半乳糖也存在一些不足。首先，酶的活力在固定化过程中会有所损失，其次，固定化后对反应的传质过程不利，导致低聚半乳糖合成效率降低。此外，通过物理吸附固定化的β-半乳糖苷酶有可能从基质上解吸，通过包埋固定化的β-半乳糖苷酶有可能从凝胶基质中泄漏，这些都会造成固定化酶活力的损失。

由于不同β-半乳糖苷酶的生化性质和合成低聚半乳糖的能力差异很大，目前尚不存在可用于固定不同β-半乳糖苷酶的通用固定化技术或支撑载体。因此，需要针对特定β-半乳糖苷酶进行多种固定化技术和支撑载体试验，这无疑增加了固定化β-半乳糖苷酶的生产成本。尽管如此，固定化技术从整体上能够降低β-半乳糖苷酶的使用成本，其对于低聚半乳糖的生产仍然具有很大的吸引力。

4.全细胞催化

细胞内或与细胞结合的β-半乳糖苷酶分离纯化成本较高，因此可以利用全细胞催化合成低聚半乳糖，以降低低聚半乳糖的生产成本。全细胞催化合成低聚半乳糖常采用活跃细胞或者静息细胞。此外，利用代谢活跃的活细胞进行全细胞催化合成时，反应产生的半乳糖和葡萄糖可以被细胞利用，减轻对β-半乳糖苷酶转糖苷反应的抑制，同时降低其在最终产品中的含量。

嗜盐梗孢酵母（*Sterigmatomyces elviae*）CBS8119S、大链担耳（*Sirobasidium magnum*）CBS6803和小红酵母（*Rhodotorula minuta*）IFO879的活跃细胞在含有乳糖的培养基中生长，均能够合成低聚半乳糖。与使用相同微生物静息细胞或纯化的β-半乳糖苷酶相比，利用活跃细胞催化合成低聚半乳糖的得率更高。此外，还可以将β-半乳糖苷酶锚定在酵母细胞表面，催化乳糖合成低聚半乳糖。将扩展青霉（*Penicillium expansum*）F3的β-半乳糖苷酶在酿酒酵母的细胞表面上展示，反应过程中生成的葡萄糖被酵母细胞作为碳源利用，而半乳糖则能够诱导β-半乳糖苷酶表达，并在细胞表面催化合成低聚半乳糖[13]。

需要注意的是，使用活跃细胞合成低聚半乳糖时，伴随生成的代谢终产物（如乙醇、乳酸、乙酸等）、副产物以及残留的培养基组分会不可避免地影响最终低聚半乳糖产品的味道等。除去这些杂质需要额外的精制步骤，大大增加了低聚半乳糖的生产成本。使用这种方法不能在高温下进行，特别是当所用微生物为非嗜热微生物时，较高的温度会导致细胞活力、合成低聚半乳糖的能力以及其他所需代谢功能丧失，这也限制了该法在低聚半乳糖生产中的应用。此外，活跃细胞的细胞壁和细胞膜存在传质阻力会严重影响低聚半乳糖的合成效率，因此利用活跃细胞进行低聚半乳糖生产的不多。

全细胞催化合成低聚半乳糖主要是利用透性化细胞。在β-半乳糖苷酶存在于细胞内的情况下，使用有机溶剂处理可以使细胞的通透性增强，得到透性化细胞。透性化处理能够提高乳糖的跨细胞转运速率，消除细胞膜和细胞壁通透性差这一主要限制因素，有利于胞内β-半乳糖苷酶催化合成低聚半乳糖。细菌和酵母是透性化细胞生产低聚半乳糖的常用细胞。以植物乳杆菌透性化细胞催化400g/L乳糖溶液生产低聚半乳糖时，低聚半乳糖的最终得率为34%，产物以二糖、三糖和四糖为主[14]。利用乙醇制备的乳酸克鲁维酵母透性化细胞催化400g/L乳糖溶液，可以合成177g/L低聚半乳糖，而利用两种市售乳酸克鲁维酵母来源的游离β-半乳糖苷酶（Maxilact LGX 5000和Lactozym3000 L HPG）在相同条件下催化，低聚半乳糖的得率仅为160g/L和154g/L[15]。可见，与活跃细胞相比，利用透性化细胞生产低聚半乳糖具有更大的应用潜力。

四、低聚半乳糖的分析与检测

低聚半乳糖的分析方法主要包括高效液相色谱法和薄层层析色谱法（Thin layer chromatography，TLC）两种。虽然薄层层析色谱法操作简单、检测迅速，但由于低聚半乳糖的组成较为复杂（不同聚合度和不同糖苷键类型），导致其不能在硅胶板上很好地展开，分离精度较差。因此，高效液相色谱法是目前用于检测低聚半乳糖的主要方法。

1. 主要试剂

水：超纯水

乙腈：色谱纯

标准品：葡萄糖、半乳糖、乳糖、半乳三糖、半乳四糖、半乳五糖、半乳六糖，美国Sigma公司生产

2. 色谱条件（氨基柱）

色谱柱：TSKgel Amide-80（4.6mm×250mm，日本东曹）

流动相：乙腈：水=70：30

柱温：45℃

流速：1.0mL/min

检测器：示差折光检测器，检测器温度40℃

3. 色谱条件（钙型阳离子交换柱）

色谱柱：Aminex HPX-87C（6.5mm×300mm，美国Bio-Rad）

流动相：超纯水

柱温：80℃

流速：0.5mL/min

检测器：示差折光检测器，检测器温度40℃

4.检测结果

葡萄糖、半乳糖、乳糖和低聚半乳糖的氨基柱和钙型阳离子交换柱高效液相色谱图分别如图5-7和图5-8所示。利用氨基柱检测低聚半乳糖时，不同组分按照聚合度从低到高依次洗脱下来。氨基柱对葡萄糖、半乳糖、乳糖、半乳二糖、异乳糖和半乳三糖等组分的分离效果较好，但对高聚合度低聚半乳糖的分离效果较差。与之不同，利用钙型阳离子交换柱检测时，各组分按照聚合度从高到低依次洗脱下来。钙型阳离子交换柱对不同聚合度的低聚半乳糖均具有较好的分离效果，但由于低聚半乳糖中通常含有不同类型的糖苷键，该法只能实现低聚半乳糖的大致定量，无法做到各组分的精确定量。

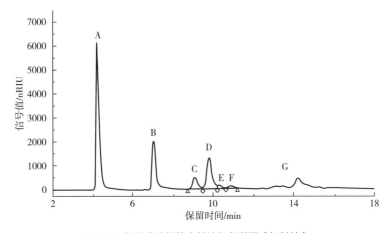

图5-7 低聚半乳糖的高效液相色谱图（氨基柱）

A—葡萄糖 B—半乳糖 C—半乳二糖 D—乳糖 E—异乳糖 F—半乳三糖 G—其他低聚半乳糖

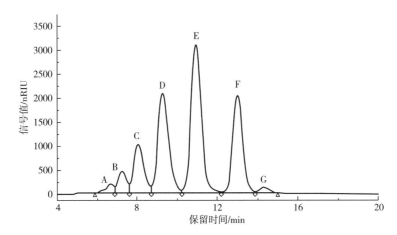

图5-8 低聚半乳糖的高效液相色谱图（钙型离子交换柱）

A—其他低聚半乳糖 B—半乳五糖 C—半乳四糖 D—半乳三糖

E—半乳二糖和乳糖 F—葡萄糖 G—半乳糖

第四节　低聚半乳糖的功能活性

低聚半乳糖在人体唾液、人工胃液、猪胰液和大鼠小肠内容物中均能够保持稳定，不被消化。研究表明，摄入人体内的低聚半乳糖约有90%能够到达结肠。低聚半乳糖可以通过选择性刺激结肠中有益菌的生长或活动，从而影响宿主，改善宿主的健康。它主要通过两种机制对人体产生影响：一种是选择性增殖有益菌，尤其是肠道中的双歧杆菌和乳杆菌，减少病原菌的定殖，从而减少外源性和内源性肠道感染，调节免疫系统并抑制炎症性肠病（Inflammatory bowel disease，IBD）；另一种是代谢产生短链脂肪酸，改善肠道微生态，进一步抑制肠道有害菌增殖，减少有毒代谢物产生，预防肠道癌症的发生。此外，低聚半乳糖还具有调节血糖代谢、控制血脂和胆固醇水平、促进矿物质吸收等功能活性。

一、调节肠道菌群

人体肠道中双歧杆菌和乳杆菌等有益菌在结肠微生物菌群中发挥重要作用，它们与肠道抵抗力、机体免疫系统和肠道癌症预防有关。不同人群结肠中有益菌特别是双歧杆菌的组成和数量差异很大。婴儿肠道菌群中含有丰富的短双歧杆菌（*B. breve*）和婴儿双歧杆菌。而大多数成年人肠道菌群中的双歧杆菌则主要为青春双歧杆菌和长双歧杆菌。双歧杆菌的增加能够抑制肠道内腐败菌和有害菌的活性，从而减少有毒发酵产物的生成。此外，双歧杆菌和乳杆菌等肠道有益菌利用低聚半乳糖增殖时还能够产生胞外多糖，能够有效黏附有害菌，共同保障肠道健康[16]。

以植物乳杆菌（*Lactobacillus plantarum*）HNU082为模式益生菌，研究低聚半乳糖对C57BL/6大鼠肠道内菌群的影响，结果表明在竞争性环境中，持续补充低聚半乳糖能够促进益生菌的增殖，增强菌群的稳定性，重塑益生菌与拟杆菌的竞争性相互作用关系[17]。健康成年人每天摄入2.5g或10g低聚半乳糖，连续摄入7d后，受试者粪便中双歧杆菌数量显著增加，且增加量与低聚半乳糖的摄入量呈正比（图5-9）[18]。此外，让自身双歧杆菌数量较少的中老年人每日摄入2.5g低聚半乳糖，可以使受试者粪便中的双歧杆菌数量增加，同时拟杆菌属微生物的含量明显减少。给2型肠易激综合征患者每日服用1.5g或3.5g低聚半乳糖，可以有效增加患者粪便中双歧杆菌数量，改善患者胃肠胀气症状[19]。

与非母乳喂养的婴儿相比，母乳喂养的婴儿肠道内双歧杆菌菌群更加丰富，且肠道内梭菌和肠球菌等有害菌以及游离氨、胺类和酚类等有害代谢产物含量较少。这主要是由于母乳中天然含有的低聚糖能够促进婴儿肠道内双歧杆菌的增殖，并抑制有害菌的生长。研究表明，罗伊氏乳杆菌（*L. reuteri*）、发酵乳杆菌（*L. fermentum*）、嗜热链球菌（*Streptococcus thermophilus*）等有益菌同样能够快速利用母乳中小分子的低聚糖和低聚半乳糖。在早产儿膳食中添加一定量的菊粉和低聚半乳糖后，可以有效促进早产儿肠道内双歧杆菌和乳杆菌增加，使早产儿肠道微生物群和粪便发酵产物成分更像母乳喂养的婴儿。单纯以含有低聚果糖–低聚半乳糖或者菊粉–低聚半乳糖的配方乳粉或母乳和上述配方乳粉结合喂养的婴儿较单纯母乳喂养的婴儿粪便中乳酸菌的数量更多[20]。此外，低聚半乳糖能够对抗生素治疗后的肠道菌群组成起到调节作用。服用阿莫西林（Amoxicillin）会导致肠道内双歧杆菌减少和肠杆菌增加，破坏肠道菌群平衡和代谢活性。每日摄入2.5g低聚半乳糖后可显著提高受试者肠道内双歧杆菌数量，同时受试者粪便中丁酸盐含量明显增加[21]，这表明摄入低聚半乳糖能够有效恢复抗生素造成的肠道菌群失调。

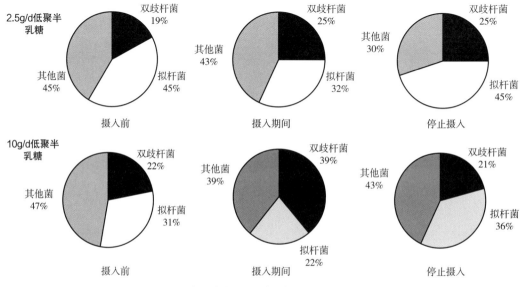

图5-9　低聚半乳糖对健康成年人粪便菌群的影响

低聚半乳糖对益生菌的增殖效果与其组分有关。让健康成年人连续1周每天摄入4~5g不同低聚半乳糖后，分析其肠道菌群组成。结果表明，与仅含有β-1,4和β-1,6-糖苷键的低聚半乳糖相比，摄入含有β-1,3、β-1,4和β-1,6-糖苷键的低聚半乳糖更能够促进肠道内双歧杆菌等有益菌的增殖，且低聚合度低聚半乳糖的效果更好[22]。

二、改善肠道环境

低聚半乳糖与肠道微绒毛上糖链的结构相似，能够与有害菌细胞壁上的受体结合，防止有害菌附着于结肠上皮细胞，并促使有害菌在肠道内聚集，随粪便排出体外。此外，低聚半乳糖还能够防止有害菌发酵产生的毒素入侵肠道上皮细胞，防止肠道炎症产生（图5-10）。

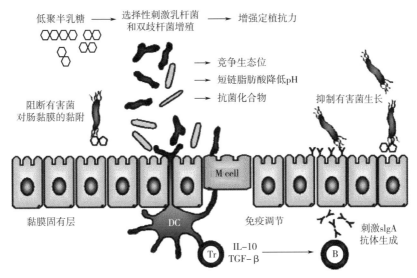

图 5-10　低聚半乳糖对肠道的保护作用

DC—树突状细胞　　Tr—调节性T细胞

体外实验表明，与低聚果糖、乳果糖、菊粉等益生元相比，低聚半乳糖能够有效抑制肠致病性大肠杆菌（Enteropathogenic *Escherichia coli*）对人喉表皮样癌细胞HEp-2和人克隆结肠腺癌细胞Caco-2的黏附[23]。体内实验证明，低聚半乳糖对致病菌及其毒素引起的肠道感染具有保护作用。给BALB/c小鼠灌胃一段时间的低聚半乳糖后，使用鼠伤寒沙门氏菌感染小鼠，结果表明未摄入低聚半乳糖的小鼠出现了明显的急性胃肠炎症状，而摄入低聚半乳糖的小鼠没有表现出明显的临床症状，且在其粪便中检测到大量病原体，这表明低聚半乳糖能够有效抑制鼠伤寒沙门氏菌在小鼠肠道中定植，同时促进肠道内鼠伤寒沙门氏菌排出体外[24]。此外，小鼠肠道上皮细胞的组织病理学检查表明，低聚半乳糖能够有效保护肠道上皮细胞的组织结构。用含6%（质量分数）低聚半乳糖的普通饲料饲喂BALB/c小鼠7d后，利用单核细胞增生李斯特菌（*Listeria monocytogenes*）ATCC 15313感染小鼠，结果表明低聚半乳糖能够有效降低小鼠肠、肝和脾内的单核细胞增生李斯特菌的数量，这表明低聚半乳糖能够有效抑制肠道内病原体向体内其他器官转移[25]。以大鼠为对象研究了低聚半乳糖［0.5g/（kg体重·d）］对葡聚糖硫酸钠（Dextran sulphate sodium，DSS）诱导肠炎的作用，表明低聚半乳糖能够降低葡聚糖硫酸钠导致的体重减轻和肠炎程度，缓解葡聚糖硫酸钠诱导的肠道组织损伤，这可能是通过调节肠道菌群和改变Th17/Treg细胞不平衡实现的；另外，低聚半乳糖还能够通过抑制结肠组织内核转录因子-κB（Nuclear factor kappa-B，NF-κB）通路的激活显著降低炎症相关细胞因子（IL-6、IL-18、IL-13和IL-33）的分泌和其mRNA的表达[26]。

低聚半乳糖对婴幼儿的肠道感染具有明显的预防效果。使用每100mL含1g低聚半乳糖（和低聚果糖）的婴儿配方乳粉喂养早产儿的研究表明，低聚半乳糖能够有效降低早产儿粪便中临床相关病原体的含量，如金黄色葡萄球菌（*Staphylococcus aureus*）、肠杆菌

（ *Enterobacter* ）、B组链球菌（ *Streptococcus* group B ）、艰难梭菌（ *Clostridium difficile* ）和枯草芽孢杆菌（ *Bacillus subtilis* ）[27]。此外，摄入低聚半乳糖还能够预防婴幼儿上呼吸道感染。含有8g/L低聚半乳糖（和低聚果糖）的配方乳粉可使6个月内的婴儿上呼吸道感染的发生率显著降低；低聚半乳糖的保护作用在干预期后仍能持续存在，上述婴儿成长至2岁后，摄入低聚半乳糖的幼儿上呼吸道感染发作次数和抗生素的使用也比对照组幼儿少[28]。将低聚半乳糖添加到婴儿配方食品中，可以有效降低婴儿急性腹泻的发生频率，减少抗生素的使用剂量和上呼吸道感染次数。

三、改善婴幼儿排便

低聚半乳糖能够改善婴幼儿的排便状况。母乳中的低聚糖（人乳寡糖）可以改善婴儿的粪便特征，如粪便稠度和大便频率等。非母乳喂养的婴儿会经常出现粪便变硬、便秘的现象。在婴儿配方乳粉中加入低聚半乳糖，能够发挥与母乳类似的生理功能。尽管目前还不能完全模仿母乳中低聚糖的复杂成分，但低聚半乳糖具有与人乳寡糖类似的结构，且将90%短链低聚半乳糖（聚合度3~8）和10%长链低聚果糖（平均聚合度>23）混合后分子质量分布与天然人乳寡糖非常相似，因此低聚半乳糖已被作为一种人乳寡糖替代物，用以改善婴幼儿的排便状况。

含有4g/L低聚半乳糖的标准婴儿配方乳粉可以改善新生儿出生后4个月内粪便黏稠度；分别用添加了低聚半乳糖的婴儿配方乳粉和未添加低聚半乳糖的标准婴儿配方乳粉喂养婴儿一段时间后，摄入低聚半乳糖的婴儿粪便比未摄入低聚半乳糖的婴儿粪便更加柔软[29]。在整个喂养期间，摄入组和未摄入组婴儿在配方乳粉摄入量、烦躁或气胀等方面没有差异，且摄入低聚半乳糖的婴儿粪便稠度评分较低（即粪便较软），排便频率较未摄入组婴儿显著增多。在足月婴儿的配方乳粉中添加8g/L低聚半乳糖–低聚果糖混合物（9:1）后，喂养婴儿28d，评价婴儿的粪便特征，按5分制评定粪便黏稠度，得分为1表示粪便呈水样，得分为5表示粪便坚硬，并记录婴儿的排便频率[30]。结果表明，喂养28d后摄入组和未摄入组婴儿的粪便稠度评分分别为2.3和4，即表明摄入组婴儿的粪便明显比未摄入组婴儿更软，但是两组婴儿的排便次数没有显著差异。

低聚半乳糖对人体粪便特征的改善可能是通过有益菌增殖以及产生的短链脂肪酸（图5–11）。低聚半乳糖在肠道内能够被有益菌发酵，产生短链脂肪酸，这些短链脂肪酸能够有效刺激人体肠胃蠕动，从而促进排便。此外，短链脂肪酸还能够提高肠道渗透压，使粪便含水率增大，从而软化粪便。用添加了4g/L低聚半乳糖–低聚果糖混合物（9:1）的婴儿配方乳粉喂养足月婴儿28d后，婴儿粪便中双歧杆菌的数量增加至$10^{9.3}$CFU/g，显著高于未摄入组婴儿粪便中双歧杆菌的数量（$10^{7.2}$CFU/g）[30]。

摄入低聚半乳糖的婴儿的粪便中，短链脂肪酸组分和含量更加接近使用母乳喂养的婴儿的粪便。用含有低聚半乳糖-低聚果糖混合物（9∶1）的婴儿配方乳粉喂养婴儿6周后，其粪便中乙酸、丙酸和丁酸占总短链脂肪酸的百分比分别为85.2%、12%和2.4%，而未摄入组婴儿的粪便中三者所占的百分比分别为77.2%、17.8%和4%[27]。短链脂肪酸可以通过为结肠上皮细胞提供能量来刺激胃肠蠕动，或通过诱导环状肌肉中的阶段性和强直性收缩来影响粪便特征。通过比较含有8g/L低聚半乳糖-低聚果糖混合物（9∶1）和不含上述混合物的婴儿配方乳粉对早产儿的影响，发现摄入上述混合物能够促进早产儿胃排空，进一步分析表明产生的短链脂肪酸是导致胃肠运动增加的主要原因[31]。

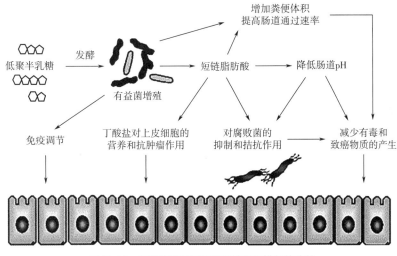

图5-11　低聚半乳糖对肠道环境以及排便的改善

四、调节脂肪和葡萄糖代谢

机体脂代谢和葡萄糖代谢紊乱与动脉粥样硬化、心血管疾病和2型糖尿病等慢性疾病有非常直接的联系。低聚半乳糖能够有效改善机体脂代谢紊乱。给超重成年人每日服用5.5g低聚半乳糖，连续服用12周后，暂停服用4周，随后继续服用12周，结果表明，摄入低聚半乳糖后，受试者的血清总胆固醇、甘油三酯和低密度脂蛋白胆固醇水平显著下降[32]。给雌性高胆固醇血症SD大鼠每日灌胃440、616、794mg/kg低聚半乳糖，连续灌胃60d后，大鼠血清甘油三酯、总胆固醇、低密度脂蛋白胆固醇和极低密度脂蛋白胆固醇（Very low-density lipoprotein cholesterol）水平较对照组大鼠（未摄入低聚半乳糖）显著下降，这表明低聚半乳糖有改善高胆固醇血症的效果[33]。以西式饮食饲喂C57BL/6大鼠15周，饮食中添加低聚半乳糖（7%，质量分数）能够显著降低体重增量（$P<0.01$）、附睾和肾周脂肪积累（$P<0.05$）、胰岛素抵抗（$P<0.01$），血清胆固醇水平（$P<0.05$）和肠道脂肪吸收（$P<0.01$），并增加了粪便中性固醇排泄（$P<0.05$）和肠道胰高糖素样肽-1（Glucagon-like peptide-1，GLP-1）的表达（$P<0.01$），表明低聚半乳糖对代谢综合征风险个体具有潜在的治疗作用[34]。

目前，关于低聚半乳糖改善葡萄糖代谢的研究报道较少。利用四氧嘧啶（Alloxan）诱导雄性SD大鼠的糖尿病模型，在大鼠饲料中添加10%（质量分数）低聚半乳糖，饲喂42d后，大鼠的空腹血糖、糖化血红蛋白、甘油三酯、总胆固醇、低密度脂蛋白胆固醇、肌酐和尿素均较模型组大鼠显著降低，这表明低聚半乳糖能够改善糖尿病大鼠的葡萄糖代谢[25]。

五、其他功能活性

（一）调节机体免疫

肠道是免疫系统和外部环境之间的主要接触面，含有人体免疫系统的主要部分——肠道相关淋巴组织（Gut-associated lymphoid tissue，GALT）。同时，它含有人体最大的免疫活性细胞库。结肠微生物群对免疫系统的发育和成熟很重要，胃肠道的微生物定植影响肠道相关淋巴组织的组成。低聚半乳糖对免疫调节的可能方式包括通过低聚糖与肠相关免疫系统的直接相互作用介导，或者通过改变肠道微生物群及其代谢物的组成来介导。

低聚半乳糖是肠上皮细胞、巨噬细胞和树突细胞等免疫细胞Toll样受体4（Toll like receptor 4，TLR4）的配体，可激活TLR4-NFκB途径。该途径也响应脂多糖（Lipopolysaccharide，LPS）激活并产生促炎细胞因子。低聚半乳糖对TLR4-NFκB的刺激会产生类似的细胞因子模式，但效率低于脂多糖刺激，有助于肠道稳态，避免过度炎症反应。低聚半乳糖激活TLR4-NFκB信号通路还可以诱导初始T细胞发育成调节性T细胞。低聚半乳糖的免疫调节作用与其使用剂量及聚合度有关，聚合度大于3的低聚半乳糖是小鼠巨噬细胞的主要刺激物。

此外，产生短链脂肪酸和促进乳杆菌、双歧杆菌等有益菌增殖是低聚半乳糖对免疫系统发挥作用的另外两种方式。乳杆菌、双歧杆菌等有益菌发酵低聚半乳糖产生丙酸、丁酸等短链脂肪酸，能够为结肠上皮细胞提供能量、诱导细胞凋亡，还可作为保护因子预防肠道炎症和结肠癌症的发生。低聚半乳糖还能够通过促进有益菌增殖来增强自然杀伤细胞（Natural killer cell）的活性和吞噬作用，增加抗炎症细胞因子白介素-10（Interleukin-10，IL-10）的分泌，并减少促炎细胞因子白介素-6（IL-6）、白介素-1β（IL-1β）和肿瘤坏死因子-α（Tumor necrosis factor-α，TNF-α）的分泌，从而调节肠道免疫系统。

（二）促进矿物质吸收

低聚半乳糖可以促进矿物质吸收，预防骨质疏松症等疾病的发生。用添加2%~8%（质量分数）低聚半乳糖的饲料饲喂大鼠8周后，发现大鼠对镁的吸收量、股骨^{45}Ca摄取量、钙和镁的保留量以及股骨、胫骨的断裂强度均有所增加。分析表明，低聚半乳糖能够降低肠道内pH，增加盲肠壁和内容物重量，有助于促进肠道对钙、镁的吸收与利用[35]。

让绝经后的女性受试者每天饮用含有20g低聚半乳糖的酸乳，连续饮用9d后，间隔19d，随后继续饮用9d，结果表明，与未饮用含低聚半乳糖酸乳的受试者相比，摄入低聚半乳糖的受试者钙吸收增加了16%[36]。让10～13岁的女性受试者每日饮用含有5g和10g低聚半乳糖的饮料，持续3周后，受试者的钙吸收都增加了约10%，且粪便中双歧杆菌数量显著增加，这表明钙吸收的增加可能与肠道菌群特别是双歧杆菌有关[37]。

虽然多项研究证实低聚半乳糖对矿物质吸收的促进作用，但对其机制仍然缺乏深入研究。由于在矿物质吸收增加的同时往往伴随双歧杆菌的数量增加，因此双歧杆菌有可能在促进矿物质吸收方面扮演重要角色。另外，在低聚半乳糖干预过程中往往伴随盲肠重量的增加，因此矿物质吸收增加也有可能是改变了盲肠的形态结构导致的结果。

（三）改善过敏反应

低聚半乳糖主要通过肠道微生物菌群来改善过敏反应。特应性皮炎（Atopic dermatitis，AD）是婴儿期过敏的早期症状之一，摄入低聚半乳糖可以减少过敏症状的发生。给患有特应性皮炎的婴儿服用复合益生元（90%低聚半乳糖和10%低聚果糖）和多种乳杆菌组成的混合制剂后，患儿粪便中乳杆菌含量显著增加，同时患儿的湿疹和特应性皮炎发生率显著下降[38]。进一步研究表明，低聚半乳糖可以诱导过敏性疾病高风险婴儿产生一系列抗过敏免疫球蛋白。摄入低聚半乳糖后，婴儿的血清免疫球蛋白G3（Immunoglobulins G3，IgG3）水平显著降低，而对免疫球蛋白E（IgE）、免疫球蛋白G1（IgG1）和免疫球蛋白G2（IgG2）的水平无显著影响。低聚半乳糖能够诱导一系列有益抗体产生，可以降低总免疫球蛋白的反应，调节机体对髓系祖细胞（Common myeloid progenitor，CMP）的免疫应答，同时能够保持机体对疫苗的免疫反应。

第五节　低聚半乳糖在食品中的应用

低聚半乳糖性质优异，能够在室温下长期储存，对热和酸稳定，水溶性好，具有适度的甜味。此外，相比于低聚果糖，低聚半乳糖在食品加工条件下的稳定性更好，适于在食品工业中的应用，并赋予食品不同的功能活性。

一、低聚半乳糖在乳制品中的应用

乳制品是低聚半乳糖应用的一个重要领域，因为低聚半乳糖本身是由乳糖合成的。酸乳是低聚半乳糖应用的优质食品载体。低聚半乳糖可以在酸乳发酵之前或之后添加，在低pH下的高稳定性确保了它在酸乳加工和储存过程中不会降解。此外，含有低聚半乳糖的酸乳比普通酸乳更光滑细腻。在酸乳的生产过程中添加婴儿双歧杆菌进行发酵，酸乳中低聚半乳糖的含量可达0.7%（质量分数）；同时，在贮存期间，益生菌的存活率和益生元的稳定性也保持在较高水平。在原料中加入乳酸克鲁维酵母来源的β–半乳糖苷酶和嗜酸乳杆菌，能够使酸乳在制造和储存过程中形成低聚半乳糖，并且降低了酸乳中乳糖含量，从而获得适合乳糖不耐受人群消费的富含低聚半乳糖的酸乳产品。

液态乳也是一种适合添加低聚半乳糖的很好的食品载体。将几种商业β–半乳糖苷酶制剂添加到脱脂牛乳中，通过转糖苷反应利用其中的乳糖生产富含低聚半乳糖的牛乳。结果表明，乳酸克鲁维酵母来源的β–半乳糖苷酶能够消耗牛乳中95%的乳糖，并得到含有7g/L低聚半乳糖的浓缩乳，该浓度与母乳中的人乳寡糖浓度相当。液体乳中较低的乳糖浓度（45～60g/L）是在牛乳中合成低聚半乳糖主要障碍，为了能在牛乳中更高效合成低聚半乳糖，需要转糖苷活性和水解活性比值较高的β–半乳糖苷酶。

低聚半乳糖的重要应用之一是用于婴儿专用乳制品。如前所述，低聚半乳糖在结构和功能上与人乳寡糖类似，因此较其他寡糖，低聚半乳糖更适合此项用途[39]。用添加了低聚半乳糖的婴儿配方乳粉喂养的婴儿其肠道微生物群在幼年与母乳喂养的婴儿相似，低聚半乳糖能够促进婴儿消化系统和免疫系统的发育。向配方乳粉中添加低聚半乳糖–低聚果糖混合物（9∶1）生产的营养强化乳粉已经广泛推广。一些婴儿在生长发育的关键时期不能得到母乳的喂养，而该产品能够为这些婴儿提供必要的营养，因而具有重要的意义。低聚半乳糖还可用于1岁或以上儿童的后续乳粉。

二、低聚半乳糖在焙烤食品中的应用

低聚半乳糖具有良好的理化性能，如低热量和高保湿能力，成为烘焙产品的理想配料，应用于烘焙食品不仅能改善食品风味、质地及色泽，还能因为其低能量减少肥胖症的发生。此外，它还有健康效果，如促进双歧杆菌的增殖、缓解便秘等。

为调节代谢综合征风险个体的肠道菌群，开发了益生功能性面包，其中低聚半乳糖的添加量为110g/kg面粉。离子色谱测定表明，低聚半乳糖含量在面包制作和贮藏过程中没有发生变化，体外实验表明添加低聚半乳糖的面包能够有效促进乳杆菌和双歧杆菌的增殖，并且丁酸盐的浓度明显增加（从17.12mmol/L增加到35.11mmol/L），这有利于改善肠道健康。

三、低聚半乳糖在饮料和冷饮中的应用

低聚半乳糖具有良好的酸稳定性和热稳定性，能够形成透明溶液，可以很方便地添加到饮料中而不影响饮料的味道，因此是用于酸性饮料（如软饮料或果汁和水果饮料）的理想配料。

对比研究低聚半乳糖和低聚果糖在果汁和水果饮料（pH范围从2.7到4.2）巴氏杀菌时的稳定性，结果表明，低聚半乳糖在巴氏杀菌条件下表现出高稳定性，加热后含量基本保持不变，而低聚果糖在巴氏杀菌过程中会发生水解，含量显著减少。因此，低聚半乳糖的耐热和耐酸特性使其更适合应用在果汁及水果饮料中。

低聚半乳糖还可用于冷冻饮品。向香草冰淇淋中添加1.5%和3.0%（质量分数）的低聚半乳糖时，与添加低聚果糖的冰淇淋相比，低聚半乳糖冰淇淋的坚固度更高、熔化速度更慢。低聚半乳糖含量为3.0%的冰淇淋具有与对照组不同的感官评价，而含有低聚果糖的冰淇淋与对照组冰淇淋没有区别。上述研究结果表明，向冰淇淋中添加低聚半乳糖，有可能生产出理化特性和感官评价提高的冰淇淋。

四、低聚半乳糖在临床营养食品中的应用

临床营养食品是专为因疾病而受伤害的人群设计的一类食品和饮料产品，用来满足他们的特定营养需求，避免产生营养不良症状。

如前所述，低聚半乳糖可以刺激双歧杆菌的生长、改善便秘、调节免疫和促进矿物质吸收，因此常应用于临床营养食品中。早在1991年，日本政府就将低聚半乳糖列为"特殊医学用途配方食品"。另外由于低聚半乳糖在功能上同人乳寡糖具有一定的相似性，可应用于婴儿食品中，含量一般为6.0~7.2g/L。目前，在日本和欧洲市场上，低聚半乳糖已经用于婴儿特殊医学用途配方食品及婴幼儿后续特殊医学用途配方食品。此外，低聚半乳糖也已经用于成年人的配方食品中，可用于改善肠道菌群，推荐摄入量为2~3g/d。对于糖尿病患者和高血脂人群，推荐摄入量为8~20g/d。

参考文献

[1] Anthony J C, Merriman T N, Heimbach J T. 90-Day oral（gavage）study in rats with galactooligosaccharides syrup［J］. Food and Chemical Toxicology. 2006，44：819-826.

[2] Macfarlane G T, Steed H, Macfarlane S. Bacterial metabolism and health-related effects of galacto-oligosaccharides and other prebiotics［J］. Journal of Applied Microbiology. 2008，104：305-344.

[3] Nguyen T, Nguyen H A, Arreola S L, et al. Homodimeric *β*-galactosidase from *Lactobacillus delbrueckii* subsp. *bulgaricus* DSM 20081：Expression in *Lactobacillus plantarum* and biochemical characterization［J］. Journal of Agricultural and Food Chemistry. 2012，60：1713-1721.

[4] Zhao Q, Liu F, Hou Z, et al. High Level Production of *β*-galactosidase exhibiting excellent milk-lactose degradation ability from *Aspergillus oryzae* by codon and fermentation optimization［J］. Applied Biochemistry and Biotechnology. 2014，172：2787-2799.

[5] Placier G, Watzlawick H, Rabiller C, et al. Evolved *β*-galactosidases from *Geobacillus stearothermophilus* with improved transgalactosylation yield for galacto-oligosaccharide production［J］. Applied and Environmental Microbiology. 2009，75：6312-6321.

［6］Liu Y，Chen Z，Jiang Z，et al. Biochemical characterization of a novel β-galactosidase from *Paenibacillus barengoltzii* suitable for lactose hydrolysis and galactooligosaccharides synthesis ［J］. International Journal of Biological Macromolecules. 2017，104：1055-1063.

［7］Rico-Díaz A，Ramírez-Escudero M，Vizoso-Vázquez Á，Cerdán M E，Becerra M，Sanz-Aparicio J. Structural features of *Aspergillus niger* β-galactosidase define its activity against glycoside linkages ［J］. The FEBS Journal，2017，284：1815-1829.

［8］Gao X，Wu J，Wu D. Rational design of the β-galactosidase from *Aspergillus oryzae* to improve galactooligosaccharide production ［J］. Food Chemistry. 2019，286：362-367.

［9］Yin H，Bultema J B，Dijkhuizen L，et al. Reaction kinetics and galactooligosaccharide product profiles of the β-galactosidases from *Bacillus circulans*，*Kluyveromyces lactis* and *Aspergillus oryzae* ［J］. Food Chemistry. 2017，225：230-238.

［10］Freitas F F，Marquez L D S，Ribeiro G P，et al. A comparison of the kinetic properties of free and immobilized *Aspergillus oryzae* β-galactosidase ［J］. Biochemical Engineering Journal. 2011，58-59：33-38.

［11］Song J，Imanaka H，Imamura K，et al. Cloning and expression of a β-galactosidase gene of *Bacillus circulans* ［J］. Bioscience Biotechnology and Biochemistry. 2011，75：1194-1197.

［12］Sangwan V，Tomar S K，Ali B，et al. Production of β-galactosidase from *Streptococcus thermophilus* for galactooligosaccharides synthesis ［J］. Journal of Food Science and Technology. 2015，52：4206-4215.

［13］Li Y，Lu L，Wang H，Xu X，Xiao M. Cell Surface Engineering of a β-galactosidase for galactooligosaccharide synthesis ［J］. Applied and Environmental Microbiology，2009，75：5938-5942.

［14］Gobinath D，Prapulla S G. Permeabilized probiotic *Lactobacillus plantarum* as a source of β-galactosidase for the synthesis of prebiotic galactooligosaccharides ［J］. Biotechnology Letters. 2014，36：153-157.

［15］Rodriguez-Colinas B，de Abreu M A，Fernandez-Arrojo L，et al. Production of galacto-oligosaccharides by the β-galactosidase from *Kluyveromyces lactis*：Comparative analysis of permeabilized cells versus soluble enzyme ［J］. Journal of Agricultural and Food Chemistry. 2011，59：10477-10484.

［16］辛跃强，梁荣荣，王瑞明. 低聚半乳糖对肠道益生菌产胞外多糖作用的研究 ［J］. 生物技术通报. 2015，31（06）：144-150.

［17］Ma C，Wasti S，Huang S，et al. The gut microbiome stability is altered by probiotic ingestion and improved by the continuous supplementation of galactooligosaccharide ［J］. Gut Microbes. 2020，1-13.

［18］郑建仙. 功能性低聚糖 ［M］. 第1版. 北京：化学工业出版社，2004.

［19］Silk D B A，Davis A，Vu，Evic J，et al. Clinical trial：the effects of a trans-galactooligosaccharide prebiotic on faecal microbiota and symptoms in irritable bowel syndrome ［J］. Alimentary Pharmacology and Therapeutics. 2009，29：508-518.

［20］Kongnum K，Taweerodjanakarn S，Hongpattarakere T. Impacts of prebiotic-supplemented diets and breastmilk on population and diversity of lactobacilli established in Thai healthy infants ［J］. Current Microbiology. 2020，77：1191-1202.

［21］Ladirat S E，Schoterman M H C，Rahaoui H，et al. Exploring the effects of galacto-oligosaccharides on the gut microbiota of healthy adults receiving amoxicillin treatment ［J］. British Journal of Nutrition. 2014，112：536-546.

［22］Depeint F，Tzortzis G，Vulevic J，et al. Prebiotic evaluation of a novel galactooligosaccharide mixture produced by the enzymatic activity of *Bifidobacterium bifidum* NCIMB 41171，in healthy humans：a randomized，double-blind，crossover，placebo-controlled intervention study ［J］. The American

Journal of Clinical Nutrition. 2008，87：785–791.

［23］Shoaf K，Mulvey G L，Armstrong G D，et al. Prebiotic galactooligosaccharides reduce adherence of enteropathogenic *Escherichia coli* to tissue culture cells［J］. Infection and Immunity. 2006，74：6920–6928.

［24］Searle L E J，Best A，Nunez A，et al. A mixture containing galactooligosaccharide，produced by the enzymic activity of *Bifidobacterium bifidum*，reduces *Salmonella enterica* serovar Typhimurium infection in mice［J］. Journal of Medical Microbiology. 2009，58：37–48.

［25］Sangwan V，Tomar S K，Ali B，et al. Galactooligosaccharides reduce infection caused by *Listeria monocytogenes* and modulate IgG and IgA levels in mice［J］. International Dairy Journal. 2015，41：58–63.

［26］Chu H，Tao X，Sun Z，et al. Galactooligosaccharides protects against DSS–induced murine colitis through regulating intestinal flora and inhibiting NF–κB pathway［J］. Life Sciences. 2020，242：117220.

［27］Knol J，Scholtens P，Kafka C，et al. United States：Lippincott Williams & Wilkins，Inc，2005：40，36–42.

［28］Arslanoglu S，Moro G E，Schmitt J，et al. Early dietary intervention with a mixture of prebiotic oligosaccharides reduces the incidence of allergic manifestations and infections during the first two years of life［J］. JOURNAL OF NUTRITION. 2008，138：1091–1095.

［29］Scholtens P A M J，Alliet P，Raes M，et al. Fecal secretory immunoglobulin A is increased in healthy infants who receive a formula with short–chain galacto–oligosaccharides and long–chain fructo–oligosaccharides［J］. JOURNAL OF NUTRITION. 2008，138：1141–1147.

［30］Moro G，Minoli I，Mosca M，et al. Dosage–related bifidogenic effects of galacto–and fructooligosaccharides in formula–fed term infants［J］. J Pediatr Gastroenterol Nutr. 2002，34：291–295.

［31］Indrio F，Riezzo G，Raimondi F，et al. United States：Lippincott Williams & Wilkins，Inc，2009：49，258–261.

［32］Vulevic J，Juric A，Tzortzis G，et al. A mixture of trans–galactooligosaccharides reduces markers of metabolic syndrome and modulates the fecal microbiota and immune function of overweight adults［J］. The Journal of Nutrition. 2013，143：324–331.

［33］Hashmi A，Naeem N，Farooq Z，et al. Effect of prebiotic galacto–oligosaccharides on serum lipid profile of hypercholesterolemics［J］. Probiotics and Antimicrobial Proteins. 2016，8：19–30.

［34］Mistry R H，Liu F，Borewicz K，et al. Long–term *β*–galacto–oligosaccharides supplementation decreases the development of obesity and insulin resistance in mice fed a western–type diet［J］. Molecular Nutrition and Food Research. 2020，64：1900922.

［35］Weaver C M，Martin B R，Nakatsu C H，et al. Galactooligosaccharides improve mineral absorption and bone properties in growing rats through gut fermentation［J］. Journal of Agricultural and Food Chemistry. 2011，59：6501–6510.

［36］van den Heuvel E G H M，Schoterman M H C，Muijs T. Transgalactooligosaccharides stimulate calcium absorption in postmenopausal women［J］. Journal of Nutrition. 2000，130：2938–2942.

［37］Whisner C M，Martin B R，Schoterman M H C，et al. Galacto–oligosaccharides increase calcium absorption and gut bifidobacteria in young girls：a double–blind cross–over trial［J］. British Journal of Nutrition. 2013，110：1292–1303.

［38］Kukkonen K，Savilahti E，Haahtela T，et al. Probiotics and prebiotic galacto–oligosaccharides in the prevention of allergic diseases：A randomized，double–blind，placebo–controlled trial［J］. Journal of Allergy and Clinical Immunology. 2007，119：192–198.

［39］庞明利，琚争艳，杨海军. 功能性低聚糖在乳品行业中的应用进展［J］. 中国乳业. 2010（12）：48-50.

［40］张金，王美华，杨永龙，等. 低聚果糖和低聚半乳糖的研究进展及在乳制品中的应用［J］. 中国食品添加剂. 2020，31（10）：129-134.

第六章

低聚木糖

第一节　概述

低聚木糖（Xylo-oligosaccharides，XOS）又称木寡糖，是一类主要由2~10个木糖以 β-1,4-糖苷键组成的低聚糖的总称，结构式如图1-10所示。低聚木糖产品的主要成分包括木二糖、木三糖和木四糖，是低聚木糖中主要的功能性成分，这三种糖的百分比经常作为产品是否达标的评判标准。此外，阿拉伯糖、葡萄糖醛酸以及乙酰基团常作为取代基连接在木糖C-2和C-3位，相应地形成阿拉伯低聚木糖（Arabino-xylo-oligosaccharides）、葡萄糖醛酸低聚木糖（4-O-Methyl-glucurono-xylo-oligosaccharides）以及乙酰化低聚木糖（Acetyl-xylo-oligosaccharides）。

根据国家标准GB/T 35545—2017《低聚木糖》的规定，低聚木糖产品分为XOS-95型、XOS-70型、XOS-35型和XOS-20型。不同型号的低聚木糖产品规格如表6-1所示。

表6-1　低聚木糖的产品规格

项目		XOS-95型		XOS-70型		XOS-35型	XOS-20型
		糖粉	糖浆	糖粉	糖浆	糖粉	糖粉
干物质（固形物）/%	≥	—	70	—	70	—	—
XOS含量（以干基计）/%	≥	95.0		70.0		35.0	20.0
XOS$_{2-4}$含量（以干基计）/%	≥	65.0		50.0		—	—

注："XOS$_{2-4}$"为木二糖、木三糖和木四糖，"—"为不作要求。

资料来源：GB/T 35545—2017《低聚木糖》。

生产低聚木糖的原料多为木聚糖含量丰富的木质纤维素材料和植物胶，如玉米芯、秸秆、甘蔗渣、稻草、山楂籽、麦麸、棉籽壳、啤酒糟、榉木、桦木以及亚麻籽胶、车前籽胶等。不同生物质来源的木聚糖侧链取代基有一定差异，可制备不同类型的低聚木糖。以玉米芯、稻草、甘蔗渣为原料制备的低聚木糖多为直链低聚木糖，以麦麸、啤酒糟、亚麻籽胶和车前籽胶为原料制备的低聚木糖多为阿拉伯低聚木糖，以榉木、桦木和棉籽壳为原料制备的低聚木糖多为葡萄糖醛酸低聚木糖，而以山楂籽为原料制备的低聚木糖多为乙酰化低聚木糖。

低聚木糖具有很多功能活性。它可优先被肠道内双歧杆菌等有益菌利用，抑制有害菌的生长，因此可改善肠道微生态，调节人体正常生理功能，防止便秘、腹泻等病症，预防结肠癌。低聚木糖不易转化为脂肪与胆固醇，可替代其他能源糖，降低体内血脂和胆固醇含量，预防糖尿病的发生。低聚木糖也可促进机体对钙的吸收，提高机体整体免疫水平。低聚木糖还可预防和保护牙齿龋变，抑制口腔病菌的滋生。与其他低聚糖不同，低剂量的低聚木糖就可以达到很好的益生效果，1.4~2.8g/d是推荐的最适用量。低聚木糖的功能活性和低剂量大大提高了人们对它的关注度，据预测全球低聚木糖市场从2017年的9300万美元将增长至2023年的13000万美元，年增长率约在5.3%左右[1]。

第二节　低聚木糖的安全性和理化特性

一、低聚木糖的安全性

低聚木糖在自然界中天然存在很少，仅在蜂蜜和少数水果、蔬菜中发现少量低聚木糖。但低聚木糖的生产原料木聚糖作为半纤维素的一种主要成分，在谷类、蔬菜、水果等食物中广泛存在。日常摄取这些食物时，也会摄入大量的木聚糖。木聚糖作为一种难消化的成分到达人体结肠后会被结肠内的有益菌部分分解，分解产物即含有低聚木糖。因此，人类已有很长的食用低聚木糖历史。慢性毒理学研究结果表明，低聚木糖在大鼠体内无任何毒性表现，急性经口半致死量大于32g/kg，无可见有害作用水平超过3g/kg，属于无毒级。此外，通过多项致突变、致畸实验和毒性实验等安全性评价试验，进一步验证了低聚木糖的安全性[1]。

精子畸形实验：将25只雄性小鼠随机分5组用于小鼠精子畸形实验，设2.5、5.0、10.0g/kg 3个剂量实验组、阴性对照（纯净水）和阳性对照（环磷酰胺40mg/kg）。灌胃给予受试物，连续5d，正常饲养35d后处死，涂片法制片，每只小鼠计数1000个精子，记录精子畸形数目及类型。结果表明，阳性对照组小鼠精子的畸形率是阴性对照组的2.63倍，而3个样品组小鼠精子的畸形率与阴性对照组之间无显著差异，且与阳性对照组相比差异显著。结果说明低聚木糖对受试小鼠的精子没有致畸作用。

睾丸染色体畸形实验：选取体重25~30g雄性小鼠25只，随机分5组。设2.5、5.0、10.0g/kg 3个剂量实验组、阴性对照（纯净水）和阳性对照（环磷酰胺40mg/kg）。灌胃给予受试物，连续5d，正常饲养13d后处死，涂片法制片，每只小鼠镜检100个中期分裂睾丸细胞，记录畸变类型和数量，计算染色体畸形率。结果表明，3个样品组小鼠的常染色体断片率、性染色体断片率、染色体畸变率都在0~3%范围内，与阴性对照组相比无显著差异。结果表明低聚木糖样品对小鼠睾丸染色体无畸变作用。

骨髓多染性红细胞微核实验：取50只体重25~30g的雄性小鼠，随机分为5组，每组10只。设2.5、5.0、10.0g/kg 3个剂量实验组、阴性对照（纯净水）和阳性对照（环磷酰胺40mg/kg）。灌胃给予受试物，共2次，间隔24h，第2次给药后6d处死，涂片法制片，每只动物镜检1000个多染性红细胞，记录微核细胞数，计算微核细胞率。结果表明，摄入不同剂量小鼠的微核细胞率均在0.2%左右，与阴性对照组相比没有显著差异，而与阳性对照组差异显著。结果表明低聚木糖导致小鼠骨髓多染性红细胞微核产生作用。

日本食品安全委员会已认可低聚木糖的安全性，允许其可作为原料用于食品基料或特殊保健食品中。我国国家卫生和计划生育委员会于2014年批准低聚木糖为新食品原料（2014年第20号公告），允许其用于食品生产加工。2017年我国发布了新版GB/T 35545—2017《低聚木糖》国家标准，并明确规定了不同类型低聚木糖产品的理化指标。目前，低聚木糖在我国已广泛用于焙烤食品、乳制品、调味品、饮料等多种食品的生产加工。

二、低聚木糖的理化特性

（一）甜度

低聚木糖的口感与蔗糖近似，但其甜度较低，仅为蔗糖的50%。因此，低聚木糖可作为功能性甜味剂添加到食品中。在20℃下同时测定蔗糖、葡萄糖、麦芽糖、木糖和低聚木糖的甜度，以蔗糖的甜度为100，其他糖的相对甜度见表6-2。可以看出，低聚木糖的相对甜度仅为50，低于麦芽糖和葡萄糖的相对甜度，略高于木糖。

表6-2　低聚木糖与其他糖的相对甜度比较

糖的种类	相对甜度（20℃）
蔗糖	100
葡萄糖	70
麦芽糖	65
木糖	40
低聚木糖	50

注：以蔗糖的甜度为100。

（二）热稳定性与耐酸性

很多食品的生产和加工工艺中，需要高温处理达到食品熟化、定型、着色和杀菌的目的。因此，低聚木糖的热稳定性和耐酸性对其在食品中的应用非常重要。与其他低聚糖相比，低聚木糖具有良好的稳定性。50g/L的低聚木糖溶液在pH 2.5～8.0、100℃下加热1h后仍非常稳定，在120℃保温1h后低聚木糖的残留率仍高于95%（图6-1）。低聚木糖优良的耐热耐酸特性使其可应用于醋、饮料、糖果和面包等的生产过程中。

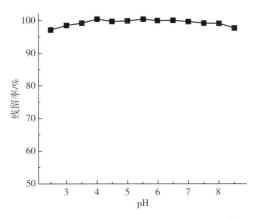

图 6-1　低聚木糖的耐热耐酸性（120℃、1h）

（三）抗消化性

低聚木糖因其独特的 β-1,4-糖苷键而不能被人体内的消化酶分解。体外模拟消化试验结果表明，低聚木糖经唾液、胃液、胰液和小肠黏膜酶液消化后的残存率分别是100%、99.9%、99.8%和99.6%（图6-2），因此绝大部分低聚木糖可到达大肠与小肠的后段发挥其生理功能。低聚木糖的热量值比较低，其中木二糖和木三糖的热量值均为2cal/g，低聚木糖的平均热量值为3.42cal/g。人们摄取低聚木糖后并不会导致机体胰岛素水平的增高，因此低聚木糖可用于糖尿病、肥胖病和高脂血症患者等特殊人群。

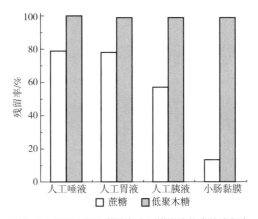

图 6-2　低聚木糖和蔗糖在人工模拟消化中的残留率

（四）贮存稳定性

低聚木糖具有良好的贮存稳定性。10g/L的低聚木糖溶液分别于5、20、37、50℃下贮存3个月，低聚木糖溶液中的组成几乎没有变化。1%的低聚木糖溶液在pH 2.5 ~ 8.0范围内，于

37℃下贮存3个月，其残留率仍保持在99%左右。进一步将低聚木糖作为食品配料添加到饮料中，于pH 3～4范围内在室温下保存3年，饮料中的低聚木糖残留率高达97%，这说明低聚木糖在贮存过程中很难被分解。因此，低聚木糖作为食品配料应用于食品中可以有较长的货架期。

（五）黏度

与低聚异麦芽糖等低聚糖相比，低聚木糖的黏度较低，且其黏度随温度升高而迅速降低。5%的低聚木糖溶液在30℃下的黏度仅为1000mPa·s，在50℃下的黏度小于10mPa·s（图6-3）。因此，低聚木糖作为食品配料用于不同食品加工对体系黏度的影响很小。

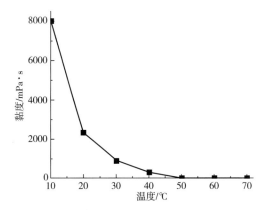

图6-3　低聚木糖溶液（5%）在不同温度下的黏度

第三节　低聚木糖的生产

一、低聚木糖生产原料

木聚糖（Xylan）是生产低聚木糖的主要原料。作为一种重要的半纤维素，木聚糖广泛存在于农业副产物、植物胶和藻类细胞壁中。其中，玉米芯、秸秆、甘蔗渣、麦麸、稻草等农业副产物中的木聚糖是木糖通过β-1,4糖苷键连接而成的，这些原料成本低廉、来源广泛，且木聚糖含量高、成分单一，是目前大规模生产低聚木糖的主要原料。亚麻籽胶和车前籽胶等植物胶中含有较为丰富的阿拉伯木聚糖，除β-1,4-糖苷键形成的木聚糖主链外，还含有丰富的通过α-1,2/1,3-糖苷键连接的阿拉伯糖侧链。这些植物胶本身黏度大、成分复杂，利用其生产低聚木糖的成本较高，尚无法大规模生产。藻类细胞壁中的木聚糖为β-1,3-木聚糖，文献中虽报道可利用β-1,3-木聚糖酶水解β-1,3-木聚糖制备β-1,3-木寡糖，但由于β-1,3-木聚糖含量低，该原料仍未大规模应用于低聚木糖的工业化生产。

农业副产物年产量巨大，但现阶段大多仍用于饲料或肥料，甚至还有一部分直接焚烧。利用这些农业副产物制备低聚木糖不仅能够提高这些副产物的产品附加值，还可以减少农业副产物利用不当造成的环境污染。不同农业副产物中的木聚糖含量不尽相同。其中，玉米芯中木聚糖含量高达35%左右，是目前低聚木糖工业化生产最常用的原料。我国玉米芯年产量可达5000万t，国内多家低聚木糖生产厂商均是以玉米芯为原料生产低聚木糖，如山东龙力生物科技股份有限公司和河南泰新科技有限公司等。此外，棉籽壳、甘蔗渣、啤酒糟等农业副产物每年的产量也很大，它们的木聚糖含量在22%～28%，也可用于低聚木糖的大规模生产。

主要农业副产物中木质纤维素组分含量如表6-3所示。可见，纤维素、木聚糖和木质素是农业副产物中木质纤维素的主要成分。其中，纤维素主链是葡萄糖以β-1,4-糖苷键连接而成的多聚糖，木质素则是由香豆醇、松柏醇和芥子醇三种酚类物质组成的高分子聚合物。在农业副产物中，三种组分通过共价键形成复杂的木质纤维素结晶结构，导致其中的木聚糖组分难以被直接降解。因此，在利用木质纤维素中木聚糖生产低聚木糖的过程中，原料需要通过一些物理、化学、生物手段进行预处理，破坏木质纤维素结晶结构中的共价键，使原料变得疏松多孔，暴露出结晶结构中的木聚糖，提高低聚木糖的得率。

表6-3　不同农业副产物中木质纤维素组分含量　　　　单位：%

农业副产物	纤维素	木聚糖	木质素
玉米芯	37	35	13
稻草	36	17	29
甘蔗渣	43	22	22
秸秆	52	17	14
棉籽壳	35	25	32
山楂籽	30	28	18
啤酒糟	33	26	18
麦秆	36	27	25

二、低聚木糖生产方法

低聚木糖的生产方法可分为直接提取法、微生物发酵法和聚糖降解法三种。直接提取法是以水为溶剂，通常是在高温高压下直接从天然原料中提取低聚木糖。该法提取工艺简单，但由于天然原料中低聚木糖的含量偏低，该法生产效率低下；并且直接提取的低聚木糖聚合度多集中在2～20，含有较多的高聚合度组分。因此，直接提取法很难应用于工业化生产。

微生物发酵法通常是以富含木聚糖的农业副产物或植物胶为培养基，通过微生物直接发酵将木聚糖降解为一系列不同聚合度的低聚木糖，该法工艺简单，但微生物发酵所得低聚木糖的组分较为复杂，产品均一性和工艺稳定性均较差。

聚糖降解法主要是指通过物理、化学或酶制剂将农业副产物等原料中的木聚糖降解为低聚木糖的方法。聚糖降解法是目前生产低聚木糖的主要方法，是科学研究和工业化生产中最常用的方法。根据降解原理，木聚糖降解法可分为物理降解法、化学降解法和酶降解法三种。

（一）物理降解法

物理降解法主要分为热降解法、微波法和辐射法等。

1. 热降解法

热降解法是将富含木聚糖的农业副产物或植物胶置于高温高压下，使原料中的木聚糖发生自水解，从而生成低聚木糖，该法已在低聚木糖的生产中广泛使用。热水解过程中反应温度较高，一般高于150℃，此时会生成糠醛、羟甲基糠醛等有害物质，因此针对不同生产原料所用的反应温度和反应时间要进行优化，在保证木聚糖溶出和低聚木糖生成的同时，尽可能地降低反应温度、缩短反应时间，以减少副产物的产生。在190℃下将干酒糟和玉米粉中的木聚糖进行自水解，低聚木糖的产率分别达26.5%和39.6%。将甘蔗渣置于200℃下自水解，低聚木糖产率达50.4%，通过乙酰基辅助甘蔗渣自水解可提高聚合度2～5的低聚木糖产率（53.0%）[2]。蒸汽爆破技术属于一种改良的热降解法，指利用高压饱和蒸汽将农业副产物原料迅速加热（160～220℃），并保温一段时间，然后随着压力迅速释放，蒸汽在木质纤维素基质中膨胀，分离破坏细胞壁结构的单根纤维。蒸汽爆破技术可以破坏木质纤维素的分子结构，使原料中的木聚糖溶出。在蒸汽爆破过程中，高温高湿可以将木质纤维素中的乙酰基或其他官能团游离出来，生成乙酸等酸性物质，这些酸性物质会进一步引发木聚糖水解生成低聚木糖。

2. 微波法

微波是一种选择性地向不同物质传递能量的非电离辐射。微波法对木质纤维素具有较好的降解能力，在温和条件下可将农业副产物或植物胶中的木聚糖降解成具有较高聚合度的低聚木糖。与常规热处理相比，微波辐射预处理传热较快，反应时间较短，因此副产物产生少。但需要注意的是，微波辐射处理会去除木聚糖中大量的乙酰基，不利于乙酰化低聚木糖的生产。

3. 辐射法

辐射法主要利用γ射线来降解木质纤维素，γ射线可以轻易地穿透木质纤维素的结构，引起木质素的降解和纤维素结晶区域的破坏，从而使其中的木聚糖暴露出来并降解为聚合度较高的低聚木糖。此外，γ射线可通过辐射促进原料中自由基的形成，辐射终止后，自由基会从非结晶区迅速衰减，结晶区也会在一定时间内发生衰减，从而促使生物质中的半纤维素发生进一步降解。

物理降解法目前已广泛用于降解多种农业副产物，但是该法反应历程不可控，生产的低聚木糖聚合度较高，生产效率较低。因此，物理降解法多作为一种农业副产物预处理手段，以破坏农业副产物中的木质纤维素，促使木聚糖溶出，便于后续降解。

（二）化学降解法

化学降解法生产低聚木糖可以分为酸水解法和碱水解法。其中，酸水解法是降解木质纤维素最常用的方法之一。酸水解过程中，酸可以将木聚糖从农业副产物中提取出来并降解。通常，稀酸和浓酸均可用于水解农业副产物中的木聚糖。但是，浓酸水解时反应条件较为剧烈，反应过程难以控制，导致原料中绝大部分木聚糖转化为木糖，低聚木糖得率很低；同时，浓酸具有腐蚀性和危险性，对反应釜的安全性要求较高。因此，目前多利用稀酸水解农业副产物。与浓酸水解不同，稀酸水解反应条件相对温和，副产物生成较少，生产效率相对较高。酸水解过程中，最常用的酸是稀硫酸和稀醋酸，通过控制反应所用的酸浓度、反应温度和反应时间，可从农业副产物中获得高产量的低聚木糖。甘蔗渣半纤维素可在温和条件下利用微波辅助酸水解产生低聚木糖，微波辅助0.24mol/L硫酸酸水解31min，低聚木糖产率达290.2mg/g[3]。

碱水解法也常用于降解木质纤维素。碱水解过程中，常用的碱主要包括氢氧化钠、氢氧化钾、氢氧化钙和氢氧化铵（氨水）等。其中，因良好的脱木质素能力，氢氧化钠广泛用于处理富含木质素的农业副产物。稀碱液可使农业副产物中的木质纤维素膨胀，导致其内表面积增加，结晶度降低，同时破坏木质素结构，使其与纤维素和木聚糖分离。红桃木和芒果木锯末经热碱性处理（0.05mol/L NaOH），有效溶出了其中的木聚糖组分，可用于下一步的低聚木糖生产。也有研究发现，使用氢氧化钙的效果要优于氢氧化钠，这主要是由于氢氧化钙成本低、安全性高，并且可以利用二氧化碳从水解产物中回收。在碱水解过程中，需要针对不同农业副产物底物来优化所用碱液的浓度、反应时间和反应温度，保证农业副产物中木质纤维素结构被破坏的同时，尽可能地减少木聚糖的损失。

虽然化学降解法能够将有效降解农业副产物中的木聚糖组分，但是在处理过程中会加入大量化学试剂，这些试剂在反应后不易去除，给低聚木糖后续的精制工序带来困难。此外，化学降解法生产的低聚木糖分子质量分布较宽，产品组分复杂，含有大量单糖和高聚合度组分。因此，化学降解法也常用作农业副产物的预处理手段，在较温和条件下破坏木质纤维素的结构，使其中的木聚糖组分暴露出来，便于后续的降解。

（三）酶降解法

酶降解法主要是利用酶水解木聚糖的β-1，4-糖苷键，将其降解为低聚木糖。酶降解法是工业化生产低聚木糖的最常用方法。与物理和化学降解法相比，酶降解法反应条件温和，反应过程可控，降解效率高，反应过程中不需要添加大量的化学试剂，不仅克服了化学和物理降解法中产品聚合度高、均一性差的缺点，而且减少了对环境的污染，是一种理想的低聚木糖生产方法。

如前文所述，农业副产物中的木聚糖多与纤维素和木质素结合形成木质纤维素，降低了木聚糖组分与木聚糖酶的接触面积，导致酶难以将农业副产物中的木聚糖直接降解。因此，实际生产中，一般将酶降解法和其他降解方法耦合使用，以物理和化学降解法为辅助手段，酶降解法为主要手段，以提高原料中木聚糖的利用率，减少木聚糖酶的使用量，提高低聚木糖的生产效率。例如，超声波辅助酶解过程中，超声波可破坏农业副产物中木质纤维素的晶体结构，使其中的木聚糖暴露出来，同时超声波还可打断木聚糖分子间和分子内的氢键，促使更多酶分子渗透进木聚糖中，提高酶解效率。利用蒸汽爆破辅助酶解过程中，蒸汽爆破同样可以破坏农业副产物的结构，使组织变得松散、多孔，促进木聚糖溶出的同时并将其降解为短链的木聚糖，从而暴露出更多的酶催化位点，有效地提高酶解效率和原料利用率。由于农业副产物中的木聚糖通常会含有不同的侧链基团，如乙酰基、葡萄糖醛酸、阿魏酸、阿拉伯糖等，因此木聚糖的酶法降解往往需要多种糖苷水解酶的协同作用。

三、低聚木糖生产用酶

（一）木聚糖降解酶系

木聚糖结构复杂，含有较多的阿拉伯糖、乙酰基和葡萄糖醛酸等侧链取代基。因此，降解这些木聚糖通常需要木聚糖降解酶系（Xylan degrading enzymes）的协同作用。木聚糖降解酶系主要包括：β-木聚糖酶（β-Xylanase，EC 3.2.1.8）、β-木糖苷酶（β-Xylanase，EC 3.2.1.37）、还原端外切木聚糖酶（Reducing-end xylose-releasing exo-oligoxylanase，EC 3.2.1.156）、木聚糖乙酰酯酶（Acetyl xylan esterase，EC 3.1.1.6）、阿魏酸酯酶（Feruloyl esterase，EC 3.1.1.73）、α-葡萄糖醛酸酶（α-Glucuronidase，EC 3.2.1.131）和α-阿拉伯呋喃糖苷酶（α-L-Arabinofuranosidase，EC 3.2.1.55）[4]。木聚糖酶降解酶系中各水解酶的作用位点如表6-4所示。水解木聚糖时，木聚糖降解酶系协同作用，β-木聚糖酶负责水解木聚糖主链上的β-1,4-糖苷键，降低木聚糖的聚合度，便于β-木糖苷酶和其他侧链水解酶继续水解。因此，在整个酶法水解木聚糖的过程中，β-木聚糖酶（以下简称木聚糖酶）是最关键的糖苷水解酶。

表6-4　木聚糖水解过程中木聚糖降解酶系的作用位点

木聚糖降解酶系	酶的作用位点
β-1,4-内切木聚糖酶	随机切割木聚糖主链骨架的β-1,4-糖苷键，生成低聚木糖和木糖或带有侧链的木寡糖
β-1,4-还原端外切木聚糖酶	主要以外切方式从还原末端水解木寡糖，生成木糖
β-木糖苷酶	主要以外切方式从非还原末端水解木寡糖，生成木糖

续表

木聚糖降解酶系	酶的作用位点
α-阿拉伯呋喃糖苷酶	从阿拉伯糖基木聚糖及阿拉伯半乳聚糖的非还原端水解掉α-L-阿拉伯呋喃糖基
α-葡萄糖醛酸苷酶	水解葡萄糖醛酸和木糖残基之间的α-1,2糖苷键
木聚糖乙酰酯酶	水解掉乙酰化木聚糖中木糖残基C-2和C-3位上的O-乙酰取代基团
阿魏酸酯酶	分别切除阿魏酸、香豆酸与阿拉伯糖残基之间的酯键

（二）木聚糖酶

1. 木聚糖酶的来源和分类

木聚糖酶能够随机水解木聚糖主链上的β-1,4-木糖苷键，产生不同聚合度的低聚木糖，是酶法制备低聚木糖过程中最重要的水解酶。木聚糖酶广泛分布于自然界中，存在于许多动物、植物和微生物中。其中，细菌、真菌、放线菌等微生物因胞外分泌、周期短、性质优良、工艺简单以及成本低而成为木聚糖酶的主要来源，具有较高的商业应用价值。目前，微生物木聚糖酶大多来源于芽孢杆菌属（Bacillus）、类芽孢杆菌属（Paenibacillus）、链霉菌属（Streptomyces）、曲霉属（Aspergillus）、木霉属（Trichoderma）以及青霉属（Penicillium）微生物。

根据氨基酸序列的同源性，在CAZy数据库中木聚糖酶分属8个不同的糖苷水解酶（GH）家族：GH5、GH8、GH10、GH11、GH30、GH43、GH98、GH141家族。

根据木聚糖酶的最适催化温度，可以将其分为低温木聚糖酶（最适温度≤30℃）、中温木聚糖酶（最适温度30～60℃）和耐热木聚糖酶（最适温度≥60℃）。目前，已在嗜热拟青霉（Paecilomyces thermophila）、嗜热杜邦菌（Thermomyces dupontii）、嗜热毛壳霉（Chaetomium thermophilum）、嗜热子囊菌（Thermoascus auranticus）、樟绒枝霉（Malbranchea cinnamomea）和海栖热袍菌（Thermotoga maritima）等嗜热微生物中发现了耐热木聚糖酶[5]。例如，海栖热袍菌来源的木聚糖酶（XynB）的最适温度为105℃，100℃以下处理30min后酶活力保持原来的90%以上[6]；樟绒枝霉来源的木聚糖酶（McXyn10）的最适温度为80℃，70℃下仍保持稳定[7]；嗜热拟青霉来源的木聚糖酶（PtXynA）的最适温度为75℃，80℃以下具有良好的稳定性[8]。不同于中温和低温木聚糖酶，耐热木聚糖酶能够在高温下催化反应。在高温下，反应体系中底物分子和酶分子的运动速度加快，两者接触速率增加，酶解反应效率明显提高。同时，在高温下反应，反应过程中不需要多余的冷却装置进行冷却，可以降低生产成本和能源能耗。此外，较高的反应温度（>60℃）可有效抑制反应体系中微生物的生长繁殖，防止微生物污染。

2. 木聚糖酶的表达

为满足工业应用的需求，常采用异源表达提高木聚糖酶的产酶水平。目前，木聚糖酶常用的异源表达宿主包括大肠杆菌、毕赤酵母、枯草芽孢杆菌和黑曲霉等。其中，木聚糖酶在毕赤酵母已经实现高效表达。编者课题组将来源于嗜热拟青霉的一个GH11木聚糖酶（*Pt*XynA）在毕赤酵母中成功表达，经高密度发酵（High cell density fermentation）其产酶水平达52940U/mL，发酵上清液中的蛋白质含量达8.1g/L（图6-4）。此外，编者课题组还将海栖热袍菌、毛壳菌（*Chaetomium* sp.）和铜绿拟青霉（*P. aerugineus*）来源的木聚糖酶（XynB、*Cs*XynE和*Pa*Xyn10A）在毕赤酵母中进行了异源表达，三者经高密度发酵的表达水平分别可达40020、19000、23000U/mL。利用毕赤酵母等宿主异源表达，大大提升了木聚糖酶的产酶水平，为其在低聚木糖生产中的应用提供了可能。

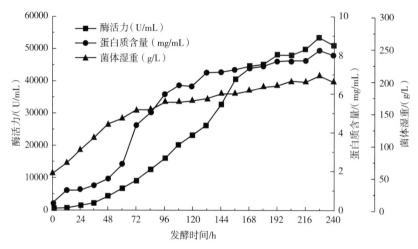

图6-4　嗜热拟青霉来源木聚糖酶 *Pt*XynA 的高密度发酵历程

3. 木聚糖酶的性质

GH10家族木聚糖酶含有较多结构域，不仅有催化结构域，还存在碳水化合物结合结构域（Carbohydrate-binding module，CBM）。该家族木聚糖酶的分子质量一般大于30ku，等电点相对较高，最适温度通常在60～80℃，水解木聚糖会产生较多的单糖[9]。GH11家族木聚糖酶多为单结构域蛋白质，不含碳水化合物结合结构域，分子质量小于30ku，等电点相对较低，最适温度大多在50～60℃，水解木聚糖主要产生低聚木糖，单糖生成量较少[10]。GH10和GH11家族木聚糖酶目前已广泛应用于低聚木糖的工业化生产。

其他6个家族的木聚糖酶报道较少，但可能具有独特的酶学性质，这些家族的木聚糖酶也逐渐成为研究热点之一。研究发现，GH5家族木聚糖酶的酶学性质与GH10家族木聚糖酶相似，但其对阿拉伯木聚糖表现出较高的酶活力，因此该家族木聚糖酶在制备阿拉伯低聚木糖过程中备受青睐[11]。GH8家族木聚糖酶大多为还原端外切木聚糖酶，有较低的内切水解活性，该酶水解木聚糖和低聚木糖主要生产木二糖和木糖。与其他GH8家族木聚糖酶不同，来源于盐浮游假性交替单胞菌（*Pseudoalteromonas haloplanktis*）的GH8家族木聚糖酶为内切木聚糖酶，没有还原端外切木聚糖酶活力，水解木聚糖的主要产物为木二糖，在高纯度木二糖的制备中表现出一定潜力[12]。GH30家族木聚糖酶对葡萄糖醛酸木聚糖表现出较高的水解活性，可用于制备葡萄糖醛酸低聚木糖。GH43家族木聚糖酶的酶学性质与GH11家族木聚糖酶较类似，产生单糖较少，也可用于低聚木糖的生产[13]。GH98和141家族的木聚糖酶较少，对其性质的研究和应用相对薄弱。

　　不同来源的木聚糖酶水解特性具有较大的差异，通过研究水解特性来判断其是否适合用于低聚木糖的制备。通常，木三糖是大多数木聚糖酶的最小水解底物，如北里孢菌（*Kitasatospora* sp.）来源的GH10家族木聚糖酶XYN10K可以将木三糖降解为木二糖和木糖。此外，一些木聚糖酶还具有外切酶活力，能够从木聚糖和低聚木糖的末端释放木糖，如耐盐芽孢杆菌（*B. halodurans*）来源的木聚糖酶BhRex。水解过程中产生大量木糖不利于低聚木糖的生产，因此，在低聚木糖的酶法生产过程中需要选择那些水解木聚糖几乎不产生木糖的木聚糖酶。编者课题组从嗜热拟青霉J18中发掘的GH11家族木聚糖酶*Pt*XynA水解10g/L的桦木木聚糖和榉木木聚糖主要产生以木二糖和木三糖为主的低聚木糖，且不产生木糖（图6-5）。此外，编者课题组还从巴伦葛兹类芽孢杆菌（*P. barengoltzii*）CAU904中发掘了一个GH10家族木聚糖酶*Pb*Xyn10A，该酶的最小底物为木四糖，可将木四糖水解为木二糖和木三糖，不能水解木三糖；该酶水解10g/L桦木木聚糖、榉木木聚糖以及燕麦木聚糖的最终产物为木二糖、木三糖和木四糖，几乎没有木糖产生（图6-6）[14]。上述木聚糖酶在低聚木糖的酶法生产中具有较大的应用潜力。

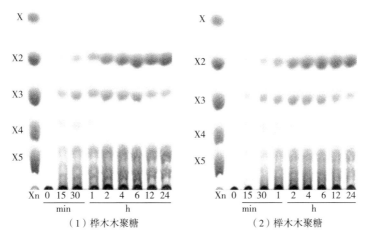

图6-5　嗜热拟青霉木聚糖酶水解桦木和榉木木聚糖历程

X—木糖　X2—木二糖　X3—木三糖　X4—木四糖　X5—木五糖

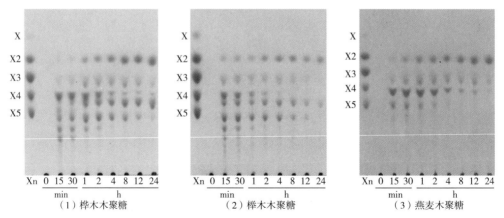

图 6-6　巴伦葛兹类芽孢杆菌木聚糖酶水解桦木、榉木和燕麦木聚糖历程

X—木糖　X2—木二糖　X3—木三糖　X4—木四糖　X5—木五糖

四、低聚木糖的酶法生产

（一）生产流程

　　酶法生产低聚木糖以玉米芯为原料，经预处理后，利用木聚糖酶的水解作用，将玉米芯中的木聚糖水解为低聚木糖，得到以木二糖、木三糖、木四糖为主要成分的混合糖浆。低聚木糖的生产工艺流程如图6-7所示。

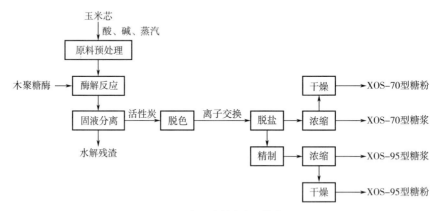

图 6-7　低聚木糖生产工艺流程

（二）生产工艺

　　低聚木糖的生产包括多个步骤，如预处理、酶解、纯化、浓缩、干燥等。其中，预处理和酶解是较为关键的步骤。

1. 预处理

低聚木糖生产过程中，预处理可以有效提高木聚糖酶水解木聚糖的效率，提高低聚木糖得率。预处理方式和条件对低聚木糖的生产效率、产品得率、产物组成、组分含量以及产品纯度均具有较大影响。在众多预处理方法中，酸、碱等化学预处理方法会将木聚糖上的乙酰基、葡萄糖醛酸等取代基水解下来；蒸汽爆破等物理预处理方法在一定程度上可保护木聚糖中的取代基侧链，但反应过程中高温高压容易产生糖醛等有害副产物。因此，在实际生产中，需要根据农业副产物和所得产物的不同选择合适的预处理方法，在保证不影响低聚木糖品质的前提下尽可能暴露农业副产物中的木聚糖组分。

2. 酶解

在低聚木糖生产过程中，木聚糖酶的添加量、反应体系pH、反应温度和反应时间对低聚木糖的生产有明显影响。由于木聚糖酶具有专一性和较高的水解效率，因此在低聚木糖的生产过程中木聚糖酶的添加量通常在1~100U/mL范围内。生产过程中，反应体系的pH可控制在酶的最适pH附近，反应温度则需要比酶的最适温度略低（5~10℃），以免长时间反应过程中蛋白质发生热变性，降低水解效率。为降低人力及资源成本消耗，酶解反应时间通常控制在4~8h以内。

利用长柄木霉（*T. longibrachiatum*）来源的木聚糖酶水解啤酒糟生产阿拉伯低聚木糖，在底物浓度20g/L和加酶量2U/mL条件下，30℃水解12h，可得到聚合度在2~5范围内的阿拉伯低聚木糖，产物得率为444.3mg/g啤酒糟木聚糖[15]。利用桃花心木［*Swietenia mahagoni* (L.) Jacq.］木屑制备低聚木糖时，先将木屑用0.05mol/L的氢氧化钠溶液于121℃下处理15min，再利用棒状杆菌（*Clostridium* sp.）BOH3来源的木聚糖酶在pH 5.0、50℃下水解50g/L预处理后的桃花心木，加酶量为1U/mL，水解12h后，低聚木糖的产量达572mg/g桃花心木木聚糖，其中主要成分为木二糖、木三糖、木四糖和木五糖[16]。利用超高压处理玉米芯生产低聚木糖时，将玉米芯在100MPa条件下处理10min，之后利用热普通链霉菌（*Streptomyces thermovulgaris*）来源的木聚糖酶于pH 6.5、55℃下水解10%预处理后的玉米芯，加酶量为100U/g底物，水解18h后，产生木二糖、木三糖和木四糖等低聚木糖，产量达106.6mg/g玉米芯木聚糖[17]。利用不动杆菌（*Acinetobacter pittii*）MASK25木聚糖酶水解经过粉碎的稻草（粒径<2mm）时，于pH 5.0、40℃下水解12h后，低聚木糖的产量达691mg/g稻草木聚糖，产物组成以木二糖、木三糖、木五糖和木六糖为主[18]。

编者课题组利用高温蒸煮预处理玉米芯，并优化了预处理条件（处理温度188~204℃，处理时间2.5~7.5min），结果表明在196℃下处理5min后，玉米芯木聚糖的浸提率达到最高值。随后利用嗜热拟青霉J18来源的木聚糖酶*Pt*XynA（加酶量7.5U/mL）于pH 7.0、70℃下水解玉米芯高温蒸煮液，水解2.5h后低聚木糖得率达到最高（286mg/g玉米芯木聚糖），其产物中木二糖和木三糖的含量可占总含量的90%[19]。为了降低高温蒸煮的处理强度，编者课题组使用强酸性电解水作为溶剂对玉米芯进行高温蒸煮。结果表明，该预处理方法可以有效降低高温蒸煮处理强度（165℃条件处理35min），同时可以显著提高玉米芯中木聚糖的浸提率（由22.8%提高至55.8%）。再利用巴伦葛兹类芽孢杆菌来源的木聚糖酶 PbXyn10A水解上述高温蒸煮液，在pH 6.5、50℃和加酶量25U/mL条件下，水解4h低聚木糖产量达到最高（750mg/g玉米芯木聚糖），产物中木二糖、木三糖和木四糖的含量可达90%以上（图6-8）[18]。该预处理辅助酶解的工艺在低聚木糖酶法生产中具有较大的应用潜力。编者课题组利用木聚糖酶 PaXyn10A耦合高温蒸煮水解山楂籽，高温蒸煮条件为180℃条件处理25min，在pH 5.5、50℃、加酶量10U/mL条件下，水解4h低聚木糖产量可达668mg/g山楂籽木聚糖，对山楂籽低聚木糖进行结构鉴定，发现山楂籽低聚木糖富含乙酰基，乙酰基取代位置为2-O、3-O和2，3-O（图6-9）[20]。

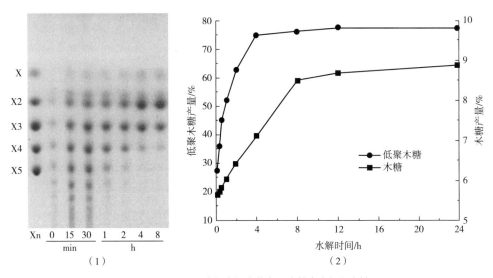

图6-8　PbXyn10A 水解电解水蒸煮玉米芯生产低聚木糖历程

X—木糖　X2—木二糖　X3—木三糖　X4—木四糖　X5—木五糖

3. 其他步骤

由于低聚木糖生产原料通常为农业副产物，酶解后的反应体系中还含有底物残渣、色素、无机盐等多种杂质，这与低聚果糖、低聚异麦芽糖和低聚半乳糖等的生产工艺存在较大差别。因此，酶解结束后需要经过分离步骤，以除去未水解的底物残渣和变性蛋白质等不溶性杂质。但所得滤液中仍含有较多色素、盐分等可溶性杂质，这些杂质主要来自农业副产物自身以及预处理过程。为除去上述可溶性杂质，需要对酶解液进行精制处理。

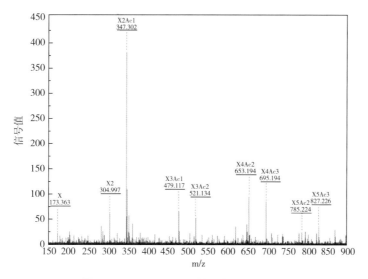

图6-9 MALDI-TOF 分析山楂籽低聚木糖

X—木糖 X2—木二糖 X3—木三糖 X4—木四糖 X5—木五糖

精制过程中，酶解液首先经脱色处理，主要采用0.5%的粉末状活性炭于80～90℃下处理30min。脱色后利用离子交换法除盐，常用的阴离子交换树脂型号为D301型，即大孔型弱碱性苯乙烯类阴离子交换树脂，常用的阳离子交换树脂型号为001×7型，即凝胶型强酸性苯乙烯类阳离子交换树脂。采用阳—阴—阴—阳离子交换顺序进行处理，再将水解液浓缩。通常，反应液中含有较多的可溶性杂质，仍需要对上述浓缩后的水解液进行二次脱色、二次除盐，具体操作与第一次处理相同。再次将处理后的糖液浓缩后，即可获得高纯度的低聚木糖糖浆。经过喷雾干燥等干燥工序，获得低聚木糖糖粉。

低聚木糖的精制、浓缩和干燥工序的具体操作方法和使用设备与其他低聚糖相似，在此不再赘述。

五、低聚木糖的分析与检测

高效液相色谱法和高效阴离子交换色谱法是定量分析与检测低聚木糖的常用方法。

（一）高效液相色谱法

1 主要试剂

水：超纯水

低聚木糖标准品：木糖、木二糖、木三糖和木四糖，爱尔兰Megazyme公司生产

2. 色谱条件

色谱柱：Shodex Sugar KS-802（7.8mm×300mm，昭和电工）

保护柱：Shodex Sugar KS-G6B（昭和电工）

流动相：超纯水

流速：0.8mL/min

柱温：65℃

检测器：示差折光检测器，检测器温度35℃

3. 检测结果

木糖、木二糖、木三糖和木四糖的高效液相色谱分析如图6-10所示。色谱柱Shodex Sugar KS-802属于凝胶过滤层析色谱柱，使用该色谱柱分离低聚木糖时，低聚木糖按照聚合度由高到低依次洗脱下来，首先出峰的是木四糖，最后出峰的是木糖。

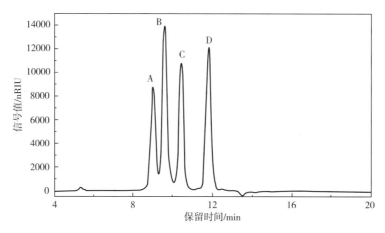

图6-10 低聚木糖的高效液相色谱图

A—木四糖 B—木三糖 C—木二糖 D—木糖

高效液相色谱法主要用于检测聚合度2~4的低聚木糖。由于凝胶过滤层析色谱柱对高聚合度（≥5）低聚木糖以及阿拉伯低聚木糖和乙酰化低聚木糖等含有侧链取代基的低聚木糖的分离效果较差，定量检测准确性不高。

（二）高效阴离子交换色谱法

1. 主要试剂

水：超纯水

NaOH：浓度1mol/L，德国Merck公司生产

低聚木糖标准品：木糖、木二糖、木三糖、木四糖和木五糖，爱尔兰Megazyme公司生产

2. 色谱条件

色谱柱：CarboaPac™PA1（4mm×250mm，Thermo）

流动相：100mmol/L NaOH溶液

洗脱条件：100mmol/L NaOH溶液洗脱，随后添加0～150mmol/L醋酸钠线性洗脱

流速：1mL/min

柱温：30℃

检测器：脉冲安培检测器

3. 检测结果

低聚木糖（木糖、木二糖、木三糖、木四糖和木五糖）的高效阴离子色谱分析如图6-11所示。流动相中的强碱会使低聚木糖上的羟基发生解离，从而携带不同数量的负电荷，并与阴离子交换层析柱结合。在洗脱过程中，根据低聚木糖所含羟基数量不同，被NaOH和醋酸钠分别洗脱下来，洗脱顺序为木糖、木二糖、木三糖、木四糖以及木五糖。与高效液相色谱相比，阴离子交换色谱能够将不同聚合度以及含有不同取代基的低聚木糖分离开，可用于聚合度较高的低聚木糖、阿拉伯低聚木糖以及乙酰化低聚木糖的定量检测。

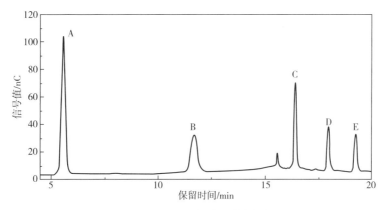

图 6-11　低聚木糖的离子交换色谱图

A—木糖　B—木二糖　C—木三糖　D—木四糖　E—木五糖

第四节　低聚木糖的功能活性

低聚木糖不仅理化性质优良，作为益生元也表现出多种功能活性。大量动物实验证明，低聚木糖在调节肠道菌群、控制血糖、降低血脂、提高免疫力和促进钙吸收等方面均具有很好的效果。除此之外，还有一些研究报道了低聚木糖能够有效预防肥胖、心血管疾病、动脉粥样硬化以及肠道疾病。低聚木糖有效摄入量比常见功能低聚糖低得多，因此也被称为"超强双歧因子"。低聚木糖的主要功能活性和作用方式如图6-12所示[21]。

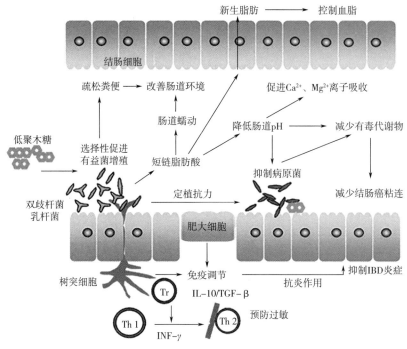

图 6-12　低聚木糖的功能活性和作用方式

一、益生活性

低聚合度的低聚木糖具有更好的益生活性，其中木二糖的益生活性要高于木三糖、木四糖和木五糖以及混合的低聚木糖[22, 23]。低聚木糖对肠道微生物的体外发酵实验结果如表6-5所示。可以看出，低聚木糖对青春双歧杆菌、两歧双歧杆菌、长双歧杆、嗜酸乳杆菌和干酪乳杆菌都具有良好的增殖效果，而拟杆菌属、梭菌属以及大肠杆菌等有害菌对低聚木糖的利用较差。

表 6-5　不同肠道微生物对低聚木糖的利用情况

菌株	低聚木糖	木二糖	木三糖	木糖	葡萄糖
双歧杆菌属（*Bifidobacterium*）					
青春双歧杆菌（*B. adolescentis*）	+++	+++	+++	++	+++
两歧双歧杆菌（*B. bifidum*）	+	+	±	++	+++
短双歧杆菌（*B. breve*）	±	±	−	+	+++
婴儿双歧杆菌（*B. infantis*）	+++	+++	++	+++	+++
长双歧杆菌（*B. longum*）	++	++	+	+++	+++
乳杆菌属（*Lactobacillus*）					

续表

菌株	低聚木糖	木二糖	木三糖	木糖	葡萄糖
嗜酸乳杆菌（*L. acidophilus*）	++	++	±	++	+++
干酪乳杆菌（*L. casei*）	++	++	+	+	+++
发酵乳杆菌（*L. fermentum*）	–	–	–	–	++
格氏乳杆菌（*L. gasseri*）	±	+	±	±	++
唾液乳杆菌（*L. salivarius*）	±	±	±	±	+++
拟杆菌属（*Bacteriodes*）					
脆弱拟杆菌（*B. fragilis*）	+	±	–	++	+++
普通拟杆菌（*B. vulgatus*）	+	±	±	++	+++
无芽孢拟杆菌（*B. bivius*）	±	±	±	+	+++
B. intermediums	+	±	±	+	++
卵形拟杆菌（*B. ovatus*）	+	+	±	++	+++
梭菌属（*Clostridium*）					
产气荚膜梭菌（*C. perfringens*）	–	–	–	–	++
肉毒梭菌（*C. paraputrificum*）	–	–	–	–	++
艰难梭菌（*C. difficile*）	–	–	–	–	+++
丁酸梭菌（*C. butyricum*）	±	–	–	±	+++
其他细菌					
酿脓链球菌（*Streptococcus pyogenes*）	–	–	–	++	+++
大肠杆菌（*Escherichia coli*）	–	–	–	+++	+++
金黄色葡萄球菌（*Staphylococcus aureus*）	–	–	–	++	+++

注：受试菌株的增殖情况以发酵前后培养基在600nm处的吸光度（A_{600}）变化来判断，$\Delta A < 0.099$为"–"，$0.100 < \Delta A < 0.199$为"±"，$0.200 < \Delta A < 0.399$为"+"，$0.400 < \Delta A < 0.599$为"++"，$\Delta A > 0.600$为"+++"。

不同来源低聚木糖的取代基含量不同，益生活性也表现出一定差异。体外发酵实验表明，桦木低聚木糖除了能够显著促进双歧杆菌增殖外，还能刺激人葡萄球菌（*Staphylococcus hominis*）的生长并产生抑菌素，抑制金黄色葡萄球菌和幽门螺杆菌等致病菌的生长。玉米秸秆来源的低聚木糖对双歧杆菌和乳杆菌都具有良好的增殖效果。

二、调节肠道菌群

低聚木糖在人体结肠中能够促进双歧杆菌等有益菌增殖，抑制肠道中有害菌的生长繁殖，从而起到调节肠道菌群、重建菌群平衡的作用。此外，有益菌代谢产生的乙酸、丙酸和丁酸等短链脂肪酸以及琥珀酸、戊酸、己酸等有机酸在预防各种肠道疾病中也发挥着重要作用，这些酸性物质可以降低肠道pH，进一步抑制有害菌的生长，有效减小有害菌群引起的各类肠道疾病发生风险。

低聚木糖是目前发现有效用量最少的功能性低聚糖，每日有效摄入量为0.7～1.4g，而低聚果糖等的有效摄入量为5.0～20.0g/d[24, 25]。这意味着仅需要摄入少量的低聚木糖即可起到调节肠道菌群的作用。让健康成年人每天口服0.7g低聚木糖，连续服用2周后，受试者粪便中双歧杆菌的比例从8.5%增加到17.9%，而拟杆菌的含量则从52.6%减少到44.4%；服用3周后，受试者粪便中双歧杆菌的比例增加到20.2%，拟杆菌含量降低至32.9%（图6-13）。而给受试者每日口服1.4g低聚木糖后，这一效果更加明显，服用3周后，受试者粪便中双歧杆菌含量可增加至37.4%，拟杆菌的含量则进一步降低至29.1%。

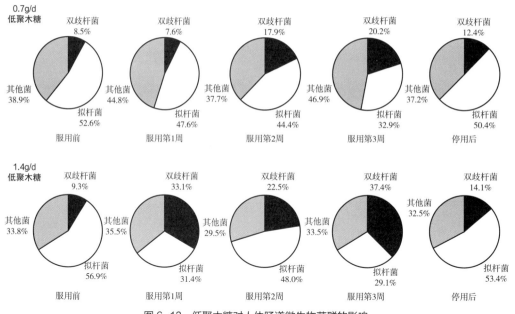

图 6-13　低聚木糖对人体肠道微生物菌群的影响

低聚木糖进入人体消化道后可以直接抵达结肠，结肠内双歧杆菌和乳杆菌等有益菌可以迅速利用低聚木糖中的木二糖和木三糖组分，从而快速增殖，而结肠中的大肠杆菌、拟杆菌和梭菌等有害菌对低聚木糖的利用率较低。在低聚木糖的促进下，结肠内的有益菌能够在肠壁上形成一层屏障，阻碍有害菌和病原菌在肠壁附着。同时，有益菌大量增殖的过程中，可代谢产生多种代谢产物，如短链脂肪酸、有机酸等物质，这些物质可以降低肠道环境的pH。肠道中的拟杆菌、梭菌等有害菌适宜在中性环境生长，酸性的肠道环境会抑制上述有害菌的增殖。此外，低聚木糖的结构形似于肠道上皮细胞的糖脂或蛋白质，这种结构可与病原菌中的几丁质成分紧密结合，从而促使这些病原菌聚集，阻碍它们吸附于肠道上皮细胞，并使其随粪便一起排出体外。因此，低聚木糖具有良好的调节肠道菌群的作用。

三、调节葡萄糖代谢

低聚木糖可以改善机体血糖水平。给2型糖尿病患者每日口服4g低聚木糖，连续服用8周后，受试者的空腹血糖水平、餐后血糖水平、胰岛素水平较服用前均有明显的改善。在高脂膳食诱导肥胖小鼠的饲料中添加5%（质量分数）低聚木糖，连续饲喂4周后，小鼠的空腹血糖水平、糖化血红蛋白以及胰岛素抗性指标均显著下降，口服糖耐量显著提升。此外，利用四氧嘧啶（Alloxan）诱导小鼠形成2型糖尿病模型，随后灌胃模型小鼠6g/（kg体重·d）低聚木糖，连续灌胃4周后，小鼠的空腹血糖水平、餐后血糖水平和胰岛素耐量均较模型组明显降低。

需要注意的是，对于健康人群来说，摄入低聚木糖后其血糖水平会稍有降低，但降低程度并不明显。让健康成年人每日分别服用2.2g和4.8g低聚木糖，连续服用3周后，受试者的空腹血糖水平和胰岛素水平有下降趋势，但与对照组受试者（未服用低聚木糖）相比没有表现出显著差异。给健康老年人每日服用8g低聚木糖，连续服用8周后，受试者空腹血糖水平没有显著变化，但餐后血糖水平则有所降低。

一般认为，人体摄入低聚木糖后，会延迟胃排空，增加饱腹感，从而降低机体的血糖和血脂反应。随后，低聚木糖在肠道内被有益菌发酵利用后，产生大量的短链脂肪酸和有机酸等物质，这些酸性物质可刺激肠道上皮细胞产生胰高血糖素样肽1（Glucagon-like peptide-1，GLP-1），后者可以改善机体胰岛素的分泌，增加肝脏糖原的合成，最终达到降低血清血糖水平的效果。此外，低聚木糖的摄入可以降低体内生长素水平，血清生长素水平的相对浓度变化对维持体重和能量平衡有一定影响，从而影响食欲，减少能量的摄入，进而对机体血糖水平起到一定的调节作用。

四、调节脂质代谢

低聚木糖有助于降低机体的血脂水平。给2型糖尿病患者服用低聚木糖（摄入量4g/d），连续服用8周后，患者的血清总胆固醇、甘油三酯和低密度脂蛋白胆固醇水平显著降低，而高密度脂蛋白胆固醇水平则有所上升。利用高脂膳食诱导小鼠形成肥胖模型，给肥胖模型小鼠每日灌胃不同剂量（0.5、1.0g/kg）的阿拉伯低聚木糖，灌胃10周后，小鼠的血清总胆固醇、甘油三酯、非酯化脂肪酸（Nonestesterified fatty acid）以及低密度脂蛋白胆固醇水平均有所降低；小鼠白色脂肪组织苏木精–伊红染色法（Hematoxylin-eosin staining，HE染色）进一步表明，肥胖小鼠摄入阿拉伯低聚木糖后，其脂肪细胞明显变小，细胞中脂质合成受到一定的抑制。但研究表明，低聚木糖并不能对健康人群的血脂水平造成明显影响。给健康成年人每日服用10g阿拉伯低聚木糖，连续服用3周后，受试者的相关血脂指标没有显著改变。

通常，摄入低聚木糖会导致体内生长素和酰化生长素水平降低，这在一定程度上降低了机体的食物摄入量，从而起到调节脂肪摄入、控制肥胖的作用。肠道微生物发酵低聚木糖产生的短链脂肪酸可以影响机体胆固醇代谢，其中丙酸被肠道吸收进入血液后，通过门静脉到达肝脏，在肝脏中降低胆固醇的合成并改善胰岛素敏感，从而调节机体脂质代谢。此外，低聚木糖还会调低肝脏中3-羟基-3-甲基戊二酸单酰辅酶A（HMG CoA）还原酶的表达量，并下调高脂膳食导致的相关基因（*FASN*、*ACC*、*SREBP*-1*c*和*HMGCOA-R*等）的过表达，从而改善机体的脂质代谢水平。

五、缓解便秘

低聚木糖具有润肠通便、预防便秘的生理活性。低聚木糖可增加结肠中粪便的水分含量，并使粪便变得疏松。此外，肠道中有益菌发酵低聚木糖产生的有机酸可以刺激肠蠕动，促进排便。给慢性便秘患者每日服用0.7g低聚木糖，连续服用3周后，患者的排便次数显著增加，且患者粪便中水分含量由35%增加至75%，缓解了患者的便秘症状。让29位具有严重便秘症状的孕妇每天摄入4g低聚木糖，3d内一半患者的便秘情况得到改善，一周内75%患者的便秘情况得到改善；连续摄入4周后，所有患者的排便频率显著增加。整个服用期间所有患者均没有表现出任何不良反应。

低聚木糖对缓解老年便秘也有很好的效果。选择60名60~80岁的老年便秘患者，分为治疗组和对照组，每组30名患者。给治疗组患者每天服用1.4g低聚木糖，对照组患者每天服用0.4g果导片（非诺夫他林，Phenolphthalein）。连续2周后，治疗组有效率达93.3%，对照组有效率为80%。期间治疗组无不良反应，而对照组出现5例腹痛和3例腹胀。停药2周后，治疗组无复发病例，而对照组有16例出现便秘症状。这表明低聚木糖可以作为一种安全、无副作用的通便剂。

需要注意的是，低聚木糖建议在合适的剂量范围内使用。有报道指出，成年男性每日最大服用量为0.12g/kg体重，超过此剂量可能会引起腹泻。此外，对因肠动力缺乏、肠蠕动乏力导致便秘的患者，在刚开始服用低聚木糖时可能会伴随轻度腹痛，这是肠动力增加改善肠蠕动的正常现象，继续服用腹痛会自然消失，便秘得到改善，而且不会再出现腹痛症状。

六、其他功能活性

（一）调节机体免疫

低聚木糖对机体的免疫调节具有重要影响。低聚木糖能够提高血液单核细胞数以及血清碱性磷酸酶和溶菌酶的活性，且能够激活肠道淋巴系统，诱导淋巴细胞通过淋巴管外流，机体的免疫系统通过淋巴循环而活化。此外，低聚木糖还可以作为外来抗原对机体免疫系统产生有效持久的刺激，促进免疫细胞分裂和发育。

低聚木糖被肠道有益菌发酵后产生的短链脂肪酸能够调节免疫因子和抗体的产生，从而提高机体的免疫功能。短链脂肪酸能够结合过氧化物酶体增殖剂激活受体（Peroxisome proliferators–activated receptor–γ，PPARγ），而PPARγ能拮抗NF–κB信号的转导，从而在肠道中起到抗炎症作用。短链脂肪酸还可以调节淋巴细胞与单核细胞的增殖和程序性死亡过程，从而抑制B细胞中NF–κB的水平，NF–κB与机体多种炎症和免疫基因的表达有关。此外，低聚木糖还能够直接与免疫细胞表面的糖受体结合，刺激免疫细胞分化，增强其活性。

（二）抗氧化活性

低聚木糖的抗氧化性主要体现在增加非酶抗氧化物质的含量和提高抗氧化酶的活性及水平。低聚木糖能显著降低高脂肪膳食小鼠的血清、心脏和肝脏中的氧化型谷胱甘肽（Glutathiol）、丙二醛（Malondialdehyde）水平，并增加还原型谷胱甘肽（Glutathione）、超氧化物歧化酶（Superoxide dismutase）、过氧化氢酶（Catalase）和谷胱甘肽过氧化物酶（Glutathione peroxidase）水平。此外，低聚木糖还能够抑制大鼠机体脂质过氧化，减轻氧自由基对机体的损害程度，提高大鼠的抗氧化水平。

（三）促进矿物质吸收

低聚木糖可以增强肠道对钙、镁等矿物质元素的吸收。低聚木糖进入结肠后，促进肠道内有益菌的增殖，在这一过程中有益菌分泌的植酸酶等水解酶能够促进食物中矿物质离子的解离，提高肠道对它们的吸收率。另外，低聚木糖发酵产生的短链脂肪酸降低了肠道的pH，使钙、镁等矿物质的溶解度升高。同时，低聚木糖还能刺激结肠上皮细胞，促进其对矿物质的吸收。给两组小鼠分别摄入等量低聚木糖和蔗糖，饲喂一周后，摄入低聚木糖的小鼠对钙的消化吸收率较对照组（蔗糖）提高了20%左右，同时体内钙保留率上升15%。

第五节　低聚木糖在食品中的应用

低聚木糖具有良好的加工特性、水溶性、稳定性和功能性等，作为食品配料或添加剂常用于不同食品的生产加工。目前，低聚木糖主要应用于饮料、发酵乳制品和焙烤食品中。

一、低聚木糖在饮料中的应用

相比于其他功能性低聚糖，低聚木糖具有优异的耐酸、耐热以及贮藏稳定性。因此，低聚木糖可应用于各种酸性饮料，如一些碳酸饮料、果汁饮料以及乳饮料中。将低聚木糖添加于饮料中，不仅具有良好的功能活性，还能增强饮料的风味，使饮料变得更加醇厚浓郁，产品的香气、甜度以及酸度都比较柔和。另外，低聚木糖所含的热量较低，具有一定甜味，可作为一种低热量的甜味剂，部分或全部替代饮料中使用的蔗糖、葡萄糖等糖分。另外，低聚木糖也越来越多地应用于其他饮料的加工生产，如固体饮料、风味饮料等。

二、低聚木糖在发酵乳制品中的应用

在发酵乳制品中添加适量的低聚木糖可以有效促进发酵乳制品中嗜热链球菌和保加利亚乳杆菌的生长，并保证产品在货架期内的菌种存活率。编者课题组在酸乳生产过程中添加了0.5%（质量分数）低聚木糖后，酸乳的酸度、硬度、黏度均显著提高，酸乳的质构也得到了良好的改善。此外，低聚木糖显著增加了最终产品中的活菌数，经过14d的贮藏后，酸乳中的活菌数仍然维持在较高水平。

三、低聚木糖在焙烤食品中的应用

焙烤食品是以谷类、油、糖、蛋等为主要原料的一类经焙烤加工的食品，其特点是高脂、高糖、高热量。因此，开发低热量焙烤食品已成为健康升级的发展趋势。低聚木糖不仅具有良好的酸、热稳定性，同时还是一种低热量的食品配料，利用低聚木糖替代蔗糖能减少产品热量，适合特殊人群食用。同时，将低聚木糖添加于烘焙食品中，可有效改善面团的保湿性和持水性，提高面包中的水分含量，从而延缓焙烤食品的老化，达到延长焙烤食品货架期的目的。研究发现，添加一定量低聚木糖可以对焙烤食品的感官品质、水分含量、水分活度及储存性能产生积极影响。通过添加不同量的低聚木糖比较得出，添加2%（质量分数）的低聚木糖可赋予焙烤食品较高品质并提高其食用价值，并使焙烤食品的货架期明显延长。使用核磁成像技术对添加低聚木糖的米糠面包和添加蔗糖的米糠面包在贮藏期间的水分含量、水分活度进行检测，发现在米糠面包中添加低聚木糖，在贮藏期间面包保水性良好，同时改善了面包的感官品质，延长了面包的货架期，提升了米糠面包的食用价值。

四、低聚木糖在其他食品中的应用

果脯蜜饯是我国的传统食品，但由于其含糖量高，不适合老年人、糖尿病患者以及龋齿儿童食用。低聚木糖具有一定的甜味和保湿性，进入人体后不会引起血糖浓度升高，且不不会导致龋齿，因此，可将低聚木糖应用于果脯蜜饯的生产中，以替代一部分蔗糖，既能保持传统果脯蜜饯的风味，又能降低果脯蜜饯中蔗糖的用量。同样，由于低聚木糖能与脂肪替代品和填充物很好地混合，常用于低能量巧克力的生产，还能赋予低能量巧克力优异的香味。

参考文献

［1］Amorim C，Silverio S C. Prather K，et al. From lignocellulosic residues to market：Production and commercial potential of xylooligosaccharides［J］. Biotechnology Advances. 2019. 12：1–10.

［2］李登龙，木质纤维素预处理方法研究进展［J］.食品工业科技. 2019：1–14.

［3］Singh J，Suhag M，Dhaka A. Augmented digestion of lignocellulose by steam explosion，acid and alkaline pretreatment methods：A review［J］. Carbohydrate Polymers. 2015. 117：624–631.

［4］Biely P，Singh S，Puchart V. Towards enzymatic breakdown of complex plant xylan structures：State of the art［J］. Biotechnology Advances. 2016. 34：1260–1274.

［5］Chadha B S. Thermostable xylanases from thermophilic fungi and bacteria：Current perspective［J］. Bioresource Technology. 2019. 277：195–203.

［6］Jia H，Fan G，Yan Q，et al. High-level expression of a hyperthermostable *Thermotoga maritima* xylanase in *Pichia pastoris* by codon optimization［J］. Journal of Molecular Catalysis B-Enzymatic. 2012. 78：72–77.

［7］Fan G，Yang S，Yan Q，et al. Characterization of a highly thermostable glycoside hydrolase family 10 xylanase from *Malbranchea cinnamomea*［J］. International Journal of Biological Macromolecules. 2014. 70：482–489.

［8］Fan G，Katrolia P，Jia H，et al. High-level expression of a xylanase gene from the thermophilic fungus *Paecilomyces thermophila* in *Pichia pastoris*［J］. Biotechnology Letters. 2012. 34（11）：2043–2048.

［9］Collins T，Gerday C，Feller G. Xylanases，xylanase families and extremophilic xylanases［J］. FEMS Microbiology Reviews. 2005. 29：3–23.

［10］Paes G，Berrin J，Beaugrand J. GH11 xylanases：Structure/function/properties relationships and applications［J］. Biotechnology Advances. 2012. 30：564–592.

［11］Gallardo O. Characterization of a family GH5 xylanase with activity on neutral oligosaccharides and evaluation as a pulp bleaching aid［J］. Applied and Environmental Microbiology，2010. 76：6290–6294.

［12］Honda Y，Kitaoka M. A family 8 glycoside hydrolase from *Bacillus halodurans* C-125（BH2105）is a reducing end xylose-releasing exo-oligoxylanase［J］. Journal of Biological Chemistry. 2004. 279：55097–55103.

［13］Sae-Lee R，Boonmee A. Newly derived GH43 gene from compost metagenome showing dual xylanase and cellulase activities［J］. Folia Microbiological. 2014. 59：409–417.

［14］Liu X，Liu Y，Jiang Z，et al. Biochemical characterization of a novel xylanase from *Paenibacillus barengoltzii* and its application in xylooligosaccharides production from corncobs［J］. Food Chemistry. 2018. 264：310–318.

［15］Amorim C，Silverio S C，Rodrigues L R. One-step process for producing prebiotic arabino-xylooligosaccharides from brewer's spent grain employing *Trichoderma* species［J］. Food Chemistry. 2019. 270：86–94.

［16］Rajagopalana G，Shanmugavelu K，Yang K. Production of prebiotic-xylooligosaccharides from alkali pretreated mahogany and mango wood sawdust by using purified xylanase of *Clostridium* strain BOH3［J］. Carbohydrate Polymers. 2017. 167：158–166.

［17］Seesuriyachan P，Kawee-ai A，Chaiyaso T. Green and chemical-free process of enzymatic xylooligosaccharide production from corncob：Enhancement of the yields using a strategy of lignocellulosic destructuration by ultra-high pressure pretreatment［J］. Bioresource Technology. 2017. 241：537–544.

［18］Reddy S S，Krishnan C. Production of xylooligosaccharides in SSF by *Bacillus subtilis* KCX006 producing β-xylosidase-free endo-xylanase and multiple xylan debranching enzymes [J]. Preparative Biochemistry & Biotechnology. 2016. 46: 49-55.

[19] Teng C, Yan Q, Jiang Z, et al. Production of xylooligosaccharides from the steam explosion liquor of corncobs coupled with enzymatic hydrolysis using a thermostable xylanase [J]. Bioresource Technology. 2010. 101: 7679-7682.

[20] Liu X, Yang S, Ma J, et al. Efficient Production of acetylated xylooligosaccharides from Hawthorn kernels by a xylanase from *Paecilomyces aerugineus* [J]. Industrial Crops and Products. 2020. 112962.

[21] Aachary A A Prapulla S G. Xylooligosaccharides (XOS) as an emerging prebiotic: microbial synthesis, utilization, structural characterization, bioactive properties, and applications [J]. Comprehensive Reviews in Food Science and Food Safety. 2011. 10: 2-16.

[22] Broekaert W F. Prebiotic and other health-Related effects of cereal-derived arabinoxylans, arabinoxylan-oligosaccharides, and xylooligosaccharides [J]. Critical Reviews in Food Science and Nutrition. 2011. 51: 178-194.

[23] Singh R D, Banerjee J, Arora A. Prebiotic potential of oligosaccharides: A focus on xylan derived oligosaccharides [J]. Bioactive Carbohydrates and Dietary Fibre. 2015. 5 (1): 19-30.

[24] Aachary A A, Prapulla S G. Xylooligosaccharides (XOS) as an emerging prebiotic: Microbial synthesis, utilization, structural characterization, bioactive properties, and applications [J]. Comprehensive Reviews in Food Science and Food Safety. 2011. 10: 2-16.

[25] Carvalho A F A. Xylo-oligosaccharides from lignocellulosic materials: Chemical structure, health benefits and production by chemical and enzymatic hydrolysis [J]. Food Research International. 2013. 51: 75-85.

第七章

低聚甘露糖

第一节　概述

低聚甘露糖（Manno-oligosaccharide）也称甘露寡糖，是一类主要由甘露糖组成的聚合度2~10的低聚糖总称。根据其连接方式不同，低聚甘露糖可以分为α型低聚甘露糖和β型低聚甘露糖。α型低聚甘露糖的主链由甘露糖通过α-1,6-糖苷键连接而成。其还含有由α-1,2和α-1,3-糖苷键连接的甘露糖侧链，是一种多分支的低聚甘露糖如酵母甘露寡糖［图1-11（5）］。根据组成单体和连接方式不同，β型低聚甘露糖可以分为同质甘露寡糖（Homo-manno-oligosaccharide）、葡甘露寡糖（Glucomanno-oligosaccharide）、半乳甘露寡糖（Galactomanno-oligosaccharide）以及半乳葡甘露寡糖（Galactoglucomanno-oligosaccharide）［图1-11（1）~（4）］。同质甘露寡糖全部由甘露糖通过β-1,4-糖苷键连接而成，葡甘露寡糖则由甘露糖和葡萄糖通过β-1,4-糖苷键连接而成。半乳糖可以通过α-1,6-糖苷键与同质甘露寡糖和葡甘露寡糖中的甘露糖残基相连，分别形成半乳甘露寡糖和半乳葡甘露寡糖。

α型低聚甘露糖的生产原料主要来源于酵母，可通过水解酵母细胞壁中的α-甘露聚糖获得。目前，α型低聚甘露糖主要应用于饲料领域，预防畜禽传染病。与α型低聚甘露糖不同，β型低聚甘露糖的生产原料主要来源于富含β-甘露聚糖的植物组织，如豆科植物种子、魔芋块茎、椰子壳、棕榈仁、咖啡豆等。利用化学法、物理法或者生物法将其中的β-甘露聚糖降解后，经过分离、精制、干燥等工序即可获得β型低聚甘露糖。根据来源不同，β型低聚甘露糖可以分为魔芋低聚甘露糖、槐豆低聚甘露糖、咖啡低聚甘露糖、瓜尔豆低聚甘露糖等。其中，魔芋低聚甘露糖的主要成分为葡甘露寡糖，槐豆低聚甘露糖和瓜尔豆低聚甘露糖的主要成分为半乳甘露寡糖，咖啡低聚甘露糖则主要为同质甘露寡糖。

不同来源和结构的低聚甘露糖具有不同的功能活性。α型低聚甘露糖能够吸附肠道内病原菌，抑制有害菌生长，可作为抗生素替代品添加到动物饲料中。β型低聚甘露糖能够有效促进肠道内有益菌生长，调节肠道微生态，同时还可以控制血糖、降低血脂血压。β型低聚甘露糖还具有控制体重、减少脂肪吸收等多种功能活性。目前，β型低聚甘露糖已广泛用于许多功能性食品的生产开发。

本章主要介绍β型低聚甘露糖（以下统称低聚甘露糖）的生产制备和功能活性。

第二节　低聚甘露糖的安全性和理化特性

一、低聚甘露糖的安全性

自然界中，甘露聚糖含量较为丰富，而低聚甘露糖的含量很少，在速溶咖啡、魔芋粉、瓜尔胶等产品的生产加工过程中，会产生少量低聚甘露糖。人们在食用利用这些原料加工的产品时，会摄入一定量低聚甘露糖。因此，人们实际食用低聚甘露糖已有较长的历史。

通过多项致突变试验、致畸试验和毒性试验等安全性评价实验，低聚甘露糖的安全性已得到充分验证。连续4周给健康成年男性和成年女性服用低聚甘露糖，摄入量9g/d，结果表明低聚甘露糖没有对实验对象的身体指标带来任何异常。经昆明小鼠急性毒性实验，低聚甘露糖对雌、雄小鼠的急性经口半致死量大于21.5g/kg体重，属无毒级。此外，以大鼠为实验对象，每天饲喂高剂量的低聚甘露糖（7.5g/kg体重），连续饲喂90d，未发现低聚甘露糖具有长期毒性和遗传毒性。给妊娠敏感期的大鼠灌服低聚甘露糖（2.5g/kg体重），未发现其具有明显的母体毒性和致畸性。此外，使用浓度0.005、0.05、0.5、5mg/mL的低聚甘露糖溶液处理人肝细胞系LO2后，没有表现出明显的细胞毒性和细胞增殖刺激性。

日本食品安全委员会已认可低聚甘露糖的安全性，并允许其作为食品原料，用于特殊保健食品的生产。2013年，我国卫生和计划生育委员会批准低聚甘露糖（魔芋来源）作为新食品原料，允许其用于食品生产，推荐摄入量1.5g/d。2013年发布的新食品原料公告（2013年第10号）中对低聚甘露糖产品中主要成分的含量做出了明确规定：要求甘露二糖～甘露十糖的含量不得低于85%，其中甘露二糖～甘露六糖的含量不得低于50%。

二、低聚甘露糖的理化特性

（一）甜度

低聚甘露糖的甜度很低，具有柔和的甜味。咖啡低聚甘露糖有一种苦涩的甜味，而魔芋低聚甘露糖的甜味则较为清爽，无异味。以蔗糖的甜度为100，咖啡低聚甘露糖和魔芋低聚甘露糖的相对甜度分别为20和13（表7-1）。

表 7-1　魔芋低聚甘露糖、咖啡低聚甘露糖与其他糖的相对甜度比较

糖的种类	相对甜度
魔芋低聚甘露糖	13
咖啡低聚甘露糖	20
葡萄糖	70
蔗糖	100

注：以蔗糖的甜度为100。

（二）吸湿性和保湿性

魔芋低聚甘露糖具有较低的吸湿性，在10%相对湿度下贮存12d，增重不超过20%（图7-1）；在80%相对湿度下贮存12d，增重不超过30%。同时，由于低聚甘露糖具有较多的羟

基，与水分子有较强的结合能力，因此低聚甘露糖具有良好的保湿性。在糖果、面包等食品中，糖类的吸湿性和保湿性起着重要的作用。在食品中添加适量低聚甘露糖，可以有效维持食品的水分活度，保持食品的新鲜度。

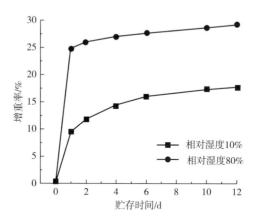

图7-1 魔芋低聚甘露糖的吸湿性和保湿性（70°Bx，25℃下测定）

（三）热稳定性与耐酸性

在许多食品加工过程中，需要通过高温加热使食品熟化、定型、着色、杀菌。因此，在高温加热条件下，低聚甘露糖的稳定性对低聚甘露糖的应用至关重要。使用示差扫描量热仪分析低聚甘露糖的热稳定性（图7-2），当温度上升至200℃时，低聚甘露糖的质量损失不超过5%，表明其具有良好的热稳定性。此外，低聚甘露糖在pH3~4下加热一段时间后，质量损失不超过5%，说明具有良好的耐酸性。这表明低聚甘露糖在多数食品加工过程中均可保持稳定，可用于焙烤食品、酸性饮料、发酵食品等的生产加工中。

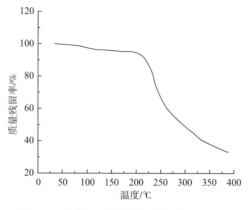

图7-2 魔芋低聚甘露糖的示差扫描量热分析

（四）抗消化性

与淀粉、糊精等可消化糖类不同，低聚甘露糖具有良好的抗消化性，是一种人体难以消化降解的益生元。利用人造消化液和小肠黏膜对低聚甘露糖的消化性进行体外模拟（图7-3）。结果表明，低聚甘露糖几乎不会被唾液、胃液、胰液等消化液消化。这表明低聚甘露糖可以顺利地通过人体消化道，直达肠道被其中的有益菌利用，并促进肠道有益菌的增殖。

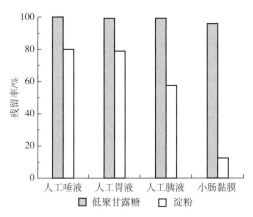

图 7-3　低聚甘露糖和淀粉在人工消化液中的残留率

（五）贮存稳定性

低聚甘露糖具有良好的贮存稳定性。在室温、干燥条件下贮存3年，低聚甘露糖仍然保持稳定，组成含量没有任何变化。

第三节　低聚甘露糖的生产

一、低聚甘露糖生产原料

低聚甘露糖的生产原料主要包括天然植物胶、农业副产物和单糖。天然植物胶产量大、纯度高，是目前生产低聚甘露糖的主要原料。但是，天然植物胶的原料成本高，一定程度上限制了低聚甘露糖的大规模生产与应用。农业副产物成本低、来源广泛，可作为一种廉价的低聚甘露糖生产原料，然而农业副产物中含有较多的杂质，增加了低聚甘露糖的后期精制成本。甘露糖等单糖也可作为低聚甘露糖的生产原料，但目前利用甘露糖等单糖合成低聚甘露糖仍处于研究阶段，尚不能进行大规模生产。

（一）天然植物胶

来源于植物种子和根茎的天然植物胶通常含有丰富的甘露聚糖，表7-2列举了一些不同来源的植物胶所含甘露聚糖的种类及其单糖组成。决明子胶、槐豆胶、田菁胶、瓜尔胶、香豆胶等豆科植物种子来源植物胶的主要成分为半乳甘露聚糖，其甘露糖和半乳糖之比通常为5：1～1：1，是生产低聚甘露糖的主要原料。魔芋块茎来源的魔芋胶也可用于生产低聚甘露糖。魔芋胶的主要成分为葡甘露聚糖，其甘露糖与葡萄糖之比约为1.6：1。

表 7-2　一些植物胶的来源及其单糖组成

来源	单糖组成	来源	单糖组成
半乳甘露聚糖		南美皂荚 （*Gleditsia amorphoid*es）	Man/Gal = 2.5：1
链荚豆（*Alysicarpus veginalis*）	Man/Gal = 1.1：1	美国皂荚（*G. triacanthos*）	Man/Gal = 3.2：1
疗伤绒毛花 （*Anthyllis vulneraria*）	Man/Gal = 1.1：1	加拿大皂荚 （*Gymnocladus dioica*）	Man/Gal = 2.7：1
木犀（*Besmanthus illinoens*is）	Man/Gal = 2.7：1	银合欢 （*Leucaena galauca*）	Man/Gal = 1.3：1
长果刺苏木 （*Caesalpinia cacala*co）	Man/Gal = 2.5：1	百脉根 （*Lotus corniculatus*）	Man/Gal = 1.2：1
刺云实（*C. iaspinosa*）	Man/Gal = 3.0：1	沼泽百脉根 （*L. pedunculatus*）	Man/Gal = 1.0：1
金凤花 （*C. pulcherima*）	Man/Gal = 2.7：1	扁轴木 （*Parkinsonia aculeate*）	Man/Gal = 2.7：1
四叶决明 （*Cassia absu*s）	Man/Gal = 3.0：1	刺槐 （*Robinia pseudoacacia* L.）	Man/Gal = （3.8～4.2）：1
腊肠树（*C. fistula*）	Man/Gal = 3.0：1	国槐 （*Sophora japonica*）	Man/Gal = 5.2：1
节果决明（*C. nodosa*）	Man/Gal =（2.7～3.5）：1	田菁 （*Sesbania cannabina*）	Man/Gal = 3.0：1
望江南 （*C. occidentalis*）	Man/Gal = 3.0：1	葫芦巴 （*Trigonella foenum-graecum* L.）	Man/Gal = （1.0～1.1）：1
决明（*C. tora*）	Man/Gal = 5.0：1	葡甘露聚糖	
长角豆 （*Ceratonia siliqua*）	Man/Gal = 3.8：1	魔芋 （*Amorphophallus konjac*）	Man/Glc = 1.6：1
瓜尔豆（*Cyamopsis tetragonoloba*）	Man/Gal = （1.6～1.8）：1	苎麻 （*Boehmeria nivea*）	Man/Glc = 1.8：1
凤凰木 （*Delonix regia*）	Man/Gal = 4.3：1	天香百合 （*Lilium auratum*）	Man/Glc = 2.7：1
排钱草（*Desmodium pulchell*um）	Man/Gal = 2.0：1	石蒜（*Lycoris radiata*）	Man/Glc = 4.0：1

续表

来源	单糖组成	来源	单糖组成
染料木（*Genista raetam*）	Man/Gal = 4.1∶1	法国水仙（*Narcissus tazetta*）	Man/Glc = 1.5∶1

注：Man为甘露糖，Gal为半乳糖，Glc为葡萄糖。

这些植物胶的生产加工过程中，需经过提取和精制处理，其中甘露聚糖的含量一般在60%以上。植物胶中杂质含量较少，所得水解液颜色较浅，因此产品的后期精制成本较低；而且这些植物胶均易溶于水，不需要复杂的预处理即可直接水解。但是，这些植物胶的水溶液具有很高的黏度，料液流动性差，仅能使用较低的底物浓度（5~50g/L）水解，生产效率低。

在上述众多植物胶中，能够用于大规模生产低聚甘露糖的原料主要有槐豆胶、瓜尔胶和魔芋胶。受植物胶产量和价格等因素的影响，决明子胶、香豆胶等其他植物胶尚未应用于低聚甘露糖的大规模生产。

（二）农业副产物

一些富含甘露聚糖的农业副产物也是制备低聚甘露糖的重要原料，如咖啡渣、椰子粕、棕榈粕等。咖啡渣是速溶咖啡生产过程中咖啡豆经研磨、蒸煮、过滤之后产生的废渣，含有丰富的甘露聚糖［占干基20%~30%（质量分数）］，这些甘露聚糖主要为线性甘露聚糖，不含（或极少含）其他取代基。椰子粕是椰肉经过倾析、脱油、干燥后得到的加工副产物，碳水化合物占椰子粕干重的43%~45%，其中60%以上是线性甘露聚糖。棕榈粕是棕榈油和棕榈仁油加工中产生的副产物，甘露聚糖含量为30%~35%（占干基），主要为线性甘露聚糖，含有少量半乳糖取代基（12%~20%）。这些农业副产物产量很大，如全球棕榈粕每年的产量达1000万t以上。然而，现阶段这些农业副产物仍主要用于肥料和饲料加工，产品附加值和资源利用率极低，且容易造成环境污染。将这些农业副产物中的甘露聚糖转化为低聚甘露糖，不仅可以提高这些副产物的产品附加值，还能够减轻处理这些副产物所带来的环境压力。

农业副产物中的甘露聚糖通常呈与纤维素类似的结晶状，不溶于水；此外，这些甘露聚糖还与农业副产物中的纤维素和木质素通过共价键结合形成复杂的木质纤维素。因此，在利用农业副产物生产低聚甘露糖的过程中，通常需要对原料进行一系列预处理，使原料变得疏松多孔，并暴露其中的甘露聚糖组分，提高原料的可降解性。农业副产物中所含杂质多，甘露聚糖纯度低，水解后水解液中含有大量色素、盐分、木质素等杂质，给低聚甘露糖产品的后期精制工序带来困难。

（三）单糖

甘露糖、葡萄糖、半乳糖等单糖可以通过化学法或者酶法合成低聚甘露糖。化学合成法中最普遍使用的反应原理是Koenigs–Knorr反应，即通过糖基卤化物与醇发生取代反应以产生低聚糖[1]。化学合成法对底物选择性低，可用于制备非天然的低聚糖，但化学合成法的立体选择性差，合成β型低聚甘露糖的产量低。酶法合成具有较强的立体选择性和区域选择性，低聚甘露糖的酶法合成逐渐受到人们的关注，但是酶合成法对底物的选择性强，当底物发生微小改变时，酶就无法催化合成反应进行。目前，利用单糖合成低聚甘露糖仍处于研究阶段，无法实现大规模工业化应用。

二、低聚甘露糖生产方法

低聚甘露聚糖的生产方法可分为直接提取法、聚糖降解法和单糖合成法三类。直接提取法是以水为溶剂（在高温高压下）直接从天然原料中提取低聚甘露糖。该法提取工艺简单，但自然界中天然低聚甘露糖的含量很少，直接提取法的生产效率低下。单糖合成法是以甘露糖等单糖为原料，通过化学法或酶法合成低聚甘露糖。该法生产成本高、生产效率低，只能用于低聚合度低聚甘露糖的制备，不适用于大规模工业化生产。

聚糖降解法是利用化学、物理、酶解的方法将甘露聚糖降解为一系列不同聚合度的低聚甘露糖，是生产低聚甘露糖最主要的方法。化学降解法生产的低聚甘露糖中含有大量杂质和反应副产物，如色素、糠醛、糖醇和糖酸等，生产时需要复杂的提纯、精制工序，以去除这些杂质和反应副产物。此外，化学降解法的特异性差，产物均一性低，反应过程不易控制，容易导致环境污染，且对反应设备要求较高，设备维护成本高。物理降解法主要包括超声波法、热降解法和辐射法等。物理降解法生产低聚甘露糖产生的有毒有害副产物少，过程节能环保，但该法的生产效率较低，限制了其在低聚甘露糖大规模生产中的应用。酶法降解主要利用糖苷水解酶特异性水解甘露聚糖中的糖苷键，将其水解为低聚甘露糖。酶法降解是目前使用最多、应用最广的低聚甘露糖生产方法。与其他方法相比，酶法降解不需要添加大量的反应试剂、条件温和、过程可控、降解效率高，克服了化学降解法和物理降解法产品分子质量分布宽、均一性差的缺点，是一种理想的低聚甘露糖生产方法。

在低聚甘露糖生产过程中，有时并不单独使用一种或一类降解方法，而是协同使用几种甚至几类降解方法。物理降解法和化学降解法通常作为一种辅助手段，改善原料的可降解性，提高酶法降解的效率。例如，超声波辅助酶解过程中，超声波能够减弱、破坏甘露聚糖分子间和分子内的氢键，破坏底物颗粒表面及内部结晶结构，促进酶分子在底物中的渗透，从而更加有效地催化水解。同样，在热处理辅助酶解过程中，高温溶液能够破坏原料的木质纤维素结构，使纤维素、木质素等组分解聚，暴露出更多的甘露聚糖酶催化位点，提高甘露聚糖酶的催化效率。

三、低聚甘露糖生产用酶

（一）甘露聚糖降解酶系

甘露聚糖结构复杂多样，含有较多的葡萄糖和半乳糖残基取代基，降解甘露聚糖通常需要多种水解酶（甘露聚糖降解酶系，Mannan-degrading enzymes）的协同作用。这些酶分为两类：一类是主链水解酶（Main-chain cleaving enzyme），如 β-甘露聚糖酶（β-Mannanase，EC 3.2.1.78）、β-甘露糖苷酶（β-Mannosidase，EC 3.2.1.25）和 β-葡萄糖苷酶（β-Glucosidase，EC 3.2.1.21）；另一类是侧链水解酶（Side-chain cleaving enzyme），如 α-半乳糖苷酶（α-Galactosidase，EC 3.2.1.22）和乙酰甘露聚糖酯酶（Acetyl mannan esterase，EC 3.1.1.6）。甘露聚糖降解酶系中各水解酶的作用位点如图7-4所示。水解甘露聚糖时，两类酶协同合作，主链水解酶负责将甘露聚糖主链截短，降低甘露聚糖的聚合度，便于侧链水解酶结合、水解；侧链水解酶切除甘露聚糖的侧链，暴露甘露聚糖上更多的水解位点，提高甘露聚糖的可降解性，便于主链水解酶水解。在整个酶法水解甘露聚糖过程中，β-甘露聚糖酶是其中最关键的水解酶[2]。

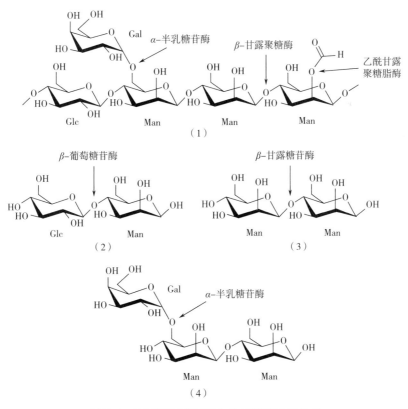

图 7-4　甘露聚糖水解过程中各水解酶的作用位点

（1）半乳葡甘露聚糖　（2）甘露二糖　（3）葡甘二糖　（4）半乳甘露三糖

Gal—半乳糖残基　Glc—葡萄糖残基　Man—甘露糖残基

（二）β-甘露聚糖酶

1. β- 甘露聚糖酶的来源和分类

β-甘露聚糖酶能够特异性水解甘露聚糖主链上的β-1,4-甘露糖苷键，生成不同聚合度的低聚甘露糖，是酶法制备低聚甘露糖过程中最重要的水解酶。β-甘露聚糖酶广泛存在于动植物和微生物中。多数微生物来源的β-甘露聚糖酶属于胞外酶，产酶微生物在发酵底物的诱导下产生β-甘露聚糖酶，并将其分泌至培养基中。因此，可以从微生物培养基中提取β-甘露聚糖酶。微生物来源的β-甘露聚糖酶生产简单、成本低，具有重要的商业价值。目前，微生物来源的β-甘露聚糖酶主要来源于曲霉属（*Aspergillus*）、芽孢杆菌属（*Bacillus*）、类芽孢杆菌属（*Paenibacillus*）、链霉菌属（*Streptomyces*）以及木霉属（*Trichoderma*）微生物。

一些嗜热微生物中也发现了β-甘露聚糖酶，如米黑根毛霉（*Rhizomucor miehei*）、嗜热篮状菌（*Talaromyces leycettanus*）、嗜热裂孢菌（*Thermobifida fusca*）、海栖热袍菌（*Thermotoga maritima*）等。多数嗜热微生物来源的β-甘露聚糖酶为耐热酶，具有较高的最适温度和热稳定性。例如，嗜热裂袍菌来源的β-甘露聚糖酶（*Tfu*-man）的最适温度为80℃[3]；嗜热篮状菌来源的β-甘露聚糖酶（*Tl*Man5A）的最适温度高达90℃，在75℃下处理30 min后酶活力无明显损失[4]。耐热β-甘露聚糖酶具有一些优点：①具有良好的热稳定性，可在室温下分离纯化、干燥包装，有效降低生产成本；②催化温度较高，可以使反应体系中的分子运动速度加快，提高酶解反应的催化效率；③由于耐热β-甘露聚糖酶热稳定性较高，在水解过程中不需要冷却装置调节温度，从而降低生产成本和能源消耗；④反应温度较高（>60℃），能降低生产过程中微生物的生长繁殖，减少微生物代谢产物对水解产物的污染。

根据氨基酸序列的同源性，CAZy数据库将β-甘露聚糖酶分为4个糖苷水解酶家族（Glycoside hydrolase family，GH family）：GH5、GH26、GH113和GH134家族。β-甘露聚糖酶的催化机制分为两种：保留型催化机制（Retaining mechanism）和反转型催化机制（Inverting mechanism）。GH5、GH26、GH113家族的β-甘露聚糖酶主要采用保留型催化机制，通过双取代反应保留低聚甘露糖还原端异头碳的构象；而GH134家族的β-甘露聚糖酶则采用反转型催化机制，通过单取代反应使低聚甘露糖还原端异头碳的构象发生转变。目前，用于酶法制备低聚甘露糖的β-甘露聚糖酶主要来自GH5和GH26家族。GH5家族的β-甘露聚糖酶通常具有较高的催化效率，能够将多种甘露聚糖底物水解为低聚甘露糖；与GH5家族的β-甘露聚糖酶相比，GH26家族的β-甘露聚糖酶对瓜尔胶、槐豆胶等半乳甘露聚糖底物表现出更高的水解效率，其水解半乳甘露糖更为彻底，产物具有更低的聚合度。此外，GH134家族的β-甘露聚糖酶也可以用于酶法制备低聚甘露糖，并在生产聚合度较高的低聚甘露糖时具有一定优势。

2. β-甘露聚糖酶的表达

天然微生物产β-甘露聚糖酶的水平通常较低，难以满足大规模工业应用的需求。因此，通常利用异源表达提高β-甘露聚糖酶的产酶水平，常用的异源表达宿主主要有：大肠杆菌、毕赤酵母（*Pichia pastoris*）、枯草芽孢杆菌（*B. subtilis*）以及米曲霉（*A. oryzae*）等。其中，毕赤酵母是一种应用较为广泛的高效异源表达宿主。编者课题组将毛壳菌（*Chaetomium* sp.）CQ31来源的*β*-甘露聚糖酶（*Cs*Man5A）在毕赤酵母中进行高效表达，产酶水平可达50300U/mL [5]；从米黑根毛霉CAU432中获得一个*β*-甘露聚糖酶突变体（*Rm*Man5AM2），在毕赤酵母中成功分泌表达，高密度发酵产酶水平达176000U/mL，发酵液中蛋白质含量达22.6g/L（图7-5），这是目前毕赤酵母表达*β*-甘露聚糖酶的最高水平 [6]。一种枯草芽孢杆菌来源的*β*-甘露聚糖酶突变体（MEIR）在毕赤酵母中的表达水平105836U/mL，这是细菌来源*β*-甘露聚糖酶的最高表达水平 [7]。通过异源表达和高密度发酵，*β*-甘露聚糖酶的表达水平大大提高，为其大规模工业应用提供了可能。

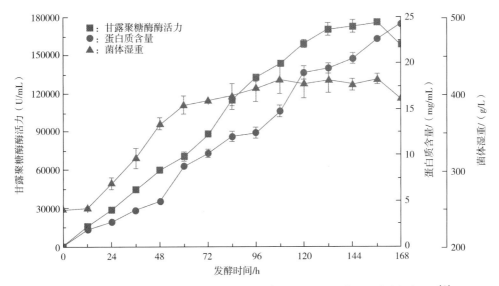

图 7-5　米黑根毛霉来源 *β*- 甘露聚糖酶突变体（*Rm*Man5AM2）的高密度发酵历程 [6]

3. *β*- 甘露聚糖酶的性质

不同来源的*β*-甘露聚糖酶的性质有较大不同。GH5、GH26、GH113家族的*β*-甘露聚糖酶分子质量通常在30～70ku，而目前发现的GH134家族的*β*-甘露聚糖酶分子质量则小于20ku。也有一些高分子质量*β*-甘露聚糖酶被发现，如来源于米曲霉和多糖高温厌氧芽孢杆菌（*Thermoanaerobacterium polysaccharolyticum*）的*β*-甘露聚糖酶，其分子质量均大于110ku。

真菌来源的*β*-甘露聚糖酶具有较好的耐酸性，其最适pH通常在酸性范围内，如宇佐美曲霉（*A. usamii*）YL-01-78（pH 3.0）、密黏褶菌（*Gloeophyllum trabeum*）CBS900.73（pH 2.5）、草酸青霉（*P. oxalicum*）GZ-2（pH 4.0）来源的*β*-甘露聚糖酶。嗜酸真菌*Bispora* sp. MEY-1来源的GH5家族的一种*β*-甘露聚糖酶（MAN5A）的最适pH为1.0～1.5，是目前已报道的最适pH最低的*β*-甘露聚糖酶。而来源于米黑根毛霉CAU432的*β*-甘露聚糖酶的最适pH则在中性（pH 7.0）。芽孢杆菌CSB39、类芽孢杆菌（*Paenibacillus* sp.）CH-3和嗜热裂孢菌

（*T. fusca*）BCRC 19214等细菌和放线菌来源的β-甘露聚糖酶的最适pH通常在中性至碱性范围内。其中，从唐德链霉菌（*S. tendae*）中发现的β-甘露聚糖酶的最适pH高达pH 12.0，是目前报道的最高值。微生物来源的β-甘露聚糖酶往往具有较好的pH稳定性。来源于费氏新萨托菌（*N. fischeri*）P1的β-甘露聚糖酶rMan5P1在pH 2.0～12.0下处理1h后仍残留65%以上的酶活力；来源于嗜酸真菌*Bispora* sp. MEY-1的β-甘露聚糖酶在pH 0.5下处理1h后，仍残留92%以上的酶活力，具有极强的耐酸性。

微生物来源β-甘露聚糖酶的最适温度通常在40～60℃。最新发现的两个来源于GH134家族的β-甘露聚糖酶Man134A和*Ao*Man134A则在低温条件下具有较高的酶活力，其催化最适温度均为30℃。近年来，发现了许多来源于嗜热微生物的β-甘露聚糖酶，这些β-甘露聚糖酶的最适温度通常大于70℃，如来源于费氏新萨托菌（*N. fischeri*）P1的rMan5P1（80℃）、来源于嗜热裂孢菌（*T. fusca*）BCRC 19214的*Tfu*-man（80℃）和来源于沙生梭孢壳（*Thielavia arenaria*）XZ7的Man5XZ7（75℃）。

酶法制备低聚甘露糖时，需要将甘露聚糖底物水解为聚合度2～10的低聚甘露糖，因此，β-甘露聚糖酶的水解特性是酶法制备低聚甘露糖的基础。不同β-甘露聚糖酶的水解特性差异很大。多数β-甘露聚糖酶的最小水解底物为甘露三糖，可将其降解为甘露二糖和甘露糖，如路德维希肠杆菌（*Enterobacter ludwigii*）MY271来源的β-甘露聚糖酶[8]；也有一些β-甘露聚糖酶具有糖苷酶活性，能够水解甘露二糖生成甘露糖，如木聚糖双芽孢杆菌（*Amphibacillus xylanus*）NBRC 15112来源的β-甘露聚糖酶（*Ax*Man113A）[9]。这些β-甘露聚糖酶水解甘露聚糖时会产生大量甘露糖，不利于低聚甘露糖的生产制备。编者课题组从米黑根毛霉CAU432中发掘的β-甘露聚糖酶（*Rm*Man5A）水解10g/L槐豆胶和魔芋胶能够产生一系列聚合度2～6的低聚甘露糖，且水解过程中不产生甘露糖［图7-6（1）］[10]，在酶法制备低聚甘露糖过程中具有较大的应用潜力。此外，GH134家族β-甘露聚糖酶的最小水解底物为甘露五糖，不能水解低聚合度的低聚甘露糖，这对酶法制备低聚甘露糖过程中产物的积累非常有利。编者课题组从微孢根霉（*Rhizopus microsporus* var. *rhizopodiformis*）F518发掘的β-甘露聚糖酶（*Rm*Man134A）水解10g/L槐豆胶和魔芋胶的产物主要为聚合度大于3的低聚甘露糖，水解过程中产物逐渐积累，无甘露糖产生［图7-6（2）］[11]。

四、低聚甘露糖的酶法生产

（一）生产流程

日本利用热降解法从咖啡渣中提取低聚甘露糖已经工业化生产。将高压蒸汽通入咖啡渣中制成浆液，在200～260℃下提取1～15min，制备得到咖啡低聚甘露糖。提取后，用压滤机对料液进行固液分离，利用活性炭进行脱色除臭，利用离子交换进行脱盐，经浓缩、干燥得到最终产品。生产流程见图7-7。

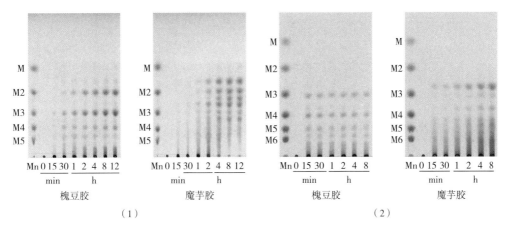

图 7-6　β-甘露聚糖酶 *Rm*Man5A 和 *Rm*Man134A 水解槐豆胶和魔芋胶历程

（1）*Rm*Man5A水解特性　（2）*Rm*Man134A水解特性

M—甘露糖　M2—甘露二糖　M3—甘露三糖　M4—甘露四糖　M5—甘露五糖　M6—甘露六糖

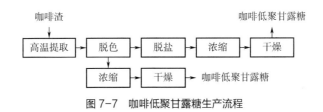

图 7-7　咖啡低聚甘露糖生产流程

国内主要通过酶降解法水解魔芋胶制备魔芋低聚甘露糖，并已工业化生产。将魔芋胶溶液加入甘露聚糖酶后在一定条件下水解。水解结束，经过灭酶、固液分离、脱色、脱盐、浓缩、干燥等工序，得到魔芋低聚甘露糖产品。如果魔芋胶的纯度高，可以省略脱色、脱盐工序，以节约成本。生产流程见图7-8。

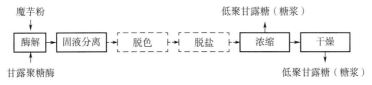

图 7-8　魔芋低聚甘露糖生产流程

编者课题组开发了酶解蒸汽爆破处理后的棕榈粕制备棕榈粕低聚甘露糖的工艺技术。将棕榈粕在200℃下处理7.5min后，使用甘露聚糖酶水解。经过灭酶、固液分离、活性炭脱色、离子交换脱盐、浓缩、干燥等工序，获得棕榈粕低聚甘露糖产品。生产流程见图7-9。

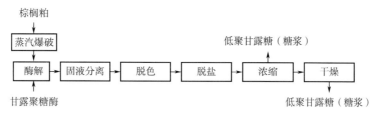

图 7-9　棕榈粕低聚甘露糖生产流程

（二）生产工艺

低聚甘露糖的生产工艺主要包括酶解、纯化、浓缩和干燥等。其中，酶解是最为关键的步骤，纯化、浓缩、干燥等步骤与其他益生元相似。

在低聚甘露糖生产过程中，影响酶解反应的因素包括：甘露聚糖底物类型、β-甘露聚糖酶添加量、反应条件、反应时间。这些因素共同影响低聚甘露糖的生产效率以及水解后低聚甘露糖的组成、含量以及纯度。

底物类型是影响酶法制备低聚甘露糖的重要因素之一。槐豆胶、瓜尔胶、魔芋胶等植物胶是酶法制备低聚甘露糖的常用底物。这些植物胶的主要成分为半乳甘露聚糖或葡甘露聚糖，具有良好的水溶性，溶于水后分散均匀，有利于β-甘露聚糖酶的降解。但是，这些植物胶的水溶液具有很高的黏度，导致β-甘露聚糖酶分子在水解体系中的迁移受到限制；此外，瓜尔胶等植物胶中的半乳甘露聚糖含有较多的半乳糖残基侧链，这些取代基会形成较大的空间位阻，阻碍β-甘露聚糖酶分子与底物的结合，封闭β-甘露聚糖酶的催化位点。因此，利用植物胶作为底物制备低聚甘露糖时，底物浓度通常限制在0.5 ~ 10g/100mL范围内。

酶法制备低聚甘露糖过程中，加酶量、反应条件（pH、温度）以及反应时间也是重要的影响因素。与其他糖苷水解酶相似，β-甘露聚糖酶具有专一性强、水解效率高的特点，因此在酶法制备低聚甘露糖过程中，添加β-甘露聚糖酶（0.5 ~ 100U/mL）即可实现甘露聚糖底物的快速降解。酶法制备低聚甘露糖的反应pH通常为β-甘露聚糖酶的最适pH；而反应温度通常比β-甘露聚糖酶的最适温度低5 ~ 10℃，以免造成水解过程中β-甘露聚糖酶热变性，降低水解效率。反应时间需要根据实际水解情况加以判断，常用的评判标准包括：反应体系中还原糖含量不再增加，反应体系黏度不再降低等。实际生产过程中，通常将反应时间控制在4 ~ 8h以内，以节省人力及资源成本。

表7-3中总结了几种酶法制备低聚甘露糖的反应条件及其主要产物。可以看出，以槐豆胶、瓜尔胶、魔芋胶等植物胶制备低聚甘露糖时，由于所用β-甘露聚糖酶的酶学性质不同，导致低聚甘露糖制备过程中底物水解效率和产物收得率存在较大差异。利用硫色曲霉（*A. sulphureus*）CGMCC0608来源的β-甘露聚糖酶在一定条件下（加酶量20U/mL，反应pH 3.2，反应温度50℃，反应时间1h）水解魔芋胶制备低聚甘露糖[12]。当魔芋胶底物浓度为10g/L时，底物水解率为74%；而将魔芋胶底物浓度提高至10g/100mL后，底物水解率则仅为

53%。利用该酶水解槐豆胶制备低聚甘露糖时，将底物浓度由1g/100mL提高至10g/100mL，底物的水解率由57%降低至39%。可见，底物浓度低、水解效率低、产物得率低是限制酶法制备低聚甘露糖生产的3个关键因素。

表7-3 利用植物胶酶法制备低聚甘露糖的反应条件及水解产物

底物	制备条件			水解产物
	底物浓度/(g/100mL)	加酶量	反应条件	
植物胶（半乳甘露聚糖）				
槐豆胶	0.5	—	70℃，pH 4.0，10h	槐豆胶水解率为40%，主要产物为甘露三糖、甘露四糖
槐豆胶	1.0	10U/mg	50℃，pH 6.5，24h	聚合度2~6的低聚甘露糖浓度为1.12mg/mL，主要产物为甘露二糖、甘露三糖、甘露五糖
槐豆胶	1.0	100U/mL	50℃，pH 7.0，4.5h	低聚甘露糖的总得率为300g/L，主要产物为聚合度2~5的低聚甘露糖
瓜尔胶	0.5	14.0U/mL	50℃，pH 6.0，4h	瓜尔胶的水解物为14%，主要产物为聚合度2和4的低聚甘露糖
角豆胶	1.0	0.16mg/mL	60℃，pH 6.9，24h	主要产物为甘露糖（36%）、甘露二糖（23%）、甘露三糖（14%）
皂荚胶	5.0	8.1U/g	57.4℃，pH 4.0，34.1h	主要产物为甘露糖和聚合度2~5的低聚甘露糖，总得率为76%
植物胶（葡甘露聚糖）				
魔芋胶	1.0	10U/mg	50℃，pH 5.0，24h	魔芋胶水解率达90%以上，主要产物为聚合度2~6的低聚甘露糖
魔芋胶	1.0	2mg/g	45℃，pH 5.0，48h	主要产物为甘露糖（8%）、甘露二糖-甘露六糖（4.7%）以及聚合度2~5的葡甘寡糖（67%）
魔芋胶	2.0	0.5U/mL	50℃，pH 6.0，48h	主要产物为聚合度2~6的低聚甘露糖（58%），甘露糖和葡萄糖的得率分别为9%和14%
魔芋胶	0.3	6U/g	60℃，pH 6.0，1h	魔芋胶水解率为36%，主要产物为聚合度2~6的低聚甘露糖

注：加酶量单位：U/mg，每毫克底物添加β-甘露聚糖酶的酶活力单位；U/g，每克底物添加β-甘露聚糖酶的酶活力单位；mg/g，每克底物添加β-甘露聚糖酶的质量；U/mL，每毫升反应体系中添加β-甘露聚糖酶的酶活力单位；mg/mL，每毫升反应体系中添加β-甘露聚糖酶的质量。

米黑根毛霉CAU432来源的β-甘露聚糖酶（RmMan5A）对多种甘露聚糖底物均具有很高的水解效率，编者课题组利用该酶成功开发出高底物浓度酶法制备魔芋低聚甘露糖的生产工艺。具体水解条件如下：魔芋胶底物浓度20g/100mL，加酶量50U/mL，反应pH 7.0，反应温度50℃，反应时间8h。该水解工艺所用底物浓度显著高于其他酶法制备低聚甘露糖，且魔芋胶的水解率达90%以上，魔芋低聚甘露糖收得率达92%。产物分析表明，制备得到的魔芋低聚甘露糖中，主要产物为聚合度2～6的低聚甘露糖，含量占80%以上（图7-10）。

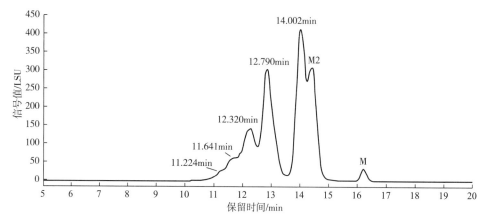

图7-10　魔芋低聚甘露糖的 HPLC 分析色谱图

M—甘露糖　M2—甘露二糖

槐豆胶、瓜尔胶和魔芋胶等植物胶中半乳糖和葡萄糖取代基含量丰富，经β-甘露聚糖酶水解后，所得低聚甘露糖中会含有大量半乳甘露寡糖和葡甘寡糖。目前，制备同质甘露寡糖含量高的产品仍是酶法制备低聚甘露糖中的一大难题。编者课题组利用微孢根霉F518来源的β-甘露聚糖酶（RmMan134A）水解决明子胶制备低聚甘露糖，水解条件如下：决明子胶底物浓度10g/100mL，加酶量50U/mL，反应pH 5.0，反应温度50℃，反应时间8h。反应结束后，决明子胶中半乳甘露聚糖的水解率达81.6%，决明子低聚甘露糖的收得率达70.6%。对水解过程中低聚甘露糖的组分分析结果表明：反应1h后甘露二糖、甘露三糖、甘露四糖和甘露五糖的含量分别为7.9%、20.7%、11.5%和13.9%；当反应达8h时，反应产物中同质甘露寡糖的含量达72%，其中甘露二糖、甘露三糖、甘露四糖和甘露五糖的含量分别为10.4%、34.9%、16.1%和10.7%（表7-4）。同质甘露寡糖的含量显著高于已报道的其他低聚甘露糖产品[13]。

表7-4　决明子胶水解过程中甘露寡糖各组分的含量变化

反应时间/h	甘露寡糖各组分含量/%（质量分数）					
	甘露糖	甘露二糖	甘露三糖	甘露四糖	甘露五糖	其他甘露寡糖
1	1.6	7.9	20.7	11.5	13.9	11.4
2	1.9	8.5	25.1	13.9	13.1	11.5
4	2.2	9.9	30.5	15.2	11.5	12.9
8	2.5	10.4	34.9	16.1	10.7	14.3

椰子粕、咖啡渣、棕榈粕等农业副产物中的线性甘露聚糖具有结晶化、难水解的特点，组成和结构与植物胶存在明显差异。使用β-甘露聚糖酶直接水解这些底物时，低聚甘露糖的收得率很低。利用环状芽孢杆菌（*B. circulans*）NT 6.7来源的β-甘露聚糖酶水解脱脂椰子粕制备低聚甘露糖，水解条件为：脱脂椰子粕底物浓度150g/L，加酶量16.52U/mL，反应pH 6.0，反应温度50℃，反应时间12h[14]。反应结束后，低聚甘露糖的浓度仅为16.89mg/mL，表明脱脂椰子粕中仅有约30%的甘露聚糖转化为低聚甘露糖。为提高农业副产物中甘露聚糖的水解率，需通过预处理破坏农业副产物的组织结构，使物料变得松散多孔，暴露出更多的甘露聚糖组分，提高它们的可降解性，使β-甘露聚糖酶能够更易接近并水解底物。常用的预处理方法主要包括：酸碱处理、高温处理以及蒸汽爆破处理等。咖啡渣经190℃、10min的蒸汽爆破处理后，用棘孢曲霉（*Aspergillus aculeatus*）来源的β-甘露聚糖酶和纤维素酶复合水解，水解条件如下：蒸汽爆破处理后的咖啡渣浓度20g/L，加酶量1%，反应pH 4.8，反应温度60℃，反应时间18h。结果表明，蒸汽爆破处理后的咖啡渣经过酶解，甘露聚糖的水解率提高至57.8%，甘露寡糖的收得率达12.5%，较未处理的咖啡渣有显著提高。

为提高棕榈粕中甘露聚糖的水解率，编者课题组使用蒸汽爆破（200℃、7.5min）预处理棕榈粕，并观察预处理前后棕榈粕的微观结构（图7-11）[15]。结果表明，经过蒸汽爆破处理后，原本光滑平整的棕榈粕表面变得粗糙多孔，β-甘露聚糖酶可以通过这些孔洞进入棕榈粕物料内部，水解棕榈粕内部的甘露聚糖组分。随后，利用米黑根毛霉CAU432来源的β-甘露聚糖酶（m*Rm*Man5A）水解预处理后的棕榈粕，条件如下：蒸汽爆破处理后的棕榈粕浓度50g/L，加酶量50U/mL，水解pH 4.5，水解温度50℃，水解时间8h。与未处理的棕榈粕相比，预处理后棕榈粕中甘露聚糖的水解率提高了10倍，达80.6%。所得产物主要为甘露二糖、甘露三糖和甘露四糖，分别为15.9、14.6、4.4g/100g绝干棕榈粕。

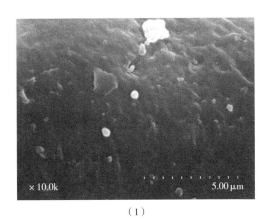
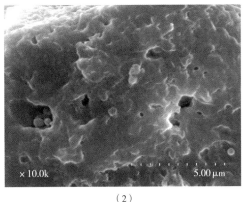

（1）　　　　　　　　　　　　　（2）

图7-11　未经处理的棕榈粕（1）和蒸汽爆破处理后的棕榈粕（2）的表面结构

五、低聚甘露糖的分析与检测

低聚甘露糖的分析方法主要包括：高效液相色谱法、高效阴离子交换色谱法以及薄层层析色谱法。薄层层析色谱法操作简便、成本低，适合低聚甘露糖的快速定性检测，但聚合度较高的低聚甘露糖在薄层层析过程中展开效果较差，分离度不高。此外，由于低聚甘露糖中常含有葡萄糖和半乳糖等取代基，应用薄层层析色谱法进行检测时这些低聚甘露糖之间会相互干扰，影响检测的准确性。在此详细介绍高效液相色谱法和高效阴离子交换色谱法检测低聚甘露糖的方法。

（一）高效液相色谱法

1. 主要试剂

水：超纯水

低聚甘露糖标准品：甘露糖、甘露二糖、甘露三糖、甘露四糖、甘露五糖和甘露六糖，爱尔兰Megazyme公司生产

2. 色谱条件

色谱柱：Shodex Sugar KS-802（7.8mm×300mm，昭和电工）

保护柱：Shodex Sugar KS-G6B（昭和电工）

流动相：超纯水

流速：0.6mL/min

柱温：60℃

检测器：示差折光检测器，检测器温度40℃

3. 检测结果

甘露糖、甘露二糖、甘露三糖、甘露四糖、甘露五糖和甘露六糖的高效液相色谱分析如图7-12所示。利用凝胶过滤层析，色谱柱依次分离不同聚合度的低聚甘露糖，洗脱顺序按照聚合度由高到低依次排列，首先检测到甘露六糖，最后检测到甘露糖。

高效液相色谱法简便高效，检测速度快，但对聚合度相同的、含有葡萄糖、半乳糖取代基的低聚甘露糖的分离效果差，如甘露二糖和葡甘二糖、甘露三糖和半乳甘露三糖等。此外，用示差折光检测器分析时，样品单位质量的峰面积与样品聚合度基本无关，因此，各组分均可使用甘露二糖进行定量。

（二）高效阴离子交换色谱法

1. 主要试剂

水：超纯水

NaOH：浓度1 mol/L，德国Merck公司生产

低聚甘露糖标准品：甘露糖、甘露二糖、甘露三糖、甘露四糖、甘露五糖和甘露六糖，爱尔兰Megazyme公司生产

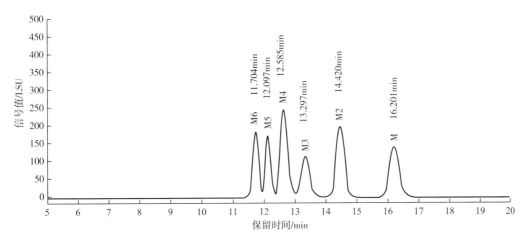

图 7-12　低聚甘露糖的高效液相色谱图

M—甘露糖　M2—甘露二糖　M3—甘露三糖　M4—甘露四糖　M5—甘露五糖　M6—甘露六糖

2. 色谱条件

色谱柱：CarboPac^{TM} PA1 column（4.0mm×250mm，Thermo）

流动相：100mmol/L NaOH溶液

流速：1.0mL/min

柱温：25℃

检测器：脉冲安培检测器

3. 检测结果

甘露糖、甘露二糖、甘露三糖、甘露四糖和甘露五糖的高效阴离子交换色谱分析如图7-13所示。在阴离子交换层析过程中，低聚甘露糖上的羟基会被流动相中的强碱解离，使低聚甘露糖携带不同数量的负电，从而与阴离子交换层析柱结合；不同低聚甘露糖的羟基数量和构象的不同，结合强弱也有不同，在流动相（NaOH溶液）洗脱过程中，低聚合度的组分首先被洗脱，随后为高聚合度的组分。因此，其分离顺序通常为先单糖后二糖，先低聚合度后高聚合度。

与高效液相色谱分析相比，高效阴离子交换色谱对不同聚合度和含有葡萄糖、半乳糖取代基的低聚甘露糖均具有良好的分离效果。此外，离子交换色谱所用的脉冲安培检测器对糖分子具有更强的选择性和更高的灵敏度。但是，随着低聚甘露糖聚合度的增加，检测器的响应值也逐渐降低，因此定量分析时需要使用各种不同的低聚甘露糖标准品。

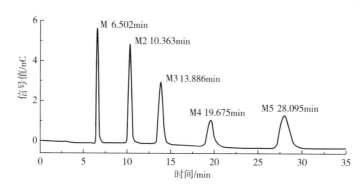

图 7-13 低聚甘露糖的高效阴离子交换色谱图

M—甘露糖 M2—甘露二糖 M3—甘露三糖 M4—甘露四糖 M5—甘露五糖

第四节 低聚甘露糖的功能活性

低聚甘露糖是由2～10个甘露糖残基通过β-1,4-糖苷键连接而成的低聚糖。一些低聚甘露糖还含有葡萄糖残基和半乳糖残基取代基，形成葡甘露寡糖和半乳甘露寡糖。不同来源的低聚甘露糖主要组成成分不同。低聚甘露糖的来源和结构种类多样，因此其功能活性不同。目前已经证实低聚甘露糖具有如下功能活性。

一、益生活性

编者课题组以决明子低聚甘露糖为碳源，在厌氧条件下分别研究了5种双歧杆菌和9种乳杆菌的增殖情况（表7-5）。结果表明，决明子低聚甘露糖对双歧杆菌属和乳杆菌属有益菌均具有较好的益生菌增殖效果。与菊粉相比，决明子低聚甘露糖能够显著促进青春双歧杆菌ATCC 15703、动物双歧杆菌Bb-12、短乳杆菌NRRL B-4527、干酪乳杆菌AS 1.62、干酪乳杆菌NRRL B-1922、德氏乳杆菌NRRL B-548和德氏乳杆菌AS 1.2132的增殖。此外，决明子低聚甘露糖对长双歧杆菌NRRL B-41409和罗伊氏乳杆菌ATCC 23272的增殖情况分别是葡萄糖的2.0倍和1.3倍。为了进一步明确决明子低聚甘露糖中各组分的益生菌增殖情况，从决明子低聚甘露糖中分离纯化出5种不同组分，研究了各组分对长双歧杆菌NRRL B-41409和罗伊氏乳杆菌ATCC 23272的增殖情况。结果表明，两株益生菌均能够快速利用聚合度较低的低聚甘露糖，如甘露二糖和甘露三糖；而对甘露四糖、甘露五糖等聚合度较高的低聚甘露糖的利用则相对较慢。槐豆低聚甘露糖的益生菌增殖实验结果也表明，聚合度较高的低聚甘露糖对益生菌的增殖效果相对较差[16]。已经证实，由于低聚甘露糖的结构、组成单体具有明显差别，益生菌对它们的吸收模式和代谢通路存在较大差异；聚合度较低的低聚糖更容易被益生菌发酵利用，而一些聚合度较高的低聚糖在益生菌的发酵过程则更加稳定[17]。

表 7-5 决明子低聚甘露糖对双歧杆菌属和乳杆菌属有益菌的增殖情况

菌株	对照 （无糖）	阳性对照1 （葡萄糖）	阳性对照2 （菊粉）	决明子低 聚甘露糖
双歧杆菌属（*Bifidobacterium*）				
青春双歧杆菌（*B. adolescentis*）ATCC 15703	0.27	1.11	0.32	0.99
动物双歧杆菌乳亚种（*B. animalis* subsp. *lactis*）Bb–12	0.12	1.15	0.43	0.50
两歧双歧杆菌（*B. bifidum*）NRRL B41410	0.10	1.17	0.47	0.49
短双歧杆菌（*B. breve*）NRRL B41408	0.10	1.24	0.46	0.48
长双歧杆菌长亚种（*B. longum* subsp. *longum*）NRRL B–41409	0.10	0.63	0.43	1.25
乳杆菌属（*Lactobacillus*）				
嗜酸乳杆菌（*L. acidopholus*）NRRL B4495	0.09	1.01	0.27	0.20
短乳杆菌（*L. brevis*）NRRL B4527	0.18	0.92	0.53	0.62
干酪乳杆菌（*L. casei*）AS 1.62	0.27	1.08	0.30	0.93
干酪乳杆菌干酪亚种（*L. casei* subsp. *casei*）NRRL B1922	0.23	1.39	0.29	0.39
棒状乳杆菌棒状亚种（*L. coryniformis* sub-sp. *coryniformis*）NRRL B4391	0.08	1.22	0.45	0.43
德氏乳杆菌保加利亚亚种（*L. delbrueckii* subsp. *bulgaricus*）NRRL B548	0.19	0.96	0.35	0.97
德氏乳杆菌乳亚种（*L. delbrueckii* subsp. *lactis*）AS1.2132	0.28	1.12	0.31	0.94
罗伊氏乳杆菌（*L. reuteri*）ATCC 23272	0.18	0.74	0.29	0.95
鼠李糖乳杆菌（*L. rhamnosus*）AS1.2466	0.29	1.36	0.39	0.38

注：决明子低聚甘露糖的增殖情况是指利用唯一碳源培养受试菌株72h后培养基在600nm处的吸光度（A_{600}）。

低聚甘露糖对多数肠道有害菌及病原菌没有明显的增殖效果。咖啡低聚甘露糖对肠道常见有害菌和病原菌的增殖效果见表7-6。结果表明，葡萄糖和甘露糖均不同程度上促进肠道有害菌和病原菌的增殖，而咖啡低聚甘露糖对这些细菌的增殖效果不明显。此外，与葡萄糖相比，槐豆低聚甘露糖对大肠杆菌ATCC 11775、单核细胞增生李斯特菌ATCC 13932和沙门氏菌ATCC 25241的增殖效果也不明显[16]。

表 7-6　咖啡低聚甘露糖对肠道有害菌和病原菌的增殖效果

菌株	葡萄糖	甘露糖	咖啡低聚甘露糖
梭菌属（*Clostridium*）			
尸毒梭菌（*Clostridium cadaveris*）	±	－	－
梭状梭菌（*C. clostridiiforme*）	++	±	－
艰难梭菌（*C. difficile*）	+	－	－
无害梭菌（*C. innocuum*）	++	++	－
诺氏梭菌（*C. novyi*）	+	－	－
产气荚膜梭菌（*C. perfringens*）	+	+	－
腐败梭菌（*C. septicum*）	+++	++	±
索氏梭菌（*C. sordellii*）	±	－	－
第三梭菌（*C. tertium*）	++	++	－
柠檬杆菌属（*Citrobacter*）			
异型柠檬酸杆菌（*Citrobacter diversus*）	++	++	－
弗氏柠檬酸杆菌（*C. freundii*）	+	－	－
真杆菌属（*Eubacterium*）			
产气真杆菌（*Eubacterium aerofaciens*）	++	+	－
黏液真杆菌（*E. limosum*）	++	－	－
梭杆菌属（*Fusobacterium*）			
死亡梭杆菌（*Fusobacterium mortiferum*）	±	－	－
变形梭杆菌（*F. varwm*）	±	+	－
消化链球菌属（*Peptostreptococcus*）			
普氏消化链球菌（*Peptostreptococcus prevotii*）	+	±	－
消化链球菌（*P. asaccharolytica*）	+	－	－
丙酸杆菌属（*Propionibacterium*）			
痤疮丙酸杆菌（*Propionibacterium acnes*）	+++	++	－
颗粒丙酸杆菌（*P. granulosum*）	++	±	－
变形杆菌属（*Proteus*）			
奇异变形杆菌（*Proteus mirabilis*）	++	－	－
普通变形杆菌（*P. vulgaris*）	++	－	－

续表

菌株	葡萄糖	甘露糖	咖啡低聚甘露糖
葡萄球菌属（*Staphylococcus*）			
金黄色葡萄球菌（*Staphylococcus aureus*）	++	++	−
表皮葡萄球菌（*S. epidermidis*）	+++	−	
溶血葡萄球菌（*S. haemolyticus*）	++	−	
其他细菌			
阴沟肠杆菌（*Enterobacter cloacae*）	±	+++	±
粪肠球菌（*Enterococcus faecium*）	+++	++	±
大肠杆菌（*Escherichia coli*）	++	±	−
克雷伯氏肺炎菌（*Klebsiella pneumoniae*）	±	+++	
趋巨巨单胞菌（*Megamonas hypermegas*）	+++	+++	
光冈菌（*Mitsuokella multiacida*）	+++	+++	
摩氏摩根菌（*Morganella morganii*）	+	+	
黏质沙雷氏菌（*Serratia marcescens*）	++	++	
酿脓链球菌（*Streptococcus pyogenes*）	++	++	±

注：受试菌株的增殖情况以发酵前后培养基在600nm处的吸光值（A_{600}）变化来判断，$\Delta A<0.099$为"−"，$0.100<\Delta A<0.199$为"±"，$0.200<\Delta A<0.399$为"+"，$0.400<\Delta A<0.599$为"++"，$\Delta A>0.600$为"+++"。

二、调节肠道微生态

（一）调节肠道菌群

低聚甘露糖能够选择性促进肠道内双歧杆菌、乳杆菌等有益菌的增殖，起到调节肠道菌群的作用。研究表明，长期摄入高脂膳食会造成小鼠肠道内微生物菌群失调。为探究低聚甘露糖是否对高脂膳食诱导的小鼠肠道菌群失调有干预作用，利用高脂膳食（HFD）和添加了魔芋低聚甘露糖［添加量6g/（kg体重·d）］的高脂膳食对C57BL/6J小鼠进行连续11周的饲喂，通过二代基因测序技术（Next generation sequencing，NGS）分析小鼠肠道内的微生物组成[18]。结果表明，高脂膳食能够导致小鼠肠道微生物菌群丰度下降，而魔芋低聚甘露糖可以有效延缓这一变化，但不能改善小鼠肠道微生物菌群的均匀性。具体而言，高脂膳食可以显著增加小鼠肠道内脱铁杆菌门（Deferribacteres）和厚壁菌门微生物的相对丰度，并使放线菌门、拟杆菌门和疣微菌门（Verrucomicrobia）微生物的相对丰度减少。摄入魔芋低聚甘露糖可以有效抑制高脂膳食导致的小鼠肠道内脱铁杆菌门、拟杆菌门和疣微菌门微生物相对丰度的改变，并显著降低厚壁菌门微生物的相对丰度，显著提高放线菌门微生物的相对丰度。进一步分析表明，高脂膳食导致小鼠肠道内阿克曼菌（*Akkermansia*）、副拟杆菌属（*Parabacteroides*）和双歧杆菌属微生物的含量显著降低，而拟杆菌属（*Bacteroides*）、颤螺菌属（*Oscillospira*）和*Mucispirillum*微生物的含量有所增加。然而，摄入魔芋低聚甘露糖后，小鼠肠道内阿克曼菌属、副拟杆菌属、双歧杆菌属、萨特氏菌属（*Sutterella*）和普氏菌属（*Prevotella*）等微生物的含量显著增加。可见，魔芋低聚甘露糖能够有效调节肠道微生物菌群，改善由高脂膳食导致的肠道微生物菌群紊乱。

肠道炎症、2型糖尿病等疾病会造成肠道微生物菌群多样性降低，进而引起肠道菌群失调。许多动物实验表明，低聚甘露糖能够有效改善疾病导致的肠道菌群失调，提高肠道菌群多样性。采用2,4,6-三硝基苯磺酸（TNBS）诱导SD大鼠溃疡性结肠炎模型，然后灌服魔芋低聚甘露糖［1~4g/（kg体重·d）］，连续喂养14d后进行大鼠结肠菌群失调分度检验和粪便菌群检验[19]。结果表明，摄入魔芋低聚甘露糖后肠道内革兰阴性菌比例显著下降，肠道内菌群组成接近正常健康大鼠，结肠炎大鼠肠道的菌群失调得到有效改善。此外，摄入魔芋低聚甘露糖后，结肠炎大鼠粪便中的乳杆菌和双歧杆菌明显增加，大肠杆菌和肠球菌数量显著降低。给患有2型糖尿病的C57BL/6J小鼠灌服魔芋低聚甘露糖［8g/（kg体重·d）］，饲养5周后小鼠肠道中*Akkermansia*属和双歧杆菌属益生菌的相对丰度显著增加，这说明摄入魔芋低聚甘露糖能够有效改善2型糖尿病导致的小鼠肠道菌群失调[20]。

为探究低聚甘露糖对健康成年人肠道菌群的调节作用，招募健康志愿者食用咖啡低聚甘露糖：第一阶段（摄入期I，两周）摄入量3.0g/d，第二阶段（间隔期，两周）不摄入，第三阶段（摄入期Ⅱ两周）摄入量1.0g/d[21]。记录志愿者的排便情况，并分析志愿者粪便中菌群含量。结果表明，连续服用3.0g/d咖啡低聚甘露糖两周后，志愿者粪便中的细菌总数、真杆菌属和梭菌属细菌数量有所减少，双歧杆菌属细菌数量则有所增加；而在摄入间隔期，志愿者粪便中的细菌总数、真杆菌属、梭菌属和双歧杆菌属细菌数量恢复到起始状态；继续服用1.0g/天咖啡低聚甘露糖两周后，志愿者粪便中双歧杆菌属细菌数量显著增加。志愿者粪便中的双歧杆菌属细菌含量如图7-14所示，可以看出摄入咖啡低聚甘露糖后，双歧杆菌属细菌含量显著增加，且摄入量对双歧杆菌属细菌的增殖没有表现出显著差异。

（二）改善肠道环境

低聚甘露糖被肠道内有益菌利用后会产生多种短链脂肪酸，能够抑制大鼠和小鼠肠道内有害菌的增殖，刺激肠道细胞生长，改善其肠道形态，增大肠道壁的表面积，促进营养物质的快速吸收利用。将魔芋低聚甘露糖添加至健康SD大鼠饲料中［添加量1.25g/（kg体重·d）］，饲喂30d后测定大鼠盲肠、小肠及其内容物的理化指标[22]。与对照组大鼠相比，摄入魔芋低聚甘露糖大鼠的盲肠内容物中丙酸、丁酸等短链脂肪酸的含量显著增加，使盲肠pH显著下降，这有利于抑制大鼠盲肠内大肠杆菌、梭状芽孢杆菌等有害微生物的生长。摄入魔芋低聚甘露糖后，大鼠盲肠内游离氨、吲哚等有害微生物代谢产物的含量显著减少，肠道环境得到明显改善。此外，摄入魔芋低聚甘露糖后大鼠盲肠壁的表面积增加显著，同时小肠的拉伸性能显著提升。给健康ICR小鼠灌服魔芋低聚甘露糖［8g/（kg体重·d）］，连续饲喂30d后，小鼠盲肠内容物中总短链脂肪酸含量显著增加，其中乙酸、丙酸、丁酸的含量较对照组小鼠提高了1.9~2.5倍[23]。观察盲肠组织切片发现，小鼠肠道的肠绒毛变得更加整齐，肠绒毛高度较对照组显著增长，这表明低聚甘露糖能够有效提升小鼠肠道对营养物质的吸收功能。

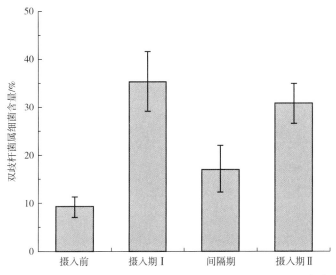

图7-14　咖啡低聚甘露糖对人粪便中双歧杆菌属细菌含量的变化[21]

　　低聚甘露糖还能抑制肠道炎症引发的肠道结构破坏，并延缓肠道炎症的发展。使用2,4,6-三硝基苯磺酸（TNBS）诱导SD大鼠形成溃疡性结肠炎模型，造模后模型大鼠的体重显著降低，且结肠长度明显缩短（表7-7）[24]。随后，连续2周让模型大鼠分别摄入1、4g/（kg体重·d）魔芋低聚甘露糖，结果表明，模型大鼠的体重明显增加，同时有效缓解模型大鼠的结肠萎缩情况。通过光学显微镜观察后发现，TNBS致使大鼠的结肠结构发生破坏，杯状细胞（Goblet cell）消失，并伴随严重的透壁炎症；而摄入魔芋低聚甘露糖后，有效缓解了上述组织病理学变化。

表7-7　魔芋低聚甘露糖对结肠炎大鼠肠道形态的影响

	体重/g		结肠长度/cm	结肠结构损伤（0~5分）	组织病理学评分（0~5分）
	第0天	第14天			
对照组	194.55 ± 7.92	312.24 ± 9.75	20.17 ± 0.97	0	0
模型组	197.13 ± 12.34	223.19 ± 21.75	13.40 ± 1.34	3.89 ± 0.78	3.71 ± 0.42

续表

	体重/g		结肠长度/cm	结肠结构损伤（0~5分）	组织病理学评分（0~5分）
	第0天	第14天			
处理组I	192.95 ± 4.97	271.11 ± 22.96	18.17 ± 0.76	1.78 ± 0.28	2.05 ± 0.29
处理组II	190.78 ± 10.59	264.14 ± 26.63	17.42 ± 1.02	2.00 ± 0.71	2.20 ± 0.38

注：结肠结构损伤和组织病理学评分0~5分代表正常至严重；处理组I，魔芋低聚甘露糖摄入量1g/（kg体重·d）；处理组Ⅱ，魔芋低聚甘露糖摄入量4g/（kg体重·d）。

三、缓解便秘

低聚甘露糖能够有效增加小鼠粪便重量，提高小鼠粪便含水量，改善药物诱导的小鼠便秘。编者课题组研究了魔芋低聚甘露糖对地芬诺酯（Diphenoxylate）诱导的小鼠便秘的影响[25]。连续14d给昆明小鼠灌服低、中、高剂量的魔芋低聚甘露糖［摄入量300、900、1800mg/（kg体重·d）］或比沙可啶（Bisacodyl）［摄入量100mg/（kg体重·d）］，随后给小鼠灌服地芬诺酯［30mg/（kg体重·d）］诱导便秘产生，继续饲养3d后通过让小鼠摄入含有10%活性炭的膳食，以分析小鼠的排便功能和胃肠转运率。连续14d摄入低、中、高剂量的魔芋低聚甘露糖后，小鼠的粪便重量分别比对照组小鼠增加了33.0%、46.1%和56.3%（P<0.05）；高剂量组小鼠的粪便数量和粪便含水量分别增加了53.7%和22.7%（P<0.05），说明魔芋低聚糖能够改善正常小鼠的排便功能，增加了小鼠的粪便含水量。使用地芬诺酯诱导小鼠便秘形成后，与正常小鼠相比模型组小鼠的排便功能逐渐恶化；然而摄入高剂量魔芋低聚甘露糖后，小鼠的粪便重量较模型组小鼠增加了256.4%（P<0.05），中剂量组小鼠的粪便数量和粪便含水量较模型组小鼠分别增加了137.1%和155.9%（P<0.05）。此外，食用活性炭膳食后模型组小鼠首颗黑便的排出时间较正常组小鼠延长一倍以上［图7-15（1）］，而低、中、高剂量组的小鼠首颗黑便的排出时间较模型组小鼠分别缩短了20.6%、27.8%和36.9%。食用活性炭膳食24h以内，低、中、高剂量组小鼠的黑便重量分别比模型组小鼠增加了46.4%、88.8%和96.8%（P<0.05）［图7-15（2）］，其黑便数量分别比模型组小鼠增加了134.8%、158.7%和156.5%（P<0.05）［图7-15（3）］。这表明魔芋低聚甘露糖能够缓解地芬诺酯诱导的小鼠便秘，且缓解程度与魔芋低聚甘露糖的摄入量存在较强的剂量依赖性。此外，高剂量魔芋低聚甘露糖有效增加了小鼠的胃肠转运率，与模型组小鼠相比，摄入高剂量魔芋低聚甘露糖后小鼠的胃肠转运率提高了45.3%（P<0.05）［图7-15（4）］。

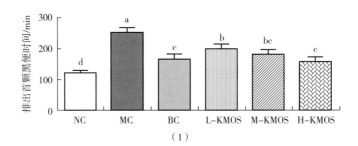

（1）

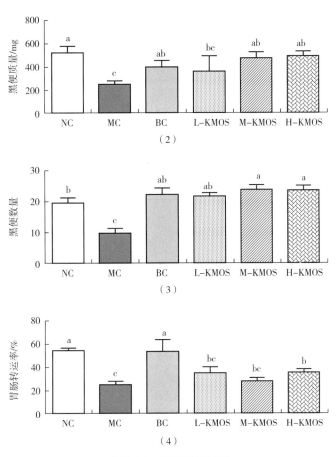

图7-15 小鼠的黑便参数

（1）小鼠首颗黑便的排出时间 （2）24h内黑便质量 （3）24h内黑便数量 （4）肠胃转运率

NC—正常对照组 MC—模型组 BC—比沙可啶组 L-KMOS—低剂量魔芋低聚甘露糖组

M-KMOS—中剂量魔芋低聚甘露糖组 H-KMOS—高剂量魔芋低聚甘露糖组

a、b、c—显著性差异，$P<0.05$

四、调节葡萄糖代谢

低聚甘露糖能够有效调节机体葡萄糖代谢，降低空腹血糖，并控制餐后血糖升高。编者课题组研究发现，使用高脂膳食饲养C57BL/6J小鼠12周后，小鼠的口服糖耐量（Oral glucose tolerance test，OGTT）显著降低，摄入葡萄糖30min后血糖水平迅速升高至300mg/dL以上［图7-16（1）］；然而，在高脂膳食饲喂的同时让小鼠摄入不同含量的魔芋低聚甘露糖［0.4、0.8、1.2g/（kg体重·d）］或二甲双胍（阳性对照），小鼠的口服糖耐量显著提高[26]。高脂膳食饲养使小鼠口服葡萄糖耐量曲线下面积（OGTT-AUC）显著增加，而使用魔芋低聚甘露糖和二甲双胍干预后，小鼠口服葡萄糖耐量曲线下面积显著降低［图7-16（2）］。摄入魔芋低聚甘露糖后，小鼠的胰岛素耐量（Insulin tolerance test，ITT）显著降低，在注射胰岛素后小鼠的血糖水平在60、90、120min时均显著低于高脂膳食饲养的小鼠，且与摄入二甲双胍的小鼠没有表现出显著差异［图7-16（3）］；同样，高脂膳食饲养小鼠与魔芋低聚甘露糖和二甲双胍干预小鼠的胰岛素耐量曲线下面积（ITT-AUC）表现出明显差异［图7-16（4）］。与高脂膳食饲养小鼠相比，摄入魔芋低聚甘露糖能够显著降低小鼠的空腹胰岛素水平，且效果与魔芋低聚甘露糖剂量表现出剂量依赖性［图7-16（5）］；而且魔芋低聚甘露糖能够显著降低小鼠的空腹血糖水平，与高脂膳食饲养小鼠相比，三个剂量的魔芋低聚甘露糖分别使小鼠空腹血糖降低了40.7%［0.4g/（kg体重·d）］、34.9%［0.8g/（kg体重·d）］和42.8%［1.2g/（kg体重·d）］［图7-16（6）］。经过高脂膳食饲养，小鼠的胰岛素抵抗指数（HOMA-IR index）提高约2.9倍，而摄入魔芋低聚甘露糖后，小鼠的胰岛素抗性指数显著降低，且随魔芋低聚甘露糖剂量的提高小鼠胰岛素抗性指数逐渐降低［图7-16（7）］。

低聚甘露糖与2型糖尿病治疗药物二甲双胍（Metformin）表现出较强的协同作用，二者联用可以有效改善2型糖尿病引起的葡萄糖代谢异常，效果优于单独使用二甲双胍或者低聚甘露糖。利用高脂膳食和链脲佐菌素（Streptozocin）联合诱导C57BL/6J小鼠形成2型糖尿病

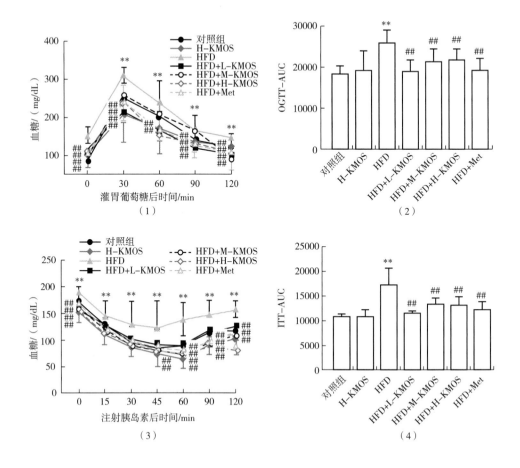

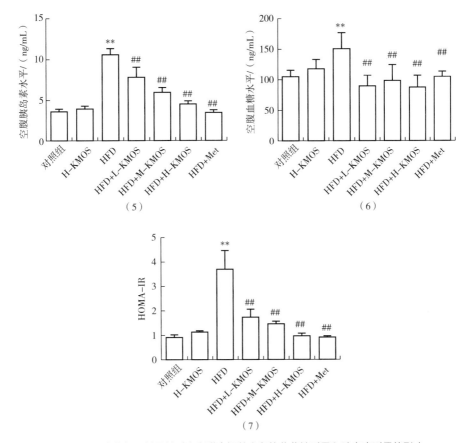

图 7-16 魔芋低聚甘露糖对高脂膳食饲养小鼠的葡萄糖耐量和胰岛素耐量的影响

（1）口服葡萄糖耐量实验（OGTT）（2）口服葡萄糖耐量曲线下面积（OGTT-AUC）（3）胰岛素耐量实验
（ITT）（4）胰岛素耐量曲线下面积（ITT-AUC）（5）空腹胰岛素水平 （6）空腹血糖水平
（7）胰岛素抵抗指数（HOMA-IR index）的稳态模型评估

H-KMOS—高剂量魔芋低聚甘露糖［1.2g/（kg体重·d）］ HFD—高脂膳食 HFD+L-KMOS—同时摄入
高脂膳食和低剂量魔芋低聚甘露糖［0.4g/（kg体重·d）］ HFD+M-KMOS—同时摄入高脂膳食和
中剂量魔芋低聚甘露糖［0.8g/（kg体重·d）］ HFD+H-KMOS—同时摄入高脂膳食和高剂量魔芋低聚甘露糖
［1.2g/（kg体重·d）］ HFD+Met—同时摄入高脂膳食和二甲双胍 **、##—显著性差异（$P<0.05$）

模型，随后连续5周灌服200mg/（kg体重·d）二甲双胍和8g/（kg体重·d）魔芋甘露寡糖，小
鼠的空腹血糖值、糖化血红蛋白和口服糖耐量均比只灌服二甲双胍的小鼠有明显改善[20]。值
得注意的是，仅摄入低剂量的二甲双胍［75mg/（kg体重·d）］不能使模型小鼠的相关指标
有明显改变，但同时摄入魔芋低聚甘露糖［8g/（kg体重·d）］后，小鼠的空腹血糖值、糖
化血红蛋白和胰岛素抗性指标均有显著下降。进一步分析发现，二甲双胍与魔芋低聚甘露糖
联用能够显著上调并激活骨骼肌组织IR/IRS-1/PI3K/AKT信号通路的转录水平和蛋白质磷酸
化水平，上调Glut4的基因和蛋白质表达水平，表明其可以增强骨骼肌组织对胰岛素的敏感
性，促进骨骼肌细胞对葡萄糖的利用，达到显著降糖的效果。

低聚甘露糖能够改善糖尿病大鼠的葡萄糖代谢，促进其体内的糖原合成，并抑制糖异生过程，同时诱导胰岛素的合成和分泌，从而降低糖尿病大鼠的血糖水平。给SD大鼠尾部静脉注射20g/L链佐脲菌素，诱导其形成糖尿病模型，并给其灌服魔芋低聚甘露糖 [36.14 ~ 69.25mg/（kg体重·d）]，连续饲喂4周后，大鼠的空腹血糖水平较模型大鼠显著降低39.3% ~ 42.0%[27]。同时，魔芋低聚甘露糖可以有效提升大鼠胰岛素水平，促进大鼠胰岛素分泌，改善大鼠的糖尿病症状。深入分析表明，与糖尿病模型大鼠相比，摄入魔芋低聚甘露糖后大鼠糖原合成基因GS2的表达量显著上调，糖异生基因G6PC1的表达量显著降低，同时胰岛素诱导基因Insig1和Insig2的表达量较正常大鼠显著上升，其中Insig2基因的表达量上调约10倍。

五、调节脂肪代谢

（一）降低血脂水平

低聚甘露糖能够改善高脂膳食造成的机体脂代谢紊乱、降低肥胖小鼠的血清血脂水平。使用高脂膳食饲喂昆明小鼠8周后，肥胖小鼠血清中总胆固醇、甘油三酯和低密度脂蛋白胆固醇的浓度显著增加，高密度脂蛋白胆固醇的浓度显著降低，这表明高脂膳食可以导致小鼠脂代谢紊乱[28]。相反，从第5周开始在高脂膳食中添加3%（质量分数）魔芋低聚甘露糖进行干预，继续饲喂至第8周后小鼠血清中总胆固醇、甘油三酯和低密度脂蛋白胆固醇的浓度显著降低，高密度脂蛋白胆固醇的浓度显著提高，其中甘油三酯和高密度脂蛋白胆固醇的浓度均与正常健康小鼠接近。

低聚甘露糖可有效改善高脂血症和糖尿病等代谢疾病造成的大鼠血脂异常，对高脂血症和糖尿病导致的脂代谢紊乱有一定的治疗作用。给高脂膳食诱导的高脂血症SD大鼠灌服魔芋低聚甘露糖 [0.8 ~ 1.6g/（kg体重·d）]，饲养5周后，模型大鼠血清中总胆固醇和甘油三酯含量显著降低，与正常大鼠相比没有表现出明显差异[29]。连续4周让链佐脲菌素诱导的糖尿病SD大鼠摄入魔芋低聚甘露糖 [69.3mg/（kg体重·d）]，大鼠血清中甘油三酯、总胆固醇和低密度脂蛋白胆固醇的含量较模型大鼠显著降低，高密度脂蛋白胆固醇的含量显著升高[27]。进一步分析表明，魔芋低聚甘露糖可以有效下调脂肪酸合成基因ACC、FAS以及甘油三酯合成基因SREBP-1的表达水平，其中FAS基因的表达水平较模型大鼠下调了60%。这说明魔芋低聚甘露糖可以抑制脂肪酸和甘油三酯的合成路径，从而改善糖尿病大鼠的血脂组成。

（二）降低脂肪吸收率、提高脂肪利用率

低聚甘露糖能够提高小鼠体内的脂肪利用率，加快脂肪代谢，减少脂肪积累。使用高脂膳食饲喂昆明小鼠8周后，小鼠肝脏内低密度脂蛋白受体（Low density lipopertein receptor）和肉碱棕榈酰转移酶（Carnitine-palmitoyltransferase 1a）的mRNA表达水平显著降低，而将

魔芋低聚甘露糖加入高脂膳食中进行4周饮食干预后，小鼠肝脏内低密度脂蛋白受体和肉碱棕榈酰转移酶的mRNA表达水平显著提升[28]。低密度脂蛋白受体可以移除小鼠血液中低密度脂蛋白微粒中含有的胆固醇，对维持小鼠机体正常血液胆固醇水平具有重要作用；肉碱棕榈酰转移酶基因是脂肪分解代谢相关基因，该基因表达水平的提升表明魔芋低聚甘露糖可以使小鼠肝脏内脂肪降解速率加快，减少多余脂肪的积累。

低聚甘露糖可以有效降低人体肠道对脂肪的吸收率，增加人体的脂肪排出量。连续7d让健康成年人每天饮用含有咖啡低聚甘露糖的咖啡饮料300mL（咖啡低聚甘露糖添加量3g/d），对照组受试者每天饮用等量的含有安慰剂的咖啡饮料，分析受试者粪便中的脂肪含量，并计算受试者每天的脂肪吸收率和脂肪排出量[30]。结果表明，摄入咖啡低聚甘露糖后，受试者的脂肪排出量较摄入前显著提高，而摄入安慰剂前后受试者的脂肪排出量没有明显改变（图7-17）。同时，摄入咖啡低聚甘露糖后，受试者的脂肪吸收率明显降低，而摄入安慰剂的受试者的脂肪吸收率与摄入前没有表现出明显差异。

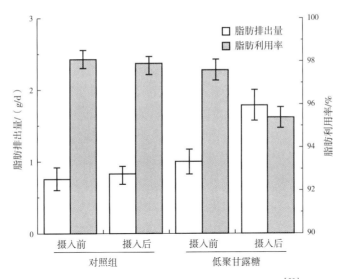

图7-17 低聚甘露糖对脂肪排出量和利用率的影响[30]

（三）减少体内脂肪积累

低聚甘露糖可以有效减少小鼠体内的脂肪组织堆积，有利于预防脂肪肝等疾病的发生。利用高脂膳食饲喂C57BL/6J小鼠11周后，小鼠白色脂肪组织的HE染色表明，高脂膳食饲喂小鼠的脂肪细胞明显大于普通膳食饲喂小鼠的脂肪细胞，而利用魔芋低聚甘露糖［6g/（kg体重·d）］进行饮食干预后，小鼠的脂肪细胞显著变小。进一步分析了小鼠白色脂肪组织中瘦素的转录水平，与高脂膳食饲喂的小鼠相比，摄入魔芋低聚甘露糖后小鼠瘦素的转录水平明显降低。在高脂膳食中添加3%（质量分数）魔芋低聚甘露糖后，饲喂肥胖小鼠4周，监测小鼠的肝指数和体脂率[28]。结果表明，使用魔芋低聚甘露糖进行饮食干预后，肥胖小鼠的肝指数显著下降，接近正常小鼠的肝指数。这说明魔芋低聚甘露糖能够避免脂肪在小鼠肝脏的过度堆积。此外，魔芋低聚甘露糖还能够减少脂肪在小鼠体内其他部位的堆积。

低聚甘露糖可以有效减少脂肪组织在人体内部的聚积。随机挑选69名年龄在19～65周岁、体重指数（Body mass index，BMI）在27～33的男性和女性志愿者，进行为期12周的随机双盲实验，受试者每天饮用两次含有咖啡低聚甘露糖（4g/d）或者含有安慰剂的饮料，实验结束后利用磁共振成像分析受试者身体组成[31]。结果表明，摄入咖啡低聚甘露糖的男性受试者的身体总体积有所减少（-3.0%±1.2%），变化百分比大于摄入安慰剂的男性受试者（0.0±0.8%）；而对女性受试者来说，咖啡低聚甘露糖的摄入与否并不能明显改变身体的总体积。体内脂肪含量分析表明，男性受试者摄入咖啡低聚甘露糖后，体内总脂肪含量和总皮下脂肪含量均较安慰剂组受试者有明显降低（表7-8）；不同的是，女性受试者的体内总脂肪含量和皮下脂肪含量并不受咖啡低聚甘露糖的影响。

表 7-8　咖啡低聚甘露糖对超重男性体内脂肪含量的影响

	对照组（$n=10$）			咖啡低聚甘露糖（$n=8$）			P值
	服用前	服用后	差值	服用前	服用后	差值	
总脂肪含量/%	28.4 ± 0.6	29.1 ± 0.6	0.7 ± 0.5	29.5 ± 0.9	28.4 ± 0.9	−1.1 ± 0.6	0.046
皮下脂肪含量/%	23.4 ± 0.4	23.9 ± 0.4	0.6 ± 0.4	23.1 ± 0.6	22.3 ± 0.6	−0.9 ± 0.5	0.032
内脏脂肪含量/%	3.7 ± 0.4	3.8 ± 0.4	0.1 ± 0.2	4.7 ± 0.6	4.5 ± 0.6	−0.2 ± 0.2	0.45
躯干皮下脂肪含量/%	13.8 ± 0.7	14.2 ± 0.7	0.3 ± 0.3	14.9 ± 1.1	14.5 ± 1.1	−0.5 ± 0.4	0.10

注：数据均以平均值±标准误表示。

六、降低体重

低聚甘露糖能够有效控制高脂膳食造成的小鼠体重增长。使用普通膳食和高脂膳食连续饲喂C57BL/6J小鼠11周后，小鼠体重分别增加了21.3%和59.3%。在普通膳食和高脂膳食饲喂的同时，让小鼠摄入6g/（kg体重·d）的魔芋低聚甘露糖可以有效降低他们的体重增长程度，连续饲喂11周后小鼠的体重仅分别增加了15.2%和43.3%，显著低于未摄入魔芋低聚甘露糖的小鼠[18]。此外，提前摄入低聚甘露糖可以有效抑制高脂膳食饲喂导致的小鼠体重增长。连续4周给C57BL/6J小鼠灌服魔芋低聚甘露糖后［摄入量6g/（kg体重·d）］停止魔芋低聚甘露糖摄入，并使用高脂膳食继续饲喂7周，小鼠的体重仅增长了43.8%，较对照组（不摄入魔芋低聚甘露糖）体重减少15.5%。

低聚甘露糖能够有效降低超重人群体重，对男性的减重效果要优于女性。招募54名年龄在19~65周岁的超重志愿者（体重指数27~33）每天饮用两次含有咖啡低聚甘露糖（4g/d）或者安慰剂的饮料，期间正常饮食，定期记录受试者体重变化[31]。试验过程中54名受试者的体重变化情况如表7-9所示。男性受试者摄入咖啡低聚甘露糖12周后，体重平均下降1.6±0.6kg，摄入安慰剂的对照组受试者体重仅下降0.3±0.5kg；然而，咖啡低聚甘露糖对女性受试者的体重影响不明显。此外，结果表明若试验期间控制饮食，咖啡低聚甘露糖对成年超重男性体重的降低效果会更加明显，但对女性体重仍没有显著影响。

表 7-9　摄入咖啡低聚甘露糖或安慰剂的男性和女性受试者体重变化

受试者	体重/kg	
	对照组	咖啡低聚甘露糖
男性	$n=11$	$n=9$
第0周	91.7 ± 0.5	93.7 ± 0.6
第6周	91.5 ± 0.5	93.9 ± 0.6
第12周	91.4 ± 0.5	$92.1 \pm 0.6^*$
差值（12周-0周）	-0.3 ± 0.5	-1.6 ± 0.6
女性	$n=14$	$n=20$
第0周	79.6 ± 0.5	80.13 ± 0.4
第6周	79.3 ± 0.5	80.29 ± 0.4
第12周	79.0 ± 0.5	80.14 ± 0.4
差值（12周-0周）	-0.6 ± 0.4	0.01 ± 0.3

注：数据均以平均值±标准误表示。与摄入前体重相比，$*P=0.01$。

七、其他功能活性

（一）调节机体免疫

低聚甘露糖对重型颅脑损伤患者的术后免疫功能表现出良好的改善作用。给40例重型颅脑损伤患者经鼻胃管进行管饲添加了魔芋低聚甘露糖的肠内营养制剂匀浆膳，魔芋低聚甘露糖添加量10g/d，采集患者术后第1、7、14d清晨空腹静脉血，检测免疫相关指标[32]。与摄入安慰剂的对照组患者相比，摄入魔芋低聚甘露糖的患者术后第一天免疫球蛋白A（Immunoglobulin A，IgA）、免疫球蛋白G（Immunoglobulin G，IgG）和免疫球蛋白M（Immunoglobulin M，

IgM）的水平没有表现出明显差异，总T淋巴细胞（CD3$^+$）、辅助T淋巴细胞（CD4$^+$）、细胞毒性T淋巴细胞（CD8$^+$）水平和CD4$^+$/CD8$^+$比值也无统计学差异。术后第7d，摄入魔芋低聚甘露糖的患者的IgM和CD4$^+$水平显著高于对照组；术后第14d，摄入魔芋低聚甘露糖的患者的IgA、IgG和IgM水平显著高于对照组，且CD3$^+$、CD4$^+$水平和CD4$^+$/CD8$^+$比值均显著高于对照组患者的相关指标。经术后营养干预7d后，患者的IgM水平明显提升，干预14d后患者的IgA、IgG和IgM水平均显著升高，这说明魔芋低聚甘露糖能够增强重型颅脑损伤病人的体液免疫功能。此外，进行营养干预后，患者T淋巴细胞水平明显改善，说明魔芋低聚甘露糖能够促进重型颅脑损伤患者细胞免疫功能的增强。也有研究表明，低聚甘露糖可以直接作用于人树突细胞来源的单核细胞，从而调节人体的免疫功能。

（二）控制血压

低聚甘露糖能够有效控制氯化钠诱导的大鼠血压升高。给Dahl-S大鼠灌服12.5g/L生理盐水，诱导形成高血压模型，随后连续10周饲喂咖啡低聚甘露糖（0.9g/d），饲喂期间仍给大鼠提供12.5g/L生理盐水作为饮用水，监测饲喂过程中大鼠的血压变化，并在实验结束后测定大鼠血清中醛固酮含量[33]。随着实验进行，模型组大鼠的收缩压由（153.0 ± 5.3）mmHg升高至（203.4 ± 4.9）mmHg；而摄入咖啡低聚甘露糖的大鼠的收缩压从第5周开始显著低于模型组大鼠，实验结束后其收缩压为（185.0 ± 4.4）mmHg，如图7-18（1）所示。通常，肾素-血管紧张素系统（Renin-angiotensin system，RAS）是导致动物机体血压升高的机制之一，肾素由肾脏分泌并通过一系列反应导致血清醛固酮含量增加。摄入咖啡低聚甘露糖后，大鼠的血清醛固酮含量显著降低，且与正常组大鼠没有表现出明显差异，如图7-18（2）所示，说明咖啡低聚甘露糖可有效控制大鼠血压升高。

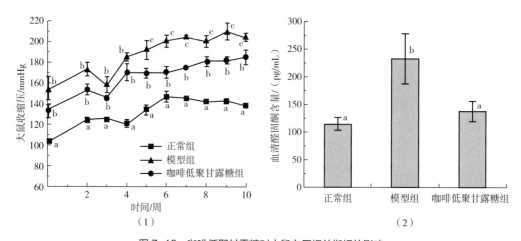

图7-18 咖啡低聚甘露糖对大鼠血压相关指标的影响

（1）大鼠的收缩压 （2）大鼠血清醛固酮含量

a，b，c—显著性差异，$P<0.05$

（三）增强抗氧化能力

高脂膳食可导致机体中多种抗氧化应激系统酶表达减少、活性降低，进而导致机体清除氧自由基的能力降低，从而对机体组织造成氧化损伤。低聚甘露糖能够有效抑制高脂膳食引起的机体氧化应激损伤，增强机体的抗氧化能力。长期（8周）高脂膳食饲喂可导致昆明小鼠体内的总超氧化物歧化酶（Total superoxide dismutase）和谷胱甘肽过氧化物酶（Glutathione peroxidase）活力显著减低，血清丙二醛（Malondialdehyde）水平升高；而使用魔芋低聚甘露糖对上述小鼠进行饮食干预后，小鼠的总抗氧化能力（Total antioxidant capacity）、总超氧化物歧化酶和谷胱甘肽过氧化酶水平显著提高，血清中丙二醛的水平降低[28]。此外，低聚甘露糖还可以抑制糖尿病导致的大鼠机体脂质过氧化，减弱机体受氧自由基损害的程度，提高糖尿病大鼠的抗氧化水平。使用魔芋低聚甘露糖[69.3mg/（kg体重·d）]对链佐脲菌素诱导的糖尿病SD大鼠进行饮食干预后，大鼠的总抗氧化能力、总超氧化物歧化酶和谷胱甘肽过氧化物酶水平得到有效改善。丙二醛作为脂质过氧化的指标之一，可反映大鼠体内脂质过氧化程度，摄入魔芋低聚甘露糖后，大鼠血清中丙二醛的水平显著低于模型大鼠和正常大鼠血清中丙二醛水平[27]。

（四）改善特异性皮炎

利用2,4-二硝基氟苯（2,4-Dinitrofluorobenzene，DNFB）反复诱导建立昆明小鼠特异性皮炎（Atopic dermatitis）模型，共造模2周，并于造模第一天开始每天分别使用纯水、低聚甘露糖和地塞米松（Dexamethasone）对小鼠进行灌胃，连续灌胃14d，观察造模期间小鼠背部皮损变化及瘙痒次数，实验结束后分析小鼠的相关生化指标[34]。结果表明，低聚甘露糖可有效减少造模过程中小鼠的瘙痒次数，缓解小鼠背部皮损变化。此外，低聚甘露糖还能有效减轻特异性皮炎小鼠引起的免疫器官肿大，减轻皮损炎症程度，减少皮肤组织肥大细胞及CD4+T细胞浸润数量，调节特异性皮炎小鼠血清和皮损中白细胞介素4（IL-4）和干扰素-γ（IFN-γ）水平，从而有效抑制特异性皮炎小鼠的炎症反应。

（五）延缓衰老

魔芋低聚甘露糖能够有效抑制黑腹果蝇肠道干细胞的过度增殖，延缓衰老造成的肠道完整性破坏。对果蝇肠转录组进行分析，结果表明魔芋低聚甘露糖能够有效下调EGFR/MAPK通路中Ets21c、Mkp3和Rho等多个关键调控因子或效应器的转录水平；同时，魔芋低聚甘露糖还能够下调JAK/STAK信号通路中主要配体（Upd2和Upd3）和负反馈抑制剂（Socs36e）的转录水平。此外，魔芋低聚甘露糖还能够上调果蝇体内抗菌肽的表达水平。因此，魔芋低聚甘露糖能够有效延缓果蝇衰老，延长果蝇的平均寿命。

（六）预防龋齿

龋齿是口腔主要的常见病，世界卫生组织已将其与肿瘤和心血管疾病并列为人类三大重点防治疾病。细菌能够利用糖类（尤其是蔗糖）代谢产生酸，进而导致龋齿形成。与蔗糖不同，低聚甘露糖是一种不易导致龋齿的低聚糖。低聚甘露糖对龋齿病原菌变异链球菌（*Streptococcus mutans*）IF013955的增殖实验结果表明，与蔗糖相比，低聚甘露糖几乎不增殖该菌。

第五节　低聚甘露糖在食品中的应用

低聚甘露糖易溶于水，稳定性好，主要作为食品配料或添加剂用于多种食品的生产加工。此外，低聚甘露糖具有多种功能活性，如调节肠道、促进代谢、降低体重等，添加到食品中可赋予食品特定的生理功能。目前，低聚甘露糖主要用于以下食品加工。

一、低聚甘露糖在牛奶和咖啡饮料中的应用

将低聚甘露糖加入牛奶饮料中，不仅可以提升牛奶饮料的味道，还能够调节肠道菌群、促进排便。每天饮用含有1g咖啡低聚甘露糖的牛奶咖啡饮料，连续饮用2周，肠道内有益菌的含量明显增加，同时排便次数明显增加。此外，添加低聚甘露糖的牛奶饮料还具有辅助减脂的作用。超重成年男性每天饮用含有4g咖啡低聚甘露糖的牛奶饮料，并配合正常饮食，饮用12周后总脂肪和皮下脂肪含量显著减少。

黑咖啡是一种低热量的无糖饮品，具有一定辅助减脂功能。在黑咖啡中加入低聚甘露糖，可以有效降低肠道对脂肪的吸收率和利用率。每天饮用300mL含有咖啡低聚甘露糖的黑咖啡饮料，低聚甘露糖添加量1g/100mL，连续饮用12周，可以有效降低肠道脂肪利用率、总脂肪含量和皮下脂肪含量。

速溶咖啡条是一种具有独立包装的速溶咖啡，是由蔗糖、奶油粉、速溶咖啡等原料混合而成的。速溶咖啡条食用方便，受到广大消费者的追捧。一款含有低聚甘露糖的速溶咖啡条的配方如表7-10所示。每天饮用2条速溶咖啡条，连续饮用2周后，排便次数、排便量和肠道中双歧杆菌的含量均明显增加。

表7-10　速溶咖啡条（1杯）配方

配方	含量/g
蔗糖	5.0
奶油粉	3.0
速溶咖啡	2.0
低聚甘露糖	0.5

二、低聚甘露糖在发酵乳制品中的应用

发酵乳制品是原料乳在乳酸菌、乳杆菌等微生物的发酵下制成的酸性乳制品，包括酸乳、发酵干酪、酸奶酒、乳酒等。在发酵乳制品中添加适量的低聚甘露糖可以提升产品品质。在酸乳中添加0.8%（质量分数）魔芋低聚甘露糖，酸乳的酸度显著提高（达78°T）；魔芋低聚甘露糖还可以增强酸乳的凝胶网络，提高酸乳的持水力，增强酸乳的稳定性；同时酸乳的硬度和黏度均显著增加，酸乳的质构得到明显改善。此外，低聚甘露糖可以有效维持酸乳贮存过程中的活菌数。在酸乳中添加0.8%（质量分数）魔芋低聚甘露糖并贮藏14d后，酸乳中双歧杆菌、保加利亚乳杆菌和嗜热链球菌的活菌数均显著高于未添加魔芋低聚甘露糖的酸乳。编者课题组研究表明，在酸乳发酵过程中添加0.5%~2.0%（质量分数）魔芋低聚甘露糖后，酸乳中保加利亚乳杆菌、嗜热链球菌等特征菌的活菌数最高，分别达$4.8×10^7$、$1.05×10^8$CFU/mL，较未添加的酸乳分别提高了100%和52.2%。在含有乳双歧杆菌BB-12的益生菌酸乳中添加魔芋甘露寡糖后，乳双歧杆菌BB-12活菌数最高可达$3.2×10^7$CFU/mL，较未添加的酸乳提高106%；经过21d贮存后，该产品中保加利亚乳杆菌、嗜热链球菌和乳双歧杆菌BB-12活菌数仍分别高达$3.5×10^7$CFU/mL、$7.5×10^7$CFU/mL和$2.1×10^7$CFU/mL（图7-19）。

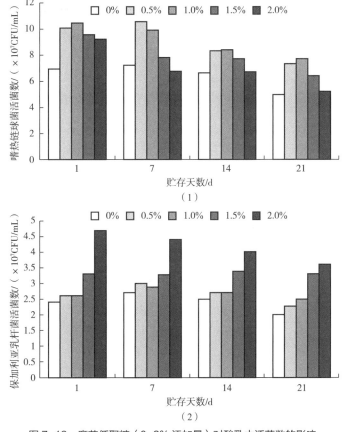

图7-19 魔芋低聚糖（0~2%添加量）对酸乳中活菌数的影响

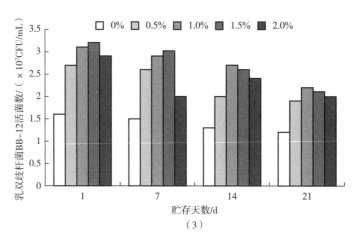

图7-19 魔芋低聚甘露糖（0~2% 添加量）对酸乳中活菌数的影响（续）

（1）嗜热链球菌 （2）保加利亚乳杆菌 （3）乳双歧杆菌BB-12

三、低聚甘露糖在果蔬汁饮料中的应用

果蔬汁饮料是以果蔬汁为基料，加入水、糖、酸、香料以及稳定剂调配而成的饮料，近年来逐渐受到消费者的青睐。在果蔬汁饮料中添加低聚甘露糖，可以丰富果蔬汁饮料的功能活性，提高产品档次。以魔芋低聚甘露糖、枸杞和菊花提取液调配的一种复合饮料配方如表7-11所示。这种复合饮料色泽呈淡橙色，具有枸杞和菊花柔和的香气，酸甜适中，且澄清透明，无悬浮物和沉淀，可溶性固形物含量为10%。这种复合饮料实现了枸杞、菊花及魔芋低聚甘露糖不同营养成分的互补。

表7-11 魔芋低聚甘露糖、枸杞、菊花复合饮料配方表

配方	含量/%
枸杞、菊花提取液（4∶1）	91.75
魔芋低聚甘露糖	8.00
柠檬酸	0.10
羧甲基纤维素钠	0.10
海藻酸钠	0.05

四、低聚甘露糖在其他食品中的应用

低聚甘露糖具有良好的溶解性、稳定性，还可以作为食品配料或添加剂用于其他多种食品的加工生产，如焙烤食品、腌腊食品、代餐粉、固体饮料、复合饮料、碳酸饮料等。

参考文献

［1］Wen L，Edmunds G，Gibbons C，et al. Toward automated enzymatic synthesis of oligosaccharides［J］. Chemical Reviews. 2018，118：8151–8187.

［2］Coconi L N，Dilokpimol A，Stålbrand H，et al. Recombinant production and characterization of six novel GH27 and GH36 α–galactosidases from *Penicillium subrubescens* and their synergism with a commercial mannanase during the hydrolysis of lignocellulosic biomass［J］. Bioresource Technology. 2020，295：122258.

［3］Chen C，Huang Y，Yang T，et al. Degradation of konjac glucomannan by *Thermobifida fusca* thermostable β–mannanase from yeast transformant［J］. International Journal of Biological Macromolecules. 2016，82：1–6.

［4］Yang J K，Chen Q C，Zhou B，et al. Manno–oligosaccharide preparation by the hydrolysis of konjac flour with a thermostable endo–mannanase from *Talaromyces cellulolyticus*［J］. J Appl Microbiol. 2019，127：520–532.

［5］Katrolia P，Zhou P，Zhang P，et al. High level expression of a novel β–mannanase from *Chaetomium* sp. exhibiting efficient mannan hydrolysis［J］. Carbohydrate Polymers. 2012，87：480–490.

［6］李延啸，马俊文，闫巧娟，等。米黑根毛霉甘露聚糖酶的定向进化、高效表达与应用［J］. 食品与生物技术学报. 2022，41：120–129.

［7］Liu Z，Ning C，Yuan M，et al. High–efficiency expression of a superior β–mannanase engineered by cooperative substitution method in *Pichia pastoris* and its application in preparation of prebiotic mannooligosaccharides［J］. Bioresource Technology. 2020，311：123482.

［8］Yang M，Cai J，Wang C，et al. Characterization of endo–β–mannanase from *Enterobacter ludwigii* MY271 and application in pulp industry［J］. Bioprocess and Biosystems Engineering. 2017，40：35–43.

［9］You X，Qin Z，Yan Q，et al. Structural insights into the catalytic mechanism of a novel glycoside hydrolase family 113 β–1,4–mannanase from *Amphibacillus xylanus*［J］. Journal of Biological Chemistry. 2018，293：11746–11757.

［10］Katrolia P，Yan Q，Zhang P，et al. Gene cloning and enzymatic characterization of an alkali–tolerant endo–1，4–β–mannanase from *Rhizomucor miehei*［J］. Journal of Agriculture and Food Chemistry. 2013，61：394–401.

［11］You X，Qin Z，Li Y，et al. Structural and biochemical insights into the substrate–binding mechanism of a novel glycoside hydrolase family 134 β–mannanase［J］. Biochimica et Biophysica Acta（BBA）–General Subjects. 2018，1862：1376–1388.

［12］Liu J，Basit A，Miao T，et al. Secretory expression of β–mannanase in *Saccharomyces cerevisiae* and its high efficiency for hydrolysis of mannans to mannooligosaccharides［J］. Applied Microbiology and Biotechnology. 2018，102：10027–10041.

［13］Li Y，Liu H，Shi Y，et al. Preparation，characterization，and prebiotic activity of manno–oligosaccharides produced from cassia gum by a glycoside hydrolase family 134 β–mannanase［J］. Food Chemistry. 2020，309：125709.

［14］Rungruangsaphakun J，Keawsompong S. Optimization of hydrolysis conditions for the mannooligosaccharides copra meal hydrolysate production［J］. Biotech. 2018，8：

［15］Li Y，Yi P，Liu J，et al. High–level expression of an engineered β–mannanase（mRmMan5A）in *Pichia pastoris* for manno–oligosaccharide production using steam explosion pretreated palm kernel cake［J］. Bioresource Technology. 2018，256：30–37.

［16］Srivastava P K，Panwar D，Prashanth K V H，et al. Structural characterization and in vitro fermentation of β–mannooligosaccharides produced from locust bean gum by GH–26 endo–β–1,4–

mannanase（ManB-1601）［J］. Journal of Agricultural and Food Chemistry. 2017，65：2827-2838.

［17］Van Laere K，Hartemink R，Bosveld M，et al. Fermentation of plant cell wall derived polysaccharides and their corresponding oligosaccharides by intestinal bacteria［J］. Journal of Agricultural and Food chemistry. 2000，48：1644-1652.

［18］Wang H，Zhang X，Wang S，et al. Mannan-oligosaccharide modulates the obesity and gut microbiota in high-fat diet-fed mice［J］. Food and Function. 2018，9：3916-3929.

［19］刘瑞雪，李勇超，张波. 魔芋低聚糖对结肠炎大鼠肠道菌群的影响［J］. 中国食品学报. 2017，17（06）：53-59.

［20］Zheng J，Li H，Zhang X，et al. Prebiotic mannan-oligosaccharides augment the hypoglycemic effects of metformin in correlation with modulating gut microbiota［J］. Journal of Agricultural and Food Chemistry. 2018，66：5821-5831.

［21］Asano I，Umemura M，Fujii S，et al. Effects of mannooligosaccharides from coffee mannan on fecal microflora and defecation in healthy volunteers［J］. Food Science and Technology Research. 2004，10：93-97.

［22］王敏，帅天罡，秦清娟，等. 魔芋葡甘低聚糖对大鼠肠道环境的影响［J］. 食品科学. 2016，37（07）：197-203.

［23］万嘉佳，蒋敏，李恒，等. 低聚合度魔芋甘露寡糖对正常小鼠肠道及微生物菌群的影响［J］. 食品与发酵工业. 2015，41（09）：13-18.

［24］Liu R，Li Y，Zhang B. The effects of konjac oligosaccharide on TNBS-induced colitis in rats［J］. International Immunopharmacology. 2016，40：385-391.

［25］Liu X Y，Chen S，Yan Q J，et al. Effect of konjac mannan oligosaccharides on diphenoxylate-induced constipation in mice［J］. Journal of Functional Foods. 2019，57：399-407.

［26］Zhu D，Yan Q J，Li Y X，et al. Effect of konjac mannan oligosaccharides on glucose homeostasis via the improvement of insulin and leptin resistance *in vitro* and *in vivo*［J］. Nutrients. 2019，11：1705.

［27］焦丹，李浩霞，吴丹丹，等. 魔芋低聚糖缓解高糖水平诱发的代谢综合征及相关机制研究［J］. 食品科学. 2018：1-9.

［28］周中凯，赵亚丽，杨星月. 魔芋低聚糖对高脂饮食小鼠脂代谢的影响［J］. 食品科学. 2019，40（01）：149-154.

［29］程梦婕，韩芳，李晓迪，等. 魔芋甘露低聚糖对高脂血症大鼠的治疗作用［J］. 华南国防医学杂志. 2017，31（02）：71-75.

［30］Kumao T，Fujii S，Asakawa A，et al. Effect of coffee drink containing mannooligosaccharides on total amount of excreted fat in healthy adults［J］. Journal of Health Science. 2006，52：482-485.

［31］Salinardi T C，Rubin K H，Black R M，et al. Coffee mannooligosaccharides，consumed as part of a free-living，weight-maintaining diet，increase the proportional reduction in body volume in overweight men［J］. Journal of Nutrition. 2010，140：1943-1948.

［32］韩芳，程梦婕，李晓迪，等. 魔芋甘露低聚糖肠内营养对重型颅脑损伤病人术后免疫功能的作用［J］. 华南国防医学杂志. 2015，29（12）：902-904.

［33］Hoshino-Takao I，Fujii S，Ishii A，et al. Effects of mannooligosaccharides from coffee mannan on blood pressure in Dahl salt-sensitive rats［J］. Journal of Nutritional Science and Vitaminology. 2008，54：181-184.

［34］童杨，黎敏，施璐，等. 低聚甘露糖对2,4-二硝基氟苯致小鼠特异性皮炎的改善作用研究［J］. 食品科技. 2020（3）：206-212.

第八章

几丁寡糖与壳寡糖

第一节　概述

几丁寡糖（Chitin oligosaccharides，NACOS）又称几丁低聚糖或甲壳寡糖，是几丁质通过物理、化学或酶法降解的产物，主要由2～10个N-乙酰氨基葡萄糖（2-乙酰氨基-2-脱氧-D-葡萄糖）通过β-1,4-糖苷键连接而成，结构式如图1-12（1）所示。聚合度为2～6的几丁寡糖具有良好的水溶性、pH稳定性和热稳定性。几丁寡糖具有许多功能活性，如抑制微生物生长、抗肿瘤、控制血糖、预防关节炎及胃炎等，近年来越来越多地应用于食品、农业及医药行业。

壳寡糖（Chito-oligosaccharides，COS）又称低聚壳聚糖，是壳聚糖降解的产物，主要由2～10个D-氨基葡萄糖（2-氨基-2-脱氧-D-葡萄糖）通过β-1,4-糖苷键连接而成，结构式如图1-12（2）所示。壳寡糖中N-氨基葡萄糖的氨基没有或很少发生乙酰化，因此可以将壳寡糖看作完全或部分脱乙酰化的几丁寡糖，这是壳寡糖与几丁寡糖最大的区别。由于结构相似，目前对几丁寡糖和壳寡糖的区分比较混乱，通常认为脱乙酰度小于50%的为几丁寡糖，而脱乙酰度大于50%的为壳寡糖。壳寡糖具有良好的水溶性，部分溶解于甲醇和二甲基亚砜，容易发生自动氧化。此外，壳寡糖还表现出很好的细胞膜渗透性和吸收性，具有很多功能活性，也广泛应用于食品、医药、农业和化妆品等行业。

第二节　几丁寡糖和壳寡糖的安全性和理化特性

一、几丁寡糖和壳寡糖的安全性

几丁寡糖和壳寡糖相比于它们的生产原料（几丁质和壳聚糖）具有良好的水溶性，更容易被生物体吸收。体外和体内实验表明，几丁寡糖和壳寡糖能够通过肠上皮细胞进入胞内。在肠上皮细胞的体外模型中，几丁寡糖和壳寡糖以时间依赖的方式渗透进入人克隆结肠腺癌细胞Caco-2，吸收率随着其分子质量的增加而降低，且两者没有表现出明显的细胞毒性和细胞增殖刺激性。大鼠体内实验研究表明，口服摄入几丁寡糖和壳寡糖后，肠道对其的吸收速率随分子质量的增加而降低。此外，大鼠摄入几丁寡糖和壳寡糖后，后者在大鼠体内的分布情况很大程度上受几丁寡糖和壳寡糖的分子质量和脱乙酰度的影响。通常，低分子质量和高脱乙酰度（90%）的壳寡糖被人体吸收后多分布于肾脏、肝脏和脾脏组织中，很少进入心脏和肺组织；而低脱乙酰度（50%）的壳寡糖则多分布于肾脏组织。

迄今，人们对几丁寡糖和壳寡糖的安全性已经进行了比较充分的评估。给Fischer 344大鼠饲喂聚合度2～6的几丁寡糖，每日摄入量分别为0.1、0.6、3.6g/kg，连续饲喂90d后，与对照组大鼠相比，摄入不同剂量几丁寡糖的大鼠体重、食物消耗、血糖水平、尿液成分和器官重量均未发生明显变化。几丁寡糖的无可见有害作用水平（No observable adverse effect level，NOAEL）为雄性大鼠0.6g/（kg体重·d）和雌性大鼠3.6g/（kg体重·d）[1]。用脱乙酰度85%的壳寡糖饲喂昆明小鼠，每日摄入量分别为1、2.15、4.64、10g/kg，连续饲喂7d后，小鼠没有出现死亡和任何临床急性中毒症状。壳寡糖对小鼠的半数致死量大于10g/kg，属于无毒级。在SD大鼠的饲料中分别添加0.75%、1.5%和3.0%（质量分数）的壳寡糖，饲喂30d后，大鼠没有出现死亡和中毒症状；与对照组大鼠相比，摄入壳寡糖后大鼠的体重、食物摄取量、粪便重量、毛发情况和日常行为方面均没有出现明显异常[2]。此外，埃姆斯（Ames）实验、小鼠骨髓细胞微核实验、小鼠精子畸形实验、小鼠睾丸染色体畸变实验等多项实验结果表明，几丁寡糖和壳寡糖没有明显的致突变性、致畸性以及致癌性。

2013年，我国针对壳寡糖的生产原料——壳聚糖（又称脱乙酰甲壳素）颁布了GB 29941—2013《食品安全国家标准 食品添加剂 脱乙酰甲壳素》，于2014年正式批准壳寡糖可作为新食品原料用于食品的加工生产（国家卫生和计划生育委员会公告2014年第6号），推荐每日摄入量0.5g以下。我国工业与信息化部于2020年发布行业标准QB/T 5503—2020《壳寡糖》，该标准已于2021年1月1日正式实施，对壳寡糖在我国相关行业的生产与使用起到规范作用。

二、几丁寡糖和壳寡糖的理化特性

（一）甜度

几丁寡糖具有清新的甜味，以蔗糖的甜度为100，几丁寡糖混合物的相对甜度为33，只有蔗糖甜度的三分之一（表8-1）。与几丁寡糖不同，壳寡糖的甜味具有轻微的苦味，相对甜度为35，与几丁寡糖接近。在食品中加入适量几丁寡糖或壳寡糖，可以在一定程度上减少蔗糖等的用量。此外，几丁寡糖和壳寡糖还可以与安赛蜜等甜味剂搭配使用。

表 8-1 几丁寡糖、壳寡糖与其他糖的相对甜度

糖的种类	相对甜度
蔗糖	100
葡萄糖	70
N-乙酰氨基葡萄糖	55
几丁寡糖	33
壳寡糖	35

（二）吸湿性和保湿性

几丁寡糖和壳寡糖的分子中有许多羟基（—OH）、氨基（—NH$_2$）以及乙酰氨基

（—NHCOCH₃）基团，这些强极性基团与水分子相互作用，不仅有效提高了它们的水溶性，也具有良好的吸湿保湿功能。几丁寡糖和壳寡糖的吸湿性与其分子质量有关，分子质量越小的寡糖，吸湿性越强。平均分子质量为1500u和3000u的壳寡糖在相对湿度81%下放置12h，吸湿率分别达19.5%和18.1%，而壳聚糖在相同条件下的吸湿率仅为9.6%。同样，几丁寡糖和壳寡糖的保湿性也随寡糖分子质量的减小而增加。5g几丁寡糖和壳寡糖（平均分子质量为1500u和3000u）分别与0.5mL蒸馏水混合均匀后置于干燥环境24h后，它们的水分残留率仍保持在95%以上。几丁寡糖和壳寡糖均具有良好的吸湿性和保湿性，表明它们在食品和化妆品中具有一定的应用潜力。

（三）稳定性

几丁寡糖具有良好的稳定性，壳寡糖的稳定性相对较差，这主要是因为壳寡糖含有氨基，属带电糖类，制备、贮存过程中很容易发生美拉德反应而引起非酶褐变。因此，壳寡糖在正常贮存期间呈黄色并逐渐变成棕色。褐变后样品的溶解度降低，壳寡糖溶液中会出现一些不溶性残留物。

壳寡糖在37℃、相对湿度81%下贮存11d和21d后，用凝胶渗透色谱（Gel permeation chromatography，GPC）分析其组成，结果如图8-1所示。可以看出，经过一段时间贮存后，壳寡糖样品的信号强度存在显著性差异，说明壳寡糖的含量和溶解度发生了较大变化。此外，在贮存11d后，壳寡糖的洗脱时间提前了1.5min，表明贮存过程中壳寡糖分子之间存在聚合反应，使壳寡糖的聚合度有所提高。

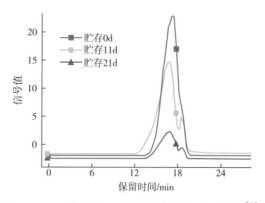

图8-1　不同贮存时间下壳寡糖的凝胶渗透色谱分析[3]

将壳寡糖溶液在60℃下加热一段时间后，分析其紫外光谱，结果如图8-2所示。随着加热时间的增加，278nm处的吸收峰变得更尖锐，表明壳寡糖逐渐褐变。导致壳寡糖褐变的一个重要因素是美拉德反应，壳寡糖中同时存在游离氨基和还原型醛基，两者都是导致美拉德反应发生的关键。因此，与其他低聚糖不同，壳寡糖在贮存和运输过程中应保持低温、低湿和低氧的环境。

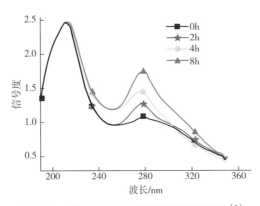

图 8-2 壳寡糖溶液加热不同时间的紫外光谱[3]

第三节 几丁寡糖和壳寡糖的生产

一、几丁寡糖和壳寡糖的生产原料

生产几丁寡糖和壳寡糖的原料主要是几丁质和壳聚糖。几丁质天然存在于自然界中，而壳聚糖是由几丁质脱乙酰化产生，在自然界中含量很少。

（一）几丁质

几丁质（Chitin）又称甲壳质或甲壳素，是由N–乙酰氨基葡萄糖以β–1,4–糖苷键连接而成的不溶于水的线性天然多聚物。几丁质在自然界中的储量仅次于纤维素，是第二大天然高分子，每年生物界合成的几丁质达上百亿吨，广泛存在于甲壳类动物的甲壳、节肢类动物的外壳以及植物和真菌的细胞壁中。目前，甲壳纲动物的甲壳（虾壳、蟹壳等）是几丁质的主要来源。虽然可直接以这些甲壳为原料制备几丁寡糖，但这些原料中含有大量杂质（碳酸钙、蛋白质等），生产几丁寡糖的效率不高。现有的几丁质提纯工艺成熟，提取几丁质成本较低，因此大规模制备几丁寡糖所用的原料主要为几丁质，而非动物甲壳。

根据几丁质的结晶方式不同，可将其分为α–几丁质、β–几丁质和γ–几丁质。α–几丁质为斜方晶系，其两股糖链呈双螺旋反向平行排列，结构较为紧密，普遍存在于自然界，大部分昆虫和甲壳类动物中的几丁质属于此类。β–几丁质为单斜晶系，两股糖链呈双螺旋平行排列，结构较为松散，易被几丁质酶所分解。乌贼软骨中所含的几丁质为β–几丁质，经6mol/L盐酸处理可将β–几丁质转变为α–几丁质。γ–几丁质是由两个相邻平行的糖链和一个反向平行的糖链构成，如藻类和真菌所含的几丁质均为γ–几丁质。

α–几丁质是几丁质的主要结晶形式，来源广泛，如大部分昆虫和甲壳类的几丁质。但其分子间作用力很强，结构紧密，难以降解。β–几丁质的分子间作用力弱，结构较为松散，易于降解。利用洋葱伯克霍尔德菌（*Burkholderia cepacia*）来源的几丁质酶制备*N*–乙酰氨基葡萄糖时，以β–几丁质为底物水解1d，单糖的得率达85%，而以α–几丁质为底物时需要水解7d才能达到相同的水解得率[4]。β–几丁质主要来源于乌贼软骨，生产成本较高，限制了其在几丁寡糖生产中的应用。γ–几丁质在自然界中含量少，仅在藻类和真菌细胞壁中少量存在。因此，目前用于几丁寡糖的生产原料主要为α–几丁质。

（二）壳聚糖

壳聚糖（Chitosan）是几丁质部分或完全脱乙酰的产物，是由随机分布的*N*–乙酰–D–氨基葡萄糖单体和D–氨基葡萄糖单体以β–1,4–糖苷键连接而成的直链多聚物。因制备工艺条件的差异，壳聚糖的脱乙酰度、聚合度、分子质量和乙酰化模式都存在较大差异。壳聚糖在自然界中含量较少，节肢类动物和甲壳类动物中均没有壳聚糖，但是接合菌（Zygomycetes）和担子菌（Basidiomycetes）的菌丝体及孢子细胞壁中都含有一定量壳聚糖，并以游离壳聚糖和壳聚糖–葡聚糖复合物两种形式存在。壳聚糖为白色或微黄色粉末或片状无定型固体，是目前已知唯一天然存在的碱性多糖。与几丁质类似，壳聚糖也可以分为α、β和γ三种晶型。壳聚糖分子中的氨基（—NH$_2$）和乙酰氨基（—NHCOCH$_3$）是决定壳聚糖结构和物理化学特性的主要功能基团。与几丁质相比，壳聚糖具有更好的生物相容性和可降解性，在食品、农业、纺织、材料及医药行业都有重要的应用价值。

由于壳聚糖在自然界中含量很少，目前壳聚糖主要通过几丁质脱乙酰的方法获得，年产量约15万t，是生产壳寡糖的主要原料。壳聚糖的水溶性较差，且黏度高，在壳寡糖生产过程中受到一定限制。

二、几丁寡糖和壳寡糖的生产方法

几丁寡糖和壳寡糖主要通过降解几丁质和壳聚糖的方法生产。根据所用原理不同，其生产方法可以分为3类：化学法、物理法和酶法。

（一）化学法

制备几丁寡糖和壳寡糖的化学方法主要是酸水解法。利用无机酸降解几丁质或壳聚糖，是应用最早的几丁寡糖和壳寡糖生产方法。酸水解过程中所使用的酸主要是盐酸，硫酸、磷酸和氢氟酸等也可用于酸水解。酸水解过程中，需要控制好反应温度和酸浓度。因为温度过高或酸浓度过高会破坏几丁质和壳聚糖中的乙酰基，而温度过低或酸浓度过低又无法高效降解几丁质和壳聚糖。一般认为，酸水解降解几丁质和壳聚糖的合适条件为盐酸浓度

15%～36%（体积分数），反应温度40～80℃。利用36%（体积分数）的盐酸水解80目几丁质粉末，在50℃下水解30min后，得到聚合度为2～6的几丁寡糖，产物得率约为40%。

化学法制备过程比较简单，但是不适合几丁寡糖和壳寡糖的大规模生产。化学法制备过程中需要添加大量无机酸，易造成环境污染，且对生产设备要求高。此外，无机酸还会不可避免地对底物进行改性，导致产物无法控制。通过检测化学法制备的产物发现，产物中除几丁寡糖和壳寡糖外，还具有O-乙酰化和二乙酰化的寡糖，甚至还含有三丁胺等有毒副产物。因此，化学法制备的几丁寡糖和壳寡糖通常由于这些残留物而导致味道发苦，限制了其在食品行业中的应用。

（二）物理法

微波、超声波和球磨等物理方法是几丁质和壳聚糖降解的有效补充手段。物理法降解过程中产生的局部高温和压力能够弱化几丁质和壳聚糖分子间的氢键网络来破坏多糖的晶体结构，从而降低几丁质和壳聚糖的结晶度，这在降解几丁质和壳聚糖过程中显得至关重要。物理法克服了化学法中需要使用溶剂，最大限度降低了环境污染的危害。

物理法降解几丁质和壳聚糖过程中，球磨法是其中一种重要的降解方法。球磨法（Ball milling）又称高能球磨法和机械力化学法，是指利用机械能来诱导几丁质和壳聚糖的组织、结构和性能发生变化，以此降低原料的结晶度，使原料变得易于降解。球磨法能够细化几丁质和壳聚糖的晶粒，极大提高其粉末活性，改善颗粒分布均匀性，且对环境无任何污染，被认为是加工转化几丁质和壳聚糖的有效手段之一。球磨法处理几丁质120h后，利用X射线衍射分析处理前后几丁质的结晶情况如图8-3所示，结果表明球磨处理使几丁质的结晶度明显下降，球磨2h后几丁质的结晶度下降50%[5]。

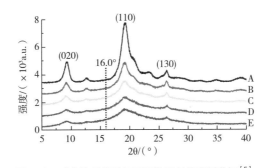

图8-3　球磨处理前后几丁质的X射线衍射分析[5]

A—0min　B—30min　C—60min　D—90min　E—120min

球磨法制备的几丁寡糖和壳寡糖聚合度通常在5以内，但寡糖得率很低（5%左右），无法满足几丁寡糖和壳寡糖大规模生产的需求。由于其能够有效降低几丁质和壳聚糖的结晶度，有利于进一步降解，因此该法在几丁寡糖和壳寡糖的生产过程中主要作为一种预处理手段。

（三）酶法

与化学法和物理法不同，酶法生产几丁寡糖和壳寡糖反应条件温和、过程可控、产品得率高且环境友好，已广泛应用于两种寡糖的生产。在几丁寡糖和壳寡糖的酶法生产过程中，合适的酶是降解几丁质和壳聚糖的关键。目前，所用酶主要包括专一性水解酶和非专一性水解酶两类。

专一性水解酶主要是指能够专一性水解几丁质或壳聚糖的水解酶，其中降解几丁质的水解酶统称为几丁质降解酶（Chitin-degrading enzymes），降解壳聚糖的水解酶统称为壳聚糖降解酶（Chitosan-degrading enzymes）。除专一性水解酶外，已发现多种非专一性水解酶可以降解几丁质和壳聚糖生产几丁寡糖和壳寡糖。其中，效果较为明显的有纤维素酶、溶菌酶、脂肪酶、木瓜蛋白酶、胃蛋白酶、果胶酶、鞣酸酶和葡聚糖酶。

三、几丁寡糖生产用酶

基于几丁质降解酶的水解机制和作用位点，可以分为两类：几丁质酶（Chitinase，EC 3.2.1.14）和β-N-乙酰氨基葡萄糖苷酶（β-N-acetyl-D-glucosaminidase，EC 3.2.1.52）。前者主要以随机方式水解几丁质主链上的β-1,4-糖苷键，生成几丁寡糖；后者则主要从几丁寡糖的非还原端以N-乙酰氨基葡萄糖为单位连续切割，最终生成N-乙酰氨基葡萄糖。因此，几丁质酶是几丁寡糖酶法制备过程中最关键的水解酶。

1905年，Beneck等首次发现能够利用几丁质作为营养物质生长的细菌，定名为溶几丁质芽孢杆菌（Bacillus chitinovirous）。随后人们相继从多种细菌、放线菌、真菌以及动植物中发现存在几丁质酶。由于几丁质酶在几丁质生物资源利用和生物防治方面具有很大的应用潜力，多年来，对这两种酶的研究受到广泛的关注。

（一）几丁质酶的来源和分类

几丁质酶广泛存在于植物、动物和微生物中。不同生物分泌几丁质酶的目的和作用不尽相同。细菌主要是为了降解几丁质，获取自身生长、繁殖所需养分；真菌中的几丁质酶与其自身细胞的分裂与形态构建有关；昆虫等节肢动物分泌几丁质酶是蜕皮和生长发育的需要；植物及高等动物分泌几丁质酶是为了防御病源微生物的侵袭而进行自我保护。

几丁质酶在微生物中普遍存在，这些微生物包括细菌、放线菌、真菌、病毒等，但是主要来源于细菌和真菌。已报道的产几丁质酶微生物中，细菌最多，主要是黏质沙雷氏菌（Serratia marcescens），还包括环状芽孢杆菌（B. circulans）、地衣芽孢杆菌（B. licheniformis）、巨大芽孢杆菌（B. megaterium）、液化沙雷氏菌（S. liquefaciens）、液化肠杆菌（Entersbacter liquefaciens）、嗜水气单胞菌（Aeromonas hydrophila）、斯氏假单胞菌（Pseudomonas strutreri）

以及梭菌属和弧菌属（*Vibrio*）微生物等；放线菌主要有灰色链霉菌（*Streptomyces plicatus*）、红色链霉菌（*S. olivaceoviridis*）及热紫链霉菌（*S. thermocyaneoviolaceus*）；真菌中最多的为哈茨木霉（*Trichoderma harzianum*），其次还有米曲霉（*Aspergillus oryzae*）、溜曲霉（*A. tamarii*）和球孢白僵菌（*Beauveria bussiana*）等。微生物产几丁质酶主要用于自身生长和繁殖。伯氏疏螺旋体（*Borrelia burgdorferi*）自身无法产生细胞壁合成所需的*N*-乙酰氨基葡萄糖，需要降解几丁质为菌株提供必要的*N*-乙酰氨基葡萄糖。

植物中也存在很多几丁质酶，分布在植物的各个组织和器官中，比如质外体或液泡中。已在石榴、鳄梨、烟草、马铃薯等多种植物中发现了几丁质酶。植物中的几丁质酶是重要的病程相关蛋白质，当植物受到外源病原体侵害时，植物响应侵入的病原体产生相关几丁质酶，用以降解病原微生物的细胞壁，作为植物的一种防御机制。在昆虫、两栖类和鸟类等动物体内也发现有几丁质酶。此外，高等哺乳动物如人体内亦有几丁质酶。几丁质酶也与动物的生长和防御机制有关，如昆虫几丁质酶在几丁质转化中起重要作用，特别是在蜕皮过程中。动物几丁质酶主要分布于腺体、消化液、胃和肠黏膜，而在肝脏、肌肉、肾内不含几丁质酶，这与动物抵抗消化道微生物入侵有关。几丁质酶的来源非常广泛，但由于植物和动物来源的几丁质酶具有含量低、纯化困难等缺点，目前应用最广的仍是微生物来源的几丁质酶。

根据氨基酸序列的同源性，在CAZy数据库中几丁质酶分布于4个糖苷水解酶（GH）家族：GH18、GH19、GH23和GH48家族。GH18家族的几丁质酶主要源于植物、动物和微生物；而已发现的GH19家族的几丁质酶广泛存在于植物中，在链霉菌属（*Streptomyces*）和拟诺卡氏菌属（*Nocardiopsis*）的放线菌以及气单胞菌属（*Aeromonas*）和唐菖蒲伯克霍尔德氏菌（*Burkholderia gladioli*）中也发现了GH19家族几丁质酶。GH23和GH48家族的几丁质酶较少，现各只有1例，分别来源于雷士杆菌属（*Ralstonia*）和蓼蓝齿胫叶用（*Gastrophysa atrocyanea*）。

GH18家族几丁质酶的催化凹槽内含有2个天冬氨酸（Asp）和1个谷氨酸（Glu），是完成催化反应的关键氨基酸。该家族的几丁质酶呈$(\beta/\alpha)_8$-TIM桶结构，即由8个α螺旋和8个β折叠构成的桶状结构，中心是由平行的β折叠结构组成的内桶，依次为$\beta1\sim\beta8$。由α螺旋结构将β折叠逐一连接起来，在α螺旋和β折叠之间有一段无规则卷曲连接。不同的是，GH19和GH23家族的几丁质酶都呈$\alpha+\beta$结构，而GH48家族的几丁质酶呈$(\alpha/\alpha)_6$桶状结构，由6个中心α-螺旋和6个外部α-螺旋包围组成。

（二）几丁质酶的表达

迄今，已有很多有关几丁质酶的报道，但距大规模工业化生产和应用几丁质酶的要求还相去甚远。利用基因工程手段获得几丁质酶基因，构建合适的宿主，实现几丁质酶高效表达，可为它们的大规模生产和应用提供可能。大肠杆菌表达系统是应用最为广泛的原核表达系统，拥有各种宿主菌株和不同类型的表达载体系统。枯草芽孢杆菌表达系统是另一应用广泛的原核表达系统，具有非致病性、高分泌、易于培养和易放大等优点。毕赤酵母表达系统是研究较为完善和广泛应用的真核表达系统，具有翻译后修饰、高效表达、菌株稳定、高分泌、易放大和便于纯化等优点。目前绝大多数几丁质酶主要采用这3种表达系统表达。

多数几丁质酶主要在大肠杆菌和枯草芽孢杆菌系统中异源表达。将芽孢杆菌DAU101来源的几丁质酶在枯草芽孢杆菌WB600高效表达，摇瓶发酵产酶水平达35.5U/mL[6]。编者课题组将巴伦葛兹类芽孢杆菌（*P. barengoltzii*）和米黑根毛霉（*Rhizomucor miehei*）中的几丁质酶在大肠杆菌中异源表达，取得了较高的表达水平[7-9]。由于酵母真菌细胞壁中含有少量几丁质，几丁质酶在毕赤酵母中表达可能会造成酵母细胞裂解。但是，也有一些几丁质酶在毕赤酵母中成功异源表达。哈茨木霉来源的几丁质酶在毕赤酵母GS115中高效表达，经摇瓶发酵后，产酶水平达31.4U/mL，发酵液蛋白质含量达1.3g/L[10]。

（三）几丁质酶的性质

由于微生物种类多样，不同来源的几丁质酶性质差别较大，而且即使来源于同一种微生物，几丁质酶的性质也不尽相同。一般而言，不同几丁质酶的分子质量相差较大，大部分细菌来源的几丁质酶分子质量多在60～110ku，而放线菌来源的几丁质酶多在30ku以下，真菌来源的几丁质酶一般大于30ku。大多数细菌来源的几丁质酶是酸性蛋白，在pH 3.0～11.0范围内保持稳定。短小芽孢杆菌（*B. pumilus*）SG2来源的几丁质酶ChiS的等电点（pI）为4.5；环状芽孢杆菌（*B.circulans*）WL12来源的6种几丁质酶具有不同的pI，分别为4.5、4.7、5.2、5.9、6.6和8.5。不同来源的几丁质酶最适pH存在着明显差异，来自高温紫链霉菌（*Streptomyces thermoviolaceus*）OPC–520的几丁质酶最适pH为9.0，而来自蒂莫内马赛菌（*Massiliatimonae*）的几丁质酶的最适pH为5.0。微生物来源的几丁质酶最适温度多在40～60℃范围内，一般在50℃以下保持稳定，当温度较高时，酶活力很快下降，几乎丧失。来自嗜几丁质类芽孢杆菌（*Paenibacillus chitinolyticus*）的几丁质酶最适温度为50℃，当温度下降到10℃或升至70℃时，酶活力分别为最高酶活力的10%和40%；来自嗜热古细菌（*Pyrococcus kodakaraensis*）KOD1的几丁质酶具有优良的温度稳定性，ChiA的最适反应温度为85℃，对其C端截短表达后，该酶在100℃处理3h后仍保留70%以上的残余酶活力。

近几年，研究者们从不同环境中分离产几丁质酶微生物，并纯化得到多种具有优良抗逆性的几丁质酶。例如，从迪蒙类芽孢杆菌（*P. timonensis*）发酵液中纯化得到一种耐有机溶剂的几丁质酶，在pH 4.5、80℃条件下表现出最高酶活力，且催化效率比商业几丁质酶高。来源于南极微小杆菌（*Exiguobacterium antarcticum*）的嗜冷几丁质酶最适温度为30℃，最适pH5.0，在0℃可保持80%残余酶活力。来源于交替假单胞菌（*Pseudoalteromonas* sp.）的耐盐碱几丁质酶在pH9.0、40℃、100g/L NaCl条件下表现出最高酶活力。

四、壳寡糖生产用酶

基于壳聚糖降解酶的水解机制和作用位点，可以将其分为两类：壳聚糖酶（Citosanase，EC 3.2.132）和β–D–氨基葡萄糖苷酶（β–D–Glucosaminidase，EC 3.2.165）。前者主要以随机方式水解壳聚糖内部的β–1,4–糖苷键，生成壳寡糖；后者从壳聚糖或壳寡糖的非还原端以D–氨基葡萄糖为单位连续水解，最终生成D–氨基葡萄糖。可见，壳寡糖酶法生产过程中最关键的水解酶是壳聚糖酶。

（一）壳聚糖酶的来源和分类

壳聚糖酶主要来源于细菌和真菌，也存在于部分植物组织中。细菌壳聚糖酶主要来源于芽孢杆菌属、类芽孢杆菌属、链霉菌属、紫色杆菌属（*Janthinobacterium*）、微杆菌属（*Microbacterium*）、溶杆菌属（*Lysobacter*）、松江菌属（*Mitsuaria*）和*Matsuebacter*等微生物，其中以芽孢杆菌属和链霉菌属来源的壳聚糖报道较多。真菌壳聚糖酶主要来源于曲霉属（*Asperigllus*）、青霉属（*Panicillium*）、*Gongronella*及镰刀菌属（*Fusarium*）微生物，其中对米曲霉和烟曲霉来源壳聚糖酶的研究较为深入。

根据氨基酸序列的同源性，在CAZy数据库中壳聚糖酶分为6个糖苷水解酶家族，分别为GH5、GH7、GH8、GH46、GH75、GH80家族。根据壳聚糖酶催化位置的特异性，将壳聚糖酶进一步分为三类，即亚家族（Subclass）Ⅰ、Ⅱ和Ⅲ。三类酶都可以水解氨基葡萄糖之间的β–1,4–糖苷键，但不能水解N–乙酰氨基葡萄糖之间的糖苷键。其中，亚家族Ⅰ壳聚糖酶可水解N–乙酰氨基葡萄糖与氨基葡萄糖相连的β–1,4–糖苷键，亚家族Ⅲ壳聚糖酶可水解氨基葡萄糖与N–乙酰氨基葡萄糖相连的糖苷键，而亚家族Ⅱ壳聚糖酶对上述两种糖苷键均无水解作用（图8-4）。

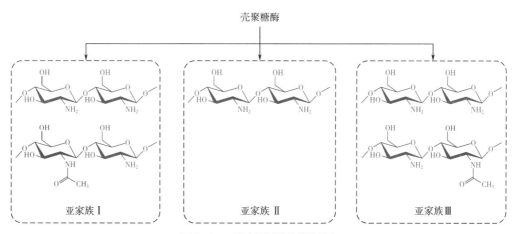

图8-4　三类壳聚糖酶的催化位点

GH5、GH7和GH46家族的壳聚糖酶分别呈$(\beta/\alpha)_8$–TIM桶、β–果冻卷和$(\alpha/\alpha)_6$桶状结构。而GH46家族壳聚糖酶的结构是由上下两个模块通过一个α–螺旋连接而成，质子供体（Glu）

和质子受体（Asp）分别位于这两个模块，底物结合及催化反应发生在两个模块之间。GH80家族壳聚糖酶的分子结构与GH46家族壳聚糖酶类似，也由上下两个模块构成，质子供体（Glu）和质子受体（Glu）分别位于这两个模块上。目前，尚无GH75家族壳聚糖酶的结构报道。

（二）壳聚糖酶的表达

近年来已筛选出许多产壳聚糖酶的菌株，但是野生型菌株产酶水平低，难以满足工业大规模生产和应用的要求。随着基因工程的快速发展，已克隆越来越多的壳聚糖酶并在宿主中异源表达，以提高壳聚糖酶的产酶水平。自1991年变铅青链霉菌（*S. lividans*）TK-24来源的壳聚糖酶基因被成功克隆和表达后，陆续有许多细菌和真菌壳聚糖酶基因被克隆，并在多种表达系统中成功表达（表8-2）。

表 8-2　部分重组壳聚糖酶的表达水平

来源	家族	宿主	表达水平/（U/mL）	蛋白质含量/（mg/mL）
烟曲霉（*Aspergillus fumigatus*）	GH75	大肠杆菌	14000	0.5
烟曲霉（*A. fumigatus*）	GH75	毕赤酵母	25000	3.0
芽孢杆菌（*Bacillus* sp.）	GH8	大肠杆菌	140	—
枯草芽孢杆菌（*B. subtilis* NCHU05）	GH46	枯草芽孢杆菌	3780	0.1
枯草芽孢杆菌（*B. subtilis* 168）	GH46	枯草芽孢杆菌	208	—
枯草芽孢杆菌（*B. subtilis* HD145）	GH46	毕赤酵母	9000	0.8
枯草芽孢杆菌（*B. subtilis* 141）	GH80	毕赤酵母	1480	—
枯草芽孢杆菌（*B. subtilis*）	GH46	毕赤酵母	50370	15.7
微杆菌（*Microbacterium* sp.）	GH46	大肠杆菌	68	—

注："—"为无数据。

目前，对真菌壳聚糖酶基因克隆和表达的研究相对较少。将烟曲霉（*A. fumigatus*）来源的GH75家族壳聚糖酶在大肠杆菌中胞外分泌表达，高密度发酵后胞外酶活力为14000U/mL，胞外蛋白质含量为0.5mg/mL，这是已报道在大肠杆菌分泌表达壳聚糖酶的最高水平[22]。同样，上述壳聚糖酶基因在毕赤酵母GS115中也实现了高效表达，高密度发酵后产酶水平达25000U/mL，蛋白质含量为3mg/mL，这是目前文献报道真菌壳聚糖酶的最高表达水平[23]。对细菌壳聚糖酶基因克隆和表达的研究较多，但其表达水平通常远低于真菌壳聚糖酶的表达水平。松江菌来源的GH80家族壳聚糖酶在毕赤酵母中表达，产酶水平为1480.2U/mL[24]。枯草芽孢杆菌来源的壳聚糖酶分别在大肠杆菌及枯草芽孢杆菌中分泌表达，高密度发酵后胞外产酶水平分别仅为45U/mL及208.23U/mL[25, 26]。编者课题组将枯草芽孢杆菌来源的壳聚糖酶（*Bs*Csn46）

在毕赤酵母GS115中高效表达，经5L发酵罐高密度发酵，发酵液胞外酶活力高达50370U/mL，发酵液蛋白质含量达15.7mg/mL，是目前已报道壳聚糖酶的最高表达水平（图8-5）[27]。

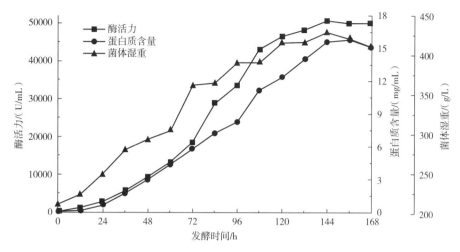

图8-5　枯草芽孢杆菌来源壳聚糖酶的高密度发酵历程

（三）壳聚糖酶的性质

不同来源的壳聚糖酶在其分子质量、最适pH、最适温度、稳定性、底物特异性及水解特性等性质上存在差异。一般来说，微生物来源壳聚糖酶的分子质量在20～60ku，其中GH46、GH75和GH80家族的壳聚糖酶分子质量大都较小，在25～35ku；GH8家族的壳聚糖酶分子质量相对大一些，在40～60ku。但是，烟曲霉（*A. fumigatus*）KH-9和*Paenibacillus fukuinensis* D2来源壳聚糖酶的分子量较大，分别为108ku和85ku。微生物来源的壳聚糖酶的最适pH一般为弱酸性（pH 4.0～6.5），少数为弱碱性（pH 7.0～8.0）。稳定的pH范围一般为弱酸性偏碱性（pH 4.5～9.0），仅有少数耐酸的壳聚糖酶报道，如烟曲霉ATCC13073来源的壳聚糖酶（pH 1.0～9.0）、枯草芽孢杆菌168来源的壳聚糖酶（pH 2.0～9.0）和苏云金芽孢杆菌JAM-GG01来源的壳聚糖酶（pH 2～4）。微生物来源壳聚糖酶的最适温度范围一般在30～60℃，大多热稳定性差，有关耐热壳聚糖酶的报道较少。芽孢杆菌CK4来源的壳聚糖酶在80℃下半衰期为90min，类芽孢杆菌（*Paenibacillus*）1794来源的壳聚糖酶在70℃下半衰期为6h，烟曲霉Y2K来源的壳聚糖酶在90℃以下保持稳定，80℃下半衰期为2.5h，90℃下半衰期为1h，100℃下半衰期为32min。

大多数壳聚糖酶对壳聚糖具有严格的底物专一性，而另一些壳聚糖酶具有宽泛的底物特异性，除能水解壳聚糖外，也具有对胶体几丁质、羧甲基纤维素、大麦β-葡聚糖或地衣多糖等的水解能力。例如，来源于地衣芽孢杆菌NBL420的GH5家族双功能酶对羧甲基纤维素（CMC）和壳聚糖都有水解能力。芽孢杆菌属、类芽孢杆菌属及溶杆菌属（*Lysobacter*）

来源的GH8家族壳聚糖酶具有羧甲基纤维素、大麦β-葡聚糖或地衣多糖水解活性。而枯草芽孢杆菌IMR-N1来源的GH46家族壳聚糖酶可以水解胶体几丁质。壳聚糖酶都呈现内切水解模式，主要水解产物主要为聚合度2~6的寡糖，但是，微杆菌属（*Microbacterium*）、芽孢杆菌MET 1299和松江菌141等来源壳聚糖酶的主要水解产物中存在单糖，而树形类芽孢杆菌（*Paenibacillus dendritiformis*）来源壳聚糖酶的主要水解产物为壳二糖。

五、几丁寡糖和壳寡糖的酶法生产

与低聚木糖和低聚甘露糖生产相似，几丁寡糖和壳寡糖的生产包括酶解、纯化、浓缩、干燥等步骤。由于两者的生产底物和用酶有所不同，下面分别介绍两种寡糖的酶解步骤。

（一）几丁质酶酶解

关于酶法制备几丁寡糖的研究报道很多，但是由于几丁质具有高结晶度和水不溶性等特征，一般所用底物为胶体几丁质（盐酸处理的几丁质）或溶胀几丁质（磷酸处理的几丁质）。利用桑普索链霉菌（*Streptomyces sampsonii*）几丁质酶SsChi28水解胶体几丁质，产物为N-乙酰氨基葡萄糖和几丁二糖，其中几丁二糖的比例达73%[11]。利用伊利诺斯类芽孢杆菌（*Paenibacillus illinoisensis*）来源的几丁质酶水解胶体几丁质制备几丁寡糖，随着反应时间的延长，高聚合度寡糖逐渐减少，N-乙酰氨基葡萄糖的含量逐渐增加，反应24h后，单糖转化率为62.2%（1.71mg/mL），几丁二糖、几丁三糖、几丁七糖和几丁八糖的转化率分别为4.9%、1.2%、4.1%和9.6%[12]。凝结芽孢杆菌（*B.coagulans*）来源的β-N-乙酰氨基葡萄糖苷酶（BcNagZ）协同外切几丁质酶AMcase水解胶体几丁质，2.5h后N-乙酰氨基葡萄糖的转化率达86.9%[13]。编者课题组从巴伦葛兹类芽孢杆菌中克隆了一个几丁质酶PbChi74，该酶水解胶体几丁质的主要产物为N-乙酰氨基葡萄糖和几丁二糖，与β-N-乙酰氨基葡萄糖苷酶RmNAG复配后水解24h，胶体几丁质的水解率达92.6%[9]。编者课题组将另一个来源于巴伦葛兹类芽孢杆菌的几丁质酶PbChi70用于水解胶体几丁质，主要水解产物为几丁二糖，水解24h后几丁二糖的得率达89.5%（图8-6）[8]。此外，还有一些具有逆水解及转糖苷活性的几丁质酶及β-N-乙酰氨基葡萄糖苷酶可利用N-乙酰氨基葡萄糖和低聚合度的几丁寡糖合成具有更高聚合度的几丁寡糖，如蜡蚧轮枝菌（*Lecanicillium lecanii*）来源的β-N-乙酰氨基葡萄糖苷酶可利用N-乙酰氨基葡萄糖合成几丁寡糖（聚合度2~6）[14]。*Chitinolyticbacter meiyuanensis*来源的β-N-乙酰氨基葡萄糖苷酶CmNAGase可利用几丁二糖合成几丁三糖[15]。

胶体几丁质结构疏松，与几丁质酶的亲和力强，有效提升了几丁质酶的催化效率，但胶体几丁质制备过程中使用大量强酸和水溶液，既污染环境又浪费水资源，且生产成本较高，不适用于几丁寡糖的大规模生产。近年来，随着几丁质预处理技术的发展，酶法制备几丁寡糖开始使用经过预处理的几丁质粉末作为底物，经预处理的几丁质粉末的结晶度大幅度降低，利于酶与底物的结合，提高了酶解效率。几丁质常用的预处理方法主要包括蒸汽爆破处理、球磨处理、亚临界或超临界流体处理、超声波处理等。

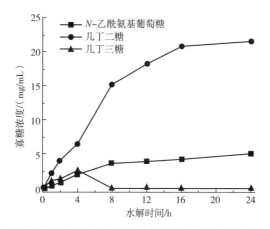

图 8-6　几丁质酶 PbChi70 水解胶体几丁质的产物分析

蒸汽爆破过程中，高温高压蒸汽可以渗入几丁质晶体的内部结构，并通过瞬间泄压爆破破坏几丁质的晶体结构。研究发现，使用蒸汽爆破预处理几丁质可有效降低几丁质的结晶度（降低11.28%），进而利于后续酶解生产几丁寡糖[16]。利用球磨法对蟹壳进行预处理后，再用几丁质酶水解，成功得到以几丁二糖为主的几丁寡糖，且蟹壳中几丁质的水解率接近100%。可以看出，蒸汽爆破处理和球磨处理可以显著降低几丁质的结晶度[17]，使几丁质酶易与几丁质结合，提高几丁寡糖的生产效率。编者课题组将一个来源于巴伦葛兹类芽孢杆菌的N-乙酰氨基葡萄糖苷酶PbNag39协同PbChi70水解球磨几丁质，水解产物为N-乙酰氨基葡萄糖，水解24h后N-乙酰氨基葡萄糖的得率达75.3%（图8-7）[17]。

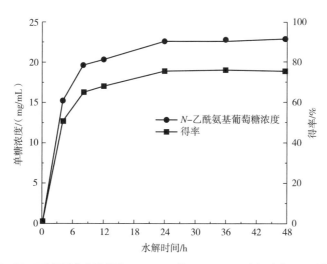

图 8-7　N-乙酰氨基葡萄糖苷酶 PbNag39 协同 PbChi70 水解球磨几丁质产物分析

此外，一系列新型的环境友好的预处理方式也应用于几丁质预处理，如高压均质处理、离子液体和微生物发酵处理。高压均质是一种有效的几丁质预处理方法。使用高压均质预处理方法预处理小龙虾壳，使其中的几丁质晶体结构变得蓬松，小龙虾壳在40MPa的压力下经过五个循环的高压均质预处理后，几丁质酶对其的降解效率较未处理组提高3倍以上[18]。使用室温离子液体（1-乙基-3-甲基咪唑鎓，[C₂mim][OAc]）预处理几丁质后，几丁质的结晶度显著降低（图8-8）[19]。再利用灰色链霉菌（S. griseus）来源的几丁质酶水解预处理后的几丁质，几丁二糖的产量达668mg/g几丁质。使用离子液体1-丁基-3-甲基咪唑醋酸盐（[BMIM]Ac）于100℃处理几丁质1h后，几丁质结构开始变得疏松，结晶度降低约25%；再利用帕萨登斯类芽孢杆菌（P. pasadenensis）来源的两个几丁质酶协同水解预处理后的几丁质，几丁二糖的产量达712.6mg/g几丁质[20]。

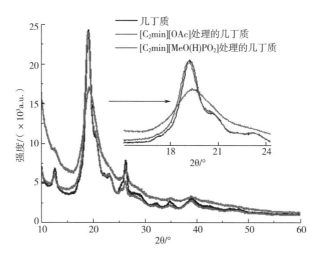

图8-8　未处理几丁质、[C₂mim][OAc]处理几丁质和[C₂mim][MeO(H)PO₂]处理几丁质的X射线衍射图[19]

微生物发酵也是预处理几丁质的有效手段。原理主要是利用天然菌株发酵过程中产生的几丁质酶等破坏几丁质的晶体结构，致使其结晶度降低，从而提高后续降解过程中其与几丁质酶的亲和力。利用*Meitulyticacacter meiyuanensis* SYBC-H1先发酵粉末几丁质，可获得具有蓬松结构的几丁质，扫描电子显微镜分析揭示发酵预处理后的几丁质结构变得疏松多孔，随后利用几丁质酶水解6h，几丁质的水解率达95%以上[21]。微生物发酵预处理是一种有效的、温和的、环境友好的几丁质预处理方法，可以在不使用氧化剂、酸或其他化学试剂的情况下降低几丁质的结晶度，提高几丁质的水解率。部分几丁质酶水解几丁质制备几丁寡糖的反应条件和产物组成如表8-3所示。

表8-3　部分几丁质酶水解几丁质制备几丁寡糖的反应条件和产物组成

酶来源	底物	反应条件	产物及转化率
气单胞菌（*Aeromonas* sp.）GJ-18	溶胀几丁质	40℃，9d	*N*-乙酰氨基葡萄糖，94.9%
		45℃，5d	*N*-乙酰氨基葡萄糖，74%，几丁二糖，4.8%
		55℃，5d	*N*-乙酰氨基葡萄糖，3.9%，几丁二糖，34.7%
嗜水气单胞菌（*A. hydrophila*）H-2330	几丁质粉末	37℃，12h	*N*-乙酰氨基葡萄糖，几丁二糖～几丁五糖
柯达热球菌（*Thermococcus kodakaraensis*）KOD1	几丁质粉末	70℃，3h	几丁二糖
变形斑沙雷菌（*Serratia proteamaculans*）NJ303	小龙虾壳	37℃，1.5h	*N*-乙酰氨基葡萄糖，78.1%
Chitinolyticbacter meiyuanensis SYBC-H1	几丁质粉末	37℃，6h	*N*-乙酰氨基葡萄糖，96.0%

（二）壳聚糖酶酶解

由于壳聚糖中含有游离氨基，因此可以溶解在乙酸、乳酸和柠檬酸等酸性溶液中，并与酸形成相应的盐。壳聚糖的溶解度取决于其分子质量、乙酰化程度、酸的浓度和温度。相对于不溶于水的几丁质，水溶性壳聚糖更适合酶的水解反应，因此，酶法降解壳聚糖比酶法降解几丁质更容易和高效。酶解壳聚糖制备壳寡糖的产物一般是壳单糖至壳七糖的混合物，寡糖聚合度及各组分比例可根据反应条件调控。此外，由于壳聚糖溶于弱酸后会形成相应的盐，所以一般酶法制备的壳寡糖也是以盐离子形式存在，如乙酸盐、乳酸盐和柠檬酸盐等。

虽然壳聚糖在弱酸溶液中可溶，但其黏度较大，高黏度会阻碍反应体系中的分子运动，加入壳聚糖酶能够较大程度降低反应体系黏度，促进水解反应的进行，因此壳聚糖酶水解壳聚糖通常具有较高的水解效率和产物得率。烟曲霉来源的壳聚糖酶在60℃下水解壳聚糖24h，主要产物为聚合度2～6的壳寡糖，壳聚糖水解率达98.2%[23]。蜡样芽孢杆菌来源的壳聚糖酶水解20g/L壳聚糖18h后，聚合度2～4的壳寡糖的得率为85%[28]。响应面优化蜡样芽孢杆菌来源的壳聚糖酶水解壳聚糖产生壳寡糖的条件后发现，壳聚糖酶水解的最适条件为pH 5.6，温度53℃，壳聚糖20.9g/L，酶解时间157min，在该优化条件下，壳寡糖的浓度为35.73μmol/mL[29]。吉氏菌（*Gynuella sunshinyii*）来源的适冷性壳聚糖酶在30℃下水解壳聚糖，通过控制酶解时间分别得到聚合度2～7、2～5和2～3的壳寡糖，得率分别达70.9%、87.1%和94.6%[30]。编者课题组利用枯草芽孢杆菌来源的壳聚糖酶BsCsn46水解30g/L壳聚糖，产物主要为壳二糖、壳三糖和壳四糖（图8-9），壳聚糖的水解率为92.8%，壳寡糖得率达90.9%[27]。这为壳聚糖酶工业化、规模制备壳寡糖的应用提供了理论支持。

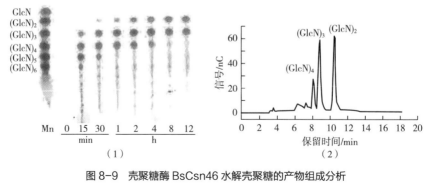

图 8-9　壳聚糖酶 BsCsn46 水解壳聚糖的产物组成分析

（1）薄层层析分析结果　（2）高效阴离子交换色谱结果

GlcN—氨基葡萄糖　（GlcN）₂—壳二糖　（GlcN）₃—壳三糖

（GlcN）₄—壳四糖　（GlcN）₅—壳五糖　（GlcN）₆—壳六糖

一些壳聚糖酶水解壳聚糖制备壳寡糖的反应条件和产物组成如表8-4所示。

表 8-4　一些壳聚糖酶水解壳聚糖制备壳寡糖的反应条件和产物组成

酶来源	底物	反应条件	产物
烟曲霉（*Aspergillus fumigates*）S-26	壳聚糖	37℃，30min	聚合度2~7的壳寡糖
芽孢杆菌（*Bacillus* sp.）KCTC 0377BP	壳聚糖	1700U/mg	聚合度3~7的壳寡糖
芽孢杆菌（*Bacillus* sp.）	壳聚糖	6U/mL，45℃，8h	聚合度2~4的壳寡糖
蜡状芽孢杆菌（*B. cereus*）TNU-FC-4	壳聚糖（95%脱乙酰度）	45℃，33min	聚合度>7的壳寡糖
短小芽孢杆菌（*B. pumilus*）BN-262	壳聚糖	45℃，1h	聚合度4~7的壳寡糖
苏云金杆菌（*B. thuringiensis*）	壳聚糖	60℃，55h	聚合度2~5的壳寡糖
微紫青霉（*Penicillium janthinellum*）D4	壳聚糖（60%脱乙酰度）	50℃，60h	聚合度3~9的壳寡糖

除了用专一性壳聚酶水解壳聚糖制备壳寡糖外，还有一些非专一性酶也能够用于制备壳寡糖。研究表明，许多来源于细菌、真菌、哺乳动物和植物的纤维素酶、蛋白酶和脂肪酶等对壳聚糖具有一定的水解能力，可用来制备壳寡糖。黑曲霉来源的纤维素酶能够水解脱乙酰度80%的壳聚糖，产生聚合度为8~21的壳寡糖；纤维素酶、α-淀粉酶和蛋白酶的混合物

则能够水解壳聚糖产生聚合度为5～17的壳寡糖。此外，商用脂肪酶也可用于酶法制备壳寡糖，37℃水解壳聚糖24h后，产物为聚合度为2～6的壳寡糖，得率为93.8%[31]。这些非专一性酶为壳寡糖的工业化生产提供了另一种选择。

（三）利用几丁寡糖生产壳寡糖

几丁质脱乙酰酶（Chitin deacetylase，EC 3.5.1.41）能够将几丁质和几丁寡糖中的*N*-乙酰氨基-D-葡萄糖残基中的乙酰基水解下来，生成壳聚糖、壳寡糖和乙酸。该酶在中性温和的条件下即可将几丁质和几丁寡糖转化为壳聚糖和壳寡糖[32]。几丁质脱乙酰酶对水溶性较好的底物具有较高的催化效率，而对粉末几丁质和胶体几丁质的活性很低，因此底物的溶解性是几丁质脱乙酰酶催化的限制因素。几丁寡糖具有良好的水溶性，是几丁质脱乙酰酶的良好底物。热球菌（*Thermococcus kodakaraensis*）来源的几丁质脱乙酰酶能够将几丁二糖转化为几壳二糖（*N*-乙酰氨基葡萄糖基-氨基葡萄糖）、壳几二糖（氨基葡萄糖基-*N*-乙酰氨基葡萄糖）和壳二糖[33]。海洋基因组（Marine metagenome）来源的几丁质脱乙酰酶能够同时将*N*-乙酰氨基-D-葡萄糖和几丁二糖转化为氨基葡萄糖和壳二糖[34]。该法为壳寡糖的制备生产提供了一种新思路。

六、几丁寡糖和壳寡糖的分析与检测

几丁寡糖和壳寡糖的分析方法主要包括薄层层析色谱法和高效液相色谱法两种。薄层色谱法操作简便、检测迅速、成本低廉，但无法精确定量。此外，如果寡糖样品中高聚合度组分含量较高，薄层层析法的展层效果不理想。因此，高效液相色谱法是目前检测几丁寡糖和壳寡糖的主要方法，具有定量准确、可连续操作等优点。

（一）几丁寡糖的高效液相色谱法检测

1. 主要试剂

水：超纯水

乙腈：色谱纯

几丁寡糖标准品：*N*-乙酰氨基葡萄糖、几丁二糖、几丁三糖、几丁四糖、几丁五糖和几丁六糖，爱尔兰Megazyme公司生产

2. 色谱条件

色谱柱：TSKgel Amide-80色谱柱（4.6mm×250mm，日本东曹）

流动相：乙腈：水=70：30

流速：1.0mL/min

柱温：30℃

检测器：紫外检测器（195nm）

3. 检测结果

N-乙酰氨基葡萄糖、几丁二糖、几丁三糖、几丁四糖、几丁五糖和几丁六糖的高效液相色谱分析如图8-10所示。利用氨基柱检测几丁寡糖时，不同聚合度的几丁寡糖由色谱柱分离，洗脱顺序按照聚合度由低到高依次出峰，首先检测到*N*-乙酰氨基葡萄糖，最后检测到几丁六糖。

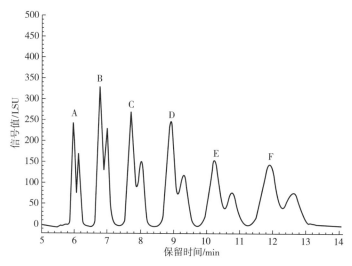

图 8-10　几丁寡糖的高效液相色谱图

A—*N*-乙酰氨基葡萄糖　B—几丁二糖　C—几丁三糖　D—几丁四糖　E—几丁五糖　F—几丁六糖

（二）壳寡糖的高效液相色谱法检测

1. 主要试剂

水：超纯水

乙腈：色谱纯

壳寡糖标准品：氨基葡萄糖、壳二糖、壳三糖、壳四糖、壳五糖和壳六糖，中国博智汇力公司生产

2. 色谱条件

色谱柱：Shodex NH2P-50 4E（4.6mm×250mm，昭和电工）

流动相：乙腈∶水=70∶30

流速：0.8mL/min

柱温：30℃

检测器：示差折光检测器，检测器温度40℃

3. 检测结果

氨基葡萄糖、壳二糖、壳三糖、壳四糖、壳五糖和壳六糖的液相色谱分析如图8-11所示。不同聚合度的壳寡糖由色谱柱分离，洗脱顺序按照聚合度由低到高依次排列，首先检测到氨基葡萄糖，最后检测到壳六糖。

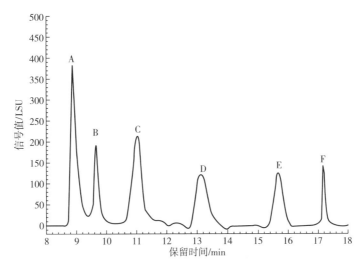

图 8-11　壳寡糖的高效液相色谱图

A—氨基葡萄糖　B—壳二糖　C—壳三糖　D—壳四糖　E—壳五糖　F—壳六糖

第四节　几丁寡糖和壳寡糖的功能活性

几丁质在自然界含量丰富，但由于乙酰化程度高，在水和酸溶液中的溶解性很差。其脱乙酰产物壳聚糖在酸溶液中具有较好的溶解性，但黏度较高，一定程度上限制了几丁质和壳聚糖的应用范围。几丁寡糖和壳寡糖具有良好的水溶性和较低的分子质量，能够黏附黏膜，且具有更高的细胞转导性，能够沿胃肠道吸收，在商业应用中显现更多优势。几丁寡糖和壳寡糖在食品、农业以及医疗保健领域中具有重要作用。其具有一定的抗菌、抗病毒、抗肿瘤、抗氧化、免疫调节、降低血脂、控制血糖等功能活性。与其他低聚糖不同，高聚合度（>6）的几丁寡糖和壳寡糖同样具有很强的功能活性，包括抗菌、抗肿瘤活性和免疫增强作用。

几丁寡糖和壳寡糖的功能活性与其分子质量、脱乙酰度、聚合度和电荷分布模式直接相关。几丁寡糖和壳寡糖的结构表明，这些寡糖含有多个反应性官能团，如C-3和C-6位的伯醇羟基和仲醇羟基、C-2位的氨基和N-乙酰氨基、单体之间的β-1,4-糖苷键（图8-12）。这些反应性官能团与几丁寡糖和壳寡糖的功能活性直接相关。此外，也可以通过对上述反应性官能团进行化学修饰，使几丁寡糖和壳寡糖具有更多的功能活性。

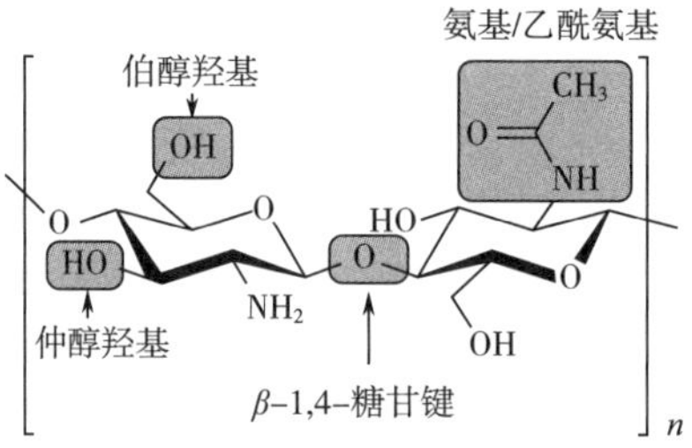

图 8-12　几丁寡糖和壳寡糖中的反应性官能团

一、抑制肠道有害菌增殖

对几丁寡糖和壳寡糖及其衍生物对重要致病微生物的抗菌活性已有较深入的研究。壳寡糖对一系列致病菌包括革兰阴性菌（大肠杆菌、副溶血性弧菌、鼠伤寒沙门氏菌、铜绿假单胞菌）和革兰阳性菌（变形链球菌、粪肠球菌、表皮葡萄球菌、金黄色葡萄球菌）均有不同程度的抑制活性。1~10mg/mL 的壳寡糖能够对革兰阴性菌创伤弧菌（V. vulnificus）具有良好的抗菌活性，5mg/mL 的壳寡糖则能够显著抑制创伤弧菌对肠道上皮细胞的细胞毒作用。此外，壳寡糖还能够抑制 7 种常见结肠非致病性厌氧性细菌的生长速率，包括梭菌属和拟杆菌属细菌，最低抑制浓度（Minimum inhibitory concentration，MIC）为 5~45mg/mL，这表明壳寡糖能够影响结肠稳态的组成。

壳寡糖同样对真菌具有良好的抑菌活性，其中低分子质量、高脱乙酰度的壳寡糖具有更强的抗真菌活性。研究表明，壳寡糖对酿酒酵母、黑曲霉和念珠菌（Candida sp.）均具有较强的抗菌活性，最低抑制浓度为 1.3~1.5mg/mL。壳寡糖单体氨基葡萄糖 C-2 位的氨基可产生正电荷，能够促进壳寡糖与微生物细胞壁的结合，从而启动其抗菌活性。这种结合导致钾离子从细胞膜移位，引起钾离子外流和刺激细胞胞外酸化，导致细胞间跨膜电位差增加和钙离子摄取增加，从而抑制了微生物细胞的生存，导致其死亡。壳寡糖的衍生物壳寡糖-N-氯磺酸曼尼希碱（COS-N-MB）可通过静电相互作用和螯合离子吸附在微生物细胞壁上，并使微生物细胞的通透性增加，导致细胞渗漏和膜完整性破坏，使膜结构和功能变形，最终导致细胞死亡。

此外，壳寡糖衍生物硫酸化壳寡糖具有一定的抗 I 型艾滋病毒（HIV-1）活性，半数抑制浓度（IC$_{50}$）为 1~2μg/mL。研究表明，硫酸化壳寡糖能够与 HIV-1 的包膜糖蛋白 GP 120 结合，导致 GP 120-CD 4 受体相互作用被干扰，抑制 HIV-1 转导进入免疫细胞。

二、抗癌活性

癌症的病因主要是细胞变异，导致其不可抑制地分裂、增殖，且这些变异细胞具有侵入和攻击正常细胞的潜力，能从群体中迁移到相关组织和身体器官。壳寡糖在癌细胞的生长、侵袭和转移等不同阶段均能干扰其异常增殖。体外实验表明，壳寡糖能够诱导膀胱癌、前列腺癌、肺癌、肝癌、白血病、宫颈癌和结肠癌等多种癌细胞凋亡，其平均半数抑制浓度在25～50μg/mL，具体数值取决于癌细胞类型。壳寡糖还能够抑制癌细胞中基质金属蛋白酶（Matrix metalloproteinase，MMP）的表达，从而对多种类型的癌细胞具有抗侵入和抗转移活性。在250～1000μg/mL范围内，壳寡糖在体外能够抑制人胃癌细胞的转移和侵袭。1～5mg/mL的壳寡糖能够抑制人结肠癌细胞HT-29促炎性细胞因子诱导的侵袭，并且能够抑制诱导型一氧化氮合酶（Inducible nitric oxide synthase，iNOS）和基质金属蛋白酶-2（MMP-2）的表达。壳寡糖在黑色素瘤细胞中以非竞争性方式结合并抑制金属蛋白酶-2活性，从而降低癌细胞的入侵能力。

在肿瘤起始和增殖的不同阶段，壳寡糖通过抑制NF-κB活性和环氧化酶-2（Cyclooxygenase-2，COX-2）的表达进一步增强AMP依赖的蛋白激酶（AMP-activated protein kinase，AMPK）活性和抗氧化酶的表达来发挥抗癌作用。壳寡糖还通过调控癌细胞生长中的许多重要蛋白的表达来限制肿瘤的增殖，如β-连环蛋白（β-Catenin）、哺乳动物雷帕霉素靶蛋白（Mammalian target of rapamycin，mTOR）、丙酮酸激酶（Pyruvate kinase，PK）、鸟氨酸脱羧酶（Ornithime decarboxylase，ODC）以及半胱氨酸蛋白酶-3（Caspase-3）的激活和干扰素-γ和白细胞介素-12（Interleukin-12，IL-12）。

壳寡糖可以通过抑制血管内皮细胞中血管内皮生长因子（Vascular endothelial growth factor，VEGF）和尿激酶型纤溶酶原激活物（Urokinase-type plasminogen activator，uPA）的表达，进一步抑制肿瘤中血管的生成。此外，壳寡糖还能够影响钙敏感受体（Calcium-sensing receptors，CaSR）-磷脂酶C（Phospholipase C，PLC）的活化，导致磷脂酶C-三磷酸肌醇（PLC-inositol triphosphate，PLC-IP3）受体通道介导的钙从细胞内质网释放。这表明壳寡糖通过NF-κB介导的炎症反应和CaSR-PLC-IP3受体通道介导的内质网释放来激活AMPK的新机制，从而具有一定的抗癌活性。

三、抗炎活性

炎症是细胞或组织对病原体、受损细胞和过敏原等有害刺激的复杂生理反应，触发免疫细胞和分子介质的保护性反应，导致促炎细胞因子和免疫细胞的产生。革兰阴性细菌的细胞壁由脂多糖（Lipopolysaccharide，LPS）组成，对炎症引起的如脓毒性休克、血管炎症、动脉粥样硬化、神经退行性疾病、代谢综合征和炎症性肠病的发病机制研究至关重要。

壳寡糖能够抑制脂多糖刺激的小神经胶质细胞中iNOS的表达，从而抑制一氧化氮（NO）的产生，有效作用剂量为50～200μg/mL[35]。聚合度为3～5的壳寡糖对大鼠嗜碱性白血病细胞（RBL-2H3）中抗原刺激的脱粒和细胞因子的产生具有强烈的抑制作用[36]。壳寡糖在哮喘小鼠模型中表现出对卵清蛋白（Ov-albumin，OVA）诱导的肺部炎症的保护作用，每天摄入16mg/kg壳寡糖使小鼠肺组织和支气管肺泡灌洗液中相关免疫因子（IL-4、IL-5、IL-13和TNF-α等）的转录水平和表达水平显著降低，表明壳寡糖对呼吸道炎性哮喘具有良好的缓解效果。

研究发现，壳寡糖的抗炎活性主要是通过抑制由脂蛋白引发的炎症实现的。壳寡糖的抗炎活性有两种机制（图8-13）。第一种机制主要是壳寡糖能够激活AMP依赖的蛋白激酶（AMPK），然后抑制肠上皮细胞（Intestinal epithelial cells IEC）中NF-κB活化。同时，壳寡糖还能够抑制NF-κB活化，导致NF-κB的核转位减少[37]。第二种是壳寡糖与免疫细胞的相互作用，抑制脂蛋白诱导的丝裂原活化蛋白激酶（Mitogen-activated protein kinase，MAPK）活化，导致转录激活因子AP-1核转位的抑制。壳寡糖在这种机制中的最终作用是促使免疫细胞降低促炎细胞因子和介质的表达。

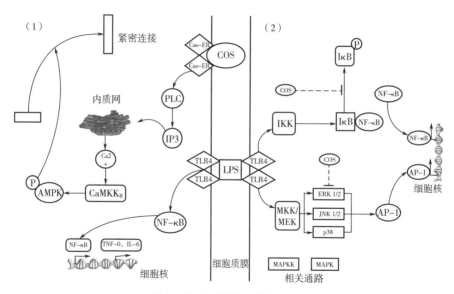

图 8-13　壳寡糖的两种抗炎机制

（1）肠上皮细胞中的AMPK和NF-κB抑制的细胞活化　（2）MAPK活化导致免疫细胞中的抗炎作用

AMPK—AMP依赖的蛋白激酶　COS—壳寡糖　PLC—磷脂酶C　IP3—三磷酸肌醇

CaMKK$_\beta$—钙调节蛋白激酶激酶β　NF-κB—核因子κB　TNF-α—肿瘤坏死因子α　IL-6—白介素6

LPS—脂多糖　TLR4—Toll样受体4　IκK—κB抑制因子激酶　IκB—κB抑制因子

MKK/MEK—丝裂原活化蛋白激酶激酶　ERK 1/2—细胞外调节蛋白激酶　JNK 1/2—JUN蛋白氨基末端激酶

p38—丝裂原活化蛋白激酶抑制剂　MAPKK—丝裂原活化蛋白激酶激酶　MAPK—丝裂原活化蛋白激酶

四、调节机体免疫

壳寡糖作为抗炎剂、抗氧化剂和自由基清除剂具有生理学上引发的免疫应答效应，还能直接参与体内体外的免疫调节。壳寡糖的免疫刺激作用主要是由TLR4介导的巨噬细胞刺激激发。在人类细胞中，TLR4由*TLR4*基因转录而来，TLR4是Toll样受体家族的成员，并作为跨膜蛋白和模式识别受体（Pattern recognition receptor，PRR）起着关键作用。

聚合度在3～8的壳寡糖是有效的免疫调节剂，能够通过RAW264.7巨噬细胞显著增强中性红细胞的增殖和吞噬作用，此外，巨噬细胞产生的NO和TNF-α也会显著增加[28]。通过反转录PCR（RT-PCR）分析显示，壳寡糖处理巨噬细胞后，胞内TLR4和iNOS的mRNA水平显著升高。随后，当用抗鼠TLR4抗体预处理细胞时，壳寡糖对TLR4和iNOS的mRNA的诱导作用降低，并且抗鼠TLR4抗体可显著降低壳寡糖诱导的巨噬细胞NO的分泌。以上结果表明壳寡糖能够通过激活巨噬细胞上的TLR4而具有免疫刺激活性。

五、预防肥胖

壳寡糖具有良好的水溶性，能够通过肠上皮细胞广泛吸收，因此可将壳寡糖用作抗肥胖和降胆固醇药物。壳寡糖可减轻高脂膳食引发的肥胖大鼠的体重，降低其血清中的甘油三酯和胆固醇水平，具有一定的抗肥胖作用。以不同分子质量的壳寡糖作为实验组，奥利司他作为阳性对照组。结果表明，平均分子质量小于1000u的壳寡糖组大鼠体重比其他实验组低，并且显著低于阳性对照组；平均分子质量大于3000u的壳寡糖组血清总胆固醇和低密度脂蛋白胆固醇水平显著低于模型组大鼠。此外，平均分子质量小于1000u的壳寡糖组大鼠的白色脂肪组织中过氧化物酶体增殖物激活受体γ（Peroxisome proliferators-activated receptor-γ，PPAR-γ）和肝X受体α（Liver X receptor-α，LXRα）mRNA的表达水平明显降低，表明壳寡糖可通过抑制大鼠的脂肪细胞分化来减轻其体重。壳寡糖还能够抑制胰脂肪酶活性并与胆汁酸结合，导致肠道脂肪吸收减少和粪便脂肪排泄增加。

几丁寡糖也具有一定的抗肥胖作用。在高脂膳食诱导的脂代谢紊乱C57BL/6J小鼠的饮水中添加15g/L聚合度2～6的几丁寡糖，继续用高脂膳食饲喂5个月，结果表明几丁寡糖可以改善小鼠的脂代谢紊乱，并抑制脂肪组织中脂肪生成[38]。进一步研究表明，几丁寡糖能够改善高脂膳食对小鼠肠道屏障的破坏，通过部分重建小鼠肠道微生物群落，调节小鼠的脂代谢紊乱。

六、调节机体血压

高血压是全球范围内较为严重的慢性疾病之一，可导致冠状动脉疾病、中风、心力衰竭、外周动脉疾病、视力丧失和慢性肾病等。血管紧张素转换酶（Angiotensin-converting enzyme，ACE）与高血压的发病密切相关，其主要通过将血管紧张素I转化为主要的血管收缩剂、血管紧张素Ⅱ以及使血管舒张剂缓激肽失活来调节血压。壳寡糖具有正电荷，能与血管紧张素转换酶的催化位点结合，从而抑制该酶活力，其半数抑制浓度为0.9～100μmol/L。

研究表明，低聚合度的壳寡糖显示出更高的降压活性。此外，将壳寡糖的脱乙酰度从

90%降低至50%能够增加壳寡糖的ACE抑制活性。化学修饰的壳寡糖同样显示出较高的ACE抑制活性，主要包括羧基化和硫酸化的壳寡糖。

七、调节葡萄糖代谢

糖尿病是一种可以控制病情发展的慢性病，表现为高血糖以及多尿、多饮、多食、消瘦，即三多一少症状。糖尿病严重时会导致相关并发症，如失明、慢性感染、心血管疾病、高血压和呼吸系统疾病等。

壳寡糖能够调节机体葡萄糖代谢，降低糖尿病导致的血糖升高。给健康成年人预先服用0.5g壳寡糖后，再口服75g蔗糖，监测受试者120min内血糖变化发现，与未先服用壳寡糖的受试者相比，服用了壳寡糖的受试者的血糖时间曲线下面积（Area under the blood glucose-time curve，AUC）和血糖峰值显著减小，血糖峰值到达时间明显延后[39]。给糖尿病患者每日服用1.5g壳寡糖，连续服用12周后，受试者血糖水平明显改善。用添加0.3%（质量分数）壳寡糖的饲料饲喂链脲佐菌素（Streptozocin）诱导的非胰岛素依赖型糖尿病大鼠4周后，摄入壳寡糖大鼠的葡萄糖耐量和葡萄糖诱导的胰岛素表达与模型组相比显著增加。

壳寡糖主要通过抑制碳水化合物的消化来减少肠道葡萄糖的吸收，从而实现降低机体血糖。此外，壳寡糖还能够抑制糖异生过程并且通过抑制p38 MAPK和磷酸烯醇丙酮酸羧激酶（Phosphoenolpyruvate carboxykinase，PEPCK）的表达以及上调葡萄糖激酶（Glucokinase）的表达来刺激肝脏合成糖原。壳寡糖还通过诱导胰岛β细胞的增殖和提高葡萄糖转运蛋白2（Glucose transporter-2）的表达来增加胰岛β细胞胰岛素的分泌。

几丁二糖同样具有调节机体葡萄糖代谢、降低血糖的功能活性。编者课题组利用链脲佐菌素和高脂高糖膳食诱导CD-1小鼠形成2型糖尿病模型，并将小鼠分为健康组、糖尿病模型组（灌胃蒸馏水）、阿卡波糖组（灌胃100mg/（kg体重·d）阿卡波糖）、低剂量几丁二糖组［灌胃50mg/（kg体重·d）几丁二糖］、中剂量几丁二糖组［灌胃100mg/（kg体重·d）几丁二糖］和高剂量几丁二糖组［灌胃150mg/（kg体重·d）几丁二糖］，研究几丁二糖对于2型糖尿病小鼠血糖的影响。结果表明，经过5周的饲喂，摄入几丁二糖的小鼠的空腹血糖较模型组小鼠显著降低，且中剂量几丁二糖组小鼠的空腹血糖水平低于阳性对照阿卡波糖组（图8-14）[40]。另外，相比于模型组小鼠，高剂量几丁二糖组小鼠的血清甘油三酯（Triglyceride）和总胆固醇含量分别降低了26.5%和16.1%，各剂量几丁二糖组小鼠高密度脂蛋白水平增加了74.7%～107.2%，均高于阿卡波糖组的53%，这表明几丁二糖可以有效改善2型糖尿病造成的机体脂代谢紊乱。中剂量几丁二糖还能够有效降低2型糖尿病小鼠体内丙二醛（Malondialdehyde）的含量（21%），并增加胰腺内超氧化物歧化酶（Superoxide dismutase）的含量（56%），从而降低小鼠胰腺脂质过氧化水平。

由于2型糖尿病是一种长期慢性低度炎症性疾病，编者课题组探讨了几丁二糖对于胰腺组织炎症的反应水平。相比于健康组，2型糖尿病模型组小鼠的TNF-α和IL-1β转录水平显著增高，几丁二糖处理组小鼠的TNF-α和IL-1β转录水平均呈现下降趋势，其中IL-1β的转录水平甚至接近健康组小鼠水平（图8-15）。另外，2型糖尿病模型组小鼠的丝裂原活化蛋白激酶激酶MEK1/2和MKK6转录水平明显高于健康组、几丁二糖组和阿卡波糖组，但是MKK3和MKK4/7转录水平的变化却不明显。几丁二糖组小鼠的MEK1/2和MKK6转录水平降低，这可能是抑制细胞外调节蛋白激酶（Extracellular regulated protein kinases，ERK）和p38 MAPK信号通路的传导所导致的。

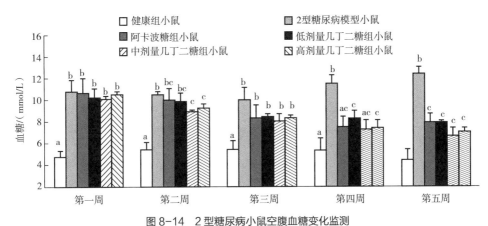

图8-14　2型糖尿病小鼠空腹血糖变化监测

a，b，c—各组数据间有显著性差异（$P<0.05$）

为了进一步阐明几丁二糖对2型糖尿病小鼠介导炎症反应MAPK信号通路的影响，编者课题组采用免疫印迹技术（Western Blot）分析了各处理组小鼠肝组织中ERK1/2、c-Jun N端激酶（JNK）和p38 MAPK磷酸化水平。结果表明，相比于健康组，2型糖尿病模型组小鼠肝组织中ERK1/2、JNK和p38蛋白的磷酸化水平显著增高。几丁二糖可以降低2型糖尿病模型组小鼠肝组织中ERK1/2和p38蛋白的磷酸化水平，却不能降低JNK蛋白的磷酸化水平，说明几丁二糖至少有一部分作用是通过降低IL-1β水平来减弱ERK/p38 MAPK的信号传导。

为了确认p38 MAPK依赖性激活组蛋白H3（组蛋白H3的磷酸化和乙酰化）在2型糖尿病造模过程中的作用，利用免疫组化的方法测定了小鼠肝组织切片中组蛋白H3的乙酰化Lys9和磷酸化Ser10蛋白的表达情况。结果显示，在2型糖尿病模型小鼠的肝组织中，组蛋白H3的乙酰化和磷酸化水平显著增高，而中剂量的几丁二糖则能显著改善这一情况。另外，在健康组、阿卡波糖组和几丁二糖组小鼠肝组织中组蛋白H3的乙酰化和磷酸化水平并未表现出显著性差异。

利用HE染色对各组小鼠肝组织进行观察发现，健康小鼠肝组织结构清晰、完整，肝细胞排列整齐、形态正常。但2型糖尿病模型小鼠肝细胞排列紊乱，肝细胞边界不清，肝小叶出现水肿现象（图8-16）。与2型糖尿病模型组相比，几丁二糖组小鼠肝组织肝小叶紊乱程度明显减轻，肝细胞基本规则排列，肝脂肪变性程度也得到明显改善。总体结果表明，相对于阿卡波糖，几丁二糖能够更好地改善2型糖尿病模型小鼠的高血糖、高血脂和体重异常，为从几丁质中开发改善糖尿病及其相关并发症的功能性食品配料奠定了坚实的基础。

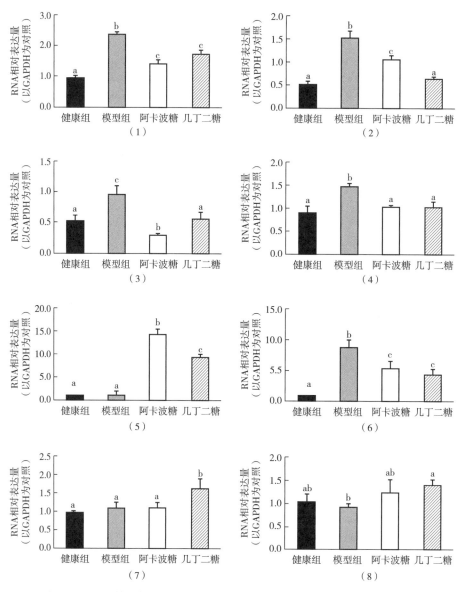

图 8-15 2 型糖尿病小鼠肝脏中 MAPK 信号通路上游基因的表达（RT-PCR）

（1）TNF-α （2）IL-1β （3）MEK1 （4）MEK2 （5）MKK3 （6）MKK6 （7）MKK4 （8）MKK7

a ~ c—各组数据间有显著性差异（$P < 0.05$）

（1）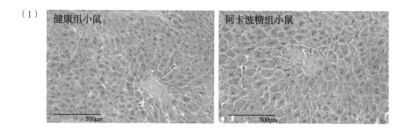

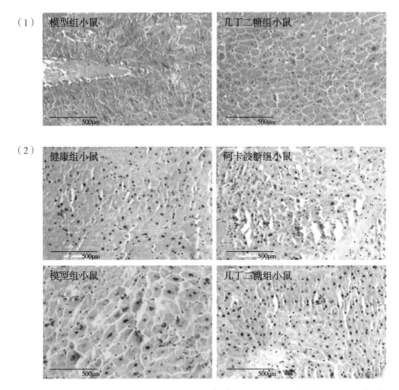

图 8-16 2 型糖尿病小鼠肝脏 HE 染色图（1）和组蛋白 H3 免疫组化结果（2）

第五节 几丁寡糖和壳寡糖在食品中的应用

几丁寡糖和壳寡糖分别是几丁质和壳聚糖的降解产物，具有水溶性好和易于吸收等特性，同时具有抗菌、抗肿瘤、免疫调节、降血压、抗肥胖和降血糖等功效。基于几丁寡糖和壳寡糖的加工特性和功能活性，其在食品加工中的应用具有广阔的前景。

一、几丁寡糖和壳寡糖在食品配料中的应用

几丁寡糖和壳寡糖可以作为一种功能性食品配料。几丁寡糖可作为甜味剂改善食品的结构、口感，提高食品的保水性能等。壳寡糖可作为一种天然防腐剂，抑制食品中有害微生物的生长。

将豆腐分别浸泡在含有5g/L壳寡糖的溶液、自来水和纯净水中，于4℃下保存2周后，含有0.5%壳寡糖的浸泡液中总好氧菌落数为$1.6×10^5$CFU/mL，而自来水和无菌水浸泡液中的总好氧菌落数分别为$3.8×10^8$CFU/mL和$1.8×10^8$CFU/mL，高于壳寡糖浸泡液。

在无菌条件下，将壳寡糖加入到苹果原汁（可溶性固形物含量12%，pH 3.5）中，与不

加壳寡糖的苹果原汁一起于30℃下静置一段时间，定期取果汁测定菌数，当每毫升果汁总菌落数大于100个时视为果汁变质。结果表明，没有添加壳寡糖的苹果汁在30℃的保存期只有7d，而当果汁中壳寡糖添加量为1g/L时，保存期可达54d，若壳寡糖添加量达4g/L时，保藏期可以延长到100d以上。上述实验结果表明，壳寡糖的抗菌作用在食品贮存过程中发挥了很好的防腐效果。

二、几丁寡糖和壳寡糖在食品保鲜中的应用

壳寡糖水溶性好，其二级网状结构能够有效锁住水分，具有良好的保湿性，同时显示出较强的抗菌和抗氧化活性，因此可作为天然的食品防腐保鲜剂用于食品的保鲜贮藏。使用100mg/L的壳寡糖（聚合度3～10，脱乙酰度>95%）溶液浸泡南果梨2min，保存15d后其坏果率较对照组降低了24.4%。在杏的坐果期、膨大期、转色期及采收前48h用0.5g/L壳寡糖溶液喷施杏树。结果显示，采后贮藏49d后，相比于对照组，0.5g/L壳寡糖处理组果实硬度高出34.7%，叶绿素含量高出85.5%，果实发病率降低62.1%。1.5%的壳寡糖处理柑橘果实后，其发病率降低，果实品质得到保持。20g/L壳寡糖溶液处理水蜜桃果实后，可减缓水蜜桃的褐变。

此外，壳寡糖还可用于肉制品的保鲜。用不同浓度的壳寡糖处理冷鲜牛肉后真空包装，当壳寡糖质量浓度为0.6g/L，贮藏20d时，保鲜效果最佳，冷鲜牛肉的挥发性盐基氮含量为17.47mg/100g，菌落总数为$10^{5.18}$CFU/g，大肠杆菌数为$10^{5.35}$CFU/g，均符合国家标准，货架期由原来的10d延长至20d，而且使牛肉的色泽与营养在更长的贮藏时间内保持不变。真空包装烟熏火腿切片的初始pH为6.6，样品的pH随着贮藏时间的增长而逐渐下降。4℃下放置63d，三组样品感官品质的下降速度依次为：无防腐剂组＞壳寡糖组＞山梨酸钾组。三组样品细菌菌落总数呈现缓慢增长、到达生长对数期迅速增长、生长平缓、逐渐衰亡的生长趋势。其中，壳寡糖组样品货架期为42d，山梨酸钾组样品货架期为49d，无防腐剂组样品货架期为14d。尽管壳寡糖在防腐效果方面稍弱于山梨酸钾，但是，随着消费需求的增长，消费者更愿意选择不含化学防腐剂的食品，因此壳寡糖作为天然防腐剂具有较大的优势。壳寡糖能够与溶菌酶结合起到协同效应，对于革兰阴性菌具有更强的抑菌活性，将此混合物用于肉类储存中，能完全消除大肠杆菌、荧光假单胞菌和芽孢杆菌。

三、几丁寡糖和壳寡糖在功能性食品中的应用

将具有许多功能活性的几丁寡糖和壳寡糖添加到乳制品等食品中，赋予食品特殊的功能活性，是新型功能性食品研发的重要方向。

利用聚甘油单硬脂酸酯（PGMS）将壳寡糖微胶囊化（涂层与芯材料的比例为10∶1，质

量比）后加到牛乳中，在4℃贮藏15d后，壳寡糖的释放量为7.6%。微胶囊化壳寡糖的物理性质与未胶囊化壳寡糖的物理性质明显不同，微胶囊化的壳寡糖不会影响牛乳的感官特性，包括涩味、苦味和颜色，与对照组没有显著差异。研究表明，壳寡糖能够激发线粒体的活性，降低疲劳感，可作为一种抗疲劳食品配料。将壳寡糖胶囊灌胃高脂血症大鼠30d后，相比于对照组，大鼠血清总胆固醇和血清甘油三酯水平均显著降低，表明壳寡糖具有辅助降血脂功能，是一种理想的降血脂功能食品。通过探究以壳寡糖为主要成分的食品对2型糖尿病患者胰高血糖素样肽-1、血糖、血脂等指标的影响，结果表明含壳寡糖食品能够提高2型糖尿病患者的胰高血糖素样肽-1水平，降低血糖水平。

参考文献

［1］Tago K，Naito Y，Nagata T，et al. A ninety-day feeding, subchronic toxicity study of oligo-*N*-acetylglucosamine in Fischer 344 rats［J］. Food and Chemical Toxicology. 2007，45：1186-1193.

［2］Qin C Q，Gao J N，Wang L S，et al. Safety evaluation of short-term exposure to chitooligomers from enzymic preparation［J］. Food and Chemical Toxicology. 2006，44：855-861.

［3］Zeng L T，Qin C Q，Chi W L，et al. Browning of chitooligomers and their optimum preservation［J］. Carbohydrate Polymers. 2007. 67：551-558.

［4］Pichyangkura R，Kudan S，Kuttiyawong K，et al. Quantitative production of 2-acetamido-2-deoxy-d-glucose from crystalline chitin by bacterial chitinase［J］. Carbohydrate Research. 2002，337：557-559.

［5］Margoutidis G，Parsons V H，Bottaro C S，et al. Mechanochemical amorphization of α-chitin and conversion into oligomers of *N*-acetyl-d-glucosamine［J］. ACS Sustainable Chemistry and Engineering. 2018. 6：1662-1669.

［6］Pan M，Li J，Lv X，et al. Molecular engineering of chitinase from *Bacillus* sp. DAU101 for enzymatic production of chitooligosaccharides［J］. Enzyme and Microbial Technology. 2019，124：54-62.

［7］Yang S，Fu X，Yan Q，et al. Biochemical characterization of a novel acidic exochitinase from *Rhizomucor miehei* with antifungal activity［J］. Journal of Agricultural and Food Chemistry. 2016，64：461-469.

［8］Yang S，Fu X，Yan Q，et al. Cloning, expression, purification and application of a novel chitinase from a thermophilic marine bacterium *Paenibacillus barengoltzii*［J］. Food Chemistry. 2016，192：1041-1048.

［9］Fu X，Yan Q，Yang S，et al. An acidic, thermostable exochitinase with β-*N*-acetylglucosaminidase activity from *Paenibacillus barengoltzii* converting chitin to *N*-acetyl glucosamine［J］. Biotechnology for Biofuels. 2014，7：174.

［10］Deng J，Shi D，Mao H，et al. Heterologous expression and characterization of an antifungal chitinase（Chit46）from *Trichoderma harzianum* GIM 3.442 and its application in colloidal chitin conversion［J］. International Journal of Biological Macromolecules. 2019，134：113-121.

［11］Zhang W J，Liu Y H，Ma J W，et al. Biochemical characterization of a bifunctional chitinase/lysozyme from *Streptomyces sampsonii* suitable for *N*-acetyl chitobiose production［J］. Biotechnology Letters. 2020，42：1489-1499.

［12］Jung W J，Jo G H，Kuk J H，et al. Production of chitin from red crab shell waste by successive fermentation with *Lactobacillus paracasei* KCTC–3074 and *Serratia marcescens* FS–3［J］. Carbohydrate Polymers. 2007，68：746–750.

［13］李丛娜，姜顺，杜超，等. 结芽孢杆菌耐热β–N–乙酰氨基葡萄糖苷酶在大肠杆菌的分泌表达及其在制备GlcNAc中的应用［J］. 生物工程学报. 2021，37：1–10.

［14］Rojas–Osnaya J，Rocha–Pino Z，Nájera H，et al. Novel transglycosylation activity of β–N–acetylglucosaminidase of *Lecanicillium lecanii* produced by submerged culture［J］. International Journal of Biological Macromolecules. 2020，145：759–767.

［15］Zhang A L，Mo X F，Zhou N，et al. A novel bacterial β-N-acetyl glucosaminidase from *Chitinolyticbacter meiyuanensis* possessing transglycosylation and reverse hydrolysis activities［J］. Biotechnology for Biofuels. 2020，13：115.

［16］Villa–Lerma G，González–Márquez H，Gimeno M，et al. Enzymatic hydrolysis of chitin pretreated by rapid depressurization from supercritical 1,1,1,2–tetrafluoroethane toward highly acetylated oligosaccharides［J］. Bioresource Technology. 2016，209：180–186.

［17］Liu Y H，Jiang Z Q，Ma J W，et al. Biochemical characterization and structural analysis of a β-N-acetylglucosaminidase from *Paenibacillus barengoltzii* for efficient production of N-acetyl-d-glucosamine［J］. Journal of Agricultural and Food Chemistry. 2020，68：5648–5657.

［18］Wei G，Zhang A，Chen K，et al. Enzymatic production of N–acetyl–D–glucosamine from crayfish shell wastes pretreated via high pressure homogenization［J］. Carbohydrate Polymers. 2017，171：236–241.

［19］Husson E，Hadad C，Huet G，et al. The effect of room temperature ionic liquids on the selective biocatalytic hydrolysis of chitin via sequential or simultaneous strategies［J］. Green Chemistry. 2017，19：4122–4131.

［20］Xu P，Wu X，Guo X，et al. Double–chitinase hydrolysis of crab shell chitin pretreated by ionic liquid to generate chito–oligosaccharide［J］. ACS Sustainable Chemistry and Engineering. 2018，7：1683–1691.

［21］Zhang A L，Wei G G，Mo X F，et al. Enzymatic hydrolysis of chitin pretreated by bacterial fermentation to obtain pure N–acetyl–D–glucosamine［J］. Green Chemistry. 2018，20：2320–2327.

［22］Huang L，Wang Q，Jiang S，et al. Improved extracellular expression and high–cell–density fed–batch fermentation of chitosanase from *Aspergillus fumigatus* in *Escherichia coli*［J］. Bioprocess and Biosystems Engineering. 2016，39：1679–1687.

［23］Chen X，Zhai C，Kang L，et al. High–level expression and characterization of a highly thermostable chitosanase from *Aspergillus fumigatus* in *Pichia pastoris*［J］. Biotechnology Letters. 2012，34：689–694.

［24］Peng N，Xu W，Wang F，et al. Mitsuaria chitosanase with unrevealed important amino acid residues：characterization and enhanced production in *Pichia pastoris*［J］. Applied Microbiology and Biotechnology. 2013，97：171–179.

［25］Su P，Hsueh W，Chang W，et al. Enhancement of chitosanase secretion by *Bacillus subtilis* for production of chitosan oligosaccharides［J］. Journal of the Taiwan Institute of Chemical Engineers. 2017，79：49–54.

［26］Pechsrichuang P，Yoohat K，Yamabhai M. Production of recombinant *Bacillus subtilis* chitosanase，suitable for biosynthesis of chitosan–oligosaccharides［J］. Bioresource Technology. 2013，127：407–414.

［27］马帅，杨绍青，刘翊昊，等. 枯草芽孢杆菌壳聚糖酶在毕赤酵母中的高效表达及其酶解特性［J］. 食品科学. 2019，40（14）：99–106.

［28］Gao X，Ju W，Jung W，et al. Purification and characterization of chitosanase from *Bacillus cereus*

D–11［J］. Carbohydrate Polymers. 2008，72：513–520.

［29］赵华，樊龙星，张朝正. 响应面法优化组成型壳聚糖酶酶解条件［J］. 中国酿造. 2020，39：165–169.

［30］Qin Z，Luo S，Li Y，et al. Biochemical properties of a novel chitosanase from *Bacillus amyloliquefaciens* and its use in membrane reactor［J］. LWT–Food Science and Technology. 2018，97：9–16.

［31］Lee D，Xia W，Zhang J. Enzymatic preparation of chitooligosaccharides by commercial lipase［J］. Food Chemistry. 2008，111：291–295.

［32］肖宇，刘洋，刘建军，等. 一株高产几丁质脱乙酰酶红球菌的基因组测序及其应用潜力分析［J］. 食品科学，2020，DOI：10.7506/spkx1002–6630–20200707–092.

［33］Tanaka T，Fukui T，Fujiwara S，et al. Concerted action of diacetylchitobiose deacetylase and exo–β–d–glucosaminidase in a novel biotechnology of biopolymers chitinolytic pathway in the hyperthermophilic archaeon *Thermococcus kodakaraensis* KOD1［J］. Journal of Biological Chemistry. 2004，279：30021–30027.

［34］Guan F F，Han Y S，Yan K，et al. Highly efficient production of chitooligosaccharides by enzymes mined directly from the marine metagenome［J］. Carbohydrate Polymers. 2020，234：115909.

［35］Wei P，Ma P，Xu Q，et al. Chitosan oligosaccharides suppress production of nitric oxide in lipopolysaccharide–induced N9 murine microglial cells in vitro［J］. Glycoconjugate Journal. 2012，29：285–295.

［36］Chung M J，Park J K，Park Y I. Anti–inflammatory effects of low–molecular weight chitosan oligosaccharides in IgE–antigen complex–stimulated RBL–2H3 cells and asthma model mice［J］. International Immunopharmacology. 2012，12：453–459.

［37］Naveed M，Phil L，Sohail M，et al. Chitosan oligosaccharide（COS）：An overview［J］. International Journal of Biological Macromolecules. 2019，129：827–843.

［38］Zheng J，Cheng G，Li Q，et al. Chitin oligosaccharide modulates gut microbiota and attenuates high–fat–diet–induced metabolic syndrome in mice［J］. Marine Drugs. 2018，16：66.

［39］Jo S，Ha K，Lee J，et al. The reduction effect of low molecular weight chitosan oligosaccharide（GO2KA1）on postprandial blood glucose levels in healthy individuals［J］. Food Science and Biotechnology. 2014，23：971–973.

［40］Wu X，Wang J，Shi Y，et al. *N*–Acetyl–chitobiose ameliorates metabolism dysfunction through Erk/p38 MAPK and histone H3 phosphorylation in type 2 diabetes mice［J］. Journal of Functional Foods. 2017，28：96–105.

［41］Tao W J，Wang G，Wei J T. The role of chitosan oligosaccharide in metabolic syndrome：a review of possible mechanisms［J］. Marine Drugs. 2021，19：501.

［42］Zhou J W，Wen B J，Xie H Y，et al. Advances in the preparation and assessment of the biological activities of chitosan oligosaccharides with different structural characteristics［J］. Food and Function. 2021，12：926–951.

第九章

人乳寡糖

第一节　概述

　　母乳中含有婴幼儿生长发育所需要的重要营养物质，包括蛋白质、碳水化合物和脂肪，还有各种微量矿物质元素和维生素等。母乳不仅为婴幼儿提供生长发育所需能量，也为婴幼儿免疫系统的建立发挥独特作用。研究表明，母乳对婴幼儿的健康作用与其中一些寡糖、糖蛋白、糖脂等生物活性因子有关。人乳寡糖（Human milk oligosaccharides）是具有代表性的活性物质，表现出多种生理功能，越来越受到广泛关注。

　　人乳寡糖又称人乳低聚糖，是母乳中一类游离的低聚糖，其组成与母亲所在地域和哺乳阶段等有关。人乳寡糖在初乳中含量最多，可达22～24g/L，正常乳中含量为5～12g/L，是母乳中仅次于脂肪和乳糖的第三大固形物[1]。母乳中人乳寡糖含量为牛乳的100～300倍。

　　人乳寡糖成分独特而复杂，包括一系列聚合度在3～14的可溶性寡糖。目前，已鉴定出200多种人乳寡糖，且成功解析了100多种人乳寡糖的结构。大部分人乳寡糖的核心结构是由D-葡萄糖（D-Glucose，Glc）、D-半乳糖（D-Galactose，Gal）和N-乙酰氨基葡萄糖（N-Acetylglucosamine，GlcNAc）通过β-糖苷键组成的四糖，此外还含有α-糖苷键连接的L-岩藻糖（L-Fucose，Fuc）和N-乙酰神经氨酸（唾液酸）（N-Acetylneuraminicacid，Neu5Ac）侧链。其核心结构和组成单体的结构式如图9-1所示。

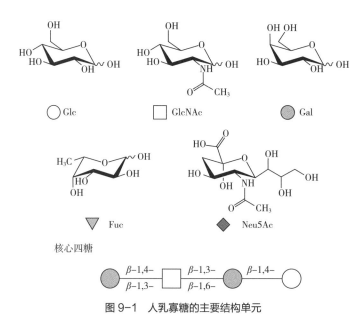

图9-1　人乳寡糖的主要结构单元

Glc—D-葡萄糖　GlcNAc—N-乙酰氨基葡萄糖　Gal—D-半乳糖　Fuc—L-岩藻糖

Neu5Ac—N-乙酰神经氨酸（唾液酸）

人乳寡糖的还原端都有一个乳糖，通过β-1,3或β-1,6-糖苷键与乳糖-N-二糖（Lacto-N-biose，LNB）或N-乳糖胺（N-LactosamineLacNc）相连形成人乳寡糖的核心四糖；核心四糖经岩藻糖或唾液酸修饰，形成不同结构的人乳寡糖。此外，岩藻糖或唾液酸也可直接与乳糖相连，形成人乳三糖。根据核心四糖结构不同，人乳寡糖可分为以下两类。

Ⅰ型结构：核心四糖为乳糖-N-二糖通过β-1,3/6-糖苷键与乳糖相连形成乳糖-N-四糖（Lacto-N-tetraose，LNT）；

Ⅱ型结构：核心四糖为N-乳糖胺通过β-1,3/6-糖苷键与乳糖形成乳糖-N-新四糖（Lacto-N-neotetraose，LNnT）。

在上述两种核心四糖的基础上，人乳寡糖进一步通过α-1,2、α-1,3和lα-1,4-糖苷键进行岩藻糖基化修饰和/或通过α-2,3、α-2,6-糖苷键进行唾液酸化修饰。岩藻糖可通过α-1,2-糖苷键连接在非还原端的半乳糖，或通过α-1,3或α-1,4-糖苷键连接到N-乙酰氨基葡萄糖上，或通过α-1,3-糖苷键连接到还原端的葡萄糖上。同样，唾液酸可通过α-2,6-糖苷键连接到N-乙酰氨基葡萄糖上，或通过α-2,3、α-2,6-糖苷键连接到非还原端的半乳糖上。因此，人乳寡糖又可以分为岩藻糖基人乳寡糖（35%～50%）、唾液酸人乳寡糖（12%～14%）以及非岩藻糖基中性人乳寡糖（42%～55%）。主要人乳寡糖的结构和含量分别如表9-1和图9-2所示[2]。

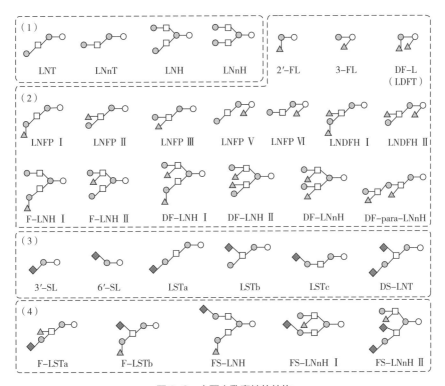

图9-2　主要人乳寡糖的结构

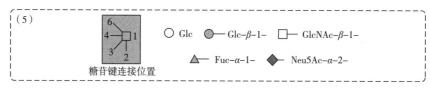

图 9-2　主要人乳寡糖的结构（续）

（1）非岩藻糖基中性人乳寡糖　（2）岩藻糖基人乳寡糖　（3）唾液酸人乳寡糖
（4）岩藻糖基–唾液酸人乳寡糖　（5）图注

LNT—乳糖-*N*-四糖　　LNnT—乳糖-*N*-新四糖　　LNH—乳糖-*N*-六糖　　LNnH—乳糖-*N*-新六糖

2′-FL—2′-岩藻糖基乳糖　　3-FL—3-岩藻糖基乳糖　DF-L（LDFT）—乳糖-*N*-二岩藻四糖

LNFP Ⅰ—乳糖-*N*-岩藻五糖 Ⅰ　　LNFP Ⅱ—乳糖-*N*-岩藻五糖 Ⅱ　　LNFP Ⅲ—乳糖-*N*-岩藻五糖 Ⅲ

LNFP Ⅴ—乳糖-*N*-岩藻五糖 Ⅴ　　LNFP Ⅵ—乳糖-*N*-岩藻五糖 Ⅵ　　LNDFH Ⅰ—乳糖-*N*-二岩藻糖基六糖 Ⅰ

LNDFH Ⅱ—乳糖-*N*-二岩藻糖基六糖 Ⅱ　　F-LNH Ⅰ—岩藻糖-乳糖-*N*-六糖 Ⅰ　　F-LNH Ⅱ—岩藻糖-乳糖-*N*-六糖 Ⅱ

DF-LNH Ⅰ—二岩藻糖-乳糖-*N*-六糖 Ⅰ　　DF-LNH Ⅱ—二岩藻糖-乳糖-*N*-六糖 Ⅱ DF-LNnH—二岩藻糖-乳糖-*N*-新六糖

DF-para-LNnH—二岩藻糖-para-乳糖-*N*-新六糖　　3′-SL—3′-唾液酸乳糖　6′-SL—6′-唾液酸乳糖

LSTa—唾液酸-*N*-四糖　　LSTb—唾液酸乳糖-*N*-四糖　　LSTc—唾液酸乳糖-*N*-新四糖　　DS-LNT—二唾液酸-乳糖-*N*-四糖

F-LSTa—岩藻糖-唾液酸-*N*-四糖　　F-LSTb—岩藻糖-唾液酸乳糖-*N*-四糖　　FS-LNH—二岩藻糖-乳糖-*N*-六糖

FS-LNnH Ⅰ—岩藻糖-唾液酸-乳糖-*N*-新六糖 Ⅰ　　FS-LNnH Ⅱ—岩藻糖-唾液酸-乳糖-N-新六糖 Ⅱ

Glc—D-葡萄糖　　GlcNAc—*N*-乙酰氨基葡萄糖　　Gal—D-半乳糖　　Fuc—L-岩藻糖

Neu5Ac—*N*-乙酰神经氨酸（唾液酸）

人乳寡糖在其他哺乳动物乳中含量极低，且以 Ⅱ 型结构为主，唾液酸寡糖含量丰富，含两种唾液酸：*N*-乙酰神经氨酸（Neu5Ac）和*N*-羟乙酰神经氨酸（Neu5Gc），岩藻糖基化程度很低。牛乳中寡糖含量在0.05g/L左右，以唾液酸寡糖和唾液酸乳糖为主（占70%），岩藻糖基化的寡糖仅占1%。羊乳中寡糖的主要组分是中性寡糖，如半乳糖基乳糖和乙酰葡萄糖胺乳糖等[3]。

表 9-1　主要人乳寡糖的分类及含量[4, 5]

分类	化合物简称	浓度范围/（g/L）	摩尔百分比/%	
			各组分	合计
岩藻糖基人乳寡糖	2′-FL	0.06～3.93	31	61
	3-FL	0.03～1.34	5	
	DFL(2′,3-FL)	0.28～0.43	4	
	LNFP Ⅰ	0.001～2.08	8	
	LNFP Ⅱ	0.02～1.79	2	
	LNFP Ⅲ	0.06～0.78	2	
	LNFP Ⅴ	0.06	—	

续表

分类	化合物简称	浓度范围/（g/L）	摩尔百分比/%	
			各组分	合计
岩藻糖基人乳寡糖	LNFP Ⅵ	0.01	—	
	LNDFH Ⅰ	0.43 ~ 1.87	4	
	LNDFH Ⅱ	0.02 ~ 0.25	—	
	F-LNH Ⅰ	0.2 ~ 2.62	—	
	F-LNH Ⅱ	0.18 ~ 1.06	—	
	DF-LNH Ⅰ	0.31	—	
	DF-LNH Ⅱ	0.12 ~ 1.02	—	
	TF-LNH	2.60 ~ 3.10	—	
非岩藻糖基中性人乳寡糖	LNT	0.16 ~ 1.54	6	13
	LNnT	0.04 ~ 2.04	6	
	LNH	0.05 ~ 0.17	—	
	LNnH	0.09 ~ 0.28	—	
唾液酸人乳寡糖	3'-SL	0.09 ~ 0.30	2	13
	6'-SL	0.07 ~ 0.59	6	
	LSTa	0.01 ~ 0.18	—	
	LSTb	0.04 ~ 0.25	—	
	LSTc	0.05 ~ 1.05	—	
	DS-LNT	0.10 ~ 0.80	2	
	FS-LNnH I	0.26 ~ 0.55	—	
其他人乳寡糖				13

注：TF-LNH：三岩藻糖-乳糖-N-六糖；"—"为无数据。

女性体内岩藻糖基转移酶的种类决定了人乳寡糖中岩藻糖苷键的连接方式，这些酶的种类取决于母亲的Lewis血型（Le和Se）和分泌状态。Le和Se基因分别编码α-1,2和α-1,3/4-岩藻糖基转移酶（FUT2和FUT3）。因此，Se+和Le+基因表型的女性能合成Lewis结构的化合物，而Se-和Le-基因表型的女性不能合成此类化合物。相应地，缺乏FUT2酶的女性不能合成含α-1,2-岩藻糖基化的人乳寡糖，而缺乏FUT3酶的女性则不能合成α-1,3/4-岩藻糖基化的人乳寡糖。同样，唾液酸化人乳寡糖的种类也主要取决于女性体内唾液酸转移酶的表达和调控情况。

大多数人乳寡糖可根据其核心结构而进行分类，少数则无法分类。这些人乳寡糖可以在母乳喂养婴儿的尿液和粪便中检测到。由于一些人乳寡糖可能会被肠道菌群分泌的酶水解，因此在样本中检测到的人乳寡糖的来源尚不确定。人乳、尿液以及粪便中的人乳寡糖之间的相关性可以提供关于人乳寡糖的吸收、排泄以及对肠道微生物的影响之间的大量信息。

第二节　人乳寡糖的安全性

2015年，欧洲食品安全委员会（European Food Safety Authority，EFSA）决定将2′-岩藻糖基乳糖（2′-FL）和乳糖-N-新四糖列为对1周岁以内婴儿安全、可添加到婴儿配方乳粉中的食品原料，且2′-岩藻糖基乳糖与乳糖-N-新四糖可以一定比例混合（2∶1）后添加到配方乳粉中。2′-岩藻糖基乳糖的最高添加量为1.2g/L，乳糖-N-新四糖的最高添加量为0.6g/L（EFSA-Q-2015-00052）。随后，越来越多的人乳寡糖获得批准。截至2021年12月，欧盟和美国已经分别批准了2′-岩藻糖基乳糖、3-岩藻糖基乳糖、乳糖-N-新四糖、乳糖-N-四糖、3′-唾液酸乳糖和6′-唾液酸乳糖6种不同的人乳寡糖单一组分和2′-岩藻糖基乳糖/2′,3-二岩藻糖基乳糖（2′,3-FL，DFL）作为新食品原料和"公认安全"（GRAS）物质。

澳大利亚和新西兰也已批准在婴儿配方食品和幼儿配方辅助食品中单独使用2′-岩藻糖基乳糖（微生物发酵生产）或与乳糖-N-新四糖（微生物发酵生产）混合使用。人乳寡糖在我国按照食品添加剂中的"营养强化剂"实施管理。2016年，国家食品安全风险评估中心对2′-岩藻糖基乳糖（合成法）作为食品添加剂新品种在调制乳品（仅限儿童用乳粉）的用量和使用范围公开征求了意见。

由于不同方式、方法生产的人乳寡糖在纯度和杂质成分上存在一定差异，其安全性也有所不同。因此，欧洲食品安全委员会和美国FDA等监管部门会对不同方式生产的人乳寡糖产品分别进行安全性评价测试。目前，已对不同方法生产的人乳寡糖的安全性进行了充分的评价。以2′-岩藻糖基乳糖为例，三种体外遗传学毒性实验（Ames实验、小鼠淋巴瘤实验和人淋巴细胞的微核实验）表明化学合成的2′-岩藻糖基乳糖不具备致突变性。对幼年大鼠（从出生后第一天开始）的亚慢性（13周）口服毒性实验中，将化学合成的2′-岩藻糖基乳糖分别以0、2、5、6g/（kg体重·d）的剂量饲喂大鼠，发现其无害作用剂量（No Observed Adverse Effect Level，NOAEL）为5g/（kg体重·d）[6]。在另一项生物合成2′-岩藻糖基乳糖的亚急性（3周）毒性口服实验中，以出生2d的乳猪作为模型，将2′-岩藻糖基乳糖分别以0、0.2、0.5、2g/（L·d）的剂量以流食的形式饲喂乳猪。经过3周实验，发现所有乳猪模型均未出现异常[7]。研究评价了由基因工程大肠杆菌K12（GI724/ATCC 55151）生物合成的2′-岩藻糖基乳糖的潜在遗传毒性，以大鼠为对象进行了为期13周（90d）口服慢性毒性研究（Ames实验和微核实验）。结果表明，2′-岩藻糖基乳糖在细菌回复突变试验和体外微核试验中检测结果均为阴性，表明由大肠杆菌K12生物合成的2′-岩藻糖基乳糖无遗传毒性[8]。在90d的口服慢性毒性研究中，2′-岩藻糖基乳糖的摄入在所有试验组中均未引起不良反应。基于上述实验，将大肠杆菌K12生物合成的2′-岩藻糖基乳糖的无可见有害作用水平设定为男性≥7.25g/（kg体重·d），女性≥7.76g/（kg体重·d）[9]。

第三节　人乳寡糖的生产

人乳寡糖具有多种生理功能，是婴幼儿配方乳粉的理想配料之一。将人乳寡糖添加到婴幼儿乳粉中的前提是稳定、大规模的生产，且达到食品级的安全要求。人乳寡糖在其他哺乳动物乳中含量极低，难以从哺乳动物乳中大量提取。早期研究中，人乳寡糖是从母乳中分离出来的，主要步骤包括离心、沉淀、分馏提取和各种色谱方法。但由于人乳中低聚糖结构复杂多样，从中获得一定量单一结构的低聚糖比较困难，当然这种方法还存在一定伦理问题。

目前，人乳寡糖的合成方法包括化学合成、酶法合成和全细胞合成。经过一系列改进后，这些方法在大规模制备人乳寡糖上具有很大潜力[5]。

一、人乳寡糖的化学合成

利用化学合成法已经成功合成多种人乳寡糖，包括一些结构比较复杂的寡糖，这些寡糖的聚合度在4～8。人乳寡糖的骨架可通过固相法来合成。目前，化学合成法合成的人乳寡糖包括2′-岩藻糖基乳糖、乳糖-N-四糖、乳糖-N-新四糖、乳糖-N-岩藻五糖（LNFP Ⅰ和LNFP Ⅲ）等15种人乳寡糖。由于唾液酸中存在叔胺中心，利用化学法合成唾液酸人乳寡糖（酸性的人乳寡糖）具有一定难度，但也有一些唾液酸人乳寡糖可通过化学方法合成。

丹麦Glycom A/S公司报道了化学合成公斤级2′-岩藻糖基乳糖的方法（图9-3）。2′-岩藻糖基乳糖的化学合成主要包括三步，即以L-岩藻糖为起始底物经过3次反应生成岩藻糖基供体，得率为67%～72%；以乳糖为起始原料经过2步反应生成乳糖受体，得率为52%；再用上述两种产物经4步反应完成乳糖的岩藻糖基化。反应产物经过一步柱层析纯化，获得2′-岩藻糖基乳糖，产物得率达19.8%～27.3%[10]。

通过化学合成法制备特定的糖苷键时，为保证一定的立体选择性和区域选择性，需要对化学底物进行多种活化、保护和脱保护，产物得率低，而且以L-岩藻糖为底物合成岩藻糖基人乳寡糖成本也较高。总之，单一化学合成法难以大规模制备人乳寡糖。因此，一些新的合成策略，如一锅酶法或化学酶法合成策略已成功应用于人乳寡糖的大规模制备。

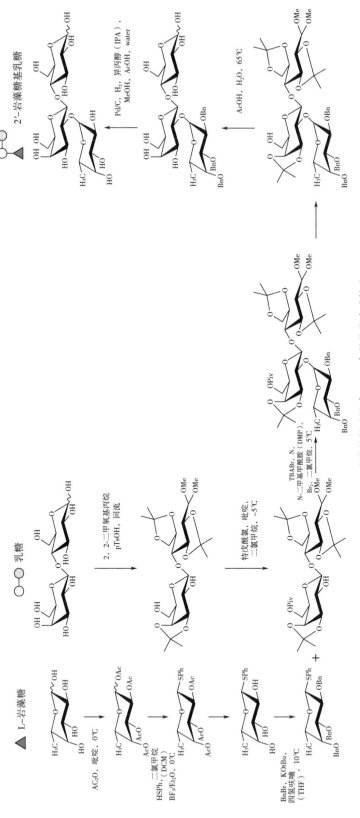

图 9-3 2′-岩藻糖基乳糖（2′-FL）的化学合成策略

二、人乳寡糖的酶法合成

（一）合成用酶

迄今，利用酶法合成人乳寡糖已有40多种，这些不同结构人乳寡糖的聚合度在2～10[5]。与化学合成法相比，酶法合成低聚糖的立体选择性（Stereo-selectivity）和区域选择性（Regio-selectivity）好，对反应底物乃至糖苷键的类型和位置有特异性。糖基转移酶（Glycosyltransferase，GT）和糖苷水解酶（Glycoside hydrolase，GH）是人乳寡糖合成常用的两类酶。

在自然界中，糖基转移酶主要负责糖苷键的合成，将一个单糖分子从核苷酸糖基供体转移到受体上（图9-4）。这类酶的优点是专一性好，缺点是蛋白质的可溶性差，且需要使用昂贵的核苷酸糖苷作为糖基供体。在生物合成人乳寡糖过程中大多使用的是微生物来源的糖基转移酶。许多研究使用原位生成核苷酸糖基供体的方法来降低成本。另外，一锅多酶法可使用较为经济的单糖作为底物，通过多种酶合成活化的糖基供体，进一步转移到受体上，该方法可合成一系列复杂人乳寡糖。

糖苷水解酶一般用于催化糖苷键的水解反应，在特定条件下也可以催化转糖苷反应用于糖苷键的合成（图9-4）。由于合成产物会被进一步水解，转糖苷反应的速率一般低于水解速率，通常为40%～50%。随着酶工程技术的发展，一些经过分子改造的酶可打破糖苷水解酶转糖苷和水解反应之间的平衡（转糖苷/水解比例），逐步积累转糖苷产物。酶分子的改造方法有定向进化和理性设计，改造目标是获得对底物的水解能力降低，而与糖基受体的结合能力提高的突变酶。近年来，通过理性设计和定向进化技术提高糖基转移酶和糖苷水解酶合成人乳寡糖的效率是当前相关研究的热点。

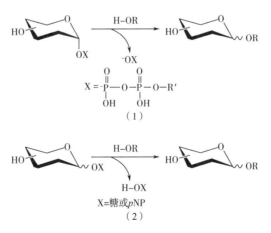

图9-4 酶法合成糖苷键的一般策略

（1）糖基转移酶合成糖苷键 （2）糖苷水解酶合成糖苷键

（二）酶法合成人乳寡糖

人乳寡糖的核心四糖（乳糖-N-四糖和乳糖-N-新四糖）的酶法合成方法一般有两种（图9-5）。一种称为收敛合成，即首先将半乳糖和N-乙酰氨基葡萄糖合成为二糖，随后再将该二糖和乳糖通过2+2收敛合成，将前者的N-乙酰氨基葡萄糖基和后者的半乳糖基相连生成核心四糖；另一种称为模拟生物合成，即按顺序首先将N-乙酰氨基葡萄糖与乳糖的半乳糖基相连生产三糖，再将另一个半乳糖与三糖的N-乙酰氨基葡萄糖基相连生成核心四糖。上述步骤中所涉及的酶主要有β-1,3-N-乙酰氨基葡萄糖基转移酶（β-1,3-N-Acetylglucosaminetransferase）、β-N-乙酰氨基葡萄糖苷酶（β-N-Acetylglucosaminidase）、β-半乳糖苷酶（β-Galactosidase）、β-半乳糖基转移酶（β-Galactosyltransferase）、乳糖-N-二糖磷酸化酶（Lacto-N-biose phosphorylase）和乳糖-N-乙糖苷酶（Lacto-N-biosidase）。以上核心四糖可经进一步的岩藻糖基和唾液酸化修饰。岩藻糖基修饰用酶主要有岩藻糖基转移酶（Fucosyltransferases）和α-L-岩藻糖苷酶（α-L-fucosidase），唾液酸化修饰主要通过唾液酸转移酶（Sialyltransferase）、转唾液酸酶（Transsialidase）和唾液酸酶（Sialidase）来完成。经过上述修饰后，核心四糖可以衍生出各种类型的人乳寡糖。

几种典型的人乳寡糖的酶法合成策略如下。

1. 非岩藻糖基人乳寡糖

（1）乳糖-N-二糖（Lacto-N-biose，LNB；Gal-β-1,3-GlcNAc）　LNB可用两种方法合成：一是先合成半乳糖-1-磷酸，再利用磷酸化酶将前者与N-乙酰氨基葡萄糖缩合；二是通过β-半乳糖苷酶将半乳糖基转到N-乙酰氨基葡萄糖上。

第一种合成策略目前可以合成公斤级LNB，步骤如下：先使用蔗糖磷酸酶将蔗糖转化成葡萄糖-1-磷酸，将其转化为UDP-葡萄糖，再利用差向异构酶将UDP-葡萄糖转化为UDP-半乳糖，之后用尿苷酰转移酶转化为半乳糖-1-磷酸，最后用长双歧杆菌来源的乳糖-N-二糖磷酸化酶将半乳糖-1-磷酸和N-乙酰氨基葡萄糖合成LNB，得率可达83%。此外，有研究通过半乳糖激酶催化ATP和半乳糖合成半乳糖-1-磷酸，最后用磷酸化酶将其连接到N-乙酰氨基葡萄糖形成LNB，产量达毫克级。这种一锅两步法的半乳糖基化反应可用来合成一系列β-1,3-糖苷键连接的半乳糖双糖，反应所用的婴儿双歧杆菌来源的D-半乳糖基-β-1,3-N-乙酰基-D-己糖胺磷酸化酶能以多种化合物为受体。

在第二种方法中，环状芽孢杆菌来源的β-半乳糖苷酶可利用pNP-半乳糖苷和N-乙酰氨基葡萄糖为底物合成LNB，该反应在使用1-丁基-3-甲基咪唑六氟磷酸盐（Bmim）（PF6）作为助溶剂时产量可达毫克级。

（2）乳糖-N-三糖（Lacto-N-triaose，LNT II；GlcNAc-β-1,3-Gal-β-1,4-Glc）　LNT II是合成四糖LNT和LNnT的前体物质，主要利用β-N-乙酰氨基葡萄糖苷酶的转糖苷活性或β-N-乙酰氨基葡萄糖基转移酶的转糖基活性合成。目前利用糖基转移酶和糖苷水解酶均可制备

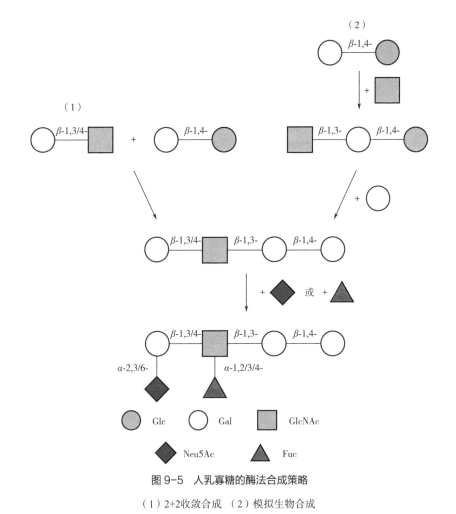

图 9-5 人乳寡糖的酶法合成策略

（1）2+2收敛合成 （2）模拟生物合成

Glc—D-葡萄糖　GlcNAc—N-乙酰氨基葡萄糖　Gal—D-半乳糖　Fuc—L-岩藻糖

Neu5Ac—N-乙酰神经氨酸（唾液酸）

克级LNT Ⅱ 。如脑膜炎双球菌（*Neisseria meningitidis*）来源的*β*-1,3-*N*-乙酰氨基葡萄糖基转移酶可利用*N*-乙酰氨基葡萄糖为底物合成克级LNT Ⅱ，得率为95%；牛血清来源的*β*-1,3-*N*-乙酰氨基葡萄糖基转移酶以UDP-*N*-乙酰氨基葡萄糖和乳糖为底物合成LNT Ⅱ的得率为44%。编者课题组利用盐杆条菌（*Haloferula* sp.）来源的GH20家族的*β*-*N*-乙酰氨基己糖苷酶（HaHex74）催化几丁二糖和*β*-乳糖高效合成LNT Ⅱ，转化率为13.1%（7.1g/L），为目前野生型*β*-*N*-乙酰氨基己糖苷酶合成LNT Ⅱ的最高水平[11]。

　　（3）乳糖-*N*-四糖（Lacto-*N*-tetraose，LNT；Gal-*β*-1,3-GlcNAc-*β*-1,3-Gal-*β*-1,4-Glc） LNT可通过两种方法合成（毫克级），一种是先使用生物合成的方法获得LNT2，再将LNT2进行半乳糖基化。利用大肠杆菌WbgO来源的*β*-1,3-半乳糖基转移酶合成苄基-LNT衍生物，得率为87%。也有研究利用环状芽孢杆菌来源的*β*-半乳糖苷酶将半乳糖基从*o*NP-半乳糖苷转移到

LNT2上合成含β-1,3和β-1,6-糖苷键的LNT混合物，得率为19%。可进一步将含β-1,6-糖苷键的LNT进行特异性水解后获得仅含β-1,3-糖苷键的LNT，得率为22%。另外可以使用金杆菌属（*Aureobacterium* sp.）微生物和两歧双歧杆菌（*B. bifidum*）来源的乳糖-N-乙糖苷酶通过2+2收敛合成策略来合成LNT，但产物得率较低。

（4）乳糖-N-新四糖（Lacto-N-neotetraose，LNnT；Gal-β-1,4-GlcNAc-β-1,3-Gal-β-1,4-Glc）与LNT相似，LNnT可利用具有转糖苷活性的β-半乳糖苷酶或β-1,4-半乳糖基转移酶对LNT2的半乳糖基化合成，产量达克级。采用糖基转移酶合成LNnT步骤如下：首先对半乳糖苷进行活化，再使用脑膜炎双球菌来源的β-1,4-半乳糖基转移酶（NmLgtB）将半乳糖基转移到LNT2上，获得LNnT。LNnT还可以利用固相支撑合成反应（Solid-supported synthesis reaction）合成。以1-硫代-β-D-乳糖为起始，获得LNT2的衍生物，再用乳源β-1,4-半乳糖基转移酶对LNT2进行半乳糖基化，可获得毫克级LNnT。也有研究先用人源的重组β-1,3-N-乙酰氨基葡萄糖基转移酶（B3GNT2）合成LNT2，再用牛乳来源的β-1,4-半乳糖基转移酶完成LNT2的半乳糖基化，合成LNnT。此外，利用环状芽孢杆菌来源的β-半乳糖苷酶（BIOLACTA）可专一性合成β-1,4-糖苷键，获得毫克级LNnT，得率为19%。编者课题组利用几丁质酶、*Haloferula* sp.来源的GH20家族的β-N-乙酰氨基己糖苷酶（HaHex74）和β-半乳糖苷酶可将几丁质粉末高效转化为LNT2和LNnT，其中LNnT的产量达克级（2.0g/L）[11]。

（5）乳糖-N-新六糖［Lacto-N-neohexaose，LNnH；Gal-β-1,4-GlcNAc-β-1,3-（Gal-β-1,4-GlcNAc-β-1,6-）Gal-β-1,4-Glc］通过化学酶法能够高效合成带侧链的II型人乳寡糖——LNnH。首先，以N-乙酰葡糖胺基溴和乳糖基衍生物为底物化学合成四糖GlcNAc-β-1,3-（GlcNAc-β-1,6-）Gal-β-1,4-Glc，得率为80%，再采用一锅多酶法使用活化的半乳糖和脑膜炎双球菌来源的β-1,4-半乳糖基转移酶（NmLgtB）合成带支链的六糖，得率为93%，产量为40mg。

2. 岩藻糖基人乳寡糖

岩藻糖苷键合成难度大，同样受到研究者的广泛关注。岩藻糖基转移酶可利用GDP-L-岩藻糖作为底物合成相应的岩藻糖基人乳寡糖。同时，有转糖苷活性的α-L-岩藻糖苷酶也可利用活化的糖基供体或天然糖基供体为底物合成相应的岩藻糖基人乳寡糖。目前报道的一些岩藻糖基转移酶具有不同区域选择性，可专一性合成α-1,2、α-1,3和α-1,4-岩藻糖苷键，然而由于这些酶转化效率低，仅有极少数可以用于寡糖的合成。一锅多酶法可从GDP-甘露糖或岩藻糖开始原位合成糖基供体GDP-岩藻糖，糖基受体可以是线性的乳糖、LNT2、LNT、LNnT以及一些带侧链的人乳寡糖，如LNnH。

此外，一些有转糖苷活性的α-L-岩藻糖苷酶也可以用于含岩藻糖基化合物的合成。编者课题组利用地杆菌岩藻糖苷酶的转糖苷活性催化pNP-岩藻糖苷和乳糖合成岩藻糖基乳糖，得率可达80%以上[12]。通过改造α-L-岩藻糖苷酶进一步提高转糖苷活性，一些α-L-岩藻糖苷酶被改造成岩藻糖苷合成酶，这些糖苷合成酶可利用β-氟代岩藻糖作为糖基供体合成人乳寡糖[13]。

（1）2′-岩藻糖基乳糖（2′-fucosyllactose，2′-FL；Fuc-α-1,2-Gal-β-1,4-Glc） α-1,2-岩藻糖基转移酶可催化GDP-岩藻糖和乳糖的基团置换，生成2′-FL和GDP。由于GDP-岩藻糖价格昂贵，以其为原料生产2′-FL受到限制。也可利用GDP-D-甘露糖为底物经三步酶法合成2′-FL。第一步，利用大肠杆菌K-12来源的GDP-甘露糖4,6-脱水酶催化GDP-D-甘露糖合成GDP-4-酮-6-脱氧甘露糖；第二步，利用GDP-岩藻糖合成酶催化GDP-4-酮-6-脱氧甘露糖和NADPH合成GDP-岩藻糖（得率为78%）；第三步，利用幽门螺杆菌（*Helicobacter pylori*）来源的α-1,2-岩藻糖基转移酶催化GDP-岩藻糖和乳糖合成2′-FL（得率为65%）。

一些具有转糖苷活性的α-L-岩藻糖苷酶也可以合成2′-FL，如禾谷镰刀菌（*Fusarium graminearum*）来源的α-L-岩藻糖苷酶能以木葡聚糖和乳糖为底物合成2′-FL，得率为14%。另外，一些反转型岩藻糖苷酶突变体也具有糖苷合成能力，这种突变酶可以催化β-L-氟化岩藻糖和乳糖合成2′-FL，得率为88%。

（2）2′,3-二岩藻糖基乳糖［2′,3-difucosyllactose，2′,3-FL，DFL；Fuc-α-1,2-Gal-β-1,4-（Fuc-α-1,3-）Glc］ 一些具有转糖苷活性的α-L-岩藻糖苷酶能以3-岩藻糖基乳糖（3FL）和2′-FL为底物合成DFL。例如，长双歧杆菌来源的α-1,3/4-岩藻糖苷酶经改造后具有转糖基活性，能以3FL为糖基供体，以2′-FL为糖基受体合成DFL，产物得率为59%。

（3）乳糖-*N*-岩藻五糖 I（lacto-*N*-fucopentaose I，LNFP I；Fuc-α-1,2-Gal-β-1,3-GlcNAc-β-1,3-Gal-β-1,4-Glc） 一些岩藻糖基转移酶或具有转糖苷活性的岩藻糖苷酶可用于LNFP I的合成。蓝细菌（*Cyanobacteria* sp.）BP-1来源的α-1,2-岩藻糖基转移酶具有较高的转糖基活性，可专一性合成α-1,2糖苷键。利用该酶可将GDP-岩藻糖中的岩藻糖残基转到LNT上，获得LNFP I（1.1g），产物得率为95%。

将人源岩藻糖基转移酶（FUT1）异源表达，该酶可高效将岩藻糖残基以α-1,2-糖苷键连接到LNT，获得LNFP I。合成LNFP I共需要三步酶法，首先以乳糖和UDP-GlcNAc为底物获得LNT2，进一步以*o*NP-Gal为糖基供体对LNT2进行半乳糖基化合成LNT，最后对LNT进行岩藻糖基化合成LNFP I，得率为71%（3mg）。

α-L-岩藻糖苷酶的突变酶岩藻糖苷合成酶（fucosynthase）也可用于合成LNFP I，来源于两歧双歧杆菌的岩藻糖苷酶的突变体N423H能够以β-L-氟代岩藻糖（10mmol/L）和LNT（10mmol/L）为底物合成LNFP I，得率为75%。

（4）乳糖-*N*-岩藻五糖 II［lacto-*N*-fucopentaose II，LNFP II；Gal-β-1,3-（Fuc-α-1,4-）GlcNAc-β-1,3-Gal-β-1,4-Glc］ 经过改造的岩藻糖苷酶可用于合成LNFP II。如来源于两歧双歧杆菌的α-1,3/4-岩藻糖苷酶突变体D703S能够以β-L-氟代岩藻糖为糖基供体，以LNT为受体，合成LNFP II，产物得率为41%。婴儿双歧杆菌来源的α-1,3/4岩藻糖苷酶突变体则能够以3-FL为糖基供体，以LNT为糖基受体，合成LNFP II，产物得率为47%。这些岩藻糖苷酶经改造后其转糖苷效率大幅提升（可提高1000倍）。

（5）乳糖-*N*-岩藻五糖 III［lacto-*N*-fucopentaose III，LNFP III；Gal-β-1,4-（Fuc-α-1,3-）GlcNAc-β-1,3-Gal-β-1,4-Glc〕 一些岩藻糖基转移酶或具有糖苷合成能力的岩藻糖苷酶可用来合成LNFP Ⅲ。利用鸡血清来源的α-1,3-岩藻糖基转移酶来催化GDP-岩藻糖和LNnT合成LNFP Ⅲ，反应10d后产物得率为20%。一些α-1,3/4-岩藻糖苷酶的突变酶可以将岩藻糖以α-1,3糖苷键连接到LNnT合成LNFP Ⅲ，如使用婴儿双歧杆菌来源的α-1,3/4-岩藻糖苷酶突变体S168E/A174H/V221A/V282R或W135E/A174F/N216D/V221A能够以3-FL为糖基供体，以LNnT为受体（供受体比为1∶1）合成LNFP Ⅲ，产物得率为50%。

（6）乳糖-N-二岩藻糖基六糖 Ⅰ〔lacto-N-difucohexaose Ⅰ，LNDFH Ⅰ，Fuc-α-1,2-Gal-β-1,3-（Fuc-α-1,4-）GlcNAc-β-1,3-Gal-β-1,4-Glc〕 利用岩藻糖基转移酶或具有糖苷合成能力的岩藻糖苷酶可合成LNDFH Ⅰ。一些商业化人源岩藻糖基转移酶Ⅲ（FUT3）可以对LNFP Ⅰ进行α1,4-岩藻糖基化，合成LNDFH Ⅰ，产物得率为85%。整个过程包括四步酶催化反应，即以LNT为起始底物，先对半乳糖残基进行α-1,2-岩藻糖基化，再对N-乙酰氨基葡萄糖残基进行α-1,4-岩藻糖基化，产物得率为6%（毫克级）。利用婴儿长双歧杆菌来源的α-1,3/4-岩藻糖苷酶突变体，以3-FL为糖基供体，LNFP Ⅰ为受体也可合成LNDFH Ⅰ，得率为40%。

（7）F-p-乳糖-N-新六糖〔F-p-lacto-N-neohexaose，F-p-LNnH，IFLNH Ⅲ；Gal-β-1,4-（Fuc-α-1,3-）GlcNAc-β-1,3-Gal-β-1,4-GlcNAc-β-1,3-Gal-β-1,4-Glc〕 F-p-LNnH是在LNnT结构基础上衍生的人乳七糖，该糖也可以通过婴儿双歧杆菌来源的α-1,3/4-岩藻糖苷酶突变体S168E/A174H/V221A/V282R的转糖苷活性合成，突变体能以3-FL和LNnH为底物合成F-p-LNnH，产物得率为52%。

（8）F-乳糖-N-新六糖 Ⅰ〔F-lacto-N-neohexaose Ⅰ，F-LNnH Ⅰ；Gal-β-1,4-GlcNAc-β-1,3-〔Gal-β-1,4-（Fuc-α-1,3）GlcNAc-β-1,6-Gal-β-1,4-Glc〕 F-LNnH Ⅰ可通过化学酶法来合成。首先以N-乙酰氨基葡糖基溴、乳糖胺基和乳糖基衍生物为底物化学合成GlcNAc-β-1,3-（Gal-β-1,4-GlcNAc-β-1,6）Gal-β-1,4-Glc，得率为67%（85mg）；进一步利用幽门螺旋杆菌来源的α-1,3-岩藻糖基转移酶（HpFucT）对乳糖残基上的N-乙酰氨基葡萄糖进行岩藻糖基化；最后使用脑膜炎双球菌来源的β-1,4-半乳糖基转移酶合成带侧链的F-LNnH Ⅰ（得率为90%），反应的总得率为57%。

3. 唾液酸人乳寡糖

唾液酸人乳寡糖可用唾液酸转移酶以胞嘧啶苷酸-唾液酸（CMP-NeuAc）和乳糖为底物合成，也可利用转唾液酸酶或者有转糖苷活性的唾液酸酶以含唾液酸的寡糖为糖基供体合成[14]。

利用一些哺乳动物和细菌来源的唾液酸转移酶已成功合成α-2,3和α-2,6-唾液酸人乳寡糖，这些唾液酸转移酶经过改造后具有广泛的应用价值。例如，多杀巴斯德菌（Pasteurella multocida）来源的唾液酸转移酶（PmST1）经过改造后可专一性合成α-2,3-唾液酸苷键，通过降低该酶对α-2,3-唾液酸苷键的水解活性，可使该酶高效地合成α-2,3-唾液酸人乳寡糖。此外，一些改造后的唾液酸酶的糖苷合成区域选择性会发生改变，如达可巴斯德菌（P. dagmatis）来源的唾液酸酶突变体P7H/M117A和P34H/M144L的区域选择性从主要合成α-2,3-

糖苷键转变为专一性合成α–2,6–糖苷键。

多数唾液酸糖苷键的合成反应都需要活化的NeuAc供体和线性结构的受体。一些唾液酸转移酶经过改造后还可对含支链的岩藻糖基人乳寡糖进行唾液酸化修饰。达可巴斯德菌来源的唾液酸转移酶（Pd2,6ST）可以对含支链的LNnT衍生的人乳寡糖进行唾液酸化修饰。以N–乙酰氨基葡萄糖或甘露糖为底物可原位合成CMP–NeuAc，用于制备唾液酸人乳寡糖。

（1）3′–唾 液 酸 基–N–二 糖（α–2,3–sialyllacto–N–biose，3′–SLNB；NeuAc–α–2,3–Gal–β–1,3–GlcNAc） 3′–SLNB是唾液酸人乳寡糖的重要组成部分，利用多酶法可制备毫克级3′–SLNB。第一步，以半乳糖为底物制备LNB；第二步，使用一锅多酶（包括多杀巴斯德菌来源的唾液酸缩醛酶、脑膜炎双球菌来源的CMP–NeuAc合成酶和多杀巴斯德菌来源的α–2,3–唾液酸转移酶）先将N–乙酰氨基甘露糖转化为CMP–NeuAc，再将唾液酸连接到LNB，产物得率为94%，整个反应的总得率为89%。

（2）3′–唾液酸乳糖（α–2,3–sialyllactose，3′–SL；NeuAc–α–2,3–Gal–β–1,4–Glc） 3′–SL可通过脑膜炎双球菌来源的α–2,3–唾液酸转移酶和CMP–NeuAc合成酶来合成（克级）。采用一锅法以乳糖、唾液酸、磷酸烯醇丙酮酸盐为底物，加入ATP和CMP合成3′–SL，得率为68%。合成3′–SL的另一种方法是使用克氏锥虫（*Trypanosoma cruzi*）来源的转唾液酸酶和尿素节杆菌（*Arthrobacter ureafaciens*）或婴儿双歧杆菌来源的具有转唾液酸活性的唾液酸酶。这些酶可以催化乳糖与唾液酸生成3′–SL。

（3）6′–唾液酸乳糖（α–2,6–sialyllactose，6′–SL，NeuAc–α–2,6–Gal–β–1,4–Glc） 目前，6′–SL主要采用不同的唾液酸转移酶制备。达可巴斯德菌来源的α–2,6–唾液酸转移酶可以对非还原端的半乳糖或N–乙酰氨基葡萄糖残基进行唾液酸化修饰，制备克级α–2,6–唾液酸叠氮丙基乳糖苷、α–2,6–唾液酸乳糖、α–2,3–唾液酸乳糖以及唾液酸化的LNT和LNnT衍生物。这些衍生物在人乳中不存在，但这些产物对新生大鼠的坏死性小肠结肠炎具有一定保护作用。

一些唾液酸转移酶改造后可改变其区域选择性。如α–2,3–唾液酸转移酶经理性设计后可改造成具有α–2,6区域选择性的唾液酸转移酶。这些酶是合成α–2,6–唾液酸人乳寡糖或选择性对半乳糖基进行唾液酸化的良好工具。达可巴斯德菌来源的唾液酸转移酶的突变体P7H/M117A可高效合成6′–SL，得率为72%。此外，发光细菌（*Photobacterium leiognathi*）来源的唾液酸转移酶经改造后可转变为转唾液酸酶，用来催化CMP–NeuAc和乳糖合成6′–SL。这些酶都可用于6′–SL的合成。

（4）唾 液 酸–N–四 糖（α–2,6–sialyllacto–N–tetraose，LSTa；NeuAc–α–2,6–Gal–β–1,3–GlcNAc–β–1,3–Gal–β–1,4–Glc） 利用一锅三酶法对LNT进行唾液酸化可制备LSTa。首先通过收敛合成3–叠氮化LNT，再进行唾液酸化获得LSTa衍生物，产物得率为89%。

（5）唾 液 酸–N–新 四 糖（α–2,6–sialyllacto–N–neotetraose，LSTc；NeuAc–α–2,6–Gal–β–1,4–GlcNAc–β–1,3–Gal–β–1,4–Glc） 发光细菌来源的α–2,6唾液酸转移酶经分子改造后可合成LST c。其突变体A218Y/N222R/G349S/S412P/D451K具有转唾液酸功能，可将唾液酸从6′–SL转移到LNnT，对LNnT末端的半乳糖进行区域选择性唾液酸化制备LSTc，产物得率为45%。

野生型唾液酸转移酶（PMST1）可以将唾液酸残基转移到LNnT末端的半乳糖苷，用于制备α-2,3唾液酸LNnT，这种糖在人乳中尚未发现。唾液酸转移酶（PMST1）的突变体PmST1 P34H/M144L可以选择性合成α-2,6-唾液酸LNnT衍生物，得率为90%（毫克级）。因此，LSTc可以通过该方法来制备。

（6）唾液酸-N-新六糖［α-2,6-sialyllacto-N-neohexaose，S-LNnH Ⅱ；NeuAc-α-2,6-Gal-β-1,4-GlcNAc-β-1,3-（Gal-β-1,4-GlcNAc-β-1,6-）Gal-β-1,4-Glc］人乳中可检测到S-LNnH Ⅱ；S-LNnH Ⅱ可利用五糖［Gal-β-1,4-GlcNAc-β-1,3-（GlcNAc-β-1,6-）Gal-β-1,4-Glc］为原料制备，使用发光细菌来源的α-2,6唾液酸转移酶进行唾液酸化，再用β-1,4-半乳糖基转移酶（NmLgtB）进行半乳糖基化，最终合成S-LNnH Ⅱ，得率为90%。整个反应可使用乳糖、乳糖基和N-乙酰氨基葡萄糖基衍生物为底物。

4. 唾液酸和岩藻糖共同修饰的人乳寡糖

人乳中存在同时含有唾液酸和岩藻糖的人乳寡糖，但目前合成规模较小，如3′-唾液酸-3-岩藻糖乳糖［3′-S-3-FL，NeuAc-α-2,3-Gal-β-1,4-（Fuc-α-1,3-）Glc］、岩藻糖-唾液酸-乳糖-N-新六糖Ⅰ［FS-LNnH Ⅰ，Gal-β-1,4-（Fuc-α-1,3-）GlcNAc-（NeuAc-α-2,6-Gal-β-1,4-GlcNAc-β-1,3-）Gal-β-1,4-Glc］或唾液酸-岩藻糖-N-新六糖｛SFLNnH，NeuAc-α-2,6-Gal-β-1,4-GlcNAc-β-1,3-［Gal-β-1,4-（Fuc-α-1,3-）GlcNAc-β-1,6-］Gal-β-1,4-Glc｝。3′S-3FL衍生物的合成以乳糖为原料，利用唾液酸转移酶（ST3GAL4）和人源岩藻糖基转移酶（FUT3）对其进行唾液酸化和岩藻糖基化修饰，合成S-LNnH Ⅱ。在此基础上，可继续采用人源岩藻糖基转移酶（FUT5）对S-LNnH Ⅱ进行进一步岩藻糖基修饰合成FS-LNnH Ⅰ。

三、人乳寡糖的全细胞合成

随着合成生物学和系统生物学技术的发展，特别是分子生物学和代谢途径组装技术的进步，利用细胞工厂以及调控相应的生物合成途径可高效地获得目标产物。细胞工厂已可以生产出40多种人乳寡糖（包含人乳寡糖组件）。大肠杆菌是当前合成人乳寡糖最常用的底盘细胞，生产出的人乳寡糖聚合度在3~10。全细胞合成基于微生物自身（或模拟）的代谢机制合成核苷酸糖基供体，在外源表达的糖基转移酶作用下合成特定的人乳寡糖。糖基转移酶能否在细胞内功能性表达、相应核苷酸糖基供体在细胞内的积累量、可转移到细胞内的乳糖量以及副产物对相关酶的抑制作用等，都是影响全细胞合成人乳寡糖的关键因素。

一般来说，糖基转移酶所需的核苷酸糖基供体同时也是其他细胞结构的前体物质，因此需进一步调控这些供体的利用率。例如，重组N-乙酰氨基葡萄糖转移酶的糖基供体UDP-N-乙酰氨基葡萄糖（UDP-GlcNAc）和重组半乳糖基转移酶的糖基供体UDP-半乳糖（UDP-Gal）也是大肠杆菌细胞生长所需的中间体；果糖-6-磷酸可转化成UDP-ClcNAc，也是肽聚糖、脂多糖和肠细菌抗原生物合成的前体物质；葡萄糖-6-磷酸可转化为UDP-Gal，也是脂多糖和可乐酸生物合成的前体物质。此外，岩藻糖和唾液酸的糖基供体与细胞生长直接相关。GDP-岩藻糖（GDP-Fuc）是岩藻糖基转移酶的糖基供体，同时也是细胞内的一种中间体。从头合成途径利用甘露糖-1-磷酸为原料合成GDP-Fuc，存在于真核生物和脆弱拟杆菌（*Bacteroides fragilis*）中的补救合成途径也可合成GDP-Fuc。CMP-NeuAc是唾液酸转移酶的糖基供体，仅存在于一些致病性微生物中，而在非致病性大肠杆菌中不能合成。因此，在细胞工厂内外源性表达CMP-NeuAc酶，在培养基中添加唾液酸或以胞内的UDP-GlaNAc为原料可合成CMP-NeuAc。

全细胞合成的人乳寡糖中还含有其他寡糖。当前全细胞合成人乳寡糖的研究致力于无质粒工程菌株的构建，减少质粒的丢失以及抗生素的使用，使构建的工程菌株符合相关安全标准。

（一）合成中性非岩藻糖基人乳寡糖

在细胞工程中合成比LNT Ⅱ分子质量更大的人乳寡糖至少需要2种糖基化过程，还需要不同的糖基转移酶对乳糖和新中间体表现出不同的亲和力。以合成LNT为例，需要β-1,3-N-乙酰氨基葡萄糖基转移酶与乳糖有较强的亲和力，而与LNT Ⅱ无亲和力；同样地，需要β-1,3-半乳糖基转移酶与LNT Ⅱ有较强的亲和力，而与乳糖无亲和力。目前常见的几种人乳寡糖全细胞合成策略如下。

1. LNT Ⅱ

在大肠杆菌JM109（*lacY*⁺，*lacZ*⁻）内表达了脑膜炎双球菌来源的β-1,3-N-乙酰氨基葡萄糖基转移酶（NmLgtA），以甘油和乳糖为底物，可成功合成LNT Ⅱ，产量达6 g/L。

2. LNT Ⅱ 和 LNT

在大肠杆菌LJ110（*lacY*⁺，*lacZ*⁻，*lacA*⁻）的基因组上整合了脑膜炎双球菌来源的β-1,3-N-乙酰氨基葡萄糖基转移酶基因（*NmlgtA*）和大肠杆菌O55：H7来源的β-1,3-半乳糖基转移酶基因（*wbgO*）。以葡萄糖为碳源可生产LNT Ⅱ，在补料葡萄糖和半乳糖后，同时生产LNT，最终LNT和LNT Ⅱ的产量分别为12.7g/L和13.7g/L。

3. LNnT 和 LNnH

将脑膜炎双球菌β-1,3-N-乙酰氨基葡萄糖基转移酶基因*NmLgtA*和*NmLgtB*在大肠杆菌LJ110（*lacY*⁺，*lacZ*⁻）中成功表达，并以葡萄糖和半乳糖为碳源（5g/L），成功合成LNnT和LNnH，产物主要集中在细胞内。

4. LNnT、p-LNnH 和 LNT Ⅱ

在基因组上整合了脑膜炎双球菌来源的β-1,3-N-乙酰氨基葡萄糖基转移酶基因（*NmlgtA*）和β-1,4-半乳糖基转移酶基因的大肠杆菌LJ110（*lacY*⁺，*lacZ*⁻）可成功合成LNnT、LNnH和LNT Ⅱ，其中LNnT的比例最高。

（二）合成岩藻糖基人乳寡糖

一些岩藻糖基人乳寡糖已成功在细胞工厂中合成。岩藻糖基转移酶在大肠杆菌中功能性表达可实现人乳寡糖的岩藻糖基化。目前，这类岩藻糖基转移酶主要来源于幽门螺旋杆菌。其中，岩藻糖基转移酶FutA、FutB和FucT可对乳糖和LNnT进行α-1,3岩藻糖基化，岩藻糖基转移酶FutC则可用于乳糖、LNT和LNnT的α-1,2岩藻糖基化，岩藻糖基转移酶Fut14可用于α-1,3和α-1,4岩藻糖基化。

全细胞合成岩藻糖基人乳寡糖的另一关键因素是提高细胞内GDP-Fuc的浓度。GDP-Fuc的生物合成途径有两种：从头合成途径（*de novo* pathway）和补救合成途径（*Salvage* pathway）（图9-6）。提高从头合成途径中GDP-Fuc水平的方法包括：过表达将甘露糖-6-磷酸转化为GDP-Fuc的各种酶的基因（*manB*、*manC*、*gmd*和*wcaG*），过表达可乐酸操纵子的正向调控基因*rscA*（或*rscB*），敲除负责可乐酸合成过程第一步的关键基因（*wcaJ*）。此外，调控从头合成途径中的氧化还原电位，如上调与NADPH/NADP⁺比例相关基因的表达，也可以提高GDP-Fuc的浓度。提高补救合成途径中GDP-Fuc水平的方法有：过表达大肠杆菌的L-岩藻糖转运体（*FucP*）和脆弱拟杆菌的岩藻糖激酶/岩藻糖-1-磷酸鸟苷酰转移酶基因，敲除可代谢L-岩藻糖的各类酶基因，如岩藻糖-1-磷酸醛缩酶基因（*fucA*）和岩藻糖异构酶-岩藻糖激酶基因簇（*fucK-fucI*）。另外，过表达与GTP生物合成相关的基因，如*gsk*、*gpt*、*gmk*和*ndk*，也可以增加细胞内GDP-Fuc的浓度。此外，敲除大肠杆菌中的乳糖酶基因（*lacZ*）以及乳糖乙酰化酶基因（*lacA*）可提高细胞内乳糖（受体）的浓度，从而提高人乳寡糖的产量。

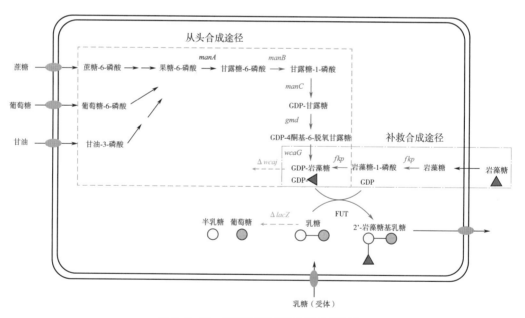

图9-6 2′-岩藻糖基乳糖的生物合成途径

FUT—岩藻糖基转移酶基因　*manA*—甘露糖-6-磷酸异构酶基因　*manB*—磷酸甘露糖变位酶基因

manC—甘露糖-1-磷酸鸟嘌呤基转移酶基因　*gmd*—GDP-甘露糖4,6-脱水酶基因　*wcaG*—GDP-L-岩藻糖

合成酶基因　*fkp*—L-岩藻糖激酶/GDP-岩藻糖焦磷酸化酶基因　*wcaj*—可乐酸合成相关酶基因

lacZ—β-半乳糖苷酶基因

目前常见的几种岩藻糖基人乳寡糖全细胞合成策略如下。

1. 2′–FL

在大肠杆菌BL21△LF,YA（*lacZ*⁻、*fucI*⁻、*fucK*⁻、*lacY*⁺、*lacA*⁺）中过表达岩藻糖基转移酶基因（*futC*）和L-岩藻糖激酶基因（*Fkp*），以甘油、岩藻糖和乳糖为底物，通过分批补料发酵的方式，2′–FL的产量达23.1g/L。进一步敲除阿拉伯糖异构酶基因（*araA*）和鼠李糖异构酶基因（*rhaA*）可继续提高补救合成途径中GDP-Fuc的含量，最终2′–FL的产量达47g/L[15]。全细胞合成的2′–FL目前最高产量为Jennewein公司报道的180g/L[16]。

2. 2′–FL 和 DFL

在大肠杆菌（*lacZ*⁻，*lacA*⁻，*lacY*⁺和*wcaJ*⁻）中过表达*manB*⁺、*manC*⁺、*gmd*⁺、*wcaG*⁺和*futC*，经分批补料发酵，以甘油和乳糖为碳源，发酵4～7d后可生成68g/L的2′–FL和DFL，二者的比例为80：20，2′–岩藻糖基乳果糖的比例低于1%。2′–FL还可用作岩藻糖基转移酶的受体，在菌体指数期的后期加入2′–FL，可生产DFL，分批补料发酵后所产2′–FL和DFL的比例为8：92。

3. 3–FL

利用产氨棒杆菌（*Corynebacterium ammoniagenes*）和大肠杆菌混合发酵可生产3–FL，产氨棒杆菌负责将GMP合成GTP，而大肠杆菌（*glk*、*manB*、*manC*、*gmd*、*wcaG*、*pgm*和*pfkB*）负责从头合成GDP-Fuc。在细胞内外源表达α-1,3-岩藻糖基转移酶（FucT）的作用下，该混合发酵体系以果糖、甘露糖、*N*-乙酰氨基乳糖和GMP为底物，合成3–FL，产量为21g/L。在大肠杆菌BL21（DE3）（*Ion*⁻，*wcaJ*⁻）中过表达*manA*、*manB*、*manC*、*gmd*、*fcl*、*futA*、*zwf*、*pntAB*和*lacY*相关基因，并以葡萄糖和乳糖为底物可合成3–FL，产量为12.4g/L。

4. LNFP I、2′–FL、LNT 和 LNT2

将GDP-Fuc的补救合成途径和岩藻糖基转移酶FutC整合到已经构建了LNT合成途径的大肠杆菌中，可合成LNFP I（272mg/L）、2′–FL（265mg/L）、LNT（63mg/L）和LNT Ⅱ（1578mg/L）。

5. LNnFP I、2′–FL 和 LNnT

在大肠杆菌中同时整合GDP-Fuc的合成途径、LNnT合成途径和α-1,2-岩藻糖基转移酶基因（*futC*），可合成LNnFP I（1.7g/L）、2′–FL（0.6g/L）和LNnT（0.7g/L）。

6. LNnFP V、LNnFP Ⅱ、LNnDFH Ⅱ、LNnT 和 LNnH

在大肠杆菌中构建LNnT合成途径并整合α-1,3-岩藻糖基转移酶基因（*FutA*、*FutB*和*FucT*），可合成LNnFP V（占产物的80%），产物中还有少量LNnFP Ⅱ、LNnDFH Ⅱ、LNnT和LNnH。

7. LNDFH Ⅱ、FLNT Ⅱ、LNT 和 LNT Ⅱ

在大肠杆菌中构建LNT合成途径，进一步表达岩藻糖基转移酶基因（*Fut14*），可合成LNDFP Ⅱ（547mg/L）、FLNT Ⅱ（817mg/L）、LNT（60mg/L）和LNT Ⅱ（1046mg/L）。

（三）合成唾液酸人乳寡糖

在细胞工厂内表达不同唾液酸转移酶以及合成CMP-NeuAc相关的酶可合成唾液酸人乳寡糖。由于大肠杆菌（除了致病菌K1）在细胞内不合成CMP-NeuAc，因此需要重新构建CMP-NeuAc的合成途径。CMP-NeuAc的合成途径有两种：一种是补救合成途径，需要外源供给唾液酸，由唾液酸通透酶（nanT）将其转运至胞内，敲除唾液酸醛缩酶（nanA），避免胞内唾液酸发生降解，再经CMP-NeuAc合酶合成CMP-唾液酸；第二种是从头合成途径，CMP-NeuAc主要由UDP-GlcNAc转化而来，因此需要过表达N-乙酰氨基葡糖-6-磷酸酯酶基因（neuA）、唾液酸合酶基因（neuB）和CMP-唾液酸合酶基因（neuC），同时要敲除唾液酸醛缩酶基因（nanA）和N-乙酰氨基甘露糖激酶基因（nanK9）使胞内的CMP-NeuAc浓度升高[13]。

目前，3′-SL已经可通过不同的合成途径生产。利用混菌发酵技术，首先利用产氨棒杆菌过表达CTP合成酶基因，利用重组大肠杆菌过表达CMP-NeuAc合成酶，以乳清酸和唾液酸为底物来生产CMP-NeuAc。大肠杆菌过表达的脑膜炎双球菌来源的α-2,3-唾液酸转移酶以乳糖为受体合成3′-SL，产量可达33g/L。在大肠杆菌中构建CMP-NeuAc补救合成途径（$lacY^+$、$lacZ^-$、$nanT^+$、$nanA^-$），并表达CMP-NeuAc合成酶和α-2,3-唾液酸转移酶，3′-SL的产量达2.6g/L。

四、人乳寡糖的分析与检测

人乳寡糖的主要分析方法有高效液相色谱法和高效阴离子交换色谱法。在此主要介绍高效阴离子交换色谱法检测人乳寡糖的方法[17]。

人乳中成分复杂，在检测人乳寡糖之前，需要对人乳进行预处理，包括离心、沉淀、过凝胶色谱纯化等，再使用高效阴离子交换色谱法进行分析。预处理方法如下：人乳样品在70℃加热30min，在1L人乳中加入0.1mL水苏糖和半乳糖醛酸的水溶液作为内标；对样品进行离心和超滤（截留分子质量为30ku）以去除样品中的蛋白质和脂肪；样品经凝胶渗透色谱进行分离（1.6×80cm，TosoHaas），用超纯水洗脱（1.0mL/min）后获得含不同组分的人乳寡糖，包括大部分乳糖、中性寡糖和酸性寡糖，寡糖组分用蒸发光检测器进行检测。随后，中性人乳寡糖和酸性人乳寡糖利用高效阴离子交换色谱法检测。

1. 主要试剂

水：超纯水，NaOH：浓度1mol/L，NaAc：色谱纯

2. 色谱条件

色谱柱：CarboPac™ PA1 column（4.0mm×250mm，Thermo）

流速：1.0mL/min

柱温：25℃

检测器：脉冲安培检测器

中性寡糖的洗脱条件1：0~20min，30mmol/L NaOH

20~34min，30~100mmol/L NaOH

34~48min，100mmol/L NaOH和0~28mmol/L NaAc

48~55min，100mmol/L NaOH和28~200mmol/L NaAc

55~60min，100mmol/L NaOH和200mmol/L NaAc

中性寡糖的洗脱条件2：0~12min，60mmol/L NaOH

12~16min，60~100mmol/L NaOH

16~30min，100mmol/L NaOH和0~28mmol/L NaAc

30~35min，100mmol/L NaOH和28~200mmol/L NaAc

35~40min，100mmol/L NaOH和200mmol/L NaAc

酸性寡糖的洗脱条件：0~8min，100mmol/L NaOH和20mmol/L NaAc

8~30min，100mmol/L NaOH和20~80mmol/L NaAc

30~55min，100mmol/L NaOH和80~200mmol/L NaAc

55~60min，100mmol/L NaOH和200mmol/L NaAc

3. 检测结果

以上方法可以分离14种人乳寡糖：2′ FL、3-FL、LDFT、LNT、LNnT、LNFP Ⅰ、LNFP Ⅱ、LNFP Ⅲ、LNDFH Ⅰ、LNDFH Ⅱ、LNH、2′-F-LNH、3′-F-LNH和2,3′-DF-LNH（图9-7）。

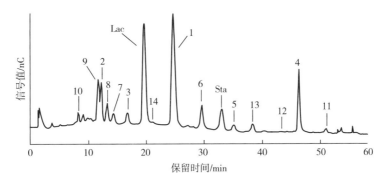

图9-7 14种人乳寡糖的高效阴离子交换色谱图

1—2′ FL　2—3-FL　3—LDFT　4—LNT　5—LNnT　6—LNFP Ⅰ　7—LNFP Ⅱ

8—LNFP Ⅲ　9—LNDFH Ⅰ　10—LNDFH Ⅱ　11—LNH　12—2′-F-LNH

13—3′-F-LNH　14—2,3′-DF-LNH　Lac—乳糖　Sta—水苏糖

第四节　人乳寡糖的功能活性

母乳对婴幼儿早期肠道菌群和免疫系统的建立起到至关重要的作用。母乳中包含基本的

营养物质如蛋白质、脂肪和乳糖，一些微量营养元素如维生素、核苷酸和矿物质，以及一系列生物活性物质如免疫球蛋白、抗菌物质如乳铁蛋白和溶菌酶等和人乳糖缀合物。母乳的功能研究开始于20世纪初。当时人们发现由乳粉喂养的婴儿在出生后1年内的死亡率高达30%，而母乳喂养婴儿的死亡率仅为乳粉喂养的1/7。最初研究发现，人乳寡糖具有良好的益生效果。而近期越来越多的证据表明，人乳寡糖还具有广泛的免疫调节、抗病毒和促进大脑发育等功能[18]。人乳寡糖在母乳喂养的婴儿体内的主要代谢途径和潜在的功能如图9-8所示。

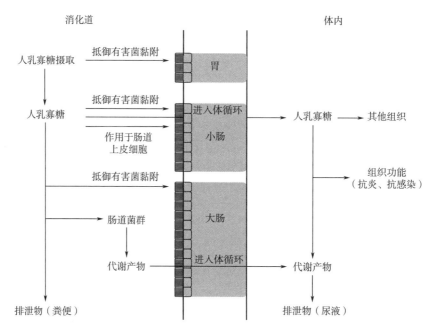

图 9-8　人乳寡糖在母乳喂养婴儿体内的主要代谢途径和潜在的功能

一、调节肠道菌群

人乳寡糖不像乳糖一样为婴儿提供营养成分。人乳寡糖可以耐受消化道上端的酸性环境，而因肠道内也缺乏可水解人乳寡糖的酶，人乳寡糖可直接到达远端小肠和结肠甚至直接排泄到粪便中。一些位于结肠的双歧杆菌可以代谢人乳寡糖（图9-9），这些菌大都具备一些特殊的半乳糖-N-二糖/乳糖-N-二糖代谢途径基因（GNB/LNB）[19]。研究发现，母乳喂养的婴儿肠道菌群中乳杆菌和双歧杆菌约占菌群总数的90%，而乳粉喂养的婴儿肠道中这两种菌占比在40%~60%，说明人乳寡糖能够有效刺激婴儿肠道内双歧杆菌的生长，帮助婴儿构建良好的肠道微生态系统。此外，人乳寡糖可以调节成年人肠道菌群，刺激肠道中双歧杆菌等有益菌的生长。

双歧杆菌是婴儿肠道中的优势菌群，2′-岩藻糖基乳糖等岩藻糖基人乳寡糖可直接促进双歧杆菌的生长。体外实验表明，人乳寡糖可促进肠道内某些特定双歧杆菌的生长。如婴儿双歧杆菌可利用人乳寡糖为唯一碳源进行生长，但两歧双歧杆菌的生长则相对缓慢。人乳寡糖在促进双歧杆菌增殖的同时，无法被其他肠道有害菌利用，可有效控制有害菌的增殖。婴儿双歧杆菌在代谢人乳寡糖后可产生一些短链脂肪酸，为益生菌的生长营造良好的酸性环境，也可以降低有害菌的增殖。肠杆菌科（Enterobacteriaceae）某些菌株的增殖与早产儿的坏死性小肠结肠炎的发病有关。体外实验表明，肠杆菌不能利用2′–岩藻糖基乳糖、6′–唾液酸乳糖和乳糖–N–新四糖，但是一些有害菌株可利用低聚半乳糖，后者常被用作人乳寡糖替代品应用于婴儿配方乳粉[20]。

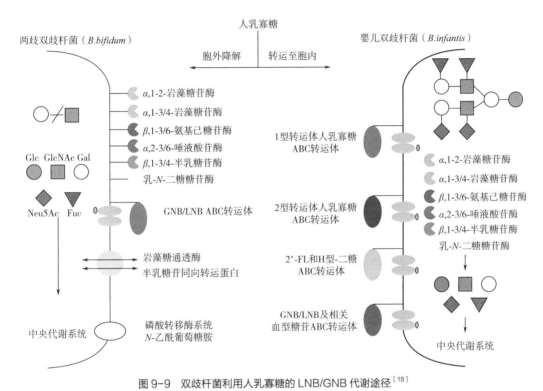

图 9-9　双歧杆菌利用人乳寡糖的 LNB/GNB 代谢途径[18]

Glc—D–葡萄糖　GlcNAc—N–乙酰氨基葡萄糖　Gal—D–半乳糖　Fuc—L–岩藻糖

Neu5Ac—N–乙酰神经氨酸（唾液酸）

二、预防病原微生物黏附

许多病毒、致病菌或毒素先黏附于宿主细胞的黏膜表面，再进行增殖或入侵最终导致宿主感染。一些人乳寡糖在结构上与肠道上皮细胞膜表面的糖苷受体结构相似，可作为诱饵与病原菌结合，从而阻止病原菌与细胞表面糖苷结构受体的结合，提高对病原菌的抵抗力，这种有益作用与人乳寡糖的结构有关[21]。

人乳寡糖是天然的抗黏附剂，可保护母乳喂养婴儿免受病原菌的黏附，减少由致病菌引起的肠道、泌尿生殖道和呼吸道感染的风险，甚至可以减少以母婴途径传播的人类免疫缺陷病（HIV）感染的风险。研究表明，2′-岩藻糖基乳糖能够有效抑制大肠杆菌、绿脓杆菌（*Pseudomonas aeruginosa*）和肺炎链球菌（*Streptococcus pneumoniae*）对人克隆结肠腺癌细胞Caco-2细胞的黏附，抗黏附率分别为26%、18%和12%。3-岩藻糖基乳糖也可以抑制致病性大肠杆菌和绿脓杆菌对人克隆结肠腺癌细胞Caco-2细胞的黏附，抗黏附率分别为29%和26%。此外，2′-岩藻糖基乳糖和3-岩藻糖基乳糖还能够抑制绿脓杆菌对人肺癌细胞A549的黏附，抗黏附率分别为24%和23%[22]。

空肠弯曲菌（*Campylobacter jejuni*）是一种可导致细菌性腹泻的主要病原菌之一。含岩藻糖基人乳寡糖可以抑制空肠弯曲菌在人类肠道黏膜上的黏附和增殖。研究表明，2′-岩藻糖基乳糖可降低空肠弯曲菌的侵染率80%，同时减少黏膜促炎信号的释放。在小鼠模型中，摄入2′-岩藻糖基乳糖可降低肠道内空肠弯曲菌的数量80%，使体重减轻5%，同时缓解肠道炎症，诱导肠道炎症信号。此外，在一项关于婴儿肠道健康的调查研究中发现，含2′-岩藻糖基乳糖的人乳寡糖可减少空肠弯曲菌引起的腹泻。2′-岩藻糖基乳糖与各种原因引起的腹泻呈剂量依赖关系。这种影响可以延续到母乳喂养后的1个月到数月之久。其他关于母乳喂养婴儿的调查研究也能证明岩藻糖基人乳寡糖具有多种有益作用。美国3月龄的婴儿调查结果表明，母乳喂养可减少幼儿呼吸和肠道问题[23]。

三、调节机体免疫

人体仅能吸收极少部分的人乳寡糖，但这部分人乳寡糖却产生了重要的生物活性。人乳寡糖可通过影响细胞表面的糖基化以及其他作用来调节基因的表达，对肠上皮细胞具有一定的调节作用。人乳寡糖还可通过影响白细胞黏附、血小板与中性粒细胞的相互作用以及巨噬细胞的活性和炎症进程来调节免疫应答。值得关注的是，人乳寡糖可以预防新生儿坏死性小肠结肠炎（Necrotizing enterocolitis，NEC），其主要是由小/大肠细胞组织受损而引起的黏膜损伤甚至组织坏死。与配方乳粉喂养的新生儿相比，母乳喂养可降低新生儿坏死性小肠结肠炎的患病率约90%。

通常认为新生儿肠道菌群失调是引发坏死性小肠结肠炎的主要因素之一。大鼠实验结果显示，唾液酸人乳寡糖可以预防此类疾病的发生。通过研究人乳寡糖对致病性大肠杆菌诱导的肠道上皮细胞引起的白介素-8（IL-8）释放及其促炎调节作用，发现人乳寡糖可以改变由致病性大肠杆菌引起的白介素-8释放，可抑制脂多糖（Lipopolysaccharide）受体CD14的转录和翻译。2′-岩藻糖基乳糖也可以抑制黏附侵袭性大肠杆菌（Adherent-invasive *E. coli*，AIEC）感染的小鼠体内由脂多糖介导的炎症过程中CD14受体的表达，CD14的表达介导了由脂多糖-Toll样受体4（LPS-TLR4）引起的巨噬细胞分化抑制因子相关的炎症通路，这一效果主要由细胞因子信号传导2/信号传感器以及3/NF-κB的转译激活而导致。人乳寡糖可直接抑制炎症，表明人乳寡糖是先天免疫的重要组成部分，而人乳寡糖中的2′-岩藻糖基乳糖主要起到抗炎效果[24]。

以早产乳猪为模型，探究含2′-岩藻糖基乳糖的配方乳粉对乳猪肠道菌群的调节和预防坏死性小肠结肠炎的影响。以17头剖腹产的早产乳猪摄入普通配方乳粉作为对照，16头早产乳猪摄入含5g/L2′-岩藻糖基乳糖的配方乳，共饲喂5d。结果表明，有8头摄入2′-岩藻糖基乳糖的乳猪（50%）和12头对照乳猪（71%）发生了坏死性小肠结肠炎，但两组无显著性差异。与对照组相比，摄入2′-岩藻糖基乳糖的早产乳猪结肠中的厌氧菌偏少，但两组之间肠道微生物同样没有显著性差异。此外，不同组之间早产乳猪肠道中的α-1,2-岩藻糖、肠道结构（绒毛高度、渗透性）、消化功能（己糖吸收、刷边界酶活性）不受2′-岩藻糖基乳糖添加的影响。可见，含2′-岩藻糖基乳糖的配方乳粉对剖腹产早产乳猪的肠道菌群、消化功能或对坏死性小肠结肠炎没有影响。该研究表明，2′-岩藻糖基乳糖在早产新生儿的肠道和免疫系统还未成熟时不能发挥关键作用[25]。

母乳中某些人乳寡糖［如二唾液酸-乳糖-N-四糖，（DSLNT）］的含量也可用来预测母乳喂养新生儿患坏死性小肠结肠炎的风险。在大多数患有坏死性小肠结肠炎的新生儿所摄入的母乳中，二唾液酸-乳糖-N-四糖的浓度都明显偏低。因此，母乳中二唾液酸-乳糖-N-四糖的含量可以作为识别婴儿患坏死性小肠结肠炎风险中一个潜在的非侵入性标记，可筛选到高风险的母乳样本。

组织血型抗原（Histoblood group antigen，HBGA）是诺如病毒（Norwalk viruses，NV）感染宿主时的重要结合因子。研究表明，2′-岩藻糖基乳糖和3-岩藻糖基乳糖可以与诺如病毒结合，从而减少该病毒与组织血型抗原的结合。复合物结构显示，2′-岩藻糖基乳糖和3-岩藻糖基乳糖可以模仿组织血型抗原的口袋与诺如病毒的外壳结合。因此，2′-岩藻糖基乳糖和3-岩藻糖基乳糖在人体中可以充当天然的诱饵来捕获病毒[26, 27]。

肠的屏障功能组成了人类先天免疫的第一道防线。体外实验表明，人乳寡糖具有减缓细胞生长，诱导分化、凋亡和成熟，增强屏障细胞的功能。

2′-岩藻糖基乳糖和6′-唾液酸乳糖可以调节与过敏性疾病相关的人上皮细胞应答。6′-唾液酸乳糖可以抑制由肿瘤坏死因子α（Tumor necrosis factor α，TNF-α）或者前列腺素E2（Prostaglandin-E2）刺激引起的人结肠癌细胞T-84和HT-29中趋化因子（Chemokines）的释放。这种效果与过氧化物酶体增殖蛋白激活性受体γ（Peroxisome proliferator-activated receptor-γ，PPARγ）和转录因子AP-1（Activatorprotein-1）的失活以及核因子κB（Nuclear factor-κB，NF-κB）有关。而2′-岩藻糖基乳糖可以选择性抑制基于过氧化物酶体增殖蛋白激活性受体γ响应的抗原-抗体复合物中趋化因子CCL20的释放。上述结果表明，2′-岩藻糖基乳糖和6′-唾液酸乳糖的生理活性有所不同[28]。

四、促进大脑发育

人乳寡糖为大脑的发育和认知提供了潜在的基本营养素，尤其是唾液酸和半乳糖残基，这两种单体在大脑中以唾液酸化的神经节苷脂和半乳糖脑苷脂的形式存在，促进大脑的发育、神经的传输以及树突的形成。L-岩藻糖和2′-岩藻糖基乳糖可以提高大鼠海马区在破伤风后脉冲（Schaffer collaterals）POP-峰值和场兴奋性突触后电位。2′-岩藻糖基乳糖可以缓解中风脑神经变性，通过抑制炎症反应和细胞凋亡而起到神经保护作用[29]。日常摄入2′-岩藻糖基乳糖还可以影响啮齿动物的认知领域并改善其学习和记忆能力。3′-唾液酸乳糖和6-唾液酸乳糖可以在压力源暴露期间维持小鼠的行为反应。

第五节　人乳寡糖在食品中的应用

人乳寡糖在食品中的应用目前主要为婴幼儿配方乳粉。迄今，欧盟、美国等发达国家已经批准2′-岩藻糖基乳糖、3-岩藻糖基乳糖、乳糖-N-四糖、乳糖-N-新四糖、6′-唾液酸乳糖和3′-唾液酸乳糖以及2′-岩藻糖基乳糖和2′,3-岩藻糖基乳糖的混合物用于婴幼儿配方乳粉的生产。

目前，在婴幼儿配方乳粉中应用最多的是2′-岩藻糖基乳糖。含有2′-岩藻糖基乳糖的婴幼儿配方乳粉具有多种功能活性。将0.2g/L或1.0g/L的2′-岩藻糖基乳糖与1.4g/L或2.2g/L的低聚半乳糖加入婴儿配方乳粉中，对足月新生儿进行含2′-岩藻糖基乳糖配方乳粉的耐受性及安全性评价。结果表明，含2′-岩藻糖基乳糖的配方乳粉、含低聚半乳糖的配方乳粉和同时含有2′-岩藻糖基乳糖和低聚半乳糖的配方乳粉对婴儿的发育生长无显著性差异，也无不良反应。添加了2′-岩藻糖基乳糖和低聚半乳糖的配方乳粉均不会影响婴儿的排便规律。

进一步研究发现，补充2′-岩藻糖基乳糖对婴儿的免疫功能具有调节作用。与仅添加低聚半乳糖的配方乳粉组相比，同时添加2′-岩藻糖基乳糖和低聚半乳糖的配方乳粉可降低婴儿血清中的炎症因子及肿瘤坏死因子α水平（29%~83%），且与纯母乳喂养婴儿的指标无显著性差异。仅添加2′-岩藻糖基乳糖的配方乳粉对婴儿产生的免疫调节也产生了相似效果，而仅添加低聚半乳糖的配方乳粉却没有发现类似效果。添加了2′-岩藻糖基乳糖和低聚半乳糖的配方乳粉对婴儿的生长发育产生的效果与母乳效果相似。添加0.2g/L 2′-岩藻糖基乳糖和2g/L低聚果糖的婴儿配方乳粉对8天到一个月的婴儿耐受性良好，并且受试婴儿在排便频率、人体测量学数据，以及进食和呕吐的频率等指标上接近母乳喂养婴儿。

添加了2′-岩藻糖基乳糖和乳糖-N-新四糖的配方乳粉同样有利于婴儿的生长发育。给14天~6月龄的婴儿分别喂养普通婴儿配方乳粉、添加了2′-岩藻糖基乳糖和乳糖-N-新四糖的配方乳粉以及母乳。结果显示，添加了2′-岩藻糖基乳糖和乳糖-N-新四糖的配方乳粉对婴儿的耐受性良好且符合生长规律，在肠道过敏症状（胀气、胃食管反流和呕吐）上三组对象无显著性差异。摄入含2′-岩藻糖基乳糖和乳糖-N-新四糖的配方乳粉的婴儿在2月龄时粪便明显较软，夜醒次数少，且剖腹产的婴儿在4月龄时疝气率降低。分析这些婴儿后期的健康状况，结果表明，与摄入普通配方乳粉的婴儿相比，摄入含2′-岩藻糖基乳糖和乳糖-N-新四糖的配方乳粉的婴儿在下呼吸道感染发生率、退热剂的使用次数以及抗生素的使用频率上明显较低（6到12月龄），这表明摄入人乳寡糖对婴儿产生的有益效果可以持续6个月。此外，摄入添加了2′-岩藻糖基乳糖和乳糖-N-新四糖的婴儿乳粉的婴儿肠道菌群组成与母乳喂养组相似。在3月龄时，粪便菌群中双歧杆菌数量增加，而潜在致病菌的丰度降低。补充2′-岩藻糖基乳糖和乳糖-N-新四糖还可以提高婴儿粪便菌群密度，但仍不及母乳喂养组婴儿的粪便菌群密度。

2020—2021年，欧盟委员会先后批准乳糖-N-四糖、6′-唾液酸乳糖和3′-唾液酸乳糖作为新食品原料上市。前两种人乳寡糖菌利用重组大肠杆菌K12 DH1发酵生产，后一种人乳寡糖菌通过全酶法合成，可添加至灭菌乳制品、发酵乳产品、谷物棒、调味饮料、谷类加工食品、婴幼儿食品等中。根据相关标准，6′-唾液酸乳糖钠盐在食品中的应用范围和最大添加量如表9-2所示。

目前人乳寡糖主要应用于婴幼儿配方乳粉，在其他食品中的应用尚少，但随着人乳寡糖的生产规模逐渐扩大，其在食品中的应用领域会越来越广。

表9-2　国外食品中部分人乳寡糖的应用范围和最大添加量

	应用范围	最大添加量
2′-岩藻糖基乳糖	婴儿配方乳粉（EFSA-Q-2015-00052）	1.2g/L
乳糖-N-新四糖	婴儿配方乳粉（EFSA-Q-2015-00052）	0.6g/L
乳糖-N-四糖	婴儿配方乳粉 用于体重管理的代餐和饮料产品 其他类型的代餐	0.8g/L 2g/L 20g/kg
6′-唾液酸乳糖钠盐	原味巴氏杀菌和原味杀菌［包括超高温瞬时杀菌（UHT）］牛乳产品	0.5g/L
	原味发酵牛乳产品	饮料：0.5g/L 饮料以外的产品：2.5g/kg
	风味发酵牛乳产品，包括热处理产品	饮料：0.5g/L 饮料以外的产品：5.0g/kg
	饮料（调味饮料，不包括pH<5的饮料）	0.5g/L
	谷物棒	5.0g/kg

续表

	应用范围	最大添加量
6′–唾液酸乳糖钠盐	根据法规（EU）No 609/2013定义的婴儿配方乳粉	产品添加量0.4g/L，最终的使用和销售按照生产商要求
	根据法规（EU）No 609/2013定义的配方乳	产品添加量0.3g/L，最终的使用和销售按照生产商要求
	根据法规（EU）No 609/2013定义，用于婴幼儿的加工谷类食品和婴儿食品	产品（饮料）添加量0.3g/L，最终的使用和销售按照生产商要求；除饮料外的其他产品2.5g/kg
	儿童类牛乳来源的饮料和类似产品	产品添加量0.3g/L，最终的使用和销售按照生产商要求
	根据法规（EU）No 609/2013定义，用于体重控制的代餐食品	饮料：0.5g/L 饮料以外的产品：10.0g/kg
	根据法规（EU）No 609/2013规定的特殊医疗用途食品	根据产品针对人群的特殊营养需求不同而不同
	根据2002/46/EC定义的食品补充剂，不包括婴幼儿食品补充剂	1.0g/d

参考文献

[1] 史 然，江正强. 2′–岩藻糖基乳糖的酶法合成研究进展和展望［J］. 合成生物学，2020，1（4）：481–494. DOI：10.12211/2096-8280.2020-033.

[2] Sousa Y R F, Medeiros L B, Pintado M M E. Goat milk oligosaccharides：Composition，analytical methods and bioactive and nutritional properties［J］. Trends in Food Science & Technolog. 2019. 92：152–161.

[3] Bych K, Miks M H, Markus T J, et al. Production of HMOs using microbial hosts—from cell engineering to large scale production［J］. Current Opinion in Biotechnology. 2019. 56C：130–137.

[4] Faijes M, Castejon–Vilatersana M, Val–cid C, et al. Enzymatic and cell factory approaches to the production of human milk oligosaccharides［J］. Biotechnology Advances. 2019. 37：667–697.

[5] Coulet M, Phothirath P, Allais L, et al. Pre–clinical safety evaluation of the synthetic human milk，nature–identical，oligosaccharide 2′–O–fucosyllactose（2′FL）［J］. Regulatory Toxicology and Pharmacology. 2014. 68（1）：59–69.

[6] Hanlon P R, Thorsrud B A. A 3–week pre–clinical study of 2′–fucosyllactose in farm piglets［J］. Food and Chemical Toxicology. 2014，74：343–8.

[7] Coulet M, Phothirath P, Constable A, et al. Pre–clinical safety assessment of the synthetic human milk，nature–identical，oligosaccharide lacto–N–neotetraose（LNnT）［J］. Food and Chemical Toxicology. 2013. 62：528–37.

[8] van Berlo D, Wallinga A E, van Acker F A, et al. Safety assessment of biotechnologically produced

2′–Fucosyllactose，a novel food additive［J］. Food and Chemical Toxicology. 2018. 118：84–93.

［9］ Agoston K，Hederos MJ，Bajza I，et al. Kilogram scale chemical synthesis of 2′–fucosyllactose［J］. Carbohydrate Research. 2019. 476：71–77.

［10］ Petschacher B，Nidetzky B. Biotechnological production of fucosylated human milk oligosaccharides：Prokaryotic fucosyltransferases and their use in biocatalytic cascades or whole cell conversion systems［J］. Journal of Biotechnology. 2016. 10：235：61–83.

［11］ Liu Y H，Yan Q J，Ma J W，et al. Production of lacto–N–triose II and lacto–N–neotetraose from chitin by a novel β–N–acetylhexosaminidase expressed in *Pichia pastoris*. ACS Sustainable Chemistry & Engineering，2020，8（41）：15466–15474.

［12］ Shi R，Ma J W，Yan Q J，et al. Biochemical characterization of a novel α–L–fucosidase from *Pedobacter* sp. and its application in synthesis of 3′–fucosyllactose and 2′–fucosyllactose［J］. Applied Microbiology Biotechnology. 2020，104：5813–5826.

［13］ Yuta S，Aina G，Toshihiko K，et al. Introduction of H–antigens into oligosaccharides and sugar chains of glycoproteins using highly efficient 1,2–α–l–fucosynthase. Glycobiology，2016（11），1235–1247.

［14］ Zhang X，Liu Y，Liu L，et al. Microbial production of sialic acid and sialylated human milk oligosaccharides：Advances and perspectives［J］. Biotechnology Advances. 2019. 37（5）：787–800.

［15］ Jung S M，Chin Y W，Lee Y G，et al. Enhanced production of 2′–fucosyllactose from fucose by elimination of rhamnose isomerase and arabinose isomerase in engineered *Escherichia coli*［J］. Biotechnology and Bioengineering. 2019. 116（9）：2412–2417.

［16］ Ammann R. Achieving the impossible：Jennewein Biotechnologie is dedicated to the production of human milk oligosaccharides. Eur Dairy Mag，2017，29：30–31.

［17］ Thurl S，Munzert M，Henker J，et al. Variation of human milk oligosaccharides in relation to milk groups and lactational periods. British Journal of Nutrition. 2010，104（9）：1261–71.

［18］ Akkerman R，Faas M M，de Vos P. Non–digestible carbohydrates in infant formula as substitution for human milk oligosaccharide functions：Effects on microbiota and gut maturation. Critical Reviews in Food Science and Nutrition［J］. 2019. 59（9）：1486–1497.

［19］ Garrido D，Barile D，Mills D A. A molecular basis for *bifidobacterial* enrichment in the infant gastrointestinal tract［J］. Advances in Nutrition. 2012. 3（3）：415S–21S.

［20］ Hoeflinger J L，Davis S R，Chow J，et al. *In vitro* impact of human milk oligosaccharides on *Enterobacteriaceae* growth［J］. Journal of Agricultural and Food Chemistry. 2015. 63（12）：3295–302.

［21］ Bode，L. The functional biology of human milk oligosaccharides［J］. Early Human Development，2015. 91（11）：619–22.

［22］ Weichert S，Jennewein S，Hüfner E，et al. Bioengineered 2′–fucosyllactose and 3–fucosyllactose inhibit the adhesion of *Pseudomonas aeruginosa* and enteric pathogens to human intestinal and respiratory cell lines［J］. Nutrition Research. 2013. 33（10）：831–8.

［23］ Vandenplas Y，Berger B，Carnielli V P，et al. Human milk oligosaccharides：2′–fucosyllactose（2′–fl）and lacto–N–neotetraose（lnnt）in infant formula［J］. Nutrients. 2018. 10（9）. pii：E1161.

［24］ He Y，Liu S，Kling D E，et al. The human milk oligosaccharide 2′–fucosyllactose modulates CD14 expression in human enterocytes，thereby attenuating LPS–induced inflammation［J］. Gut. 2016. 65（1）：33–46.

［25］ Cilieborg M S，Sangild P T，Jensen M L，et al. α1,2–Fucosyllactose does not improve intestinal function or prevent *Escherichia coli* F18 diarrhea in newborn pigs［J］. Journal of Pediatric Gastroenterology and Nutrition. 2017，64（2）：310–318.

［26］Weichert S，Koromyslova A，Singh BK，et al. Structural basis for norovirus inhibition by human milk oligosaccharides［J］. Journal of Virology. 2016. 90（9）：4843-4848.

［27］Koromyslova A，Tripathi S，Morozov V，et al. Human norovirus inhibition by a human milk oligosaccharide［J］. Virology. 2017. 508：81-89.

［28］Yu Z T，Nanthakumar N N，Newburg D S. The human milk oligosaccharide 2'-fucosyllactose quenches *Campylobacter jejuni*-induced inflammation in human epithelial cells HEp-2 and HT-29 and in mouse intestinal mucosa［J］. Journal of Nutrition. 2016. 146（10）：1980-1990.

［29］Wu K J，Chen Y H，Bae E K，et al. Human milk oligosaccharide 2'-fucosyllactose reduces neurodegeneration in stroke brain［J］. Translational Stroke Research. 2020.1-11.

［30］Singh R P，Niharika J，Kondepudi K K，et al. Recent understanding of human milk oligosaccharides in establishing infant gut microbiome and roles in immune system［J］. Food Research International. 2022，151：110884.

［31］Cheng Y J，Yeung C Y. Recent advance in infant nutrition：Human milk oligosaccharides［J］. Pediatrics and Neonatology. 2022 62：347-353.

［32］Sanchez C，Fente C，Regal P，et al Human milk oligosaccharides（hmos）and infant microbiota：a scoping review［J］. Foods. 2021，10：1429.

第十章

膳食纤维

膳食纤维是继蛋白质、脂肪、碳水化合物、维生素、矿物质和水以外维持人类生命和健康成长所需的"第七大营养素"。20世纪50年代，人们将植物细胞壁中不能被人体消化酶消化的组分统称为膳食纤维。随着人们对膳食纤维认识的不断深入，其定义也在不断更新。迄今，仍未形成统一的膳食纤维定义。由于膳食纤维中纤维类型及其生物学、化学和生理学特征上的差异，世界各国的科研和管理机构对于膳食纤维的定义不同。目前对于膳食纤维有明确定义的三大主要机构包括美国国家科学、工程和医学院（National Academies of Sciences, Engineering and Medicine，NASEM）、美国谷物化学家协会（American Association of Cereal Chemists，AACC）以及国际食品法典委员会（Codex Alimentarius Commission，CAC）。2002年，由美国国家科学院、工程和医学院的膳食纤维专家组重新定义了膳食纤维范围，包括存在于植物中完整的非消化性碳水化合物和木质素。同时，该专家组明确了膳食纤维和功能性纤维的区别，并将膳食纤维和功能性纤维统称为总纤维。美国谷物化学家协会将膳食纤维定义为不能被人体小肠消化吸收并能在大肠中全部或部分发酵的植物可食部分或碳水化合物，其中包括多糖、寡糖、木质素以及其他植物组分。食品法典委员会将膳食纤维定义为由10个或以上单元组成的并且不能被人体小肠消化酶水解的碳水化合物。我国《食品安全国家标准 食品中膳食纤维的测定》（GB 5009.88—2014）中将膳食纤维定义为不能被人体小肠消化吸收但具有健康意义的、植物中天然存在或通过提取/合成的、聚合度≥3的碳水化合物聚合物，包括纤维素、半纤维素、果胶及其他单体成分。膳食中存在多种膳食纤维，其中常见的膳食纤维包括β-葡聚糖、菊粉、阿拉伯胶、阿拉伯木聚糖、部分水解瓜尔胶、抗性淀粉、果胶、葡甘露聚糖以及低聚果糖等。

尽管对膳食纤维的定义尚未统一，但对于富含膳食纤维食品健康功效的认知由来已久。早在公元前430年，西方医学奠基人希波克拉底便描述了粗面粉的通便功能。20世纪20年代，研究人员在麸质改善粪便状态及通便和疾病预防等方面做了大量研究。随着人们生活方式和饮食习惯的改变，便秘、肥胖症、动脉硬化、心脑血管疾病、糖尿病等慢性疾病高发。人们对于健康的认识不断加深，对健康食品的需求不断增长。因此，膳食纤维逐渐成为研究热点。研究表明，高膳食纤维饮食有助于降低心血管疾病、脑卒中、高血压、糖尿病、肥胖以及胃肠道功能紊乱等疾病发生风险。英国国家顾问委员会建议膳食纤维摄入量为人均25～30g/d。美国FDA推荐的总膳食纤维摄入量为人均每日20～35g（成年人）。澳大利亚有关机构指出，人均每日摄入膳食纤维25g，可明显减少冠心病的发病率和死亡率。2017年我国国家卫生和计划生育委员会颁布的卫生行业标准WS/T 578.1—2017《中国居民膳食营养素参考摄入量 第1部分：宏量营养素》中提出我国成年人膳食纤维的适宜摄入量为每天20~30g。然而，我国人均每日的实际膳食纤维摄入量仅为14g左右，摄入量严重不足，且摄入量随食品精加工水平的提高呈逐步下降趋势。因此，可通过在食品中添加膳食纤维满足日常所需。膳食纤维良好的理化特性，如持油性、乳化性、增稠性、溶解性和黏度等赋予其良好的加工适应性，保障了膳食纤维在乳制品、糖果产品、肉制品、烘焙制品以及饮料等食品中的广泛应用。因此，本章选取食品中4种常见的膳食纤维：菊粉、β-葡聚糖、抗性淀粉和部分水解瓜尔胶，分别从理化特性、制备与生产、功能活性及其在食品中的应用等方面进行介绍。

第一节　菊粉

菊粉是一类天然的复杂碳水化合物。1804年，德国科学家瓦朗蒂娜·罗丝（Valentine Rose）首次采用热水煮沸的方式从菊科开花植物土木香（*Inula helenium* L.）的根中分离制得一种特殊的碳水化合物，直到1818这种碳水化合物才被正式命名为菊粉。

菊粉广泛存在于多种植物中，可替代淀粉作为碳水化合物储存。目前已发现的菊粉植物来源超过36000多种，其中日常生活中的蔬菜和水果就有3000多种，如芦笋、韭菜、洋葱、大蒜、小麦、菊苣、菜蓟和香蕉等，菊粉已成为人们日常食品摄入的一部分。百合科、石蒜科、禾本科和菊科植物（单子叶和双子叶植物科）中菊粉的含量较高，其中菊苣根是最常见、最主要的菊粉来源，其菊粉含量高达65%～79%。

菊粉作为食品原料广泛应用于各种加工食品中，除改善食品性状外，菊粉具有低甜度和低消化性等特点，其甜度仅为蔗糖的10%，热量为可消化碳水化合物的25%～35%。1992年美国FDA批准菊粉作为一种安全、有效的婴幼儿营养补充剂。在8g/L的添加量下，菊粉是安全、有效的，并且4个月大的婴儿可以耐受。此外，菊粉能促进与母乳喂养密切相关的胃肠道微生物的生长，如促进哺乳期婴儿的双歧杆菌增殖，保护婴儿在母乳喂养期间免受肠道感染。2018年，美国FDA证实菊粉可提高加工食品的营养价值。由于菊粉优良的加工性能及其促进人体健康的功效，菊粉在食品工业中常用作脂肪替代物及冰淇淋、酱料的稳定剂和甜味剂等。

菊粉结构中的果糖分子以β-1,2-糖苷键连接，不能被诸如胃部、小肠、近端结肠等大部分人体消化系统酶解消化、水解、吸收，可直接进入远端结肠，从而被结肠中的益生菌发酵利用。菊粉可选择性地促进和刺激肠道细菌中双歧杆菌和乳杆菌的生长和生理活动。菊粉在结肠中发酵降解产生的代谢产物如短链脂肪酸等可改善肠道内环境，调节肠道平衡，增加食物中矿物质和离子的吸收，加强对健康免疫系统的支持等。此外，菊粉所携带水分进入结肠后有利于便秘和相关疾病的恢复。

一、菊粉的化学结构和理化特性

（一）化学结构

菊粉是由D-果糖经β-1,2-糖苷键连接而成的线性直链多糖，末端常带有1～2个α-D-葡萄糖残基（图1-16）。菊粉的分子式可表示为GFn，其中G代表终端葡萄糖分子，F代表果糖残基，n代表聚糖糖链中果糖的单位数或聚合度。聚合度和分支度是决定菊粉理化性质和功能特性的关键因素。天然来源菊粉的链长较短，聚合度一般为5～60，分子质量较低。从天然植物中提取的菊粉同时含有长链与短链菊粉，其中平均聚合度小于10的菊粉称为短链菊粉（低聚果糖）。植物来源菊粉的聚合度及分支度取决于植株种类、气候条件和植株的生理状态。通过微生物酶法制备的菊粉分子质量可高达10^5～10^7u，此外细菌来源的菊粉的分支度比植物来源的菊粉高15%以上。法国制造商Beghin-Meiji S.A.利用黑曲霉制造出一种低分子质量短链菊粉（平均聚合度为3，平均分子质量为579u）。

（二）理化特性

菊粉为白色粉末，具有较高的透明度，味平，没有余味。菊粉的甜度是蔗糖的10%，与高甜度的人造甜味剂如阿斯巴甜和乙酰磺胺酸钾复配后，可产生良好的口感和余味。

菊粉具有一定的亲水性，25℃时菊粉在水中的溶解度约为12g/L。当温度上升时，水分子动能增加，水分子间空隙会增加，菊粉的亲水性增强。菊粉良好的亲水性保证了其可添加到液体基质中而不产生沉淀。天然菊粉的溶解度受分子质量、聚合度和温度的影响较大。室温下低分子质量或短链菊粉易溶于水，随着链长和分子质量增大其溶解性降低。菊粉微溶甚至不溶于醇（甲醇、乙醇、异丙醇等），此性质可用于菊粉的沉淀分离。菊粉在二甲基亚砜中具有高溶解性。在制备菊粉时，一般将温度升高至50～100℃以促进菊粉的溶解。长链菊粉的溶解度较低，在水中分散后形成的分散体系黏度较大。菊粉水化后可形成黏性胶体分散体或凝胶，冷冻电子显微镜观察菊粉凝胶主要是一种不溶性亚微米级菊粉片段在水中形成的三维结构。在剪切力影响下，菊粉溶液可形成一种白色奶油状结构，可作为脂肪替代物加入食品中，甚至可以完全替代脂肪。菊粉的凝胶特性受菊粉浓度、总干物质含量、剪切因子（如温度、时间、速度或压力）及剪切方式等的影响，pH 4～9范围内对于菊粉凝胶特性的影响较小。

二、菊粉的生产

（一）传统生产工艺

菊粉的传统生产工艺主要包括两个重要步骤：提取和纯化。以菊苣根来源的菊粉生产为例，菊苣根经清洗、切片、干燥后粉碎以提高提取效率。菊粉一般采用温水提取，水温在60～80℃，料液比约为1∶10（质量），pH范围控制在8～11，浸提时间1～2h。菊粉粗提液中含有较多的杂质，如多肽、部分阴离子和蛋白质等，需进一步纯化精制。纯化过程中首先采用碳酸钙（石灰）将菊粉粗提液中的杂质沉淀并过滤去除，再进行阳离子和阴离子交换树脂脱盐、活性炭脱色等。继续经过滤除菌、脱苦处理后进行真空浓缩、喷雾干燥制得菊粉产品（图10-1）。在优化菊粉的提取工艺时发现，提取温度在70～100℃，料液比为1∶5（质量）

时，菊芋中菊粉的回收率较高。提取液的pH和不同比例酒精的添加可影响菊粉的回收率。在pH为7时20%～40%（体积分数）的酒精可以增加菊苣中菊粉的回收率。

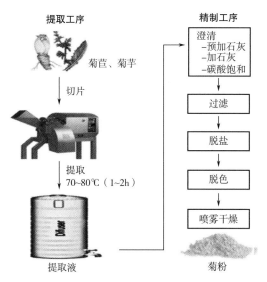

图 10-1 菊粉的传统生产工艺流程

菊粉的传统生产工艺耗时耗能，并且需要大量水。此外，菊粉提取时需要高温，增加了杂质的溶出和释放，提高了生产成本。杂质的去除使菊粉的生产工艺复杂，同时有毒和环境不友好溶剂的使用会带来一系列环境问题。在杂质去除过程中如何保护菊粉免于降解、颜色反应、美拉德反应、污染及非期望的口味和气味等问题值得关切。综上，高能耗（高温）和复杂的纯化工艺是传统工业化菊粉生产的劣势，有必要开发和使用低能耗、处理时间较短、生产和纯化效率高的新型工艺取代传统工艺。

（二）新型生产工艺

酶辅助提取技术可有效提高菊粉的生产效率，早在1983年，酶辅助提取法就用于菊芋中菊粉的生产。在菊粉的生产过程中添加菊粉酶可将溶解度较低的长链菊粉水解成溶解度高的短链菊粉，从而提高菊粉的提取效率。从牛蒡根中提取菊粉时，添加木瓜蛋白酶、植物蛋白酶和酸性蛋白酶可分别使菊粉的提取效率提高8.8%、8.7%和8.2%。而10%木瓜蛋白酶和20%植物蛋白酶复配使用时，固液比为1∶15（质量）、温度为45℃、pH 8.0条件下，连续提取8h后菊粉的提取率为13.4%，纯度为67.9%。以菊芋为原料提取菊粉时添加纤维素酶和果胶酶可有效水解植物细胞壁中的糖苷键，提高细胞壁的通透性，促进菊粉的溶出速率，提取时间由传统水提法的30min缩短到5～10min，菊粉产率由传统水提法的50%提高到70%。

除酶法辅助提取外，研究人员还开发了诸如超声辅助提取、微波辅助提取以及脉冲电场辅助提取等低能耗、处理时间较短、生产效率和纯化率高的新型菊粉生产工艺。超声辅助提取即利用20kHz~1MHz频率范围的超声波促进植物基质中物质的释放，加速溶剂与细胞内容物的接触以加强物质的转移。使用直接（超声探针发生器插入到样品管中，其头部浸入溶液）和间接（样品管浸入超声水浴锅中）超声方法辅助提取菊芋块茎中的菊粉可有效缩短提取时间，比传统提取方法快了两倍。非直接超声方法比直接超声方法更加适用于菊粉提取，因为后者会引起菊粉的部分降解，导致提取液寡糖含量上升。随着超声波输出功率的增大，菊粉的提取率显著提高。与传统提取方法相比，超声辅助提取可导致菊粉聚合度下降，这是由于超声产生的空穴效应在协助物质转移的同时将果聚糖链断裂。在利用超声辅助提取时需采用特殊设计以避免超声发生装置的"盲区"，即超声不能到达的区域。

　　微波辅助提取方法是采用频率为300MHz～300GHz的电磁波，电磁能通过离子传导和偶极旋转转化为热量，提高提取温度和压力，促使溶质从样品基质的活性位点分离和溶质溶出。相较于传统提取方法，微波辅助提取法具有加热速度快、减少热量梯度、设备体积小和提取效率高等优点，因此广泛应用于天然产物的提取。微波辅助提取法已成功应用于菊粉的生产，粉碎后的菊芋经400W功率微波处理120s后，固液比为1∶20（质量），95℃下提取60min，菊粉的提取率由传统水提法的65.5%提高至83.0%。脉冲电场处理是一种非热加工处理方法，即在一定环境温度条件下，使用场强在0.1～80kV/cm、脉冲持续时间在几微秒至几毫秒之间的脉冲电压处理，形成电穿孔现象，加速物质溶出。将2mm×10mm×20mm大小的菊苣片采用高压脉冲电场处理后，菊粉的扩散系数比传统水提取法显著提高，50℃下由$9×10^{-11}m^2/s$提高至$3×10^{-10}m^2/s$，40℃下由$7×10^{-12}m^2/s$提高至$2×10^{-10}m^2/s$。此外，菊苣片经脉冲电场处理后得到的菊粉提取液的纯度比未处理的纯度高，可以减少传统纯化过程中的浸灰–碳酸化工艺（图10-2）。

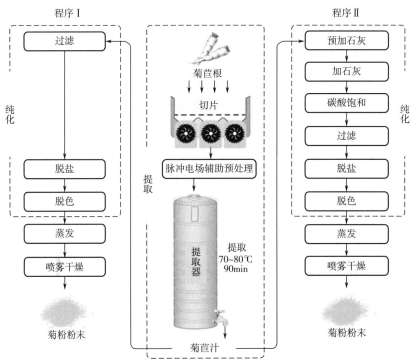

图 10-2　脉冲电场辅助的菊粉生产工艺流程

三、菊粉的功能活性

（一）调节肠道菌群

膳食纤维的基本特点包括：不会被胃分泌液水解或被小肠吸收，但可被大肠菌群发酵降解。菊粉是一类重要的膳食纤维，推荐食品标签标注热量值为4.2~6.3kJ/g。通过肠道细菌的作用，菊粉转化成短链脂肪酸（如乙酸、丙酸和丁酸）、乳酸和气体。其中短链脂肪酸和乳酸能够进入宿主器官的能量代谢。此外，细菌和宿主细胞也可以利用一部分短链脂肪酸。

结肠中存在400多种细菌，形成了结肠50%以上的干燥固形物。每个人的肠道微生物菌落都不同，人与人之间存在很大差异。一般来说，可以根据肠道细菌对人体可能的影响分为3类：①有益菌，如乳杆菌和双歧杆菌；②条件致病菌，如一些梭菌等；③共生菌，如拟杆菌等。通常认为，如果肠道菌群中存在大量的乳杆菌和双歧杆菌等有益菌，对健康是有益的。肠道中的菌群平衡对于正常身体状况的维持是必要的，如果失衡就会导致疾病。菊粉能够激活结肠中细菌的增殖和代谢活动，尤其是双歧杆菌和乳杆菌，从而有助于调节肠道菌群平衡，改善宿主健康状态，促进人体健康。

体外实验表明，菊粉在结肠内的发酵特性取决于菊粉的链长。长链菊粉的发酵时间是低聚合度短链菊粉片段发酵时间的两倍。因此，长链菊粉可引发结肠末端代谢活动。在低脂牛乳中添加低浓度菊粉能够大大加强嗜酸乳杆菌、鼠李糖乳杆菌和乳双歧杆菌的生长和耐久性。此外，可将菊粉作为脂肪替代物添加到无脂肪功能乳制品中，提供与常规乳制品相似的感官特性。患胃肠道失调和一些严重病症的患者其肠道菌群发生了改变，菊粉能够帮助肠道重建一个稳定的微生态，从而阻止相关疾病的恶化。菊粉除具有促进微生物平衡作用外，还有助于修复肠道上皮细胞，从而为宿主提供对外源和内源细菌攻击和转移的抵御作用，预防胃肠道疾病的发生。

（二）调节脂肪代谢

菊粉在不同的动物实验中对改变血脂代谢有着系统性的影响。动物实验表明，菊粉主要通过降低甘油三酯和在一定程度上降低高胆固醇来影响脂质代谢。人体研究证明，在降低血清甘油三酯方面菊粉比低聚果糖更有效。并且在动物（主要是大鼠）实验中，菊粉在降低血清甘油三酯方面表现出相似的效果。通过对菊粉降甘油三酯机制的研究发现，在大鼠饲料中添加菊粉抑制了有关脂肪生成酶的表达，减缓了肝脏对脂质的分解。目前对在人体中菊粉影响脂质代谢的机制尚无定论。由于菊粉具有降低血清中胆固醇和甘油三酯的作用，其能够阻止甘油三酯在肝脏中的聚集，并对肝脏脂肪变性有积极影响。人体和动物中的肝脏脂质生成减少可能是血清甘油三酯水平降低的主要原因，菊粉对血清胆固醇作用的机制尚不明确。在膳食中添加菊粉可降低高甘油三酯水平的风险。在高碳水化合物低脂膳食中加入菊粉（10g/d）可以降低血清脂质生成和血液甘油三酯浓度，从而降低血脂及预防动脉粥样硬化疾病的发生。然而，补充菊粉的10个受试志愿者中有3人的血清胆固醇和甘油三酯水平没有发生显著变化，有3人补充菊粉后其血清中甘油三酯含量显著降低，其他4人血清中血胆固醇和甘油三酯水平均有一定程度降低。菊粉对于高胆固醇症患者的影响效果更为明显，在高胆固醇患者的膳食中补充菊粉可以显著降低患者血液中胆固醇和甘油三酯含量。

（三）缓解便秘

菊粉不能被人体消化酶所消化，会对肠道产生独特的效用，如降低肠道pH，帮助缓解便秘并且增加排便量或比率（称为膨胀效应）。菊粉与其他可溶性膳食纤维如果胶、瓜尔胶等一样对粪便有膨胀效应。研究表明，每消耗1g菊粉，湿粪便量会增加1.5~2g。菊粉可以增加排便频率和排便量，尤其是对于初始排便量和排便频率较低的受试者，菊粉对其改善作用更加明显。老年人中最常见的胃肠道问题就是便秘，流体和高纤维食品摄入不足会加剧便秘。肠道中短链脂肪酸的组成以及微生物群落的改变都会导致肠道活动的改变。由于菊粉的益生活性，它能作为益生菌的基质。研究发现，老年人每天摄入20~40g菊苣菊粉能够显著缓解便秘。

（四）调节机体免疫

人体免疫系统是高度复杂的系统，包括大量截然不同的细胞型，每种细胞都有一组自己独特的信号分子、抗原机制和效应器功能。免疫系统的复杂性让其能够对外源物质作出反应、抵御致病菌的入侵、识别抗原活动、分辨机体和有害物质，从而保护人体。研究证实，菊粉具有免疫调节作用，通过改变胃肠道中的乳酸菌浓度间接刺激T细胞、NK细胞和吞噬细胞的功能，从而帮助机体抵御病原体，甚至肿瘤细胞。菊粉作为营养补充剂能通过刺激免疫系统改善疫苗效能。实验小鼠口服菊粉和低聚果糖的混合物（菊粉：低聚果糖为70∶30）和灭活鼠伤寒沙门氏菌能够刺激免疫反应，沙门氏菌抗体对小鼠血液沙门氏菌免疫球蛋白G和粪便免疫球蛋白A的免疫反应增强，饲喂小鼠菊粉和低聚果糖的混合物后疫苗的有效性明显增加。给小鼠饲喂菊粉6周后发现，补充菊粉的小鼠体内NK细胞和腹膜巨噬细胞活性有所增强。

在一项针对老年人的研究中发现，将蛋白质、维生素B_{12}、维生素E、叶酸、副干酪乳杆菌与菊粉和低聚果糖的混合物作为膳食补充剂给健康老年人服用，然后再对他们进行流感病毒和肺炎球菌免疫接种。120d后，自然杀伤细胞活性因为膳食补充剂得到增强。自然杀伤细胞活动是免疫系统抵御病毒入侵的最为重要的部分之一。此外，志愿者在服用这种膳食补充剂一年后其染病风险降低。因此，适当摄入菊粉和低聚果糖的混合物能够刺激免疫系统，但其对免疫系统的调节作用受年龄因素影响。给婴儿服用含菊粉的合生元能够增强他们在接种麻疹疫苗后产生的免疫反应，尤其是提升特定IgG抗体水平。菊粉及其衍生物对免疫系统的功能可能与肠相关淋巴组织有直接的相互作用，此结论需要更多的人体临床实验证明。

（五）促进矿物质吸收

为了增强骨质，人体对矿物质的吸收能力同样关键。成年男性镁的每日推荐膳食摄入量为350～420mg/d，女性为280～320mg/d；钙的每日推荐膳食摄入量为男性800mg/d，女性800～1000mg/d。人体小肠近端是矿物质吸收的主要位点，维生素D通过合成细胞溶质钙结合蛋白D9k来调节这一过程。大肠中钙的积累可通过黏膜细胞间紧密连接点的被动运输途径完成，这一过程为非饱和性、剂量依赖且独立于维生素D，并且在小肠和大肠都适用。可发酵物质能够通过将矿物质主要吸收位点转移到大肠来帮助达到钙离子平衡。很多理论都提出菊粉能够增强矿物质吸收，其中一个途径是降低肠道pH。因为菊粉在结肠中发酵能够产生短链脂肪酸和其他有机酸，降低肠道内的pH。事实上，膳食中的矿物质主要以和其他成分形成复合物的形式存在，因此在被消化吸收前，矿物质离子应首先被充分离子化。而低pH能够促进矿物质的离子化程度，从而提高矿物质的生物可利用性，增强小肠和大肠前端通过被动扩散吸收矿物质离子的能力。此外，菊粉能够改变维生素D受体的行为，并增加钙结合蛋白D9k表达，继而增强细胞间钙主动转运能力。增强矿物质结合能力的另一个途径是提高丁酮酸或一些多胺的产量，菊粉可通过这种方法刺激细胞生长，增加肠吸收区对矿物质的吸收效率。

动物实验（大鼠）显示菊粉型果聚糖能够显著地增强矿物质吸收，尤其是钙和镁。对于正在发育的雄性大鼠来说，在饲料中增加5%～10%的菊苣菊粉可以增加全身骨矿物质含量和骨质密度。青春期女性服用菊粉和低聚果糖的混合物3周后，钙吸收能力增强了18%。后续研究也显示，服用8g/d添加了低聚果糖的菊粉后，青春期女性的钙吸收能力加强，且菊粉和低聚果糖组合复配比单独使用它们能够更有效地增加钙和镁的吸收。此外，菊粉型果聚糖对卵巢手术后的雌性大鼠具有一定保护作用，且该保护作用不依赖于激素，因此菊粉型果聚糖对绝经后的女性也一样有益。菊粉型果聚糖对人类小肠矿物质的吸收几乎没有影响，对钙和镁吸收的增益作用可能是由于其增强了肠道末端微生物群的作用。菊粉对青少年和绝经女性的有益作用并不明显。然而，有一些研究显示菊粉对成年男性矿物质吸收的增益效果。这些矿物质离子吸收能力的差异可能是由于基因多态性造成的，研究者认为只有少数几种基因型可以从菊粉型果聚糖特别是协同物的利用中获得更多好处。多项研究特别是人体试验数据证明菊粉型果聚糖的益处不只是增强矿物质吸收，其还有增强骨骼的作用，特别是对骨密度、骨矿化、骨生长和再吸收（骨更新）的作用。缺铁是一种常见的人体营养失调症，可以通过补充各种铁强化食品和铁补充剂来有效防止这一问题。最近的研究也表明菊粉对铁吸收的影响，特别是在铁缺乏的条件下，其影响尤为显著。断乳仔猪的肠道系统和消化系统的内部结构和人类非常相似，因此常用作研究人类铁补给的模型。在饲料中补充

4%（质量分数）的菊粉后，贫血猪结肠中的铁溶解水平上升，血液血红蛋白及其饱和效用增加，且结肠中硫化度降低。

（六）调节食欲，辅助减肥

食欲的调节过程非常复杂，是胃肠道和外周组织分泌的促进或抑制进食的激素共同作用的结果。这些激素将信息传递给下丘脑，从而识别饥饿或者饱腹感。血液中胆囊收缩素（CCK）、神经肽（PYY）和胰高血糖素样肽-1（GLP-1）（食欲隐藏肽）的上升与实验体饥饿减少、进食量下降相联系。而在禁食期间，生长素会刺激饥饿感的产生，并因此开始进食。菊粉的摄入可影响胃肠道激素的血液水平从而导致食欲的变化。菊粉在结肠内发酵过程中产生短链脂肪酸，结肠腔内高水平的短链脂肪酸可以使黏膜中GLP-1表达上调并抑制生长素的表达。GLP-1表达上调和生长素表达抑制与体重增加和皮下脂肪积累呈负相关，因此，菊粉对GLP-1和生长素的调节作用是其对食欲的调节作用的重要机制。

（七）保护胃肠道

菊粉在降低许多肠道疾病的风险方面发挥着重要作用，特别是对于肠易激综合征和结肠癌。溃疡性结肠炎和克罗恩病一起被称为肠易激综合征，两者都是胃肠道慢性炎性疾病，西方国家每10万人中至少有500人患这种疾病。遗传、环境和免疫学因素对肠易激综合征的发生和发展都有影响。抗生素的使用可减少细胞因子和类二十烷酸的黏膜释放，以达到预防和治疗肠易激综合征的目的。然而，频繁而大量地使用抗生素会产生多种副作用并且诱使患者产生抗生素抗性。动物实验研究表明，菊粉可用来缓解某些肠道炎症，通过菊粉等益生元来改善肠道菌群已作为预防慢性肠道炎症的重要手段。

给转基因大鼠每日饲喂5g/kg菊粉和低聚果糖的混合物可以降低结肠炎发生率。给HLA-B27转基因大鼠饲喂嗜酸乳杆菌La-5、乳双歧杆菌和菊粉混合物可以减少结肠炎发生率，增加肠道双歧杆菌和乳杆菌生长。这种联合疗法不仅降低了黏膜促炎细胞因子，也增加了免疫调节转化生长因子β。另外，菊粉和乳果糖复配也可以抑制硫酸葡聚糖钠（Dextran sulphate sodium，DSS）诱导结肠炎大鼠的炎症。在一项针对18名溃疡性结肠炎患者的研究中，益生菌和益生元的联合使用（双歧杆菌及菊粉和低聚果糖的混合物）能够降低肠炎的发生。10名克罗恩病患者在21d中每日服用15g菊粉和低聚果糖的混合物后病情显著改善，菊粉使HBI指数（Harvey Bradshaw Index）从9.8降至6.9，并且粪便双歧杆菌的数量从$10^{8.81}$CFU/g干粪便提高到$10^{9.41}$CFU/g干粪便，表明菊粉和低聚果糖的组合能够有效改善微生物群的代谢功能。临床试验结果表明，菊粉和低聚果糖的组合可以加强肠道黏膜屏障，帮助预防肠易激综合征。通过葡聚糖硫酸钠诱导大鼠远端结肠炎，其组织学溃疡状况和人类溃疡相似。利用此模型对菊粉和低聚果糖的炎症抑制特性进行评估发现，菊粉和低聚果糖都能增加短链脂肪酸生成，并有利于乳杆菌和双歧杆菌生长，调节肠道平衡，从而起到修复肠道黏膜屏障和缓解肠道炎症的作用。此外，菊粉还有助于溃疡性结肠炎切除结肠后慢性贮袋炎的治疗。

结肠癌也称结直肠癌、直肠癌或大肠癌，是由于结肠细胞变异引起。结肠癌是发达国家人群死于癌症的最常见原因之一。直肠出血和贫血都是结直肠癌的常见症状，时常表现为体重降低、排便习惯改变。一些对大鼠和小鼠结肠癌的研究结果表明，菊粉具有预防由化学物质引起癌症的能力。为研究菊粉对结肠癌的影响，研究人员将实验动物大鼠分为三个组：对照组、仅用二甲肼培养组、用二甲肼和菊粉同时处理组。结果发现，二甲肼能够减少丙酸、丁酸和醋酸等粪便中短链脂肪酸的含量。短链脂肪酸是菊粉的发酵副产物，这些副产物能够增加肠道对水分、盐分、电解质等的吸收。菊粉能够显著增加两种短链脂肪酸（丁酮酸和丙酮酸，可降低结肠癌的发生）和乳杆菌数量，降低环氧合酶-2（COX-2）和核转录因子 NF-κB 的表达量，以及 β-葡萄糖醛酸酶的活力，并减少大肠杆菌数量。研究证实，菊粉作为一类可溶性膳食纤维在结肠癌治疗中发挥重要作用。添加了低聚果糖的菊粉和鼠李糖乳杆菌以及两者的组合配方可降低人类结肠癌发生的风险，在降低肠道损伤的同时避免损伤恶化。菊粉和低聚果糖复配使用时表现出协同增效作用，在预防和辅助治疗结肠癌方面的效果比单独使用低聚果糖或菊粉的效果更为显著。这可能是由于长链菊粉的果聚糖分子在大肠中需要更长时间发酵，因此延长了其对末端结肠的影响，而低聚果糖会在前端结肠内提前发酵，并不能到达末端结肠。

（八）其他功能活性

肠道对不可消化成分的接受度受两个因素的影响。第一，这些不可消化成分会发挥渗透作用，给结肠带来多余的水分。小分子化合物会产生更大的渗透压，导致更多水分进入结肠。这是山梨糖醇和乳果糖比菊粉的通便作用强的根本原因。第二，这些不可消化成分发酵后的产物会产生一些后续效应，最主要的是生成一些气体。因此，发酵速率慢的化合物比发酵速率快的化合物具有更好的肠道可接受度，这也是菊粉比多元醇和短链低聚果糖更易被接受的原因。胀气常常被认为是摄入膳食纤维的后续反应。在一项26位18~60岁男女的研究中，每天服用10g天然菊粉作为膳食补充剂，结果表明服用常规剂量的菊粉是可接受的。更高剂量的菊粉会导致一些敏感人群的胀气反应。进一步研究表明，短期和长期每天服用富含菊粉的可溶性菊苣提取物5g是可以被健康人群接受的。

菊粉具有一定抗生物特性，在微酸性环境下其抗生物特性稳定。利用这一特性，将菊粉和壳聚糖配合，并采用革兰阳性致病菌金黄色葡萄球菌作为实验对象，发现这种菊粉-壳聚糖配合物在生物膜或浮游状态下可显著提高对金黄色葡萄球菌的抗生物膜活性。人体系统能够消除正常生理代谢过程中产生的自由基。但在特定情况下，由于结构性不调、细胞和线粒体膜的损坏，人体会产生过量的自由基。通过体内及体外的抗氧化活性实验，如胞外2,2-二苯基-1-苦肼基（DPPH）自由基清除能力、2,2′-联氮-双（3-乙基苯并噻唑啉-6-磺酸）二铵盐（ABTS）清除能力、铁还原抗氧化能力（FRAP）测验和产蛋鸡的体内实验，评价菊粉的抗氧化和自由基清除能力。菊粉能够增加抗氧化活性，但其抗氧化活性明显低于维生素C，而将菊粉作为膳食补充剂加入饲料能够增加产蛋鸡的产蛋率。菊粉也适用于辅助治疗其他疾病。例如，将菊粉和糖尿病药物一起服用，能够辅助抗糖尿病药降低血糖水平（8g/d服用8周）。菊粉也可以帮助超重或肥胖患者减轻体重（10~30g/d服用6~8周）。

菊粉对腹泻的作用尚不明确。在一项持续12个月的研究中，将281名婴儿分为两组（实验组和对照组）。实验组给136名婴儿喂食低聚乳糖和菊粉的混合物（9：1），而对照组的145名婴儿不喂食上述混合物。研究发现，实验组婴儿急性腹泻的发生率比对照组显著降低，表明菊粉对于腹泻的预防和控制作用。然而，在另一项菊粉对282名婴儿（6~12个月）腹泻影响的研究中，将婴儿分成了两组，第一组只喂食谷物，而第二组喂食补充了益生元（菊粉）（0.5g/15g谷物）的谷物。6个月后统计结果发现两组的腹泻情况并无统计学意义上的显著性差异。

四、菊粉在食品中的应用

基于菊粉的理化特性和功能活性，其在食品工业中应用广泛。菊粉常应用于制作健康食品以满足消费者的一系列需求：可溶性膳食纤维、益生活性、低脂和低糖等。菊粉可抵抗人体胃肠道消化，在结肠中作为益生元发酵并有利于肠道微生物的选择性增殖，增强机体抵御致病微生物的能力。根据菊粉的结构特性可以将菊粉分为高度分支菊粉和线性菊粉。高度分支的菊粉多聚物在水中的溶解性更强，同时可以形成微粒凝胶，此凝胶的产生可以改变产品质构并赋予产品类似脂肪一样的口感，而短链菊粉分子可以提高风味和甜味，常用来部分替代蔗糖。

（一）作为膳食纤维

菊粉常用作食品配料，且通常能提供双重好处：更好的感官特性和营养。作为一种可溶性膳食纤维，菊粉可以增强食品的风味和口感。在谷物和面包等早餐食品中添加菊粉能够改善食品的感官特性。在焙烤食品中加入菊粉不仅可以长时间保湿和保持新鲜，同时还可以改善焙烤食品的脆性。在米粉中加入20%菊粉后制作无谷胶层蛋糕，其膳食纤维含量升高，脂肪含量下降，蛋糕中的起泡粒径更小更均匀。菊粉较好的水溶性使其能够加入到食品，如饮料、乳制品、增稠啤酒和餐包中，其中加入菊粉的增稠啤酒能够显著改善肠道蠕动功能，使排便频率增加了13%。

（二）作为益生元

菊粉因具有益生活性常用于制作功能食品，尤其是各种乳制品，以增加肠道有益菌的增殖效果。研究发现，在脱脂牛乳发酵时加入低剂量的菊粉能够大大增加嗜酸性乳杆菌、鼠李糖乳杆菌和乳双歧杆菌的生长和耐久力。一项针对4个月大的健康婴儿的临床试验表明，在婴儿膳食中加入0.8g/dL的Orafti® Synergy1（富含低聚果糖的菊粉）是安全的，并且和母乳喂养有着一样的肠道菌群增殖效果。

在多种乳品、甜点中添加菊粉替代脂质，在保证消费者接受度的前提下，减少了脂肪和糖的含量（减少12%）。菊粉在大肠中不同部位代谢（短链菊粉在近端结肠部分，长链菊粉在远端部分），据此将长链和短链菊粉混合以增加产品的可发酵性和益生元效应。将短链和长链菊粉以50∶50的比例混合，可以提供多种优势增强的益生元效果。该混合菊粉增加了成年人骨钙的沉积和矿物质含量，减少了气体生成量，同时保持或者增强了益生功能。需要注意的是，随着长链和短链菊粉混合比例和菊粉总浓度的变化，食品的感官特性也会随之发生改变。

（三）作为脂肪替代物

以长链分子为主的菊粉产品一般用作脂肪替代物，在水存在下能够形成微粒凝胶，可改变产品质构并提供脂肪样的口感。在无脂肪乳制品中，菊粉的添加可作为脂肪替代物提供与全脂产品基本一样的感官特性。通过分析长链菊粉对乳制品如酸乳或蛋奶沙司物理和感官特性的影响发现，长链菊粉作为脂肪替代物添加至低脂酸乳可大大增加产品的口感及顺滑度。低脂蛋奶沙司中加入长链菊粉同样可增加奶油感和均一性，在全脂蛋奶沙司中添加长链菊粉亦有类似的效果。向山羊奶干酪中加入菊粉（2%～7%）取代产品中的脂肪，可提供更强的奶油感，增加风味，提供软化效果，这种软化效果取决于菊粉的添加量。

菊粉的脂肪替代功效也可用于降低代餐、酱料、汤和肉制品的脂肪含量，其口感会变得更多汁、细腻，并且因为控水力增强使肉质变得更加紧实。在添加脂肪的肉制品如香肠中加入菊粉可使产品在注重健康的消费者中变得更有吸引力。在香肠中添加菊粉能够减少脂肪添加，改善质构，提升感官评价。以菊粉替代部分油脂的发酵鸡肉香肠能够保持稳定且在4℃储存45d后不会导致微生物和感官特性的明显降低。在曲奇饼干中添加15%菊粉能够部分替代油脂并且保持良好的感官特性。

（四）作为糖替代物

短链菊粉与蔗糖复配可以将蔗糖的甜度增加35%，因此可用来部分替代蔗糖。菊粉在巧克力制作中可作为一种非常好的膨化剂，然而由于菊粉甜度低，大多数情况下需要将菊粉和多元醇组合后替代糖，但不会对脂肪的量产生影响。菊粉可作为无糖巧克力的原料，在制作无糖巧克力时，可通过添加不同聚合度的菊粉和聚葡萄糖来代替蔗糖。在蛋奶沙司中，补充短链菊粉后其风味变好，甜度增强，且其质构无明显变化。

第二节　β-葡聚糖

β-葡聚糖是非淀粉多糖类膳食纤维。大麦和燕麦中的β-葡聚糖存在于胚乳和糊粉层细胞壁中，主要由葡萄糖通过β-1,3-糖苷键和β-1,4-糖苷键连接而成，其糖苷键分布通常每隔2~3个β-1,4-糖苷键就会存在一个β-1,3-糖苷键。大麦是β-葡聚糖的主要来源之一，但在世界范围内，大麦主要用作动物饲料，只有少量用作人类食用β-葡聚糖的来源。燕麦麸皮中β-葡聚糖含量占5%~13%，是β-葡聚糖的主要生产原料。β-葡聚糖的提取是一项困难的工作，需要特别注意原料的一致性。另外提取工艺参数对β-葡聚糖的流变学、黏度、凝胶形成、分子质量分布以及功效可产生一定影响，进而影响食品的感官品质和营养特性。

β-葡聚糖的水溶液具有较高黏度，可作为增稠剂、悬浮剂、稳定剂等用于食品加工中。β-葡聚糖在肉类、饮料、乳制品、蔬菜、沙拉、干酪和谷类食品中应用广泛。美国FDA批准β-葡聚糖在食品中使用，并允许使用健康标签。来自全燕麦（燕麦麸、燕麦片和燕麦粉）的高可溶性纤维饮食可以降低患心脏病的风险。美国FDA评估了几项关于燕麦产品（如松饼、面包、奶昔和饲料）消费提案的研究，推荐每日至少食用3g燕麦β-葡聚糖，可以实现临床相关的血清总胆固醇降低。

β-葡聚糖同样存在于酵母细胞壁，又称酵母葡聚糖，其组成单体为葡萄糖，主链通过β-1,3-糖苷键连接，还含有通过β-1,6-糖苷键连接的侧链。酵母葡聚糖主要通过化学法从废酵母中提取得到。目前已证实酵母葡聚糖具有多种功能活性，如调节免疫、抗氧化等。

一、β-葡聚糖的理化特性

（一）化学结构

大麦和燕麦等谷物来源的β-葡聚糖是由β-1,3和β-1,4-糖苷键连接的长链线性葡萄糖，这些糖苷键不是以单一重复的方式排列，通常2~4个β-1,4-糖苷键连续出现，而β-1,3-糖苷键一般单独存在。因此，谷物β-葡聚糖主要是由β-1,3-糖苷键连接的纤维三糖基和纤维四糖基单元形成，其结构式如图1-17（1）所示。谷物β-葡聚糖的结构类似于纤维素的结构，唯一的区别是β-1,3-糖苷键在葡聚糖链中形成扭曲。这种扭曲现象赋予了β-葡聚糖的稳定性，并且降低了糖链间的亲和性以避免发生聚合。β-葡聚糖的溶解度受这种扭曲的影响较大，研究表明，较长的β-1,4-糖苷键连接的糖链会降低β-葡聚糖的溶解度。通常认为，高含量β-1,3-糖苷键连接的纤维三糖单元会降低β-葡聚糖的溶解度并增加其凝胶倾向。与谷物β-葡聚糖不同，来源于酵母细胞壁的β-葡聚糖具有不同的连接方式，由β-1,3-和β-1,6-糖苷键连接而成，是一种多分支的β-葡聚糖［图1-17（2）］。

（二）理化特性

β-葡聚糖的黏度与其聚合度呈正相关。β-葡聚糖生产过程中有许多因素会影响其最终黏度。大麦和燕麦中的β-1,3-1，4-葡聚糖酶、β-1,4-葡聚糖酶等内源酶可直接降解其中的β-葡聚糖，导致大麦或燕麦破碎后粉浆液的黏度迅速降低，所得β-葡聚糖的黏度也相对较低。因此，可通过加热（90℃）和乙醇处理2h使谷物中的内源酶失活，从而防止其中的β-葡聚糖发生降解。含有β-葡聚糖溶液的黏度随β-葡聚糖初始溶解度的增加而升高，在低剪切速率下测定发现，向中等分子质量淀粉中添加低纯度β-葡聚糖会显著增加溶液的黏度。流体动力学参数对β-葡聚糖在小肠消化过程中的流动、扩散或运输行为具有一定的影响，但黏性行为对β-葡聚糖在小肠中的消化过程的影响非常有限。

新制备的大麦β-葡聚糖溶液中分子间的吸引力不强，但随后β-葡聚糖溶液逐渐开始形成凝胶。较低浓度的谷物β-葡聚糖主要表现为剪切稀化性质，而在较高浓度下它们倾向于形成凝胶，其凝胶特性受分子质量和分子结构的影响。胶凝时间与β-葡聚糖的分子质量之间存在反比关系。较高分子质量（2.39×10^5u）的β-葡聚糖即使在储存200h后也没有显示任何凝胶倾向，而低分子质量的短链β-葡聚糖分子表现出更高的迁移率，这些低分子质量β-葡聚糖结构的短链更容易扩散，因此更有可能与相邻糖链形成连接。β-葡聚糖的黏性还受三糖和四糖比例、纤维素样片段、分子质量分布和谷物β-葡聚糖分子大小的影响。因此，产品中加入β-葡聚糖时，会改变产品的理化性质。

二、β-葡聚糖的生产

谷物β-葡聚糖的提取和纯化方法有多种（图10-3）。提取方法对β-葡聚糖的结构和分子质量具有重要影响。β-葡聚糖分子质量的差异可能是由于提取和纯化过程中使用的方法不同所导致，提取过程中可能发生聚集现象和解聚现象。为了确定分离的β-葡聚糖分子的结构特征，提取过程中需要保持β-葡聚糖分子的完整性，并优化β-葡聚糖的产率和纯度。由于β-葡聚糖的来源和结构差异，需要选择合适的提取方法。热水提取是最常见的β-葡聚糖提取方法，此外还有其他提取方法，如热碱提取、超声辅助提取、微波辅助提取、酶法提取和酸提取等。现有的β-葡聚糖提取方法具有一定缺点，如提取时间长、工艺成本高和环境可持续性低。一些新的提取方法如加速溶剂萃取和过热水提取可弥补传统提取方法的缺陷或提高产率。

（一）谷物来源的 β-葡聚糖

与其他来源的β-葡聚糖相比，谷物来源β-葡聚糖的提取相对困难。多年来，谷物来源β-葡聚糖的生产过程一直在不断的发展和改进。其提取方法主要基于β-葡聚糖在热水和碱性溶液中的溶解度，通过等电点沉淀分离溶解的蛋白质，然后采用硫酸铵、2-丙醇或乙醇沉淀β-葡聚糖。在这一过程中，反复沉淀操作并酶解残留淀粉有助于进一步纯化β-葡聚糖，且提取β-葡聚糖的最高纯度达99%。研究人员开发了通过加速溶剂萃取与响应面法相结合，用水从无壳大麦麸皮中提取β-葡聚糖的方法。将加速溶剂萃取技术与超声辅助提取、微波辅助提取和回流萃取比较发现，加速溶剂萃取提取的β-葡聚糖产率为16.4%，比其他方法提取β-葡聚糖的产率更高，并且更环保、提取时间更短，可用于工业提取方法的开发。将燕麦来源的β-葡聚糖提取和纯化后获得高纯度的β-葡聚糖，可用于制备透明、无色的黏性液体制剂。当保持在环境温度和低灰分浓度时，这些制剂在凝胶效果方面保持稳定。

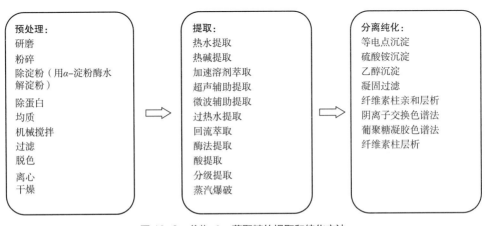

图 10-3 谷物 β-葡聚糖的提取和纯化方法

以水为提取溶剂从大麦中提取β-葡聚糖的过程中，通过对β-葡聚糖水提液冷冻、解冻操作可从悬浮液中分离并回收β-葡聚糖。从大麦和燕麦中提取β-葡聚糖主要包括以下步骤：谷粒研磨成粉并与水混合，形成β-葡聚糖水溶液和固体残余物的浆液，分离水溶液与固体残余物，最后通过蒸发或超滤方法的单独或组合除去β-葡聚糖中的水分，最终形成含有β-葡聚糖的凝胶或固体。研究挤压变量（温度和湿度）对带壳大麦β-葡聚糖的物理化学性质影响发现，在高温下，高水分的挤出物中β-葡聚糖的萃取率提高了8%。从两种希腊品种燕麦种子研磨物中提取燕麦β-葡聚糖，并将β-葡聚糖溶液的pH调节至4.5进行部分纯化。提取的胶体物质的化学分析显示其主要由β-葡聚糖（>85%）组成。使用水提取法、酶法去除淀粉和蛋白质，随后用硫酸铵沉淀分离6个希腊大麦栽培品种的β-葡聚糖，大麦β-葡聚糖的纯度可达干重的93%。采用有机溶剂和水、酸液和碱液作为溶剂浆化谷物可用于从大麦和燕麦谷粒的胚乳中制备接近天然的β-葡聚糖。

（二）酵母来源的 β-葡聚糖

精细研磨可纯化酵母细胞壁的β-葡聚糖，在营养和皮肤病学方面具有较好的应用前景。

从酵母细胞壁中提取纯化可溶性β-葡聚糖需首先通过碱提取将酵母细胞壁变为可溶解的形式，再使用二乙氨乙基（DEAE）-纤维素和刀豆球蛋白A（ConA）色谱法纯化β-葡聚糖提取物。这样制备的β-葡聚糖完全不含甘露糖蛋白，并且在中性pH下可溶。应用传统碱提取方法从废啤酒酵母细胞壁中提取β-葡聚糖的生产过程如下：啤酒酵母自溶、细胞壁均质化、碱提取、酸提取、喷雾干燥。经提取条件优化得到的最佳提取工艺为：提取时间为1h，NaOH浓度为1.0mol/mL，提取温度为90℃，酵母细胞壁与NaOH料液比为1∶5（w/v），β-葡聚糖最终提取率为51%。从废啤酒酵母中提取β-葡聚糖对于其在食品中的应用具有潜在意义。但酵母β-葡聚糖通常是高度分支化的，常作为内壁层存在，有时与其他细胞壁聚合物共价结合，这在一定程度上增加了其提取难度。

三、β-葡聚糖的功能活性

（一）调节脂肪代谢

β-葡聚糖具有显著降低胆固醇和甘油三酯、缓解心血管疾病的功效。对268名高胆固醇男性和女性的一项临床研究结果表明，燕麦β-葡聚糖具有降低胆固醇的作用。中度高胆固醇血症的受试者食用含有甾醇的燕麦片作为低饱和脂肪和胆固醇饮食的一部分来降低低密度脂蛋白胆固醇和总胆固醇水平。心血管疾病的主要生物标志物是总胆固醇和低密度脂蛋白胆固醇，流行病学数据和临床试验表明低密度脂蛋白胆固醇每增加0.026mmol/L，冠状动脉风险就会增加1%；血清胆固醇的差异为0.6mmol/L时，冠心病风险降低近30%。另一项研究表明，燕麦麸皮中的β-葡聚糖能够降低高达23%的高胆固醇血症患者的总血清胆固醇，而对高密度脂蛋白胆固醇没有影响。美国FDA允许含全燕麦可溶性纤维的健康产品声称具有降低饱和脂肪和胆固醇的功能，包括降低患心脏病的风险。将3种不同谷类（小麦、大米和燕麦）的麸皮加入面包中，让轻度高胆固醇血症男性连续食用4周，结果显示添加燕麦麸皮的面包对受试者血清胆固醇浓度降低效果最明显，分别比添加了小麦麸皮和大米麸皮的产品降低了5.6%和3.8%。三种产品之间的主要区别在于燕麦麸皮含有的水溶性纤维是大米和小麦麸皮的两倍。

将燕麦β-葡聚糖加入面包、饼干和橙汁等食品中，制造富含燕麦β-葡聚糖的食品。在燕麦β-葡聚糖平均每日摄入量为5.9g的条件下，摄食富含燕麦β-葡聚糖的面包和饼干没有显著改变低密度脂蛋白胆固醇水平，而富含燕麦β-葡聚糖的橙汁可显著降低低密度脂蛋白胆固醇水平（0.26mmol/L）。也有报道表明，连续8周食用含有6g燕麦β-葡聚糖面包的受试者血浆中高密度脂蛋白胆固醇含量显著增加（9.4~49.5mg/dL），而总胆固醇以及低密度脂蛋白胆固醇水平显著下降（分别为231.8~194.2mg/dL和167.9~120.9mg/dL）。研究摄食含有5g和10g燕麦和大麦β-葡聚糖的饮料对血清脂蛋白、餐后血糖和胰岛素浓度的影响发现，5g燕麦β-葡聚糖使低密度脂蛋白浓度降低0.29mmol/L（6.7%），而10g燕麦β-葡聚糖使低密度脂蛋白浓度降低0.16mmol/L（3.7%），而相应的5g和10g大麦β-葡聚糖膳食使低密度脂蛋白胆固醇分别降低1.8%和4.0%。含有燕麦β-葡聚糖（5g和10g）的饮料比含大麦β-葡聚糖（5g和10g）的饮料具有更好的降低总胆固醇效果，总胆固醇水平分别降低7.4%和4.5%。

β-葡聚糖降低胆固醇的活性受发酵、水解和其他一些处理因素的影响。燕麦β-葡聚糖的酶解产物比天然β-葡聚糖降胆固醇的活性更强。其酶解产物可显著降低大鼠的体重，提高饲料利用效率并且调节血脂水平，特别是血清中甘油三酯水平在饲喂添加β-葡聚糖酶解物的饮食时显著降低，而血清中高密度脂蛋白胆固醇含量增加42%~62%。此外，含有β-葡聚糖酶解物的饮食分别使低密度脂蛋白胆固醇和极低密度脂蛋白胆固醇含量显著降低25%~31%和0.2%~2.3%。同样地，利用微生物发酵的燕麦产品喂养的大鼠其血清胆固醇水平较低，甘油三酯水平显著降低。由于不同研究的受试群体差异，β-葡聚糖降胆固醇活性尚未建立剂量效应关系。当轻度高胆固醇血症（约7mmol/L）受试者分别接受88g燕麦片、56g燕麦麸和84g燕麦麸膳食（分别对应3.6、4.0、6.0g β-葡聚糖）6周后，胆固醇水平与β-葡聚糖剂量呈负相关。β-葡聚糖每日剂量超过3g时具有统计学和生理学上的重要影响，并且对血清胆固醇水平大于5.9mmol/L的受试者效果明显，可显著增加高密度脂蛋白胆固醇水平（0.03mmol/L），降低总胆固醇水平（0.60mmol/L）、低密度脂蛋白胆固醇水平（0.66mmol/L）和甘油三酯水平（0.04mmol/L）。持续6周每天摄入6g燕麦β-葡聚糖浓缩物，总胆固醇水平（0.03mmol/L）和低密度脂蛋白胆固醇水平（0.03mmol/L）明显下降。

目前人们普遍接受β-葡聚糖降胆固醇作用的主要机制是由于其黏性而将含有胆汁酸的聚合物捕获在肠内容物中，并将其排出。β-葡聚糖与肠上皮膜上的腔膜转运蛋白相互作用，从而减少脂肪（包括胆固醇和胆汁酸）的吸收或重吸收，导致这两种成分在粪便中的含量增加。因此，肝内胆固醇向胆汁酸的转化增加，肝脏游离胆固醇减少，并且为了达到新的稳定状态，内源性胆固醇合成增加。这导致7α-羟化酶和HMG-CoA还原酶的活力增加，以此补偿肝脏储存的胆汁酸和胆固醇的损失。此外，肝脏低密度脂蛋白胆固醇受体上调以恢复肝脏胆固醇储存，导致血清低密度脂蛋白胆固醇浓度降低。至今尚无直接证据表明β-葡聚糖降低胆固醇的机制是由于减少食物的吸收，但其可能是由于小肠内容物黏度增加所导致。这种解释不仅由黏度对扩散速率和未搅拌层在吸收点厚度的物理影响来支持，同时还有胆固醇和半乳糖在体外被大鼠小肠吸收的研究支持。研究表明，β-葡聚糖降低胆固醇机制与β-葡聚糖及其黏度影响葡萄糖吸收有关。β-葡聚糖可造成小肠中胆汁酸含量降低、脂肪乳化减少，除引起的黏度升高效应外，β-葡聚糖还减少了脂肪的吸收。因此，脂肪的排泄增加。在回肠造口术的研究中，β-葡聚糖膳食的脂肪排泄量为5.5g/d，且人体每日可用的脂肪量没有显著改变，但长期食用β-葡聚糖可能对每日可用脂肪量具有积极效果。

另一种假设认为β-葡聚糖降低胆固醇的机制是短链脂肪酸的作用。燕麦β-葡聚糖具有混合的β-1,3和β-1,4-糖苷键。人类缺乏消化酶来降解吸收β-葡聚糖的葡萄糖分子，致使它们未经消化进入大肠。燕麦β-葡聚糖是一种可发酵的黏性纤维，通过减少胆固醇和胆汁酸的肠肝再循环来降低低密度脂蛋白胆固醇。进入结肠的可溶性膳食纤维几乎完全发酵，主要终产物为短链脂肪酸，包括乙酸、丙酸和丁酸。丁酸盐被结肠黏膜细胞代谢，而乙酸盐和丙酸盐被吸收。产生的短链脂肪酸中，丙酸与乙酸的比率可能影响脂质代谢。丙酸在浓度为1.0~2.5mmol/L的离体大鼠肝细胞中可抑制胆固醇合成，因此有人提出短链脂肪酸会对肝脏胆固醇合成产生抑制作用。在喂食燕麦麸的大鼠中，肝门静脉中丙酸盐的浓度最高只能达0.35mmol/L，因此这种机制对于人类的影响似乎不太可能存在，或只有微小的影响。研究发现，健康男性血清中丙酸盐：醋酸盐比例与总胆固醇和低密度脂蛋白胆固醇水平之间存在显著的正相关关系，而女性则没有。

（二）调节葡萄糖代谢

燕麦β-葡聚糖作为具有黏性特征的可溶性膳食纤维，可改变胃肠道上部食糜的性质，影响胃排空、肠道运动和营养吸收，表现出较低的餐后血糖和胰岛素反应。因此，燕麦β-葡聚糖的摄入对健康受试者和2型糖尿病患者都有益。健康受试者食用含有β-葡聚糖的燕麦片（牛奶麦片）和煮燕麦片（燕麦粥）的餐后效应研究发现，煮燕麦片的摄入产生了较低的葡萄糖和胰岛素反应，尽管两种产品都具有与白面包相似的改变血糖生成指数效果。给糖尿病受试者提供含不同剂量β-葡聚糖（4.0、6.0、8.4g）的挤压燕麦麸浓缩物作为早餐，与欧式早餐（35g可用碳水化合物）相比，含不同剂量β-葡聚糖的燕麦麸浓缩物仅使血糖分别增长67%、42%和38%。浓缩燕麦提取物（Oatrim）以煮熟、煮沸或烘烤的形式食用时，会产生降低葡萄糖和胰岛素反应的功效。为了解β-葡聚糖对餐后葡萄糖代谢的作用机制，让健康男性连续3d每隔9h分次摄取含8.9g β-葡聚糖的饮食，对照组为不含β-葡聚糖的正常饮食。结果发现，食用含有或不含β-葡聚糖饮食的受试者其葡萄糖代谢（葡萄糖和胰岛素浓度）相似。因此，β-葡聚糖降低餐后葡萄糖代谢的作用机制可能是延迟碳水化合物的肠道吸收。餐后葡萄糖和胰岛素反应的减少主要是由于燕麦在黏度方面的作用所引起的。燕麦β-葡聚糖混合物的黏度与葡萄糖和胰岛素反应之间存在非常显著的线性关系。研究燕麦麸产品（燕麦麸粉、燕麦麸脆片）对2型糖尿病患者的血糖反应时发现，由于燕麦麸粉的β-葡聚糖含量高于燕麦麸脆片，摄取燕麦麸脆片后餐后血清葡萄糖曲线下面积（AUC）大于摄取燕麦麸粉后的餐后血清葡萄糖曲线下面积，表明燕麦麸粉比燕麦麸脆片更能降低餐后葡萄糖反应速度。因此，β-葡聚糖含量高的燕麦麸粉能够降低血糖反应并发挥活性作用，降低2型糖尿病患者餐后口服葡萄糖负荷的血糖反应。给予健康志愿者4种不同的测试餐：不添加谷物纤维和富含10g谷物纤维（麦麸、燕麦麸和每种5g的二者组合），餐后葡萄糖和胰岛素反应与饮食中β-葡聚糖含量呈正相关。2型糖尿病男性患者连续4周摄取含燕麦β-葡聚糖（3g）的牛奶什锦早餐后其胆固醇水平降低、餐后葡萄糖峰值降低，但β-葡聚糖饮食对空腹血糖、胰岛素和糖化血红蛋白没有影响。

肥胖是2型糖尿病发生的主要原因之一。β-葡聚糖摄入有助于减少肥胖的患病率。饮食中可溶性或不溶性β-葡聚糖的增加可能在肥胖控制中发挥关键作用。β-葡聚糖的摄入增加了餐后饱腹感并减少了随后产生的饥饿感。连续2d以上的14g/d β-葡聚糖的摄入可能导致能量摄入减少10%、体重减轻1.9kg，对于肥胖个体甚至可能表现出更明显的能量摄入抑制。从流行病学角度看，β-葡聚糖的摄入可防止肥胖，且β-葡聚糖的摄入量与体重和体脂增加成反比。成年人的β-葡聚糖摄入量高于25g/d有助于降低肥胖的患病率。

（三）调节机体免疫

β-葡聚糖对免疫系统产生刺激作用，从而抵抗病毒、细菌、寄生虫和真菌病原体的侵染。通过静脉注射、肌肉注射或口服β-葡聚糖有助于增加机体对细菌的清除作用，进而提高杀菌活性；增加细胞因子产生调节作用；增加单核细胞和中性粒细胞的数量来消除细菌，从而产生抗生素，并增强巨噬细胞的吞噬活性和小鼠对感染的抵抗力。另有报道，单独口服或与蔗糖联合口服的燕麦β-葡聚糖对单纯疱疹病毒-1（Herpes simplex virus 1，HSV-1）呼吸道感染和巨噬细胞抗病毒耐药性的敏感性有益。燕麦β-葡聚糖可增加小鼠的肠白细胞和肠细胞中转录因子的活性。

酵母β-葡聚糖可预防大鼠和小鼠的感染和休克。临床研究表明，给创伤/手术患者服用酵母β-葡聚糖可减少脓毒症并发症，提高生存率。研究可溶性酵母β-葡聚糖和脂多糖（Lipopolysaccharide，LPS）对全血细胞因子产生和凝血活化的影响发现，β-葡聚糖被人类先天免疫系统细胞识别并与其相互作用，可溶性β-葡聚糖不仅发挥调节作用，而且其自身或与脂多糖协同上调白细胞功能。燕麦β-葡聚糖具有抗菌作用，胃内或皮下途径用燕麦β-葡聚糖处理卵囊感染了蠕形艾美球虫（Eimeria vermiformis）的小鼠，结果显示，燕麦β-葡聚糖处理减少了粪便卵囊脱落，表现出最小临床疾病症状，无死亡率。此外，燕麦β-葡聚糖处理增加了血清中总免疫球蛋白表达，在燕麦β-葡聚糖处理组的肠系膜淋巴中也检测到孢子虫抗原的免疫调节剂如IFN-γ和IL-4的分泌。因此，燕麦β-葡聚糖处理增加了小鼠卵囊对蠕形艾美球虫感染的抵抗力。另一项研究证实，燕麦β-葡聚糖可增强对金黄色葡萄球菌和大肠杆菌所引起机体感染的抵抗力。β-葡聚糖及其衍生物对大肠杆菌和枯草芽孢杆菌同样显示出明显的抗菌作用。燕麦β-葡聚糖对大肠杆菌和枯草芽孢杆菌的抑制率高达35%，β-葡聚糖衍生物在浓度为2000μg/mL时可抑制80%的大肠杆菌和枯草芽孢杆菌生长。燕麦β-葡聚糖通过细胞和抗原特异性体液免疫增强机体对微生物感染的抵抗力，因此采用口服和注射燕麦β-葡聚糖均可上调免疫功能。

（四）保护胃肠道

燕麦β-葡聚糖对胃肠道具有一定影响，可溶性β-葡聚糖主要是依靠其高溶胀性、水合能力以及可作为结肠发酵的底物，不可溶β-葡聚糖主要是依靠其膨胀作用。燕麦β-葡聚糖在不同胃肠道环境下表现出不同的特性。在胃部，燕麦 β-葡聚糖具有较小的流体动力学尺寸，聚合物呈现降解或断裂。即使胃中不存在胃蛋白酶，仍然存在燕麦 β-葡聚糖链断裂现象，这可能是由于胃部较低的pH所导致的。研磨燕麦 β-葡聚糖可将其蛋白质和淀粉的含量降低至5%，脂肪含量降低至45%，由于 β-葡聚糖颗粒在研磨后更小，其在消化道中的释放量从20%提高到55%。研究发现，将燕麦麸短时间（1~2h）暴露于体外模拟消化系统或猪体内时，燕麦麸中的 β-葡聚糖由于水合作用可导致胃液黏度增加，但暴露较长时间后胃液体系黏度发生降低，这可能是由于胃部环境因素导致了燕麦麸中纤维类聚合物结构的破坏。

燕麦 β-葡聚糖进入消化道后开始吸收水分、膨胀和溶解（溶解性与 β-葡聚糖粒度和水热处理有关），增加的体积会导致胃胀，从而使人产生饱腹感。有关燕麦 β-葡聚糖对胃排空的影响目前存在争议，通常认为黏性 β-葡聚糖降低胃排空速率并且粗颗粒会更快地离开胃。在人体小肠中，β-葡聚糖可保持完整，因为哺乳动物不分泌能够水解它的酶，所以其黏度增加。β-葡聚糖可以促进小肠中黏蛋白的产生，从而提高小肠内容物的黏度。β-葡聚糖在小肠消化过程中黏度的增加可能是聚合物重组的结果，β-葡聚糖在胃消化期间部分解聚，较小的聚合物由于聚集程度变大，最终在环境pH发生改变的情况下发生凝胶化。在模拟人类胃的条件下燕麦 β-葡聚糖聚合物保持稳定。而在小肠消化后，无论是否存在胆汁酸、消化酶或胰酶，β-葡聚糖的分子质量都会增加。这意味着 β-葡聚糖不会与胆汁酸、胃蛋白酶或胰酶结合，而 β-葡聚糖聚合物分子尺寸的增加可能是pH变化的结果。由于聚集程度的差异，可在小肠中形成一系列具有不同分子质量的 β-葡聚糖聚集体［燕麦麸皮 β-葡聚糖分子质量为（200~700）×10^6u，纯 β-葡聚糖分子质量为（10~100）×10^6u］。

动物实验证明，在猪的结肠远端，由于结肠中肠道细菌分泌酶的作用可导致 β-葡聚糖的分子质量降低。由于 β-葡聚糖分子的水合作用和酶促作用的物理障碍等，β-葡聚糖在结肠中的降解差异较大，并且黏度的个体差异范围为2~195mPa·s。摄入 β-葡聚糖3h后在小肠远端三分之一处具有最高的黏度平均值（90mPa·s），而人类回肠残留物中可以回收到88.5%的 β-葡聚糖。在大肠中，燕麦膳食纤维与其他来源的膳食纤维共同发酵，其发酵的主要产物是由乙酸、丙酸和丁酸组成的短链脂肪酸。燕麦膳食纤维与其他来源膳食纤维的不同之处在于更高的发酵性和更高产量的丁酸。

（五）其他功能活性

自1980年以来，β-葡聚糖已用于癌症和肿瘤的免疫辅助治疗。已证实 β-葡聚糖在各种实验性肿瘤模型中具有良好的抑制肿瘤生长的能力。β-1,3-葡聚糖的抗肿瘤功效与肿瘤类型、宿主动物的遗传背景、β-葡聚糖给药的剂量、途径和时间以及肿瘤负荷等因素有关。β-葡聚糖的抗肿瘤和抗癌作用不仅是攻击肿瘤细胞并破坏它们的巨噬细胞，还体现在对淋巴细胞、中性粒细胞和自然杀伤细胞活性以及对先天免疫系统的其他组成部分的调节作用。先天免疫细胞是身体的第一道防线，在整个身体内循环中对抗"外来"挑战（细菌、真菌和寄生虫）

产生免疫反应。通常，中性粒细胞不参与癌组织的破坏，因为这些免疫细胞将癌症视为机体本身，但中性粒细胞能够发现并结合肿瘤，这有利于杀死肿瘤。多项研究证明，口服酵母 β-1,3-葡聚糖在防御传染病和癌症方面具有与注射形式相似的功效。口服酵母 β-葡聚糖可显著增加晚期乳腺癌患者外周血中单核细胞的增殖和活化。目前的癌症免疫疗法涉及单克隆抗体和疫苗，它们刺激机体获得免疫反应，但是无法改变先天免疫系统将癌症视为机体本身的现象。因此，单独的单克隆抗体不会参与或启动先天免疫系统对肿瘤的潜在杀伤能力，当口服酵母 β-葡聚糖与外源性抗肿瘤抗体结合使用时，特异性单克隆抗体可激活或导致补体与肿瘤结合，导致 β-葡聚糖具有一定的抗癌潜力。此外，燕麦 β-葡聚糖可作为益生元改善宿主健康。β-葡聚糖在大肠中分解，由于微生物细胞的增加，结肠内容物干重增加。微生物细胞材料比不溶性纤维保水性更强，这增加了粪便的含水量。

四、β-葡聚糖在食品中的应用

β-葡聚糖具有许多加工特性，如增稠、稳定、乳化和凝胶性能。这些性质决定了 β-葡聚糖在汤、酱汁、饮料和其他食品中的应用适用性。大麦 β-葡聚糖能够赋予饮料产品顺滑的口感，并且增加优质的可溶性膳食纤维。β-葡聚糖的增稠性质使其可以替代传统的饮料增稠剂，可作为阿拉伯胶、藻酸盐、果胶、黄原胶和羧甲基纤维素的良好替代品。

β-葡聚糖在食品加工中具有多种应用，包括作为增稠剂、脂肪替代品、膳食纤维的来源以及改善流变性质等。将阿拉伯木聚糖和 β-葡聚糖加入面粉中制备面包，不仅显著改善了面包体积，而且增加了可溶性纤维含量，提高了面包屑的坚固性。也有研究表明，β-葡聚糖结合大量的水减小了面包体积，更少的水用于面筋网络的形成，因此减少了面包体积和坚韧的质地。在加工过程中 β-葡聚糖的酶促降解是面包加工过程中的常见问题，但可以通过使用粗面粉来保护 β-葡聚糖。在面包中加入 β-葡聚糖能够减缓还原糖的释放（体外），从而抑制淀粉的消化性，最终改善高血糖和高胰岛素状况。添加大麦和燕麦来源的 β-葡聚糖赋予了蛋糕面糊良好的流变和物理特性。体外消化过程研究中发现，添加大麦 β-葡聚糖（2.5%和5%）可显著减少淀粉降解，且淀粉降解量与面包中的 β-葡聚糖加入量呈反比，将 β-葡聚糖加入面制品中可降低血糖反应。因此，β-葡聚糖可应用于高纤维饮食和低血糖生成指数食品，这些食品对冠心病和糖尿病的预防和治疗具有益处。富含 β-葡聚糖的早餐棒和含 β-葡聚糖的面包可以降低血糖生成指数。

除面制品外，β-葡聚糖在饮料和乳制品中的应用也非常广泛。β-葡聚糖应用在低脂冰淇淋和酸乳的制造中，与其他可溶性膳食纤维结合用于改善低脂肪乳制品的凝胶化和流变学特性。将高分子质量燕麦 β-葡聚糖加入牛乳中以获得低热量和低胆固醇的乳制品，乳制品的流变特性不仅与 β-葡聚糖的含量有关，还与 β-葡聚糖的结构有关。β-葡聚糖和果胶相比于淀粉和空白组，能够使酸乳更快释放蛋白质、提高肽的释放量，并具有

更多的游离氨基酸。将大麦β-葡聚糖与乳清蛋白组合加入食品中可有助于疾病预防。此外，可以用适量的β-葡聚糖生产更好的汤类产品。Ricetrim是从大米中提取的一种可溶性β-葡聚糖纤维，用作脂肪替代品，具有光滑的口感和质地，已成功地用于饼干、南瓜布丁、千层蛋糕、芋头蛋羹和咖喱。大麦和蘑菇中的β-葡聚糖可用于生产挤压即食休闲食品。通过评价含有大麦β-葡聚糖、水果来源膳食纤维和不含膳食纤维的3种饮料的饱腹感能力，结果表明，一种含有3g大麦β-葡聚糖的蔗糖甜饮料可以控制食物摄入量，甚至可减少食用者24h的能量摄入。

第三节　抗性淀粉

淀粉是人类饮食中碳水化合物的重要组分，也是人类和许多动物的主要能量来源。淀粉在植物中以颗粒形式存在，以不溶性和紧密堆积的方式储存碳水化合物。淀粉是以α-1,4/或α-1,6-糖苷键连接的葡萄糖单元构成，分为直链和支链淀粉。直链淀粉是由葡萄糖残基通过α-1,4-糖苷键连接而成的线性多糖，支链淀粉分子具有较大的分支度并且同时含有α-1,4和/或α-1,6-糖苷键。直链淀粉的聚合度通常在100～10000范围内，而支链淀粉平均聚合度则高达2×10^6。

支链淀粉是淀粉的主要成分，直链淀粉占淀粉的15%～30%。纯蜡质淀粉几乎是100%支链淀粉，高直链淀粉品种的玉米和水稻中含有30%～70%的直链淀粉。X射线衍射研究确定了淀粉的三种晶体结构形式，即A型、B型和C型。A型支链淀粉链有23～29个葡萄糖单位，为双螺旋结构，内含直链淀粉，这种模式在谷物中很常见。B型结构由链长为30～44个葡萄糖单位的支链淀粉组成，中间穿插有水分子，通常存在于生马铃薯和生香蕉淀粉中。C型是在豆类中发现的A型和B型的混合物。

20世纪80年代早期以前，人们认为淀粉在人体肠道中是完全可消化的。1982年，人们在非淀粉多糖的测定研究中首次发现了抗酶水解淀粉组分的存在。淀粉类食物中有一部分可不同程度地避免被小肠消化。影响淀粉消化率的因素包括：淀粉颗粒结构、食物的物理特性、其他营养物质和抗营养物质、直链淀粉和支链淀粉的比例以及淀粉老化程度。由于这些因素会因不同的食物而改变，因此淀粉被消化的程度也会有所不同。

从营养角度看，淀粉可分为糖负荷型和抗性型。糖负荷型淀粉是指在消化道中可被酶水解成葡萄糖的淀粉，进一步可分为快速消化淀粉或慢消化淀粉。"抗性淀粉"的名称最初只是用来描述经煮熟后冷却且不能完全消化的淀粉食品，但如今包括所有不被正常人类小肠消化并进入大肠的淀粉和淀粉降解产物。欧洲抗性淀粉协会（European flair concerted action on resistant starch，EURESTA）将抗性淀粉定义为"健康人群小肠中抵抗消化的淀粉总量以及淀粉降解产物"。

抗性淀粉是一种公认的膳食纤维，是功能性食品中使用最广泛的配料之一。抗性淀粉作为淀粉的一部分，不被小肠消化并可以在结肠发酵，摄入富含抗性淀粉的食物对健康有益，可以降低肥胖、心脏病、糖尿病和癌症等疾病的发病率。

一、抗性淀粉的理化特性

（一）抗性淀粉的分类

抗性淀粉是指不能被人体内源消化酶（α-淀粉酶和α-葡萄糖苷酶等）消化，但可以在结肠中被微生物发酵的淀粉。抗性淀粉在结肠中发酵的最终产物是二氧化碳、氢气、甲烷和短链脂肪酸。通常可以用总淀粉（Total starch，TS）与快速消化淀粉（Ready digestible starch，RDS）和慢消化淀粉（Slowly digestible starch，SDS）之和的差值表示抗性淀粉含量。抗性淀粉在人体小肠中不被消化的原因可能包括以下四个方面：①淀粉的分子结构紧凑，限制了消化酶的识别，如种子、谷物和块茎中的淀粉在物理上是无法与消化酶结合并发生水解反应的；②淀粉的颗粒结构阻止了其被消化酶消化，如未成熟的香蕉、生马铃薯和高直链玉米淀粉；③糊化淀粉冷却后形成对消化酶有抗性的淀粉结晶（回生淀粉），这种形式的回生淀粉存在于玉米片以及煮熟后冷却的马铃薯中，其含量约占淀粉总量的5%；④淀粉经改性后，如酯化、醚化、交联等化学修饰，造成对消化酶的抗性。

抗性淀粉分为RS1、RS2、RS3、RS4和RS5五种类型。

RS1：即包埋淀粉。这种形式的淀粉在物理上是消化酶无法进入的，因为它常被包埋在食物基质中，如部分碾磨的谷物和种子。因此，在大多数烹饪操作中可保持稳定，常用于各种传统食品。

RS2：即抗性淀粉颗粒，由天然的、未煮熟的淀粉颗粒组成，如生马铃薯或香蕉淀粉，因具有结晶性而难以被消化酶水解。这些未糊化的淀粉结构紧凑而耐消化。高直链玉米淀粉就是一种典型的RS2，其对大多数烹饪操作稳定。

RS3：即老化淀粉。淀粉首先糊化，然后经冷却后老化回生而成。老化过程中，淀粉中的糖链通过氢键重新发生交联，最终形成双螺旋结构。回生淀粉中抗性淀粉的双螺旋结构为左旋的平行绞合结构，每个双螺旋折叠的大小为2.08nm。因此，回生淀粉中的抗性淀粉具有典型的A型晶体结构。RS3含量受直链淀粉聚合程度的影响，随着直链淀粉聚合度增加，RS3含量也随之增加。当直链淀粉的聚合度达到100时，RS3的含量达到最大值，随后保持稳定。直链淀粉的聚合度水平在10～100是抗性淀粉RS3形成双螺旋的必要条件。化学上，RS3是淀粉的一部分，既抗消化酶消化又不能通过煮沸分散，但可溶于二甲基亚砜或氢氧化钾。

RS4：即变性淀粉，为化学改性淀粉，包括酯化、醚化或交联等化学改性。RS4可根据在水中的溶解度以及实验分析方法的不同进一步分组。淀粉经化学修饰后因其化学结构的改变和非典型连接的形成，从而阻止了消化酶的消化。

RS5：即淀粉–脂质复合淀粉。除了结构特性，淀粉类食物固有的其他因素也会影响消化酶活性，进而影响淀粉分解，包括淀粉–脂质复合物、淀粉类食物和非淀粉多糖中天然α–淀粉酶抑制剂的存在等。

（二）抗性淀粉的食物来源

天然谷物、种子和其他含淀粉食物中都富含抗性淀粉。在农产食品原料中，未成熟的香蕉是抗性淀粉最丰富的来源（47%～57%）。香蕉生粉含有17.5%的抗性淀粉、14.5%的膳食纤维和73.4%总淀粉。马铃薯等块茎中的淀粉具有典型的B型结晶结构和较强的抗消化酶水解特性，而生马铃薯淀粉含有75%的抗性淀粉。全谷物中含有丰富的抗性淀粉、膳食纤维和低聚糖，而精制面粉中抗性淀粉含量较低。面粉的主要成分是蛋白质和淀粉，而全麦中含有种皮、糊粉层和胚芽，可提供脂肪和纤维。谷物的研磨和加工改变了它们的化学成分，全谷物中抗性淀粉的含量是精制面粉的5倍。

杂豆类谷物具有较高的抗性淀粉含量。豆科植物中抗性淀粉和总膳食纤维含量分别为24.7%和36.5%。豆类淀粉中抗性淀粉含量高可能是多种因素共同作用的结果。豆类淀粉中C型结晶结构的抗性淀粉比谷物中A型结晶结构的抗性淀粉更耐消化。豆类淀粉中直链淀粉含量高于谷类和类谷物淀粉，这可能是豆类淀粉的抗性淀粉含量较高的重要原因。豆类淀粉熟化后快速回生使豆类淀粉更耐消化。在豆类淀粉中，抗性淀粉的含量从百分之几到百分之八十不等。根据豆科植物的种类和加工的工艺参数，水热处理可使其抗性淀粉的含量进一步增加或减少。加工对食品中抗性淀粉的含量有很大影响，一般来说，加工时间越长，抗性淀粉含量越低。熟米饭中抗性淀粉含量在加工过程中从12%下降到5%，燕麦的抗性淀粉含量在煮熟的过程中从16%下降到3%。

（三）抗性淀粉的推荐膳食量和能量值

抗性淀粉的热量为8kJ/g，快速消化淀粉的热量为15kJ/g。根据所有受试者的能量摄入和粪便排泄，比较标准玉米淀粉和高直链玉米淀粉的能量值，发现高直链玉米淀粉的平均热量为11.7kJ/g，是标准玉米淀粉热量的67.3%。值得注意的是，不同人群对于抗性淀粉摄入的差异很大。为了保证抗性淀粉发挥其健康益处，建议成年人每天食用20g抗性淀粉。在发展中国家，抗性淀粉的人均摄入量接近30～40g/d。中国和印度的人均抗性淀粉膳食摄入量为10～18g/d。而在欧盟，抗性淀粉的人均摄入量仅为3～6g/d。在英国，抗性淀粉的人均摄入量约为2.76g/d。在澳大利亚，抗性淀粉的人均摄入量为5～7g/d。在瑞典，抗性淀粉的人均摄入量为3.2g/d。在新西兰，15～18岁男性和女性的抗性淀粉人均摄入量分别为8.5g/d和5.2g/d。

二、抗性淀粉的生产

（一）抗性淀粉的制备方法

1. 热处理

将淀粉加热到不同温度形成抗性淀粉。将淀粉加热至糊化温度以上，同时在鼓膜干燥机或挤出机加热辊上干燥，即可获得抗性淀粉。淀粉在120℃下糊化20min，冷却至室温，可得到较高的抗性淀粉产率。大米淀粉通过糊化—回生—糊化—回生两步循环回生处理后，慢消化淀粉的最高产量可达39.3%~56.7%。不同来源的天然淀粉进行不同时间和温度组合处理，在110、121、127、134、148℃下高温高压处理，处理时间30min~1h，可获得较高的RS3产量。研究高压灭菌温度（140~145℃）和持续时间（24、48、72h）对高直链玉米淀粉形成抗性淀粉的影响发现，超高压灭菌温度（145℃）和长时间（72h）持续处理可增加抗性淀粉的产量。高直链玉米淀粉部分酸水解后可用于生产颗粒状抗性淀粉，在大气压下继续湿热处理颗粒状抗性淀粉的结构保持稳定，且颗粒状抗性淀粉的产率提高到最大值63.2%。热解糊精化方法可作为生产水溶性且具有非淀粉键抗性淀粉的有效方法。通过热处理对干淀粉进行改性，无论是否添加酸，都称为热转化。常用的酸包括1.5g/L盐酸（基于淀粉干重）和1.7g/L正磷酸或硫酸。热糊精通过在反应器中搅拌加热干燥的酸化淀粉生产。在热转化过程中，可以通过在淀粉上喷洒酸来促进淀粉的水解和转糖苷反应。在热转化过程中可产生种类繁多的抗性淀粉，包括消化率、冷水溶解度、膨胀力、黏度、颜色和稳定性等性质各不相同的转化产物。

2. 酶处理

抗性淀粉可由高直链淀粉糊化制备，然后用脱支酶（如支链淀粉酶、普鲁兰酶）处理浆液，通过干燥/挤压分离淀粉产物。在高压和100℃下加热水–淀粉悬浊液完全糊化淀粉，冷却使直链淀粉回生，可制备含50%以上抗性淀粉的淀粉产物。实验结果表明，在134℃温度下，淀粉：水为1：3.5，分4次加热冷却循环，抗性淀粉的生产效果最佳。通过将淀粉（普通玉米淀粉和蜡质玉米淀粉）糊化，然后用脱支酶如异淀粉酶或普鲁兰酶处理，沉淀脱支淀粉获得抗性淀粉。为了降低淀粉的溶解度以使淀粉沉淀，通常将淀粉悬浮液在室温下冷却，将所收集的沉淀物加热至70℃以促进少部分沉淀物的溶解，再继续在室温下冷却达到重复沉淀的目的。重复这种溶解和沉淀过程可改善悬浊液的温度稳定性。淀粉经40U/g的普鲁兰酶水解10h处理后，抗性淀粉的产量显著提高。

3. 化学处理

长期以来，化学修饰一直用于降低淀粉的体外消化率。RS4具有的消化酶抗性可通过与化学试剂的交联实现。交联淀粉通过淀粉与双官能或多官能试剂如三氯氧磷、三偏磷酸钠或乙酸和二羧酸如己二酸的混合酸酐反应获得。使用三偏磷酸钠、三聚磷酸钠、表氯醇或磷酰氯交联水稻、小麦、玉米、马铃薯、木薯、燕麦和绿豆中的淀粉，产生RS4。与20g/L磷酰氯、120g/L三偏磷酸钠/三聚磷酸钠和20g/L表氯醇交联的小麦淀粉中抗性淀粉含量分别为85.6g/100g、75.6g/100g和75.8g/100g。当淀粉分子之间的磺酸盐和磷酸盐基团通过其羟基交联时，会对消化酶水解产生抗性。在碱性条件下淀粉与三偏磷酸钠/三聚磷酸钠混合物的交联限制了淀粉的溶胀并增强了其对消化酶的抗性。乙酰化可以制备高含量抗性淀粉（44%）的乙酰化淀粉。由于乙酰基阻断了消化酶的作用，淀粉的乙酰化增加了豆类抗性淀粉含量。此外，用辛烯基琥珀酸酐改性淀粉比乙酰化、羟丙基化或交联等改性方法更能提高慢消化淀粉和抗性淀粉的含量。

（二）抗性淀粉形成的影响因素

1. 淀粉结晶度

抗性淀粉的X射线衍射研究表明，链段呈B型晶体结构，晶格增大，有利于抗性淀粉的形成。任何消除淀粉结晶性（糊化）以及破坏植物细胞或组织结构完整性（研磨）的处理都会增加酶的消化并降低抗性淀粉含量，而重结晶和化学修饰会增加抗性淀粉含量。

2. 直链淀粉与支链淀粉的比例

高直链淀粉含量的淀粉会降低淀粉的消化率。长链的高直链玉米淀粉可以完全排列成双螺旋结构形成抗性淀粉。在高直链转基因玉米淀粉Ⅶ型（Hylon Ⅶ）中发现抗性淀粉含量高于高直链转基因玉米淀粉Ⅴ型（Hylon Ⅴ），可能是因为Hylon Ⅶ中直链淀粉含量较高。高直链淀粉由于其内部结构呈B型晶体从而抵抗了消化酶的消化。

3. 直链淀粉的老化

高直链淀粉是RS2的丰富来源，加热并冷却后可获得RS3或回生淀粉。小麦、玉米、豌豆和马铃薯中老化的直链淀粉具有高度抗消化性。温度循环处理可以增加抗性淀粉的形成，降低了蜡质玉米淀粉的血糖生成指数。小麦粉长期冷冻储存显著增加了抗性淀粉的形成。与单次回生相比，重复回生处理更有利于抗性淀粉的产生。小麦淀粉的反复高压加热使抗性淀粉含量增加至10%。直链淀粉的老化认为是形成抗性淀粉的主要因素，且可通过反复高压灭菌获得更高含量的抗性淀粉。在储存过程中，糊化的淀粉变成半结晶结构，以抵抗消化酶的消化。小麦面包和玉米片是这种抗性淀粉的丰富来源，而煮熟和冷却的马铃薯仅含有约25%的RS3。

4. 其他因素

除上述因素外，影响抗性淀粉形成的因素还包括：淀粉与蛋白质的相互作用、离子以及脂质等。将马铃薯淀粉和白蛋白的混合物高压加热后冷却至-20℃，发现添加白蛋白降低了抗性淀粉的含量，且白蛋白的添加提高了马铃薯淀粉消化率，这表明淀粉与蛋白质的相互作用会影响抗性淀粉的形成。反应体系中离子会抑制抗性淀粉的形成。在钙、钾等离子存在下，由马铃薯淀粉凝胶生产抗性淀粉的产量下降，这可能与支链淀粉和直链淀粉链之间形成氢键受阻有关。采用差示扫描量热法研究硬脂酰乳酸钠、溶血磷脂酰胆碱和羟基化卵磷脂对高压蒸汽处理高直链玉米淀粉的影响发现，在95~110℃附近出现的差示扫描峰表明在直链淀粉链和脂质之间会形成复杂化合物，在155℃出现的峰表明存在抗性淀粉。在热稳定性细菌α-淀粉酶和淀粉转葡糖苷酶的作用下，脂质复合物中抗性淀粉的产率低于高压蒸汽和冷却处理的对照组。直链淀粉与硬脂酰乳酸钠和溶血磷脂酰胆碱络合对抗性淀粉的形成具有重要作用，但直链淀粉的再结晶受到不利影响。此外，研究内源性脂质对小麦淀粉的影响发现，淀粉样品的脱脂导致抗性淀粉含量降低。在脱脂小麦或淀粉样淀粉中加入慢消化淀粉后，抗性淀粉产量显著下降。X射线衍射和差示扫描量热法均证实了在内源性脂质和添加脂质存在时，可形成直链淀粉-脂质复合物。

（三）抗性淀粉的测定

现有抗性淀粉的测定方法在样品制备、使用的酶和模拟胃肠环境的实验条件等方面存在差异。绝大多数检测方法适用于测定总抗性淀粉含量，而针对RS1、RS2和RS3的定量也有一些特定方法。测定抗性淀粉的基本方法是将100mg样品与pH1.5的KCl/HCl缓冲液混合，加入胃蛋白酶在40℃保温1h，随后与pH6.9的0.1mol/L Tris-Maleate缓冲液混合，加入淀粉酶在37℃保温16h，离心收集未水解的淀粉并用无水乙醇清洗沉淀。将沉淀与4mol/L KOH溶液混合，室温下振荡30min，随后与pH4.75的乙酸钠缓冲液混合，加入葡萄糖淀粉酶在60℃保温45 min，使用葡萄糖氧化酶-过氧化物酶法测定葡萄糖含量，计算出抗性淀粉含量。

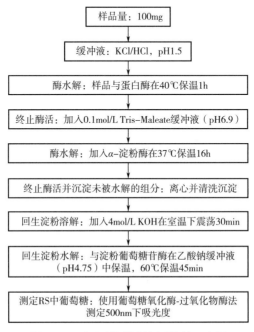

图 10-4　食品中抗性淀粉含量测定示意图

三、抗性淀粉的功能活性

（一）调节脂质代谢

实验表明，低血糖生成指数饮食对血脂有益。抗性淀粉可影响低密度脂蛋白、胆固醇、甘油三酯、甘油三酯脂蛋白和总脂质的代谢。研究发现，抗性淀粉能降低肥胖以及糖尿病大鼠血清胆固醇和甘油三酯水平。利用Adzuki淀粉和Tabeu淀粉饲喂老鼠结果表明，Adzuki淀粉和Tabeu淀粉可增强肝清道夫受体B1（Scavenger receptor class B type 1，SR-B1）和胆固醇7-α羟化酶mRNA水平，两者都具有降低血清胆固醇功能。用9.9%（质量分数）燕麦纤维挤压木薯淀粉和9.7%（质量分数）抗性淀粉挤压木薯淀粉饲喂仓鼠的研究也发现了降胆固醇特性。一些人体试验研究报道了食用抗性淀粉对空腹血清甘油三酯和胆固醇水平的有益影响。膳食中5.4%的总膳食碳水化合物被抗性淀粉替代，可显著增加餐后脂质氧化，长期摄食可减少脂肪积累。动物实验表明，喂食高剂量的抗性淀粉可以降低脂肪细胞的大小，改善小鼠肥胖程度。抗性淀粉还可以降低脂肪生成酶，如脂肪酸合成酶的活性。

（二）调节葡萄糖代谢

淀粉类食品的血糖生成指数取决于多种因素，如直链淀粉与支链淀粉的比例、天然的淀粉颗粒含量、淀粉的糊化、烘焙/加工食品的含水量和烘焙温度。低直链淀粉大米的血糖生成指数为83，而高直链淀粉大米的血糖生成指数为50，这是由于直链淀粉的有效水解作用较低。煮熟的马铃薯血糖生成指数接近100，淀粉糊化导致血糖生成指数升高。烘焙食品的含水量和焙烤温度越高，糊化淀粉的含量越高，血糖生成指数越高。因此，影响血糖生成指数的因素与抗性淀粉的形成因素是一致的。以葡萄糖为参考，各种淀粉产品的血糖生成指数范围可从10（豆类淀粉）到100（某些马铃薯、大米制品或早餐谷物）。显然，未消化淀粉进入结肠会限制小肠吸收葡萄糖。目前还没有抗性淀粉对葡萄糖和胰岛素反应产生不利影响的报道。这些结果将不仅有助于采用抗性淀粉及其相关食品进行糖尿病和糖耐量受损等临床管理，也可能用于治疗肥胖和控制体重。具有高血糖生成指数的食品能迅速释放葡萄糖进入血液，而血糖生成指数较低的食品则释放葡萄糖缓慢，从而改善血糖和胰岛素反应。

血糖生成指数低的面包通常比小麦白面包更易产生饱腹感。与快消化淀粉不同，抗性淀粉的代谢发生在食用后5～7h。在消化过程中，抗性淀粉降低餐后血糖和胰岛素反应，潜在增加饱腹感。一项研究中招募10名体重正常的健康男性分别食用不含抗性淀粉的50g淀粉和高抗性淀粉含量（54%）的50g淀粉，证明了高抗性淀粉含量膳食可显著降低血糖、胰岛素和肾上腺素水平。在另一项人体研究中，食用商品（RS$_3$）crystaLean®抗性淀粉后的最高血糖水平明显低于其他碳水化合物（单糖、低聚糖和普通淀粉）。此外，抗性淀粉剂量也影响餐后血糖和胰岛素生成，通常抗性淀粉必须至少占总淀粉摄入量的14%，才能对血糖和胰岛素生成反应产生益处。

（三）缓解便秘

抗性淀粉可抵抗人体消化酶消化，并由结肠细菌发酵产生短链脂肪酸。抗性淀粉对缩短人体消化道排空时间，提高排便量和粪便体积具有积极作用。分别给12位健康受试者食用快消化淀粉（可在小肠中消化）、麦麸（非淀粉多糖）、来自马铃薯和香蕉的抗性淀粉颗粒（RS2），以及老化的高直链玉米淀粉（RS_3），15d后，发现抗性淀粉显著增加了粪便湿重和粪便短链脂肪酸的排泄量。食用马铃薯和香蕉抗性淀粉颗粒后粪便湿重增加了60%~70%。食用老化的高直链玉米淀粉后，粪便湿重增加量为140%~170%。采用未加工的小麦种子、高直链玉米淀粉和青香蕉粉组成高含量抗性淀粉膳食给予11位受试者服用4周（5g/d）。结果表明，高抗性淀粉饮食可增加排便量，降低粪便pH，增加粪便丁酸含量。抗性淀粉的促排便效果可与其他低聚糖和膳食纤维媲美，如果胶、低聚果糖、葡聚糖和菊粉。

（四）其他功能活性

在大鼠和人体中，抗性淀粉可增加一些矿物质在回肠的吸收效率。用富含抗性淀粉的饮食饲喂大鼠，其对钙、镁、锌、铁和铜等矿物质元素的吸收增强，与完全消化的淀粉相比，食用含有16.4%抗性淀粉的饲料可以明显地吸收更多的钙和铁；而对人体而言，抗性淀粉仅表现出能够促进钙的吸收。

抗性淀粉可改善肠道炎症，如溃疡性结肠炎和憩室炎、便秘等。抗性淀粉能够增加结肠内短链脂肪酸和丁酸盐含量，可以起到辅助治疗溃疡性结肠炎的作用。给化学诱导的结肠炎大鼠饲喂抗性淀粉颗粒（RS_2，15.38g/100g体重给予21d）和老化淀粉（RS_3，11.5g/100g体重给予14d）可诱导结肠细胞功能正常化，包括细胞活化增殖、凋亡反应、恢复结肠中短链脂肪酸及丁酸盐，改善远端结肠的组织形态。由于抗性淀粉对粪便体积、粪便浓度和肠道运输时间等方面有积极影响，可能有助于改善这些肠道疾病。有报道指出抗性淀粉通过产生促炎细胞因子、上调T淋巴细胞和B淋巴细胞上受体表达来影响机体免疫功能。

流行病学研究调查了抗性淀粉和淀粉在预防结肠癌发展方面的潜在健康效果。抗性淀粉可在大肠中发酵，产生大量丁酸或丁酸盐。丁酸盐可以通过阻断细胞周期G1期，在体外抑制肿瘤细胞的生长和增殖。丁酸还可以诱导肿瘤细胞分化，产生与正常成熟细胞相似的表型，并良性修饰癌基因或其产物的表达。许多研究利用体外肿瘤细胞株和动物模型评估抗性淀粉降低结肠癌风险的潜力。研究发现，在抗性淀粉摄入量较低或平均水平较低的人群中，抗性淀粉摄入量翻倍可将结直肠癌的风险降低40%。在一项国际相关性研究中发现，抗性淀粉摄入量与结直肠癌之间存在很强的负相关（$r=-0.76$）。

四、抗性淀粉在食品中的应用

抗性淀粉能够在一定程度上耐受加工条件，在食品中添加可增加总膳食纤维含量。作为工业化食品配料使用的抗性淀粉主要可分为以下3类：①生高直链淀粉（主要来自玉米）；②老化的高直链淀粉（主要来自玉米）；③老化的麦芽糊精（从高直链淀粉到精制淀粉）。

美国《营养标签与教育法》（NLEA）将抗性淀粉确定为食品中的功能性纤维，因为它具有多种功能。该法要求将膳食纤维作为单独膳食成分列在产品的营养标签上，食品营销人员意识到膳食纤维的强化可以增加产品的价值。此外，抗性淀粉具有与传统不溶性膳食纤维不同的功能特性，可生产出高品质的产品。抗性淀粉具有膳食纤维的功能，具有较低的持水能力、较小的粒径和温和的风味。使用抗性淀粉的烘焙食品、面制品和饮料不仅结构属性得到改进，还有益健康。抗性淀粉还具有理想的物理化学性质，如膨胀、增稠、增加糊化和持水量，可应用于多种食品。使用抗性淀粉部分代替面粉而不会显著影响面团的物理或流变学，同时增加食品中的膳食纤维含量。鉴于抗性淀粉是一种很有前途的食品配料，对食品中抗性淀粉的含量进行检测是很有必要的。美国谷物化学师协会（American Association of Cereal Chemists，AACC）和美国国立卫生研究院（National Institutes of Health，NIH）认为抗性淀粉是包括在膳食纤维中的，可采用美国分析化学家协会（American of Analytical Chemists，AOAC）公认的方法测定其含量。

（一）在面包中的应用

通常，纤维强化面包存在颜色深、体积缩小、口感差和风味掩盖等负面特性。将纤维素、燕麦纤维、小麦纤维、含23%总膳食纤维的抗性淀粉（TDF Hylon Ⅶ淀粉）、含40%总膳食纤维的抗性淀粉（Novelose 240）、燕麦纤维混合Novelose 240（膳食纤维含量等比例混合）添加在面包中，控制面包总膳食纤维含量分别为5%和10%。结果表明，抗性淀粉的持水量比其他纤维低，但由于获取等量膳食纤维时抗性淀粉的用量大于燕麦纤维，因此它提高了面团的总持水量；同时抗性淀粉对面团流变学的影响较小，非常接近白面包面团。与传统纤维面包相比，含抗性淀粉的面包具有更好的品质。在添加10%总膳食纤维的面包中，含40%膳食纤维的抗性淀粉制备的面包最接近标准白面包，其次是燕麦纤维和含40%膳食纤维的抗性淀粉按等比例混合制备的面包。含5%总膳食纤维的面包中，使用含40%膳食纤维的抗性淀粉制备的面包比传统纤维（纤维素、燕麦纤维）制备的面包体积大。值得注意的是，添加抗性淀粉后面包的感官质量比之前更好。

（二）在蛋糕等其他烘焙食品中的应用

抗性淀粉可以添加到蛋糕、松饼或布朗尼蛋糕等烘焙食品中。总的来说，抗性淀粉可作为一种品质改良剂，使蛋糕屑具有良好的柔软性。用含40%膳食纤维的抗性淀粉、燕麦纤维、燕麦纤维混合Novelose 240（基于总膳食纤维含量，按等比例混合）和含23%膳食纤维的抗性淀粉制备蛋糕。配方中需要更多的抗性淀粉才能获得相同水平的总膳食纤维（3%），这有助于增加面糊黏度，但仍然与对照组接近。含40%膳食纤维的抗性淀粉对面糊流变学影响最小，其相对密度和黏度与对照最接近。抗性淀粉烘焙的蛋糕与燕麦纤维烘焙的蛋糕烘焙后水分损失、高度、比体积和密度相似。以含40%总膳食纤维的抗性淀粉为主要原料制备的长条蛋糕整体感官评分最高。

在纤维强化松饼制作中用膳食纤维或抗性淀粉代替部分面粉，得到大约4.5%总膳食纤维含量的松饼。添加抗性淀粉的松饼降低了面糊黏度，但低黏度并不影响松饼的高度。此外，在为期2周的贮藏期间，抗性淀粉松饼的质地更嫩，水分流失更少。由抗性淀粉、燕麦纤维和燕麦纤维与抗性淀粉各占50%的混合物分别制成松饼，各种性能测试结果表明，添加抗性淀粉和抗性淀粉与燕麦纤维等比例混合物的松饼其黏度低于对照组和燕麦纤维组。较低的黏度是由于蛋白质的稀释，随后在混合过程中产生较少的面筋，燕麦纤维也有了更高的吸水率。

在饼干制作中发现了传统淀粉和抗性淀粉在品质上的差异。采用与面包和蛋糕相同的条件，制作了约含8%总膳食纤维的曲奇饼干。含23%总膳食纤维的抗性淀粉制作的面团非常柔软和黏稠，这是由于获得8%总膳食纤维所需的淀粉量更多，面筋在面团中被稀释。含有抗性淀粉的饼干颜色较浅，因为原来面粉中含有的还原糖和蛋白质会使饼干变黄。感官评价结果显示含40%总膳食纤维的抗性淀粉制作的曲奇饼干柔软，比对照组味道更丰富。

此外，抗性淀粉能使加工过程中表面受热的低水分食品变得更脆，在饼干、法式吐司和华夫饼中都发现了松脆度的增加。对于含有抗性淀粉的饼干来说，脆度是一个有利的属性，其比含有纤维素、燕麦纤维或小麦纤维的饼干更松脆。抗性淀粉华夫饼是最松脆的，具有柔软的中心，比传统纤维的华夫饼和对照更好。抗性淀粉华夫饼的感官评分在质地分析仪的冲击度测试中呈阳性。在含有抗性淀粉的挤压谷物中，质地的改善伴随着更好的膨胀性。

第四节 部分水解瓜尔胶

20世纪50年代，原产于印度、巴基斯坦以及美国东南部的豆科植物瓜尔豆（*Cyamoposis tetragonolobus* L.）种子的胚乳部分被加工成瓜尔胶（Guar gum）。瓜尔胶是一种分子质量为（1.0~2.0）×10^{6}u的非离子天然多糖，其化学结构中主链由β-1,4糖苷键连接的D-甘露糖组成，侧链由α-1,6-糖苷键将D-半乳糖与主链相连，且甘露糖和半乳糖的比例为2：1。瓜尔胶是一种高黏度天然植物胶，有增稠作用和酸碱稳定性，对无机盐有兼容性，但热稳定性较差。在食品工业中，瓜尔胶常用作增稠剂、稳定剂、保鲜剂、乳化剂等，添加量通常小于总重的1%。同时，瓜尔胶不能在人体肠道中消化吸收，可被肠道菌群发酵利用，具有一定的生理活性。高黏稠的瓜尔胶溶液会干扰营养物质的消化和吸收，导致蛋白质和脂质利用率降低。瓜尔胶的高黏度不利于以有效生理浓度加入食品配方或进入肠道中，难以发挥瓜尔胶的健康效果。

瓜尔胶经酶法水解或化学降解得到一种低分子质量、低黏度的功能性和水溶性膳食纤维，即部分水解瓜尔胶（Partially hydrolyzed guar gum，PHGG）。部分水解瓜尔胶溶液的黏度显著降低，但总膳食纤维含量没有明显改变，可作为膳食纤维补充剂用于食品的加工和生产。

一、部分水解瓜尔胶的理化特性

部分水解瓜尔胶为白色粉末，可溶于水，在水溶液中无色透明，几乎无味，具有良好的热稳定性和pH稳定性，分子大小仅为瓜尔胶的1/10左右，平均分子质量为20~30ku，且含有丰富的膳食纤维，含量超过75%。与天然瓜尔胶相比，部分水解瓜尔胶具有更小的分子质量和更低的黏度，溶解性和稳定性增强，味道温和易接受。

部分水解瓜尔胶的黏度随温度的升高而不断降低，可在食品中常见的pH下溶解，耐高温、耐酸、耐盐、耐高压、耐消化酶。同时，部分水解瓜尔胶不会与其他常见食品成分相互作用导致食品中可溶性物质沉淀，不会破坏乳液的稳定性或改变蛋白质溶液的黏度，对产品的风味和颜色无明显影响。将部分水解瓜尔胶在低温下加入糊精溶液，可以降低糊精的浑浊度，延长面包等高淀粉食品的货架期。

部分水解瓜尔胶的代谢和营养特性与瓜尔胶相似，其安全性通过了广泛的测试。实验动物可耐受高达饮食水平10%的部分水解瓜尔胶，且无任何毒性。美国实验生物学协会联合会的生命科学研究组织认为每天摄入高达20g的部分水解瓜尔胶无任何毒副作用，且美国FDA在1995年确认部分水解瓜尔胶为"公认安全"（GRAS）食品添加剂。2006年，根据部分水解瓜尔胶的特性、消费历史和良好的生产实践得出部分水解瓜尔胶按照30g/418.6kJ的最大剂量在肠内营养食品中安全使用。基于已发表的科学证据，部分水解瓜尔胶提供了一种安全、方便、可添加于食品并且易于消费者接受的膳食纤维来源，已广泛用于谷物、果汁、奶昔、酸乳、代餐、汤和烘焙食品以及肠道营养产品等。同时，部分水解瓜尔胶的低黏度也有利于以理想浓度用于临床肠胃营养引流管。

二、部分水解瓜尔胶的生产

瓜尔胶的降解方法主要分为物理降解法、化学降解法和酶降解法。物理降解法主要包括辐照、超声等。研究发现，10g/L瓜尔胶水溶液经5kGy的γ射线照射后，其分子质量由最初的1187.69ku降低至38.38ku，且辐照前后瓜尔胶的组成及甘露糖与半乳糖的比例不变。超声主要是通过超声波形成的空泡效应降解瓜尔胶中的半乳甘露聚糖以达到降低分子质量制备部分水解瓜尔胶的目的。

化学降解法制备部分水解瓜尔胶主要包括酸降解法和氧化降解法。其中酸降解法主要采用硫酸、盐酸等强酸溶液处理瓜尔胶，使瓜尔胶中多糖链的糖苷键断裂以制备分子质量较小的部分水解瓜尔胶；氧化降解法主要采用过硫酸钾、过氧化氢等氧化剂氧化降解瓜尔胶中的半乳甘露聚糖以制备部分水解瓜尔胶。

物理降解法和化学降解法制备部分水解瓜尔胶存在许多缺点，如生产部分水解瓜尔胶所需设备要求较高、能耗大、降解过程中反应不可控且易发生副反应，造成部分水解瓜尔胶的组成复杂并可能有未知杂质产生，所使用的试剂残留也限制了部分水解瓜尔胶在食品等相关产品中的应用。

与物理降解法和化学降解法相比，酶法降解制备部分水解瓜尔胶的反应条件温和，反应历程可控，设备及操作成本较低，且环境友好。用于酶解瓜尔胶制备部分水解瓜尔胶的水解酶主要是β-甘露聚糖酶（β-Mannanase，EC 3.2.1.78）。β-甘露聚糖酶是一种可以随机水解β-甘露聚糖主链上β-1,4-糖苷键的内切酶。瓜尔胶中的半乳葡甘露聚糖由β-甘露聚糖酶水解后，会产生多种分子质量和组成不同的降解产物，如甘露寡糖、半乳甘露寡糖和部分水解瓜尔胶等。

编者课题组成功将米黑根毛霉来源的β-甘露聚糖酶（RmMan5A）在毕赤酵母中高效表达。经过168h高密度发酵，发酵上清液中的酶活力达到85200U/mL。该酶在pH 7.0和65℃下具有最高的酶活力。利用该酶水解瓜尔胶，得到重均分子质量（Mw）为25ku的部分水解瓜尔胶。产品中总膳食纤维含量为90.6%（质量分数），聚合度小于7的甘露寡糖含量为24%（质量分数），显著高于日本Sunfiber公司开发的部分水解瓜尔胶产品。多酶协同，如β-甘露聚糖酶与α-半乳糖苷酶联合使用，可提高部分水解瓜尔胶的水解效率。α-半乳糖苷酶可首先切除瓜尔胶半乳甘露聚糖中的半乳糖侧链，使甘露聚糖主链更多地暴露并与β-甘露聚糖酶的酶切位点结合，提高了酶解反应的效率。

三、部分水解瓜尔胶的功能活性

（一）调节肠道菌群

人体肠道中肠道菌群的组成及结构对人体健康有重要影响，而肠道中有益菌增殖可作为肠道健康的重要标志。部分水解瓜尔胶不能被哺乳动物肠道消化酶（α-葡萄糖苷酶、蔗糖酶和麦芽糖酶）水解。利用部分水解瓜尔胶作为唯一碳源在培养基中对志愿者粪便匀浆进行体外发酵，发酵48h后发酵液中乳杆菌和双歧杆菌数量显著增加，说明肠道有益菌可体外酵解利用部分水解瓜尔胶。

部分水解瓜尔胶在刺激有益菌增长的同时可代谢产生短链脂肪酸，短链脂肪酸是结肠黏膜细胞重要的能量来源。由于部分水解瓜尔胶自身的结构特性，经24h肠道微生物发酵后部分水解瓜尔胶代谢产生的短链脂肪酸总量显著高于其他常用的纤维补充剂。给慢性肾病小鼠补充部分水解瓜尔胶可显著提高小鼠肠道中短链脂肪酸的含量，进而恢复结肠屏障的完整性，促进小鼠肠道乳酸菌增殖。

在临床试验中，部分水解瓜尔胶与其他膳食纤维相似，均能增加受试者肠道中双歧杆菌的丰度。当受试者补充部分水解瓜尔胶时，粪便中双歧杆菌的比例从14.7%增加到31.7%。食用部分水解瓜尔胶与低聚果糖混合制作的饼干也具有相似作用。在一项9位健康志愿者参与的研究中，连续14d每日分3次给予志愿者21g部分水解瓜尔胶，可显著增加志愿者肠道中双歧杆菌在肠道微生物中的比例以及产酸细菌中乳酸菌属的比例，而停止部分水解瓜尔胶摄入后，细菌计数及其生物学表现近似恢复到受试前状态。每日分别给予15例便秘妇女11g部分水解瓜尔胶，结果发现部分水解瓜尔胶处理组粪便中乳杆菌的丰度较对照组显著增加。此外，部分水解瓜尔胶可能通过诱导几种细菌的充分生长来阻止硬质粪便的形成，并通过促进黏膜细胞的生长来刺激小肠黏膜，同时保持黏膜细胞的结构和酶活力。

膳食纤维在促进肠道内双歧杆菌和乳杆菌等有益菌增殖的同时，其肠内发酵代谢产物（短链脂肪酸等）可降低肠道内pH，抑制有害菌生长并减少有害代谢物形成，防御感染和抑制病原体，改善机体免疫状态。在健康志愿者的试验中，摄入部分水解瓜尔胶后志愿者粪便中艰难梭菌、肠杆菌科和链球菌科微生物的数量减少，并且β-葡萄糖醛酸酶活性、腐败产物和氨含量有所降低。此外，在欧洲、美国和日本都曾发现鸡蛋内和鸡蛋上严重的沙门氏菌污染，而在饲料中补充0.025%部分水解瓜尔胶可显著防止雏鸡和蛋鸡中沙门氏菌的定植，这可能和部分水解瓜尔胶改善肠道菌群平衡有关。另外，在部分水解瓜尔胶的体外粪便发酵过程中，发酵液中副杆状菌属（*Parabacteroides*）逐渐增多，而副杆状菌属与改善溃疡性结肠炎和肠易激综合征关系密切。

（二）调节脂质代谢

膳食纤维在改善脂质代谢方面引起人们的广泛关注。将部分水解瓜尔胶添加到含猪油或棕榈油的高脂膳食中可有效降低大鼠的血清三酰甘油和胆固醇水平以及肝脏中的总脂肪和胆固醇水平，而大鼠粪便中总脂肪和胆固醇含量升高。添加部分水解瓜尔胶的饲料同样可降低糖尿病、肾病大鼠血清总胆固醇水平。在非酒精性或酒精性脂肪肝小鼠中，部分水解瓜尔胶有减轻血脂异常的效果。对8位服用部分水解瓜尔胶136g/d的健康志愿者4周后的空腹血清甘油三酯和血清总胆固醇水平检测发现，部分水解瓜尔胶饮食不影响脂肪、蛋白质和矿物质排泄，降低了受试者总血清胆固醇水平，而其他血脂参数在研究期间未受影响。15位女性志愿者连续两周每天摄入5g或15g部分水解瓜尔胶，评估部分水解瓜尔胶对脂代谢的影响，发现受试者血清胆固醇、游离脂肪酸水平均显著下降，但血清甘油三酯和磷脂水平变化不明显。12位健康受试者按每日6g部分水解瓜尔胶剂量连续补充12个月后，受试者血清胆固醇和甘油三酯水平显著降低，研究认为部分水解瓜尔胶可能通过影响循环代谢物（肠道激素、血糖、脂肪酸等）的调节以改善高脂血症的风险。血清和肝脏中的胆固醇水平下降与部分水解瓜尔胶的摄入呈剂量依赖关系，部分水解瓜尔胶可中断胆汁酸盐在肠-肝中的胆汁酸盐循环，加速胆固醇氧化胆汁酸并将胆固醇通过粪便从体内胆固醇池中排出。此外，部分水解瓜尔胶在结肠中发酵产生大量短链脂肪酸，其中丙酸和丁酸对胆固醇代谢有积极影响。

（三）调节葡萄糖代谢

可溶性膳食纤维，如瓜尔胶和果胶，已证明在辅助治疗正常和糖尿病患者餐后血糖方面具有一定效果。瓜尔胶等的高黏特性限制了其潜在应用，而部分水解瓜尔胶相较于瓜尔胶黏度显著降低。在2型糖尿病和代谢综合征患者的每日饮食中添加10g部分水解瓜尔胶，发现受试者的腰围及糖化血红蛋白、尿酸和游离脂肪酸水平降低，心血管和代谢状况得到改善。利用部分水解瓜尔胶干预糖尿病患者后发现，部分水解瓜尔胶的摄入显著降低了血糖曲线下面积，且呈剂量依赖性，而在非糖尿病患者中没有效果。利用大鼠模型研究发现，部分水解瓜尔胶通过减少葡萄糖在肠腔内的扩散降低了大鼠小肠的吸收速率，从而降低了餐后血糖水平。在11位健康志愿者和9位2型糖尿病患者食用的白面包和大米中添加不同分子质量和不同剂量的部分水解瓜尔胶，发现添加部分水解瓜尔胶的白面包和大米的血糖生成指数显著下降，并且部分水解瓜尔胶（液体或粉末）的黏度和结构影响其血糖生成指数。通过招募健康志愿者研究部分水解瓜尔胶对蔗糖摄入后血糖升高和胰岛素分泌的影响发现，当摄入30g蔗糖30min后血糖和胰岛素水平达到峰值，而5g部分水解瓜尔胶与30g蔗糖同时服用60min后血糖水平明显下降，血清胰岛素水平也低于对照组。在14位非胰岛素依赖型糖尿病（NIDDM）患者的早餐中以随机顺序添加或不添加不同水解程度的瓜尔胶，通过采集空腹和餐后静脉血样本并分析血糖、血清胰岛素、c肽和胃抑制多肽（GIP）水平，发现添加部分水解瓜尔胶的面包可显著降低餐后血糖、血清胰岛素和GIP水平，且与瓜尔胶无显著差异。食用任何一种瓜尔胶面包后，餐后血清c肽水平均未见下降，表明瓜尔胶及部分水解瓜尔胶是通过增加肝脏对胰岛素的敏感性从而降低NIDDM患者外周静脉血中的胰岛素浓度。此外，研究发现健康志愿者长期补充部分水解瓜尔胶可以改善餐后血糖和胰岛素水平，其机制可能是部分水解瓜尔胶影响了循环代谢物，如血糖、胰岛素、胆固醇等的代谢，促进了肠促胰激素和瘦素的分泌以及氧化应激的影响。此外，部分水解瓜尔胶促进双歧杆菌的增殖并在结肠远端发酵生成丁酸对调节代谢也有积极作用。人体研究揭示了与肥胖和2型糖尿病相关的特定肠道菌群种属的变化，如双歧杆菌在超重、肥胖或2型糖尿病患者肠道内的分布密度明显比瘦者降低。有报道称，在结肠远端给予或产生更多的短链脂肪酸更易于到达周围器官并产生有益影响，如丁酸可以提高胰高血糖素样肽-1分泌，传导至中枢神经系统，从而降低食欲，维持葡萄糖稳态。

（四）缓解便秘

便秘是一种粪便运输时间延迟，粪便干硬造成排出困难的症状。便秘患者每周少于3次排便，排出时常伴随疼痛。膳食纤维可通过促进肠道有益菌生长、改善粪便残渣持水力、增加粪便体积、保持粪便的一致性和增加胃肠蠕动等改善排便。编者课题组以复方地芬诺酯诱导的便秘昆明小鼠为模型考察了低分子质量部分水解瓜尔胶的通便作用。低分子质量部分水解瓜尔胶可以显著提高便秘小鼠的小肠推进率、缩短首粒黑便排出时间、增加6h粪便湿重及个数等，促进小肠内P物质（SP）因子和血管活性肠肽（VIP）因子的表达。此外，摄入低分子质量部分水解瓜尔胶后的便秘小鼠粪便中的乳酸、乙酸、丙酸三种有机酸的总含量显著增加。此外，研究比较了分别添加部分水解瓜尔胶和大豆多糖的肠内营养产品对健康受试者粪便的影响，发现两者作为膳食纤维来源都有减轻便秘发生的效果。在大鼠饮食中添加2.5%和5%（质量分数）的部分水解瓜尔胶，大鼠的粪便产出量显著增加。给予健康志愿者36g/d的部分水解瓜尔胶，发现其粪便产出量增加了42%。通过测定15位便秘女性食用3周含部分水解瓜尔胶饮料（11g/d）后粪便的排便频率、粪便重量、粪便湿度和菌群等发现，食用部分水解瓜尔胶的受试妇女每天排便次数由0.46次增加至0.63次，粪便pH降低，粪水湿度随之增加到74%，粪便含水率由69.1%显著提高到73.8%，同时粪便中乳杆菌丰度增加。在另一项临床研究中，将部分水解瓜尔胶作为常规泻药的替代品给予16位需要定期服用泻药的老年人（平均年龄83岁），受试者按照15g/d的部分水解瓜尔胶剂量分3次等量服用，期间记录通便剂的使用、排便频率和其他健康因素。结果发现，4周后受试者的泻药摄入量从基线时的平均2剂/d下降到0.2剂/d，而部分水解瓜尔胶组与安慰剂对照组排便频率没有差异。同时，部分水解瓜尔胶具有肠内配方的适配性优势，有助于排出软便，增加排便频率，恢复肠道菌群平衡，从而改善便秘。

（五）促进矿物质吸收

可溶性膳食纤维的一项重要健康效果是改善矿物质，如铁和钙等的吸收。缺铁膳食诱导的模型大鼠补充部分水解瓜尔胶后，模型大鼠的血红蛋白和血清亚铁离子浓度与膳食铁补充大鼠相当，而肝脏和脾脏的铁含量显著高于缺铁膳食对照组，表明血液中铁含量的变化不是由于脾脏或肝脏中储存的铁，而是由于部分水解瓜尔胶提高了大鼠模型对饮食中铁的利用能力。在3d的铁平衡实验中，部分水解瓜尔胶可增加肠绒毛对铁的吸附量，这可能是因为部分水解瓜尔胶降低了大鼠回肠绒毛的收缩率。因此，部分水解瓜尔胶可能对铁缺乏患者在亚铁利用方面有潜在的改善作用。肾切除大鼠在饲喂部分水解瓜尔胶后增加了盲结肠对钙和镁的吸收，可弥补与肾切除相关的肠近端的钙运输减少。在胃肠道水平，部分水解瓜尔胶通过小肠到达盲肠和结肠并发酵产生短链脂肪酸，降低肠道pH，从而提高了钙离子水平。此外，部分水解瓜尔胶通过增加绒毛隐窝上皮细胞数量和高度、加大盲肠静脉流量、刺激钙结合蛋白表达并增加黏膜到浆膜的钙通量，最终提高了活性钙转运效率。

（六）控制能量摄取，辅助减肥

控制食欲和减少额外的能量摄入是一种合理的体重管理方法。膳食纤维在控制食欲方面具有显著效果。部分水解瓜尔胶是一种黏度很低的可溶性纤维，其膳食纤维含量超过75%，溶解度高，对味觉的影响可忽略不计，是一种理想的天然膳食纤维补充剂。临床研究表明，部分水解瓜尔胶通过延迟消化食物的结肠运输时间和刺激饱腹激素胆囊收缩素（CCK）诱导延长餐后饱腹感等以达到控制食欲，并具有长期的饱腹效应。在一项随机安慰剂对照交叉实验中，以饮料的形式评估了部分水解瓜尔胶对32位正常健康受试者（BMI 25）饱腹感和能量摄入的影响，受试者连续2周每天饮用含3.72g部分水解瓜尔胶的饮料或含等热量安慰剂（不含纤维）的饮料。每天饮用含部分水解瓜尔胶的饮料比安慰剂更能增加饱腹感，并可减少217kJ的能量摄入。而在相似条件下，44位正常受试者（BMI 26kg/m^2）服用右旋糖酐纤维（20g/d）后，既没有饱腹感，也没有减少能量摄入。一项随机双盲实验中给正常受试者提供2周含有2g/份部分水解瓜尔胶的酸乳作为唯一早餐，并在早餐后4h采用VAS法评估受试者饱腹感及相关参数，发现添加部分水解瓜尔胶的酸乳与安慰剂对照组相比可带给受试者显著的饱腹感。连续2周为25位正在严格控制饮食（3.3MJ/d）的肥胖受试者（BMI>35kg/m^2）提供部分水解瓜尔胶，评估餐后血清胆囊收缩素（CCK）水平和饱腹感，发现肥胖受试者餐后血清胆囊收缩素水平随部分水解瓜尔胶摄入量的增加而显著升高，但与安慰剂组相比，受试者的饱腹感没有变化，这可能是由于肥胖受试者比正常受试者的胃容量更大，因此肥胖受试者的饱腹感通常较弱。

在急性饱腹感临床研究中，给予24位健康女性（BMI 24.8kg/m^2）含部分水解瓜尔胶的酸乳并其对食欲和饱腹感的影响进行评估，含部分水解瓜尔胶酸乳样品的主观食欲评分明显降低。将酸乳作为121位正常健康受试者（BMI 25kg/m^2）上午10点左右的零食（午餐前2h），并测量他们随后午餐时的食物摄入量发现，添加部分水解瓜尔胶酸乳组的午餐能量摄入较空白对照组显著减少274kJ。部分水解瓜尔胶摄入的单次剂量大于5g或与蛋白质结合食用（2.6g部分水解瓜尔胶和8g蛋白质）对正常受试者有急性饱腹效应，且部分水解瓜尔胶与蛋白质一起服用对降低能量摄入有协同增效作用。此外，食用膳食纤维可增加动物和人粪便氮的分泌，降低膳食蛋白质的消化率和蛋白质的利用率。动物实验发现，在不降低蛋白质利用率的前提下，部分水解瓜尔胶能有效地减少体脂和能量沉积。用含不同比例部分水解瓜尔胶（5%和10%）的饲料喂养3周龄的大鼠，其食物消耗量与下降的体重几乎相同，但以部分水解瓜尔胶喂养的大鼠的可消化代谢能和能量利用效率下降，而蛋白质利用率没有显著变化。

（七）保护胃肠道

肠易激综合征的典型症状是反复出现腹痛、腹胀，并伴有排便习惯和粪便性状的改变。统计显示，7%～20%的成年人曾出现与肠易激综合征相似的症状，而肠道菌群组成的变化是诱发炎症性肠病或肠易激综合征的重要因素之一，高纤维饮食补充剂是肠易激综合征的重要干预手段。多项临床研究对部分水解瓜尔胶作为肠易激综合征的干预方案进行了评估。将188位患者随机分为每日服用30g麦麸的高纤维组和每日服用60mL含5g部分水解瓜尔胶苹果味饮料的部分水解瓜尔胶组。结果显示，每天5g部分水解瓜尔胶有利于形成规范排便习惯并缓解腹痛，比高纤维饮食具有更好的耐受性。随访期间，高纤维组中有近一半患者选择改用部分水解瓜尔胶摄入方案。给134位肠易激综合征患者服用5g/d剂量的部分水解瓜尔胶，发现患者的肠道蠕动趋于正常化、肠道应激症状出现好转。部分水解瓜尔胶在干预儿科肠易激综合征方面也表现出相似效果，在一项前瞻性随机对照单盲临床试验中发现，对于患有慢性腹痛和肠易激综合征的8~16岁儿童和青少年，部分水解瓜尔胶可以安全有效地改善腹泻、便秘、腹痛、腹胀等症状。

腹泻多由感染、抗生素药物滥用、蛋白质等营养不良、应激和外科手术等引起的肠道细菌污染导致。腹泻可扰乱体液电解质平衡并恶化营养状况，增加护理问题，是肠内营养中断的主要原因之一，也是胃肠道营养引流插管的常见并发症。腹泻无明确定义，通常用排便频率、排便一致性和排便量表征。膳食纤维可提供正常的胃肠环境，影响排便一致性和排便失禁，辅助治疗便秘和腹泻。可溶性膳食纤维可升高胆囊收缩素的基础浓度，显著延长结肠运输时间。为12位健康男性志愿者提供标准对照口服液和含部分水解瓜尔胶（21g/L）的口服液，观察结肠传输时间、排便一致性、粪便性状等。结果发现，补充部分水解瓜尔胶后的健康志愿者耐受性良好，没有不可接受的胃肠道症状，组间大便频率、大便黏稠度无差异。但添加部分水解瓜尔胶后的结肠运输时间（55h）相比于标准对照组（39h）显著延长。

可溶性膳食纤维发酵产生的短链脂肪酸能被结肠吸收，刺激结肠中钠离子的运输并促进结肠细胞对钠离子和水的吸收，阻止粪便中液体的形成，在急性腹泻性结肠疾病引起的结肠功能障碍中具有重要作用。部分水解瓜尔胶可增加产短链脂肪酸的厌氧细菌发酵，对结肠渗透平衡产生积极影响，减少腹泻。可溶性膳食纤维瓜尔胶在有效生理浓度下的添加量可形成高黏度体系，限制了其在胃肠道营养引流管中使用，此时低黏度的部分水解瓜尔胶则为膳食纤维在肠内营养产品中的应用提供了独特优势。在使用流食饲喂的雄性Wistar大鼠的液体饮食中添加1.5%部分水解瓜尔胶，饲喂2周，可改善大鼠回肠末端萎缩，提高二胺氧化酶和碱性磷酸酶的比活性，显著提高长期肠内营养下的胃肠道耐受性。对接受肠内营养的100位患者进行随机、前瞻性双盲试验，评估标准饮食与补充20g/d的部分水解瓜尔胶的饮食效果及腹泻发生率，部分水解瓜尔胶组的腹泻发生率减少，而没有部分水解瓜尔胶补充的4位患者出现腹泻并需要停止肠内营养引流。对550位采用机械通气以及儿茶酚胺和抗生素治疗的严重脓毒症患者进行前瞻性双盲随机试验，所有患者被随机分配常用的肠内营养或者补充22g/L部分水解瓜尔胶的肠内配方营养，通过鼻饲法进行至少6d的处理后，接受部分水解瓜尔胶补充的患者其腹泻天数以及腹泻平均频率明显低于接受标准食物喂养的患者。此外，在非肠内营养的患者中，部分水解瓜尔胶也有改善腹泻的作用。对150位4~18个月的男童进行双盲随机对照的临床试验，评价了添加部分水解瓜尔胶的口服液治疗儿童急性非霍乱腹泻的疗效。结果发现，补充部分水解瓜尔胶患者腹泻的持续时间显著降低，第2天到第7天的排便量减少，因此部分水解瓜尔胶可用作儿童急性腹泻的止泻剂。

部分水解瓜尔胶还可以减轻硫酸葡聚糖钠（Dextran sulphate sodium，DSS）诱导的小鼠结肠损伤和炎症。采用多种方法评估肠道损伤，包括疾病活动指数（Disease activity index，DAI）（通过评价体重变化、潜血阳性率和大出血、粪便稠度来确定）、结肠长度和组织学等，发现部分水解瓜尔胶可以抑制结肠损伤。此外，部分水解瓜尔胶抑制了硫酸葡聚糖钠诱导的炎症肠道内髓过氧化物酶（Myeloperoxidase，MPO）活性，硫代巴比妥酸反应物（Thiobarbituric acid reactive substances，TBARS）和 TNF-α 基因的表达升高。部分水解瓜尔胶在患结肠袋炎的模型大鼠中也有非常相似的效果。上述研究表明口服部分水解瓜尔胶可能是炎症性肠病的一种潜在治疗策略，但目前并没有进一步的临床验证。

（八）其他功能活性

除上述功能活性外，部分水解瓜尔胶还具有其他有益人体健康的功效，如抑制糖尿病性肾病损伤、抗抑郁、肝保护作用及抑制氧化应激等。编者课题组采用体内及体外模型研究了部分水解瓜尔胶对酒精引起的急性肝损伤的保护作用。部分水解瓜尔胶通过保护HepG2细胞及线粒体膜的完整性抑制乳酸脱氢酶及细胞色素C的释放。摄入1000mg/（kg·d）部分水解瓜尔胶可以抑制酒精引起的小鼠肝脏病理形态变化，降低血液中氨基转移酶及胆碱酯酶水平，恢复小鼠肝脏中抗氧化酶活性。此外，部分水解瓜尔胶通过激活TLR-4介导的炎症相关信号通路调节急性酒精损伤小鼠肝脏的脂质代谢。编者课题组在研究D-果糖诱导的小鼠衰老相关损伤时发现，部分水解瓜尔胶的摄入［1000mg/（kg·d）］可以通过提高D-果糖诱导的小鼠血清及脑组织中的抗氧化酶的活力降低丙二醛的生成。对小鼠大脑海马区的研究发现，部分水解瓜尔胶可以调节沉默调节蛋白1（Sirtuin 1，SIRT1）、叉头框蛋白O1（Forkhead box O1）和肿瘤蛋白p53（Tumor protein p53）的表达，提高脑衍生神经营养因子和胆碱乙酰转移酶水平，保护小鼠脑组织免受氧化损伤。

四、部分水解瓜尔胶在食品中的应用

部分水解瓜尔胶黏度很低、无色无味，具有潜在提高食品质量的潜力，可更广泛地作为膳食纤维来源。1987年日本已将部分水解瓜尔胶作为营养新纤维资源。部分水解瓜尔胶作为膳食纤维其安全性已得到充分验证。美国FDA将部分水解瓜尔胶视为一种"公认安全"（GRAS）的食品添加剂。我国也已颁布部分水解瓜尔胶相关国家标准GB 1886.301—2018《食品安全国家标准 食品添加剂 半乳甘露聚糖》，批准它作为一种食品添加剂用于食品加工。日本已实现部分水解瓜尔胶的商业化，由太阳株式会社生产的Sunfiber®在日本、中国、

欧美等国家和地区均有销售；我国也已经有部分水解瓜尔胶产品面市，如北京瓜尔润科技股份有限公司生产的Guarfiber®。部分水解瓜尔胶在食品领域应用广泛，部分水解瓜尔胶的理化特征使其在食品加工中用于食品（酸奶饮料、碳酸饮料、冰淇淋和淀粉糖浆）增稠、食品（鲜奶油）稳定、补充膳食纤维（巴伐利亚的甜点和奶油布丁）、替代加工糖（鲜奶油和馒头）、制作食品（高脂坚果蛋白酥饼和有光泽的干鱼）的包裹材料、改良水煮米饭（抑制表面淀粉的分散而不改变产品最终的口感和质地）。添加部分水解瓜尔胶可以提高加工谷物的流动能力，为大多数饮料提供稳定的风味，如改良酸乳等胶体体系的口感质构，增加啤酒泡沫的发起，稳定汤和酱中的悬浮微粒，延缓面包等烘焙食品的淀粉老化，影响小麦粉面团的性能。编者课题组将部分水解瓜尔胶添加至酸乳中发现，部分水解瓜尔胶对常用酸乳发酵剂菌株保加利亚乳杆菌和嗜热链球菌的生长和产酸都有明显的促进作用，在冷藏期间酸乳中的活菌数始终高于空白组，且不会造成严重的后酸化。随着部分水解瓜尔胶添加量的增加，酸乳的黏度、持水力显著增加，部分水解瓜尔胶的浓度为20g/L时其黏度是空白组的1.7倍。

参考文献

［1］ Gupta N，Jangid A K，Pooja D，et al. Inulin：A novel and stretchy polysaccharide tool for biomedical and nutritional applications［J］. International Journal of Biological Macromolecules. 2019，132：852–863.

［2］ Ni D，Xu W，Zhu Y，et al. Inulin and its enzymatic production by inulosucrase：Characteristics，structural features，molecular modifications and applications［J］. Biotechnology Advances. 2019，37：306–318.

［3］ Giuseppe T，Delia M. Inulin as a multifaceted（active）substance and its chemical functionalization：From plant extraction to applications in pharmacy，cosmetics and food［J］. European Journal of Pharmaceutics and Biopharmaceutics：Official Journal of Arbeitsgemeinschaft Fur Pharmazeutische Verfahrenstechnik e.V. 2019，141：21–36.

［4］ Shoaib M，Shehzad A，Omar M，et al. Inulin：Properties，health benefits and food applications［J］. Carbohydrate Polymers. 2016，147：444–454.

［5］ Zhu Z，He J，Liu G，et al. Recent insights for the green recovery of inulin from plant food materials using non–conventional extraction technologies：A review［J］. Innovative Food Science and Emerging Technologies. 2016，33：1–9.

［6］ Schaafsma G，Slavin J L. Significance of inulin fructans in the human diet［J］. Comprehensive Reviews in Food Science and Food Safety. 2015，14（1）：37–47.

［7］ Ashwar B A，Gani A，Shah A，Wani I A，Masoodi F A. Preparation，health benefits and applications of resistant starch–a review［J］. Starch–Starke. 2016，68：287–301.

［8］ Yang X，Darko K O，Huang Y，et al. Resistant starch regulates gut microbiota：Structure，biochemistry and cell signalling［J］. Cellular Physiology and Biochemistry：International Journal of Experimental Cellular Physiology，Biochemistry，and Pharmacology. 2017，42：1959–1947.

［9］ Zaman S A，Sarbini S R. The potential of resistant starch as a prebiotic［J］. Critical Reviews in Biotechnology. 2016，36（3）：306–318.

［10］ Perera A，Meda V，Tyler R T. Resistant starch：A review of analytical protocols for determining resistant starch and of factors affecting the resistant starch content of foods［J］. Food Research International. 2010，43：193-234.

［11］Sharma A，Yadav B S. Resistant starch：Physiological roles and food applications［J］. Food Reviews International. 2008，24：578-584.

［12］Maheshwari G，Sowrirajan S，Joseph B. Extraction and isolation of β-glucan from grain sources-a review［J］. Journal of Food Science. 2017，82：275-288.

［13］Zhu F，Du B，Xu B. A critical review on production and industrial applications of β-glucans［J］. Food Hydrocolloids. 2016，52：201-212.

［14］Lieselotte C，Matilda U，Anna J-P，et al. Role of dietary β-glucans in the prevention of the metabolic syndrome［J］. Nutrition Reviews. 2012，70：1535-1545.

［15］Asif A，Muhammad A F，Tahir Z，et al. Beta glucan：A valuable functional ingredient in foods［J］. Critical Reviews in Food Science and Nutrition. 2012，52：7969-7979.

［16］Daou C，Zhang H. Oat β-glucan：Its role in health promotion and prevention of diseases［J］. Comprehensive Reviews in Food Science and Food Safety. 2012，11：355-365.

［17］Hofer M，Pospíšil M. Modulation of animal and human hematopoiesis by β-glucans：A review［J］. Molecules. 2011，16：444-458.

［18］郑建仙. 功能性低聚糖［M］. 北京：化学工业出版社. 2004.

［19］郑建仙. 功能性膳食纤维［M］. 北京：化学工业出版社. 2005.

［20］周坚，肖安红. 功能性膳食纤维食品［M］. 北京：化学工业出版社. 2005.

［21］曾舟. 食品加工中膳食纤维的运用实践探究［J］. 现代食品. 2020，9：82-83.

［22］Dorna D-D，Manica N，Iman K，et al. Prebiotics：Definition，types，sources，mechanisms，and clinical applications［J］. Foods. 2019，8：92-118.

［23］Korczak R，Kamil A，Fleige Li，et al. Dietary fiber and digestive health in children［J］. Nutrition Reviews. 2017，75：241-259.

［24］Slavin J. Fiber and prebiotics：mechanisms and health benefits［J］. Nutrients. 2013，5：1417-1435.

［25］Dhingra D，Michael M，Rajput H，et al. Dietary fibre in foods：A review［J］. Journal of Food Science and Technology. 2012，49：255-266.

［26］Anderson J W，Baird P，Davis R H，et al. Health benefits of dietary fiber［J］. Nutrition Reviews. 2009，67：188-205.

［27］朱婷，谢晶，邵则淮，等. 燕麦β-葡聚糖降血糖性能研究进展［J］. 麦类作物学报. 2020，40：381-386.

［28］赵孟良，任延靖. 菊粉及其调节宿主肠道菌群机制的研究进展［J］. 食品与发酵工业. 2020，46：271-276.

［29］胡婷，李键，张玉，等. 菊粉调节能量代谢紊乱机制的研究进展［J］. 食品科学. 2019，40：325-330.

［30］武欣，李勇，徐美虹. 燕麦β-葡聚糖与疾病关系的研究进展［J］. 中国食物与营养. 2019，25：68-72.

［31］张语涵，徐同成，刘丽娜，等. 抗性淀粉与肠道微生物的研究进展［J］. 中国食物与营养. 2019，25：60-63.

［32］李颖，张欣，杨佳杰，等. 抗性淀粉改善肠道功能及糖脂代谢的研究进展［J］. 食品科学. 2020，41：326-335.

［33］石玉琴，杨绍青，李延啸，等. 瓜尔豆胶对乳酸菌增殖及酸奶品质的影响［J］. 食品与生物技术学报. 2019，38：29-35.

［34］陈赛，闫巧娟，丰硕，等. 低分子量瓜尔豆胶水解物对昆明小鼠便秘的预防作用［J］. 食品工业科技. 2018，39：323-328.

［35］Liu X，Wu C，Han D，et al. Partially hydrolyzed guar gum attenuates d–galactose–induced oxidative stress and restores gut microbiota in rats［J］. International Journal of Molecular Sciences. 2019，20：4861–4874.

［36］Wu C，Liu J，Tang Y，et al. Hepatoprotective potential of partially hydrolyzed guar gum against acute alcohol–induced liver injury *in vitro* and *in vivo*［J］. Nutrients. 2019，11：963–979.

［37］Li Y，Yi P，Wang N，et al. High level expression of *β*–mannanase（*Rm*Man5A）in *Pichia pastoris* for partially hydrolyzed guar gum production［J］. International Journal of Biological Macromolecules. 2017，105：1171–1179.

［38］Yoon S–J，Chu D–C，Juneja L R. Chemical and physical properties，safety and application of partially hydrolized guar gum as dietary fiber［J］. Journal of Clinical Biochemistry and Nutrition. 2008，42：1–7.

［39］Giannini E G，Mansi C，Dulbecco P，et al. Role of partially hydrolyzed guar gum in the treatment of irritable bowel syndrome［J］. Nutrition. 2006，22：334–342.

［40］Xu T，Wu X Y，Liu J，et al. The regulatory roles of dietary fibers on host health via gut microbiota–derived short chain fatty acids［J］. Current Opinion in Pharmacology. 2022，62：36–42.

［41］He Y，Wang B X，Wen L K，et al. Effects of dietary fiber on human health［J］. Food Science and Human Wellness. 2022，11：1–10.

第十一章

其他益生元

随着研究和应用的深入，益生元所包括的范围不断拓展。除以上章节介绍的主要益生元外，还有一些其他益生元也正在研发和应用。本章主要介绍其他益生元的相关内容。

第一节　乳果糖和低聚乳果糖

乳果糖（Lactulose）化学式为β-D-半乳糖基-（1-4）-O-β-D-果糖，又称异构化乳糖、乳酮糖或半乳糖苷果糖，是半乳糖和果糖以β-1,4-糖苷键结合的二糖，其结构式如图1-7（2）所示。乳果糖一般不存在于自然界中，是一种人工合成的二糖，为白色不规则的结晶性粉末。1929年，人们首次在加热后的牛乳中发现了异构化的乳糖，即乳果糖[1]，随后人们发现乳果糖对双歧杆菌具有增殖作用。1960年日本森永乳业将其添加到婴儿配方乳粉中推向市场。1964年乳果糖在肠道中的代谢研究发现，乳果糖是一种双歧杆菌增殖因子，由此激发了乳果糖在医药临床方面的研究，同时促进了乳果糖的工业生产。目前乳果糖广泛应用于便秘、肝性脑病等临床治疗。乳果糖的甜度高于乳糖，具有热量低、安全性高、稳定性好、不发生美拉德反应等特点，可作为功能性甜味剂应用于饮料、糖果、果酱、果冻和冰淇淋等食品中。

低聚乳果糖（Lactosucrose，LS）又称乳果寡糖，化学式为β-D-半乳糖基-（1-4）-O-α-D-葡萄糖基-（1-2）-O-β-D-果糖，是由一分子半乳糖、一分子葡萄糖和一分子果糖构成的一种非还原性低聚糖。其结构式如图1-7（1）所示，从一侧看为一个乳糖分子与一个果糖基相连，从另一侧看则为一个半乳糖基分子与一个蔗糖分子相连。低聚乳果糖不易被人体代谢分解和吸收，是低热量的功能性低聚糖，具有多种生理功能，如促进双歧杆菌增殖、抑制致病菌产生、抗龋齿、降血脂、降胆固醇、促进矿物质吸收等。

一、乳果糖和低聚乳果糖的安全性和理化特性

（一）安全性

乳果糖的组成单体（半乳糖和果糖）在自然界中存在，经过加工的乳制品（如干酪、炼乳）中也存在少量乳果糖，因此具有较长的食用历史。乳果糖用于治疗便秘已有40年的历史，而用于治疗门体静脉脑病已超过30年。目前还没有发现人体服用乳果糖会产生诱变、基因毒性和致畸作用。动物实验也表明乳果糖没有任何致畸或生殖毒性影响，甚至更高剂量也不会产生任何有毒作用。研究食品和婴儿配方乳粉中的乳果糖对大鼠发育的影响发现，乳果糖的最大耐受剂量和半数致死量均非常高（>10g/kg体重），一般剂量下没有致死或临床毒性。系统的急性、亚急性和亚慢性毒理学试验结果均表明乳果糖是安全的（表11-1）[2]。

表 11-1　乳果糖的毒性试验结果

项目	投喂方式	动物种类	食用安全量/（g/kg）
急性毒理试验LD$_{50}$	经口	大鼠	雄性25，雌性28
		小鼠	雄性31，雌性35
	静脉	大鼠	雄性14，雌性14
		小鼠	雄性10，雌性10
	皮下	大鼠	雄性39，雌性34
		小鼠	雄性42，雌性30
	腹腔	大鼠	雄性20，雌性17
		小鼠	雄性16，雌性18
亚急性毒理试验	经口	大鼠	26.5g/（kg体重·d）持续3个月，未发现异常现象
		狗	6g/（kg体重·d）持续84d，未发现异常现象
亚慢性毒理试验	经口	大鼠	6g/（kg体重·d）持续5个月，未发现异常现象
		狒狒	13.3g/（kg体重·d）持续6个月，未发现异常现象

　　GB 1886.176—2016《食品安全国家标准　食品添加剂使用标准　异构化乳糖液》已经批准异构化乳糖液（含乳果糖、乳糖、半乳糖、果糖）可应用于乳粉、婴幼儿配方食品以及饼干和饮料中。轻工行业标准QB/T 4612—2013《乳果糖》规定了乳果糖产品品质（表11-2）。乳果糖还被欧盟食品安全管理局认定为一种饲料添加剂，可通过促进双歧杆菌和乳杆菌增殖抑制沙门氏菌的生长，提高畜禽对肠道疾病的免疫力，从而降低抗生素在饲料中的使用。

表 11-2　乳果糖的产品质量标准

项目		结晶乳果糖	液体乳果糖
感官要求	色泽	白色或近白色	无色至黄色
	气味	无异味	
	状态	结晶性粉末	黏稠液体
	杂质	无正常视力可见杂质	
理化指标	乳果糖含量/%	≥ 97.0	≥ 50.0
	水分/%	≤ 1.5	—
	灼烧残渣/%	≤ 0.2	≤ 0.5

续表

项目		结晶乳果糖	液体乳果糖
理化指标	比旋光度 $[\alpha]_D^{20}/°$	$-50 \sim -46.0$	—
	pH	—	$\leqslant 6.0$
	熔点/℃	$168 \sim 173$	—
污染物限量	铅（Pb）/（mg/kg）	$\leqslant 0.5$	
	砷（As）/（mg/kg）	$\leqslant 0.5$	
微生物指标		菌落总数、大肠杆菌和致病菌应符合GB 15203的规定	

注：结晶乳果糖含量以干基计，液体乳果糖含量以实际检测值为准；"—"为不做要求。

资料来源：QB/T 4612—2013《乳果糖》。

低聚乳果糖已通过毒理试验证明是一种安全无毒的功能性甜味剂。LS-55型低聚乳果糖（低聚乳果糖含量>55%）对雄性、雌性大鼠的半数致死量分别为45.9g/kg体重和51.9g/kg体重；对雄性、雌性小鼠的半数致死量分别为47.4g/kg体重和43.2g/kg体重。高纯度的LS-90型低聚乳果糖（低聚乳果糖含量>90%）对雄性、雌性小鼠的半数致死量均为16.0g/kg。

（二）理化特性

蔗糖由一分子葡萄糖和一分子果糖组成，乳糖由一分子半乳糖和一分子葡萄糖组成，而乳果糖则由一分子半乳糖和一分子果糖组成，因此低聚乳果糖可以看作由一分子乳糖和一分子果糖或一分子半乳糖与一分子蔗糖组成，蔗糖、乳糖、乳果糖均为二糖，且互为同分异构体，低聚乳果糖是一种三糖；它们的主要理化性质见表11-3。

表 11-3　乳糖、乳果糖和低聚乳果糖理化性质的比较

	分子式	摩尔质量/（g/mol）	熔点/℃	溶解度/g/L（25℃）	相对甜度
蔗糖	$C_{12}H_{22}O_{11}$	342.3	$185 \sim 187$	2000	100
乳糖	$C_{12}H_{22}O_{11}$	342.3	$201.6 \sim 252.2$	216	$17 \sim 20$
乳果糖	$C_{12}H_{22}O_{11}$	342.3	$168.5 \sim 170$	2060	$48 \sim 62$
低聚乳果糖	$C_{18}H_{32}O_{16}$	504.4	181	3670	$30 \sim 78$

乳果糖按形态不同分为结晶乳果糖和液体乳果糖。结晶乳果糖是一种白色粉末状固体，熔点为168~173℃，比旋率 $[\alpha]_D^{20}$=48±2°。液体乳果糖（即乳果糖糖浆）是无色至黄色透明的黏稠液体，高温或长期储存下色泽会加深。乳果糖易溶于水，25℃时的溶解度为2060g/L。

乳果糖的甜度纯正，带有清凉、醇和的感觉，甜度为蔗糖的48%～62%。商品化结晶乳果糖中乳果糖的含量应大于97.0%，乳果糖糖浆中乳果糖含量应大于50.0%。此外还含有一定量的乳糖、果糖、半乳糖和依匹乳糖。

低聚乳果糖是一种具有较强吸湿性的白色固体，在水中的溶解度（3670g/L，25℃）远高于蔗糖（2000g/L，25℃）。与其他低聚糖相比，低聚乳果糖的甜味与蔗糖最为相近，但其甜度仅为蔗糖的30%，因此可作为甜味剂应用于食品工业。

目前市售的低聚乳果糖商品主要是日本盐水港精糖株式会社开发的五种低聚乳果糖产品，它们的性质比较如表11-4所示。由于不同产品中低聚乳果糖含量不同，其相对甜度各不相同。例如，纯度最高的LS-90P型低聚乳果糖的相对甜度仅为30，而纯度较低的LS-40型低聚乳果糖的相对甜度为80。

表 11-4　日本盐水港精糖株式会社不同低聚乳果糖产品的性质比较

产品型号	形态	相对甜度[①]	固形物含量/%	水分含量/%	低聚乳果糖含量（相对固形物含量）/%
LS-40L型	透明状液体	80	72～75	—	42～47
LS-55L型	透明状液体	50	75～78	—	57
LS-55P型	白色粉末	50	—	<5	57
LS-90P型	白色粉末	30	—	<5	88～93

注：①以蔗糖的甜度为100。

乳果糖和低聚乳果糖的稳定性相似，在微酸性（pH5.0）至碱性条件下均具有较高的热稳定性。30%（质量分数）的蔗糖、乳果糖和低聚乳果糖水溶液在pH 3.0～9.0、100℃下加热30、60min后的残留量如表11-5所示。当溶液pH≥5.0时，溶液中的乳果糖和低聚乳果糖在100℃加热1h后几乎不分解，但在酸性条件下（pH3.0）加热1h后，糖残留量仅为20%左右。

表 11-5　30%（质量分数）的蔗糖、乳果糖和低聚乳果糖溶液
在不同pH条件下的热稳定性[3]

pH及加热维持时间	残留量/%		
	蔗糖	乳果糖	低聚乳果糖
pH 3.0，0min	100	100	100
pH 3.0，30min	45	45	50
pH 3.0，60min	20	18	22

续表

pH及加热维持时间	残留量/%		
	蔗糖	乳果糖	低聚乳果糖
pH 4.0，0min	100	100	100
pH 4.0，30min	93	92	95
pH 4.0，60min	85	85	88
pH 5.0，0min	100	100	100
pH 5.0，30min	98	98	99
pH 5.0，60min	98	97	98
pH 7.0，0min	100	100	100
pH 7.0，30min	100	100	100
pH 7.0，60min	100	100	100
pH 9.0，0min	100	100	100
pH 9.0，30min	100	100	100
pH 9.0，60min	100	100	100

注：蔗糖、乳果糖、低聚乳果糖的浓度均为300g/L，热处理温度为100℃。

二、乳果糖和低聚乳果糖的生产

（一）乳果糖的生产

乳果糖可利用碱法异构化、酶法异构化和酶法转糖苷三种方法进行生产，其中碱法异构化是目前乳果糖的主要生产方法。

1. 碱法异构化

早在1958年，人们就发现在碱性溶液中醛糖分子会发生异构化，形成烯醇中间体，进一步重新排列成酮糖，此类反应被称为洛布雷-德布律-埃肯施泰因（Lobry-de Bruyn-van Ekenstein）转化[4]。乳果糖的生产正是利用这一反应原理，即乳糖在高温下，以氢氧化钠、氢氧化钾和氢氧化钙等碱作为单一催化剂，乳糖中部分葡萄糖直接异构化为果糖，形成乳果糖（图11-1）。但是在该反应进行过程中，乳果糖进一步快速降解为葡萄糖酸和半乳糖；同时反应的烯醇中间体会转化为甘露糖，导致乳糖发生差向异构化生成依匹乳糖。因此，这一方法会产生较多的副产物，导致乳果糖不仅难以分离，且颜色较深。副产物和色素的产生，不但降低了乳果糖的产率，也为糖浆的进一步纯化、结晶带来困难。

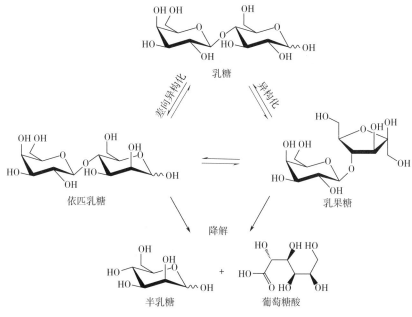

图 11-1　乳糖在碱性条件下异构化

为了提高反应的产率，减少副产物的生成，研究者随后开发出许多催化剂，如碱金属及其亚硫酸盐、硼酸盐、四硼酸盐和阴离子交换树脂、镁化合物等，并利用这些催化剂提出了碱-硼酸盐催化和碱-铝酸盐催化机制。在这两种催化过程中，硼酸盐和铝酸盐可作为配位剂改变反应平衡，使反应平衡朝着有利于乳果糖生成的方向移动，减少副反应发生和副产物生成。目前，采用氢氧化钠和硼酸作为催化剂进行异构化反应是乳果糖工业化生产的主要方法。通过这种方法生产乳果糖，产率高达70%～80%。反应结束后，可以通过离子交换色谱、纳滤等方法去除上述催化剂，从而达到精制目的。

为了安全高效地生产乳果糖，有研究者提出可以在亚临界条件下使用深海水将乳糖异构化为乳果糖[5]。该方法与传统的乳糖异构化方法相比具有以下几个优点：深海水是有机化学和糖化学反应的优良溶剂；深海水中存在多种无机盐离子，如Na^+、K^+、Ca^{2+}、Mg^{2+}、BO_3^{3+}等，使体系维持在pH 7.5～8.2范围内；此外深海水是清洁、安全、经济的溶剂，符合绿色化学的基本原则。利用该方法在最适反应条件下，乳果糖的得率为30%～32%。

近年来，有研究者提出通过电解乳糖溶液可将乳糖"电异构"化为乳果糖。在外加电场的作用下，在电场阳极和阴极发生氧化还原反应，导致溶液的pH改变；在乳糖异构化生产乳果糖的反应中，阴极附近的氢氧根离子能产生碱性条件。该方法不形成依匹乳糖，生产出的乳果糖纯度高达96.3%[6]。

虽然鲜牛乳中不含有乳果糖，但在牛乳热加工过程中乳糖会发生异构化生成乳果糖。牛乳中天然存在的氯化物、磷酸盐、柠檬酸盐、碳酸盐以及钾、钠、钙和镁等离子能够组成缓冲体系，有利于牛乳热加工过程中乳糖转化为乳果糖。目前热加工牛乳中的乳果糖含量可用作评价牛乳热处理强度的指标。

2. 酶法异构化

酶法异构化通常指利用异构酶（Isomerase）将乳糖中的葡萄糖基异构为果糖基，从而将乳糖转化为乳果糖。与碱法异构化相比，酶法异构化反应条件温和，无需添加大量无机盐，反应专一性强，副产物较少，生产过程清洁无污染。酶法异构化所用的异构酶主要是D-葡萄糖异构酶［D-Glucose isomerase，又称木糖异构酶（D-Xylose isomerase）EC 5.3.1.5］。例如，密苏里游动放线菌（*Actinoplanes missouriensis*）来源的D-葡萄糖异构酶可将乳糖异构化为乳果糖，反应平衡后，乳果糖的得率达70%～75%[7]。此外，纤维二糖2-差向异构酶（Cellobiose 2-epimerase，EC 5.1.3.11）在催化乳糖还原端葡萄糖基的差向异构化反应时，也可催化乳糖还原端葡萄糖基异构化为果糖基，从而用于乳果糖的生产。例如，解糖热解纤维素菌（*Caldicellulosiruptor saccharolyticus*）来源的纤维二糖2-差向异构酶与乳糖反应时，同时可以生成两种产物——乳果糖（异构化反应产物）和依匹乳糖（差向异构化反应产物），两种产物的得率达74%[8]。虽然利用酶法异构化生产乳果糖具有多种优势，但目前该法在乳果糖的工业化生产上应用不多。

3. 酶法转糖苷

与酶法异构化反应相似，酶法转糖苷反应合成乳果糖的反应条件也比较温和，可以克服碱法异构化生产乳果糖的一些缺点。目前，用于催化转糖苷生成乳果糖的糖苷水解酶主要为β-半乳糖苷酶（β-Galactosidase，EC 3.2.1.23）。反应时，β-半乳糖苷酶将乳糖还原端的葡萄糖基水解下来，形成酶-半乳糖基中间体，随后以果糖作为受体与半乳糖基结合，生成乳果糖（图11-2）[9]。例如，乳酸克鲁维酵母（*Kluyveromyces lactis*）来源的β-半乳糖苷酶以250g/L乳糖和25～125g/L果糖为底物时，均可催化生成乳果糖。需要注意的是，由于空间位阻和位置选择性不同，利用酶法转糖苷反应进行乳果糖生产时，产物并不是唯一的。当利用上述β-半乳糖苷酶生产乳果糖时，还会生成1-乳果糖（即β-D-半乳糖基-(1→1)-O-β-D-果糖），且1-乳果糖与乳果糖的产量比为3∶1。

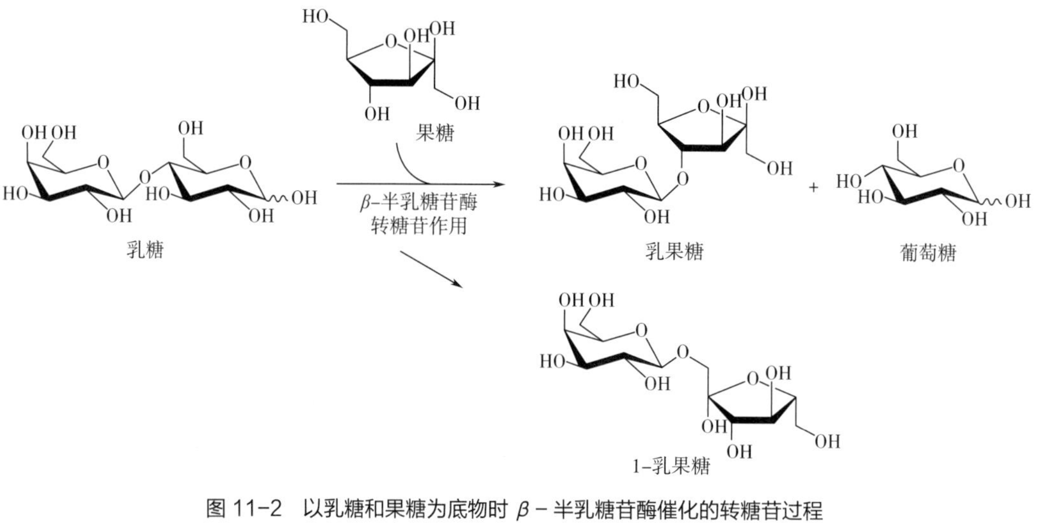

图 11-2　以乳糖和果糖为底物时 β - 半乳糖苷酶催化的转糖苷过程

（二）低聚乳果糖的生产

低聚乳果糖是一种自然界中含量很少的稀有三糖，难以通过化学方法直接合成。生产低聚乳果糖主要通过酶法以蔗糖和乳糖为底物，通过转糖苷反应合成。酶法生产低聚乳果糖通过两种途径：①利用β-呋喃果糖苷酶（β-Fructofuranosidase，EC 3.2.1.26）将蔗糖分子上的果糖基转移到乳糖中葡萄糖基的C1位；②利用β-半乳糖苷酶将乳糖分子上的半乳糖基转移到蔗糖中葡萄糖基的C4位。目前，主要利用β-呋喃果糖苷酶工业化生产低聚乳果糖。

1990年，人们发现节杆菌（*Arthrobacter* sp.）K-1来源的β-呋喃果糖苷酶具有较宽的受体选择性，可以利用乳糖作为果糖基受体合成低聚乳果糖[10]。日本盐水港精糖株式会社利用这一方法进行低聚乳果糖的工业化生产，将低聚乳果糖推向市场。近年来，能够用于合成低聚乳果糖的β-半乳糖苷酶越来越多，低聚乳果糖的生产工艺也在不断改进。

以蔗糖和乳糖为底物合成低聚乳果糖的过程中，β-呋喃果糖苷酶将蔗糖中的果糖基转移至乳糖还原端葡萄糖基的C1位上，生成产物低聚乳果糖的同时释放出游离的葡萄糖，而这些葡萄糖在一定程度上抑制了反应向合成低聚乳果糖的方向进行。为解除葡萄糖对反应的抑制，可在反应体系中加入转移酶缺陷型酵母，利用酵母消耗反应过程中所产生的葡萄糖，但不会消耗产生的低聚乳果糖，最终可使低聚乳果糖的得率达65%～75%。此外，可在体系中加入葡萄糖氧化酶，将反应产生的葡萄糖氧化为葡萄糖酸，可以使低聚乳果糖的得率由28.5%提高至43.2%。

三、乳果糖与低聚乳果糖的功能活性

人们对乳果糖和低聚乳果糖的认识逐渐加深，对它们功能活性的研究也逐渐深入，已经证实乳果糖和低聚乳果糖具有以下多种功能活性。

（一）益生活性

体外单一菌株发酵实验表明（表11-6），乳果糖和低聚乳果糖都具有良好的益生活性，对双歧杆菌和乳杆菌等多种肠道有益微生物表现出良好的增殖效果，而对拟杆菌、梭菌和大肠杆菌等有害菌的生长没有明显的促进作用。

表 11-6　肠道微生物对乳果糖、低聚乳果糖和葡萄糖的利用[3]

肠道微生物	乳果糖	低聚乳果糖	葡萄糖
双歧杆菌属（*Bifidobacterium*）			
青春双歧杆菌（*B. adolescentis*）	+++	+++	+++
动物双歧杆菌（*B. animalis*）	+++	+++	+++

续表

肠道微生物	乳果糖	低聚乳果糖	葡萄糖
短双歧杆菌（*B. breve*）	+++	+++	+++
婴儿双歧杆菌（*B. infantis*）	+++	+++	+++
长双歧杆菌（*B. longum*）	+++	+++	+++
乳杆菌属（*Lactobacillus*）			
植物乳杆菌（*L. plantarum*）	+++	++	++
干酪乳杆菌（*L. casei*）	+	−	+
拟杆菌属（*Bacteroides*）			
吉氏拟杆菌（*B. distasonis*）	−	−	+
卵形拟杆菌（*B. ovatus*）	++	++	+++
普通拟杆菌（*B. vulgatus*）	+	+	+
梭菌属（*Clostridium*）			
产气荚膜梭菌（*C. perfringens*）	±	+	+++
丁酸梭菌（*C. butyricum*）	+	++	+++
多枝梭菌（*C. ramosum*）	−	−	+
产芽孢梭菌（*C. sporogenes*）	−	−	++
其他细菌			
粪肠球菌（*Enterococcus faecalis*）	±	±	++
大肠杆菌（*Escherichia coli*）	−	±	++
产气真杆菌（*Euacterium aerofaciens*）	+	+++	+++

注：受试菌株的增殖情况以发酵前后培养基在600nm处的吸光度（A_{600}）变化来判断，$\Delta A<0.099$为"−"，$0.100<\Delta A<0.199$为"±"，$0.200<\Delta A<0.399$为"+"，$0.400<\Delta A<0.599$为"++"，$\Delta A>0.600$为"+++"。

（二）调节肠道微生态

人体摄入乳果糖和低聚乳果糖后，不能被消化道消化吸收，进入结肠后可被结肠内双歧杆菌和乳杆菌等微生物发酵利用，促进其增殖。这些微生物发酵乳果糖和低聚乳果糖会产生乙酸、丙酸、乳酸等有机酸，从而降低肠道pH和还原电位，抑制肠道内大肠杆菌等有害菌的生长。因此，乳果糖和低聚乳果糖具有良好的改善肠道菌群失衡、调节肠道微生态的效果。

乳果糖能够有效改善非母乳喂养婴儿的肠道菌群组成。1月龄母乳喂养婴儿肠道菌群中双歧杆菌占92.2%，大肠杆菌占4.0%；而1月龄乳粉喂养婴儿的肠道菌群中双歧杆菌仅占

19.1%，大肠杆菌占24.4%。在非母乳喂养婴儿的膳食中添加1.0～1.5g/kg的乳果糖后，继续喂养24～96h，婴儿肠道内双歧杆菌数量显著增加，随后婴儿的肠道菌群组成与母乳哺喂的婴儿肠道菌群组成相近。乳果糖同样能够改善成年人的肠道菌群组成。以肠道无病变的健康成人为研究对象时，每天摄入2～5g乳果糖后，肠内大肠杆菌数显著减少，双歧杆菌和乳杆菌的数量明显增加。此外，乳果糖还能够有效降低人体肠道pH。给健康成年人早晚各服用10g乳果糖，其粪便pH可稳定在5.8～6.9范围内，对人体肠道内有益菌群生长十分有利。给非母乳喂养婴儿的膳食中添加1.2%的乳果糖，可使婴儿粪便pH降至5.52，与母乳喂养婴儿粪便的pH（5.05）相近。

与乳果糖相似，低聚乳果糖也能够改善人体肠道菌群组成（表11-7）。连续一周给健康成年人每天服用1～3g低聚乳果糖后，受试者肠道内双歧杆菌数量显著增加，同时拟杆菌数量显著降低；每天服用2g低聚乳果糖后，受试者肠道内双歧杆菌含量由17.8%（占细菌总数）提升至45.9%，拟杆菌含量由56.2%降低至41.8%，有效改善了肠道菌群组成；但停止服用低聚乳果糖14d后，双歧杆菌含量显著下降，拟杆菌含量则略有上升[3]。

表 11-7　低聚乳果糖对健康成年人肠道微生物菌群组成的影响

	菌群组成/%		
	双歧杆菌	拟杆菌	其他细菌
服用前	17.8	56.2	20.6
每天1g持续1周	38.7	52.3	9.0
每天2g持续1周	45.9	41.8	12.3
每天3g持续1周	43.9	43.0	13.1
停止服用14d后	18.2	45.7	36.1

（三）其他功能活性

作为功能性低聚糖，乳果糖和低聚乳果糖能够刺激肠道内有益菌的增殖和肠道对营养物质的吸收，抑制肠道内有害菌和致病菌的繁殖与定植，增强消化道抗感染能力，并刺激机体某些免疫因子的产生和释放，从而发挥间接或直接的免疫增强作用。

乳果糖和低聚乳果糖在小肠内不被吸收，其渗透性使水和电解质保留于肠腔，在结肠中细菌将其代谢成乙酸、丙酸等短链脂肪酸，使肠内的渗透压进一步增高，从而产生导泻作用，可防止便秘发生。乳果糖和低聚乳果糖在肠道中的代谢产物（乙酸、丙酸等）可降低肠道pH，从而减少肠道对游离氨、胺化物和游离酚的吸收，促使上述物质随粪便排出体外，阻断有害物质的肝-肠循环，降低人体血清中氨和游离酚含量，缓解高血氨的症状。此外，肠道pH降低有利于肠道对钙、镁、铁和锌等无机盐的吸收。

四、乳果糖和低聚乳果糖在食品中的应用

乳果糖和低聚乳果糖具有多种生理功能，广泛应用于多种食品中，如婴幼儿食品（如调制乳粉、离乳食品、幼儿食品等）、焙烤食品（饼干、蛋糕、面包等）、饮料（乳饮料、果汁饮料、碳酸饮料、固体饮料等）、糖果（口香糖、硬糖、软糖）、冰淇淋等。它们既可单独使用，也可与糖醇等其他甜味剂混合使用；有时为了提高产品的甜度，也可配合使用些强力甜味剂。此外，一些宠物食品中也加入了低聚乳果糖，以调节宠物的肠道微环境并减少排泄物难闻的气味。

乳果糖在食品工业中常作为益生元应用于婴幼儿食品（调制乳粉、离乳食品、幼儿食品等），不仅可以促进婴儿肠道中双歧杆菌的生长还可以提高肠道微生物群的代谢活性。乳果糖的甜度高于乳糖，且具有热量低、不发生美拉德反应等特点，可作为功能性甜味剂应用于饮料、糖果、果酱、果冻和冰淇淋等食品中。

低聚乳果糖具有纯正的甜味，几乎与蔗糖具有相同的物化特性，因此广泛应用于各种食品中而不影响食品的理化性质，同时可以有效降低食品甜度，尤其是可以降低一些高糖食品（如巧克力、果酱、蜜饯等）中蔗糖、果糖和葡萄糖的添加量。

在食品配方中，只需保证成年人每天摄入2～5g的乳果糖或低聚乳果糖（婴幼儿每天0.5g较为适宜）就能有效促进双歧杆菌在体内的增殖；若摄入量过多，超过0.5g/kg体重时，可能会引起腹泻等不良反应。

第二节 大豆低聚糖

大豆低聚糖（Soybean oligosaccharides）又称大豆寡糖，是大豆等豆科植物种子中所含可溶性低聚糖的总称，主要成分为水苏糖（Stachyose）、棉子糖（Raffinose）、蔗糖等，此外还包括毛蕊花糖（Verbascose）、半乳糖松醇（Galactopinitole）、松醇（Pinitole）等。其中棉子糖是半乳糖基通过α-1,6-糖苷键与蔗糖的葡萄糖基连接而成的三糖，水苏糖是半乳糖基通过α-1,6-糖苷键与棉子糖的半乳糖基连接而成的四糖，毛蕊花糖是半乳糖基通过α-1,6-糖苷键与水苏糖非还原端的半乳糖基连接而成的五糖。上述低聚糖都属于α-半乳糖苷类低聚糖，其结构式如图1-9（1）所示。

与其他大多数功能性低聚糖不同，大豆低聚糖在自然界中广泛存在，各类豆科植物的种子中均含有一定量的大豆低聚糖（表11-8）[11]。受植物品种、种植条件、气候、土壤等多种因素影响，不同豆科植物种子中大豆低聚糖含量也有所不同，但水苏糖、棉子糖、蔗糖的大致含量分别为4%、1%、5%（占种子干重）。只有成熟的种子中才会含有大豆低聚糖，未成熟和萌发的种子中大豆低聚糖含量很少。此外，在低温干燥的贮藏条件下（温度低于15℃，相对湿度小于60%）会使种子中大豆低聚糖含量降低。大豆原料的加工食品中也含有大豆低聚糖，如大豆细粉、煮豆、豆乳、调味豆乳等。然而，精深加工过程往往会导致大豆低聚糖

损失，因而豆豉、酱油、豆酱等食品中几乎不含大豆低聚糖。

表11-8 不同豆科植物种子中大豆低聚糖含量

植物种子	含量/（%，占种子干重）		
	水苏糖	棉子糖	蔗糖
花生	0.9	0.3	5.9
蚕豆	2.0	0.7	2.5
豌豆	2.2	0.9	2.0
赤豆	2.8	0.3	0.6
绿豆	1.7	0.5	0.9
四季豆	2.5	1.2	2.6
豇豆	3.5	0.5	1.0
毛豆	0.0	0.1	4.2
大豆	2.7	1.3	4.2
美国大豆	3.7	1.3	4.5
日本大豆	4.1	1.1	5.7
中国大豆	3.8	1.0	5.2

20世纪80年代末，日本已展开对大豆低聚糖的生产和生理功能的广泛研究。目前，已经证实大豆低聚糖具有促进益生菌增殖、调节肠道菌群、降低血脂、预防便秘等多种功能活性。虽然适当摄入一些大豆低聚糖对人体健康十分有利，但从日常膳食习惯来看，每天从膳食中摄入的大豆低聚糖十分有限，因此建议每天额外补充一定量的大豆低聚糖。

一、大豆低聚糖的安全性和理化特性

（一）安全性

大豆原产于我国，已有5000多年的种植历史。作为大豆中天然存在的可溶性低聚糖，人们在食用大豆的同时就摄入了大豆低聚糖。因此，伴随着大豆的种植与食用，大豆低聚糖同样具有悠久的食用历史。目前，一系列安全毒理试验已充分验证了大豆低聚糖的食用安全性。给小鼠饲喂10g/kg体重的大豆低聚糖，小鼠没有表现出任何急性中毒症状，无死亡和体重减轻现象发生；给大鼠连续28d喂食1.1~4.4g/kg体重的大豆低聚糖，大鼠同样没有表现出亚急性中毒症状，各项生命体征稳定[12]。此外，致癌变试验、致畸试验也表明大豆低聚糖没有任何遗传毒性、致畸性和致癌性。

早期的研究表明，过量摄入大豆低聚糖可能会引起腹泻。对于健康成年人而言，以腹泻为指标的大豆低聚糖最大无效剂量为男性0.64g/kg体重，女性0.96g/kg体重（以固形物含量计算）[11]。可以看出，由于最大无效剂量较大，大豆低聚糖用于各类食品中时，其可添加量也相对较大。同时，大豆低聚糖所导致的腹泻是暂时性的，不需要特殊治疗。

早在1995年日本就正式批准大豆低聚糖为"特定保健用食品"（Foods for specific health uses，FOSHU），并极力推荐其国民补充含有大豆低聚糖的功能性食品。20世纪末，大豆低聚糖被美国FDA批准为"公认安全"（GRAS）的食品，可用于膳食补充剂、药品及功能性食品的研发与生产。我国于2008年制定并颁布了GB/T 22491—2008《大豆低聚糖》国家标准，并对大豆低聚糖产品的品质提出了相应的质量要求（表11-9）。此外，2014年我国还颁布了GB 31618—2014《食品安全国家标准　食品营养强化剂　棉子糖》，批准棉子糖可作为营养强化剂用于营养强化食品的加工生产。

表 11-9　大豆低聚糖的产品质量标准

项目	糖浆型	粉末型
色泽、外观	白色、淡黄色或黄色黏稠液体状	白色、淡黄色或黄色粉末状
气味、滋味	气味正常，有甜味，无异味	
杂质	无肉眼可见杂质	
水分/%	≤25.0	≤5.0
灰分（以干基计）/%	≤3.0	≤5.0
大豆低聚糖（以干基计）/%	≥60.0	≥75.0
其中：水苏糖、棉子糖（以干基计）/%	≥25.0	≥30.0
pH（1%水溶液）	6.5±1.0	

资料来源：GB/T 22491—2008《大豆低聚糖》。

（二）理化特性

大豆低聚糖的甜味与蔗糖相近，但回味比蔗糖差；其甜度为蔗糖的70%，与葡萄糖甜度相似，但是其热量（8.36kJ/g）仅为蔗糖的50%，因此在食品中可部分替代蔗糖作为低热量甜味剂。由水苏糖和棉子糖组成的精制大豆低聚糖的甜度为蔗糖的22%，热量更低。与其他低聚糖相似，大豆低聚糖糖浆的黏度随温度升高而降低；在相同浓度条件下，大豆低聚糖的黏度要高于蔗糖和果葡糖浆的黏度，而低于麦芽糖浆的黏度。大豆低聚糖的吸湿性与保湿性比蔗糖差，但要优于果葡糖浆，在食品中可以起到一定的保鲜、保湿作用。

在稳定性方面，大豆低聚糖具有良好的热稳定性。大豆低聚糖在140℃下基本不会降解，在160℃下处理15min残留率仍达75%以上。在pH 4.0~6.0下，将质量分数为10%的大豆低聚糖糖浆加热至120℃仍能够保持稳定，残留率均在90%以上；而在pH 3.0下，将其加热至120℃其损失率约为30%（图11-3）。大豆低聚糖在酸性高温条件下的稳定性要显著优于蔗糖和低聚果糖。同时，大豆低聚糖具有良好的耐储存性。在20℃以下，大豆低聚糖可以稳定保存6个月不发生降解；在pH 3.0、20℃下存放120d，大豆低聚糖仍可保留85%以上。大豆低聚糖良好的稳定性和耐储存性，使其在酸性食品、罐头食品和饮料中具有较大的应用潜力。

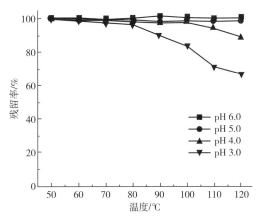

图 11-3　大豆低聚糖在酸性条件下的热稳定性

大豆低聚糖具有良好的酵母发酵稳定性。在面包生产过程中，经酵母发酵后，大豆低聚糖中的棉子糖和水苏糖保留90%以上，而其中的蔗糖则被酵母迅速利用。因此，大豆低聚糖在面包制品中具有很好的应用潜力。

二、大豆低聚糖和棉子糖的生产

（一）大豆低聚糖的生产

大豆低聚糖天然存在于大豆中，因此可以从大豆产品的加工过程中提取大豆低聚糖。目前，大豆低聚糖的工业化生产主要以生产大豆蛋白时的副产物大豆乳清为原料。根据生产方法不同，大豆蛋白可以分为分离蛋白和浓缩蛋白两种，两种大豆蛋白生产过程中产生的大豆乳清也有所不同。前者以脱脂豆粕为原料，添加盐酸或磷酸调节体系至大豆蛋白的等电点（pH 4.5左右），使大豆蛋白沉淀下来，通过这种方法得到的大豆乳清中大豆低聚糖含量较低（1%左右），且含有大量无机盐杂质，不适合用作大豆低聚糖的生产原料。而浓缩大豆蛋白生产过程中主要以脱脂豆粕粉为原料，在体系中加入乙醇，使大豆蛋白醇沉下来，并回收乙醇，将产生的大豆乳清浓缩，通过这种方法获得的大豆乳清中大豆低聚糖含量较高，其中水苏糖和棉子糖的含量可达3%~9%。因此，浓缩大豆蛋白生产过程中产生的大豆乳清更适合作为大豆低聚糖的生产原料。

大豆低聚糖的生产工艺流程如图11-4所示。大豆乳清中含有较多杂质，如未沉淀完全的大豆球蛋白、乳清蛋白、胰蛋白酶抑制剂等高分子物质以及有机酸盐和无机酸盐等小分子杂质。如果将大豆乳清直接用于大豆低聚糖分离提取，上述杂质会产生沉淀，对大豆低聚糖后续的精制工序产生较大的影响。因此，在大豆低聚糖的生产过程中，必须对大豆乳清进行前处理，以除去其中的部分杂质。

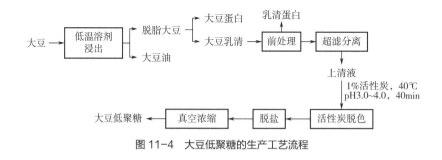

图11-4　大豆低聚糖的生产工艺流程

大豆乳清的前处理通常采用热处理工艺，大豆乳清中大部分乳清蛋白受热变性，并吸附体系中的其他杂质分子，共同形成一种凝胶状沉淀。通常，影响前处理工艺的因素主要包括以下三点：体系pH、加热温度和加热时间。大豆乳清前处理过程中，最常用的工艺为体系pH 7.0、加热温度100℃、加热时间15min。体系pH过高和过低都不利于大豆低聚糖的后续生产：当体系pH较高时（≥pH 9.0），除了导致大豆乳清颜色加深外，还会导致一部分沉淀出来的乳清蛋白重新溶解；当体系pH较低时（≤pH 5.0），会导致乳清蛋白等蛋白质沉淀不足，同时也不能充分去除大豆乳清中磷酸、植酸等杂质，这些都给后续的超滤等步骤带来困难。加热温度和加热时间的选择需要达到有效杀菌和胰蛋白酶抑制剂灭活的目的，加热温度太低、加热时间太短起不到有效的杀菌作用，而加热温度过高、加热时间过长则会导致色素产生，体系颜色加深。在大豆乳清前处理过程中加入氯化钙可以提高前处理的效果。作为一种电解质，体系中的氯化钙可以促使大豆乳清中的蛋白质变性。氯化钙溶解后产生的钙离子和氯离子会通过静电作用破坏蛋白质胶束表面的双电层，引发蛋白质胶束聚积沉淀；同时，钙离子还可以使体系中的蛋白质分子之间通过钙桥相互连接起来，形成立体的网状结构，加速蛋白质沉淀析出。氯化钙还可以将大豆乳清中的磷酸盐和植酸盐沉淀下来。如果体系中加入的氯化钙过少，则起不到上述作用；加入氯化钙过多，则会造成氯化钙浪费，同时将大量钙离子和氯离子引入大豆乳清中，对大豆低聚糖后续精制工序不利。因此，实际生产中氯化钙的添加量通常为大豆乳清中固形物含量的20%。

前处理后的大豆乳清可通过超滤除去残留的微量乳清蛋白，常用的超滤膜截留分子质量约为2000u，以保证大豆低聚糖可以通过超滤膜，而截留80%以上的乳清蛋白。超滤处理后的滤液再依次经活性炭脱色、离子交换树脂除盐、真空蒸发浓缩等精制，即可得到固形物含量75%以上的大豆低聚糖糖浆，或将糖浆浓缩至固形物含量30%以上后进行喷雾干燥等干燥工序得到大豆低聚糖糖粉。两种大豆低聚糖产品的主要成分如表11-10所示[4]。

表 11-10　大豆低聚糖糖浆和糖粉产品的组成

产品种类	水分含量/%	大豆低聚糖含量/（%，以干基计）			
		水苏糖	棉子糖	蔗糖	其他糖
大豆低聚糖糖浆	≤25	19	6	34	18
大豆低聚糖糖粉	≤5	23	7	44	23

除大豆乳清外，豆腐生产过程中产生的黄浆水也可作为生产大豆低聚糖的原料。每100mL黄浆水中含有0.68g水苏糖、0.12g棉子糖和0.74g蔗糖，还含有一些低分子质量蛋白质和多肽等（0.5g）。与大豆乳清生产的大豆低聚糖不同，黄浆水生产出的大豆低聚糖颜色偏黄，且具有一定的红糖气味，其中水苏糖含量为17%（以干基计），棉子糖含量为3%（以干基计）[13]。利用黄浆水生产大豆低聚糖的工艺流程如图11-5所示。

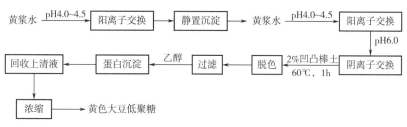

图 11-5　利用黄浆水生产大豆低聚糖的工艺流程

（二）棉子糖的生产

作为大豆低聚糖的主要成分之一，棉子糖也广泛存在于许多植物（如甜菜等）和油料作物种子（如棉籽等）中。因此，以甜菜和棉籽为原料可以提取棉子糖。

在甜菜制糖工艺中，棉子糖和蔗糖同时以糖蜜的形式分离出来，棉子糖的存在会对蔗糖结晶产生不利影响，因此早期制糖工业中通常将棉子糖作为一种不利成分将其从糖蜜中去除。常用的方法是在糖蜜中添加α-半乳糖苷酶将棉子糖水解为半乳糖和蔗糖。随着色谱分离技术逐渐发展，如今已经可以从糖蜜中分离出棉子糖。

由于甜菜糖蜜中棉子糖含量很低，必须先浓缩分离得到棉子糖液，才能获得棉子糖粗晶体。实际生产中，需将棉子糖液浓缩至过饱和状态（过饱和度0.5～1.0），再快速降温至结晶温度，以提高棉子糖的结晶效率。在获得棉子糖粗晶体后，还需要进行重结晶以进一步提高棉子糖晶体的纯度。重结晶后，即可获得棉子糖产品，该生产工艺流程如图11-6所示。

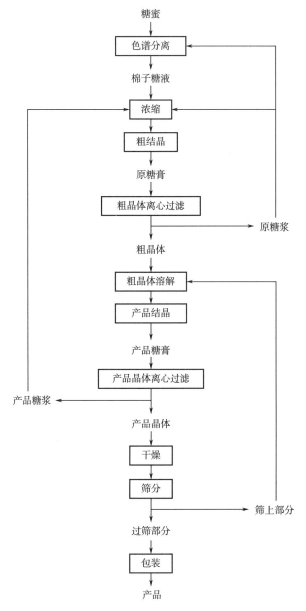

图 11-6　利用糖蜜生产棉子糖的工艺流程

与甜菜不同，棉籽中棉子糖含量高达4%～9%，但棉子糖在棉籽中分布不均匀，在棉籽胚中含量最多，其次为胚乳外层，胚乳内部棉子糖含量最少。利用棉籽提取棉子糖的流程如图11-7所示。棉籽经轧胚处理成0.2～0.3mm厚的胚片，利用85%乙醇溶液进行浸提，棉籽中的棉酚和大部分棉子糖、磷脂、游离脂肪酸被浸提出来，同时浸提残渣可继续用于生产棉籽油和棉籽蛋白。向浸提液中添加苯胺可将浸提液中的棉酚去除，其余浸提液经乙醇回收、浓缩为棉子糖过饱和溶液，再快速冷却即可得到棉子糖粗结晶。这些粗结晶中仍含有一些色素、磷脂、固醇等杂质，利用其在不同溶剂中溶解性不同的特点，进行粗晶体的洗涤、溶解、蒸馏、重结晶等处理，进而获得高纯度的棉子糖晶体。

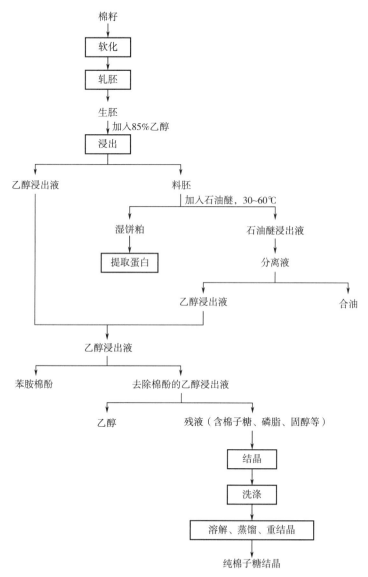

图 11-7　利用棉籽提取棉子糖的工艺流程

三、大豆低聚糖的功能活性

人们在很早之前已经发现大豆中存在大豆低聚糖，但在相当长一段时期内，对大豆低聚糖的生理功能一直持否定态度，要求在大豆产品加工中去除大豆低聚糖。这主要是由于大豆低聚糖会被人体结肠内产气荚膜梭菌等产气微生物发酵，产生二氧化碳等气体，导致肠胃胀气现象，如嗳气、肠鸣、腹痛、腹胀等。近年来科研人员逐渐发现大豆低聚糖并不是导致肠胃胀气的直接因素，同时也发现大豆低聚糖具有促进益生菌增殖、调节肠道菌群、抑制腐败产物生成等多种功能活性[14, 15]。因此，人们重新认识大豆低聚糖的生理功能，对含有大豆低聚糖的产品也逐渐接受。

（一）益生活性

与其他功能性低聚糖相比，大豆低聚糖对双歧杆菌具有很好的增殖效果。大豆低聚糖、水苏糖和棉子糖对肠道常见微生物的增殖效果如表11-11所示[16]。可以看出，大豆低聚糖能够促进大多数双歧杆菌的增殖，增殖效果优于低聚果糖。此外，大豆低聚糖对大肠杆菌、粪肠球菌等有害菌没有明显的增殖效果。

表 11-11　肠道微生物对大豆低聚糖、水苏糖、棉子糖、低聚果糖和葡萄糖的利用

肠道细菌	大豆低聚糖	水苏糖	棉子糖	低聚果糖	葡萄糖
双歧杆菌属（*Bifidobacterium*）					
两歧双歧杆菌（*B. bifidum*）	-	±	-	-	++
长双歧杆菌（*B. longum*）	+++	+++	+++	++	+++
短双歧杆菌（*B. breve*）	+++	+++	+++	+	+++
婴儿双歧杆菌（*B. infantis*）	+++	+++	+++	++	+++
青春双歧杆菌（*B. adolescentis*）	++	++	++	++	+++
乳杆菌属（*Lactobacillus*）					
嗜酸乳杆菌（*L. acidophilus*）	±	±	±	±	+
唾液乳杆菌（*L. salivarius*）	++	++	++	+	++
干酪乳杆菌（*L. casei*）	-	-	-		+
格氏乳杆菌（*L. gasseri*）	+	-	+	+	+
拟杆菌属（*Bacteriodes*）					
脆弱拟杆菌（*B. fragilis*）	-	-	-	+	++
吉氏拟杆菌（*B. distasonis*）	+	+	±	±	+

续表

肠道细菌	大豆低聚糖	水苏糖	棉子糖	低聚果糖	葡萄糖
普通拟杆菌（*B. vulgatus*）	±	+	±	±	+
多形拟杆菌（*B. thetaiotaomicron*）	−	±	±	−	+
梭菌属（*Clostridium*）					
产气荚膜梭菌（*C. perfringens*）	−	−	−	−	+++
类腐败梭菌（*C. paraputrificum*）	−	−	−	−	+
艰难梭菌（*C. difficile*）	−	−	−	−	+
丁酸梭菌（*C. butyricum*）	+	+	+	±	+++
其他细菌					
粪肠球菌（*Enterococcus faccalis*）	−	−	−	−	+
大肠杆菌（*Escherichia coli*）	−	−	−	−	++
痤疮丙酸杆菌（*Propionibacterium acnes*）	−	−	±	−	±
多酸光岗菌（*Mitsuokella multiacidus*）	++	++	++	±	++

注：大豆低聚糖中含有71%水苏糖和20%棉子糖；受试菌株的增殖情况以发酵前后培养基在600nm处的吸光度（A_{600}）变化来判断，$\Delta A < 0.099$ 为 "−"，$0.100 < \Delta A < 0.199$ 为 "±"，$0.200 < \Delta A < 0.399$ 为 "+"，$0.400 < \Delta A < 0.599$ 为 "++"，$\Delta A > 0.600$ 为 "+++"。

（二）调节肠道菌群

大豆低聚糖可以促进人体肠道内双歧杆菌增殖，从而调节人体肠道菌群平衡。让健康成年人每天服用10g大豆低聚糖（含3g棉子糖和3g水苏糖），连续3周后，分析受试者服用前后和期间的粪便菌群变化。结果表明，服用大豆低聚糖后受试者粪便中双歧杆菌的数量由$10^{9.5}$CFU/g增加至$10^{10.3}$CFU/g，而粪便中产气荚膜梭菌的数量由$10^{5.4}$CFU/g减少至$10^{4.2}$CFU/g。这说明大豆低聚糖在人体肠道内不但可以促进双歧杆菌增殖，还能够抑制产气荚膜梭菌的生长。此外，给健康成年人连续每天服用10g大豆低聚糖（含3g棉子糖和3g水苏糖）和双歧杆菌菌粉3周后，整个过程中受试者肠道中双歧杆菌属、拟杆菌属和梭菌属微生物的菌群含量变化见表11-12[4]。摄入大豆低聚糖后受试者肠道内双歧杆菌属微生物含量提高约2倍，拟杆菌属和梭菌属微生物含量则下降约4%，这一结果与直接摄入双歧杆菌菌粉的受试者肠道微生物含量变化相似，说明摄入大豆低聚糖对双歧杆菌的增殖效果与直接摄入双歧杆菌菌粉的效果类似。

表 11-12　食用大豆低聚糖和双歧杆菌菌粉后肠道微生物菌群变化

组别	微生物菌群	菌群含量/%		
		摄取前	摄取期间	摄取后
大豆低聚糖	双歧杆菌属	7.9	15.5	5.1
	拟杆菌属、梭菌属	61.2	57.8	67.7
	其他肠道微生物	31.8	26.7	27.2
双歧杆菌菌粉	双歧杆菌属	8.1	18.3	7.0
	拟杆菌属、梭菌属	64.3	55.3	62.4
	其他肠道微生物	27.8	26.4	31.9

（三）调节脂肪代谢

大豆低聚糖能够有效降低血清中胆固醇和甘油三酯水平。给高脂膳食诱导的高脂血症SD大鼠饲喂含450mg/（kg体重·d）大豆低聚糖的高脂膳食，连续饲喂45d后大鼠的血脂水平如表11-13所示[17]。与模型组大鼠（不添加大豆低聚糖的高脂膳食饲喂）的血脂水平相比，摄入大豆低聚糖的大鼠血清总胆固醇、甘油三酯和低密度脂蛋白胆固醇水平显著降低，同时高密度脂蛋白胆固醇水平明显升高。这表明大豆低聚糖能够有效改善高脂血症大鼠脂肪代谢，降低高脂血症大鼠的血脂水平。

表 11-13　大豆低聚糖对高脂血症大鼠血脂水平的影响

组	总胆固醇/（mmol/L）	甘油三脂/（mmol/L）	高密度脂蛋白胆固醇/（mmol/L）	低密度脂蛋白胆固醇/（mmol/L）
健康组	2.17 ± 0.17	0.97 ± 0.04	1.96 ± 0.11	0.44± 0.03
模型组	4.10 ± 0.27	1.91 ± 0.08	1.05 ± 0.08	0.93 ± 0.05
大豆低聚糖组	2.52 ± 0.11	1.13 ± 0.13	1.91 ± 0.12	0.53 ± 0.07

大豆低聚糖还能拮抗高脂膳食所导致的过氧化损伤。给高脂膳食诱导的高脂血症大鼠灌服大豆低聚糖0.45g/（kg体重·d），同时饲喂高脂膳食，连续饲喂45d后，大鼠血清中过氧化脂质水平比没有摄入大豆低聚糖的模型组显著降低，血清中超氧化物歧化酶（Superoxide dismutase）的活性显著提高，这意味着大豆低聚糖能够有效降低动脉粥样硬化以及冠心病的发病率[17]。

（四）其他功能活性

大豆低聚糖能够有效抑制肠道内腐败物的生成。摄入大豆低聚糖可以有效降低人体肠道内β-葡萄糖醛酸酶（β-Glucuronidase）和α-唑来酸酶（α-Zoledactase）的活性，抑制肠道内腐败菌发酵产生吲哚、甲酸、对甲苯酚等有害物质。同时，摄入大豆低聚糖还能够降低人体肠道内氨的含量，从而起到净化肠内环境的作用。

大豆低聚糖能够促进肠道蠕动，有效缓解便秘，改善老年人的排便情况。24位健康老年男性（63~89岁）每日服用5g大豆低聚糖（水苏糖和棉子糖各1.5g）和长双歧杆菌菌粉，连续服用两周后，受试者每周排便次数上升到4次，较服用前（每周2.5次）有明显改善[16]。20位慢性便秘患者每天服用9g大豆低聚糖（水苏糖和棉子糖各2.9g），连续服用7d后，患者的排便功能得到明显改善[18]。

四、大豆低聚糖在食品中的应用

作为一种来源于大豆的天然低聚糖，大豆低聚糖具有良好的安全性和加工特性。在食品加工中的应用越来越广泛（表11-14）[4]。例如，在发酵豆乳中加入25%的大豆低聚糖（水苏糖与棉子糖占30%、蔗糖占40%），可以使发酵豆乳的风味酸甜适中、凝乳坚实、表面及切面光滑细腻，感官品质较好，有广阔的市场应用前景[19]。在大米粉中加入10%的大豆低聚糖（纯度为85%，水苏糖占30%，棉子糖占25%，蔗糖占30%），可以抑制大米类食品的老化、延长货架期[20]。日本推出了一种含7%大豆低聚糖的功能性饮料，具有良好的风味，受到消费者欢迎。

表 11-14　大豆低聚糖在食品中的应用

食品种类	应用
乳制品	发酵乳、乳杆菌饮料、乳粉、麦乳精等
饮料	碳酸饮料、麦芽饮料、果汁饮料、乳饮料、运动饮料、咖啡饮料、可可饮料、含醇饮料、豆乳饮料、粉末饮料
保健饮料	营养饮料、中草药饮料、提取物饮料、美容饮料、保健茶
糖果、糕点	糖果、片剂糖、口香糖、胶质软糖、巧克力、曲奇饼干、小甜饼干、薄脆饼干、馅饼、日式点心、蛋糕、羊羹
冷饮	冰淇淋、雪糕、冰棍、冻果汁露
甜点	布丁、牛奶甜巧克力点心、果冻、蜜饯

续表

食品种类	应用
面包	主食面包、点心面包、纤维面包
果酱	果酱、调味汁
其他	低能量甜味剂、保健豆腐、纳豆、苹果醋、保健食品、水产肉糜制品、蜂蜜制品等

（一）在面包中的应用

大豆低聚糖可用于面包等烘焙食品的加工生产。面包发酵过程中，酵母可部分利用蔗糖，而无法利用水苏糖、棉子糖等大豆低聚糖。因此，将大豆低聚糖代替部分蔗糖添加到面包中，既可以赋予面包产品一定的功能，又能避免因食用过多蔗糖而造成肥胖和龋齿。口感评定结果表明，使用大豆低聚糖替代10%～60%的蔗糖生产出的面包，在口感、风味和质地方面均没有任何显著变化。此外，大豆低聚糖可以增强面包的保湿效果，延缓面包老化，防止面包变硬，延长产品货架期。

（二）在传统面制品中的应用

面条是我国的传统主食之一，在面条中添加大豆低聚糖生产出具有特殊功能的面条，可更广泛地将大豆低聚糖推广给有需求的人群。通常，大豆低聚糖在面条中的添加量为2%～4%比较合适，当其添加量超过4%时，面条的煮制过程中会出现混汤现象。此外，大豆低聚糖还能够增加面条的韧性，使挂面变得更不易被折断。

馒头同样作为是我国传统面食之一，食用人群广泛。由于馒头具有较高的水分含量，容易变质，货架期短，在馒头中添加3%～5%大豆低聚糖，可以有效延长馒头的货架期。

（三）在饮料中的应用

大豆低聚糖的甜度为蔗糖的70%，甜味特性与蔗糖类似，因此可用作功能性饮料的甜味剂。此外，大豆低聚糖在酸性高温条件下的稳定性大大优于蔗糖，且具有良好的贮存稳定性，在低于20℃的低温环境下贮存6个月几乎不分解、不变色，因此大豆低聚糖可用于清凉饮料和酸味饮料中，不必担心其发生降解。大豆低聚糖代替部分蔗糖后，可以避免蔗糖摄入过多所导致的肥胖和龋齿，还能够刺激体内双歧杆菌等益生菌生长繁殖。大豆低聚糖通常在饮料中的添加量在4%左右。

（四）在其他食品中的应用

大豆低聚糖可用于酸乳的生产。在酸乳的发酵过程中，微生物几乎不利用大豆低聚糖，因此，添加大豆低聚糖后酸乳的口味、稳定性和组织状态均不会受到明显影响。通常，大豆低聚糖在酸乳中的添加量为2%~2.5%。

在传统冰淇淋中，糖含量通常高于14%，如果降低糖用量往往会对产品的口感和组织状态产生不利的影响。大豆低聚糖的甜味特性与蔗糖相近，但所含热量远远低于蔗糖。因此可在冰淇淋的生产中添加3%~4%的大豆低聚糖以代替部分蔗糖。大豆低聚糖不会影响冰淇淋的口感，还会降低冰淇淋产品的热量，并一定程度上降低冰淇淋产品对人体代谢造成的负担。

第三节 琼寡糖和新琼寡糖

琼寡糖（Agaro-oligosaccharides）和新琼寡糖（Neoagaro-oligosaccharides）均是由琼脂糖降解产生的一类聚合度为2~20的低聚糖，组成单体为3,6-内醚-α-L-半乳糖和β-D-半乳糖，3,6-内醚-α-L-半乳糖的还原端通过α-1,3-糖苷键与β-D-半乳糖相连，β-D-半乳糖的还原端则通过β-1,4-糖苷键与3,6-内醚-α-L-半乳糖相连。琼寡糖和新琼寡糖的重复单元分别为琼二糖和新琼二糖：琼二糖是β-D-半乳糖通过β-1,4-糖苷键与3,6-内醚-α-L-半乳糖连接而成的二糖，新琼二糖则是3,6-内醚-α-L-半乳糖通过α-1,3-糖苷键与β-D-半乳糖连接而成的二糖。因此，琼寡糖是以β-D-半乳糖为非还原性末端，以3,6-内醚-α-L-半乳糖为还原性末端；而新琼寡糖则是以3,6-内醚-α-L-半乳糖为非还原性末端，以β-D-半乳糖为还原性末端。琼寡糖和新琼寡糖的结构式如图1-13所示。

琼寡糖和新琼寡糖具有许多生理功能。其中，琼寡糖具有较强的抑菌作用，是一种天然防腐剂；并具有抑制胃癌、肝癌和膀胱癌等肿瘤细胞的活性。新琼寡糖不被肠道内的消化酶所降解，能够促进肠道有益菌（如双歧杆菌和乳杆菌）的生长，抑制大肠杆菌、肠球菌和拟杆菌等有害菌的生长；还能够抑制黑色素细胞的生长，控制黑色素的合成。

一、琼寡糖和新琼寡糖的安全性

琼脂（Agar）是琼寡糖和新琼寡糖的主要生产原料，作为一种热可逆性凝胶，具有良好的胶凝性和凝胶稳定性，在食品、生物、日化等方面应用广泛。目前，琼脂的食用安全性已得到充分证明。GB 1886.239—2016《食品安全国家标准　食品添加剂　琼脂》已批准琼脂作为一种食品添加剂用于食品加工生产。欧盟也将琼脂认定为一种无食品安全风险的食品添加剂，且不对其每日容许摄入量（Acceptable daily intake，ADI）作出明确限制。因此，琼寡糖和新琼寡糖的生产原料是安全无毒的。

系列毒理学评价（如细菌反向突变实验、基因毒性实验、真核细胞染色体畸变实验和体内微核实验）表明，琼寡糖和新琼寡糖未导致任何与治疗相关的毒理学指标发生显著变化[21]。细菌反向突变实验可以检测给定的化学物质是否能利用细菌引起被试生物的DNA突变。新琼寡糖在组氨酸营养缺陷型鼠伤寒沙门氏菌TA100、TA1535、TA98和TA1537以及色氨酸营养缺陷型鼠伤寒沙门氏菌WP2 uvrA中的逆转致突变性研究表明，当新琼寡糖浓度达到5000mg/mL时，在可逆菌落中既没有观察到剂量依赖性作用，也没有观察到细胞毒性作用。在真核细胞染色体畸变实验中，与阴性对照组相比，任何剂量的新琼寡糖（1250~5000mg/mL）均未观察到染色体畸变的显著增加。微核实验是一种哺乳动物体内试验，用于检测化学物质对染色体或有丝分裂体造成的损害，摄入新琼寡糖后小鼠无明显临床症状，无死亡情况发生。与阴性对照组相比，新琼寡糖在1250、2500、5000mg/kg剂量时，多染性红细胞（MNPCE/2000 PCE）和红细胞（PCE/RBC）的比例没有显著变化，表明口服5000mg/kg新琼寡糖不会破坏红细胞的正常形成。SD大鼠单剂量口服毒性实验表明，15d的观察期内摄入不同剂量新琼寡糖（1250、2500、5000mg/kg）的大鼠均未观察到明显死亡，也未观察到体重的显著变化。在急性口服毒性试验中，琼寡糖对大鼠和比格犬的行为、体重、体重增加以及水和食物的消耗没有影响。上述结果证明了琼寡糖和新琼寡糖的安全性，表明其在食品、医药和化妆品行业的应用潜力。

二、琼寡糖和新琼寡糖的生产

琼脂是由琼脂糖（Agarose）和琼脂果胶（Agaropectin）组成的，其中琼脂糖是由3,6-内醚-α-L-半乳糖和β-D-半乳糖连接而成的线性多糖，而琼脂果胶是带有硫酸酯（盐）、葡萄糖醛酸和丙酮酸醛的复杂多糖。琼脂糖和琼脂是生产琼寡糖和新琼寡糖的主要原料，此外富含琼脂的石菜花、龙须菜等植物也可作为生产原料。目前，琼寡糖和新琼寡糖的生产方法主要有酸解法和酶解法。

（一）酸解法

酸解法主要利用酸性溶液使琼脂中糖苷键断裂，将琼脂降解为低分子质量片段的低聚糖。酸解过程可采用直接加酸和逐级加酸等方法，通过控制酸浓度、温度和时间获得不同分子质量片段的产物。采用不同的酸降解琼脂，得到的寡糖聚合度会有所不同。盐酸、硫酸和柠檬酸降解琼脂的研究表明：琼脂浓度为25g/L，盐酸浓度为0.45mol/L，60℃下反应5h，盐酸的降解产物主要为琼二糖，得率为28.3%；琼脂浓度30g/L，硫酸浓度为0.175mol/L，60℃下反应4h，硫酸的降解产物为琼四糖和少量的琼二糖，其中四糖得率达20.2%；琼脂浓度为25g/L，柠檬酸的浓度为0.80mol/L，75℃下反应3h，柠檬酸的降解产物主要为琼四糖，得率为16.8%。采用不同的酸降解法和Fenton体系降解法，可将琼脂水解成不同聚合度的寡糖。研究表明，通过逐级加酸的方法降解琼脂，盐酸终浓度为0.37mol/L时，降解产物主要为聚合度3~8的寡糖；而硫酸终浓度为0.7mol/L时，得到的产物则是分子质量更小的单糖和二糖[22]。此外,利用酸解法还能够获得一系列聚合度为奇数的寡糖,与普通的琼寡糖和新琼寡糖明显不同。在10g/L琼脂糖溶液中加入2mol/L硫酸溶液,80℃下水解240min,水解产物为琼三糖、琼五糖、琼七糖和琼九糖。在15g/L琼脂糖溶液中加入盐酸水解,每1h加一次,每次加酸后终浓度分别为0.1、0.2、0.4、0.8mol/L,最终得到聚合度为1~14的琼寡糖[23]。然而,酸解法制备琼寡糖和新琼寡糖的操作复杂,降解产物不均一,分离纯化困难,且水解产物容易被破坏,很大程度上限制了酸解法在琼寡糖和新琼寡糖生产中的应用。

(二)酶解法

酶解法主要利用琼脂糖酶水解琼脂糖制备琼寡糖和新琼寡糖。琼脂糖酶能选择性地切断琼脂糖中的糖苷键,不影响琼脂的单体结构。酶解法生产琼寡糖和新琼寡糖具有催化效率高、反应易于控制、产物不易破坏且均一等特点,具有广泛的应用潜力。

1. 琼脂糖酶

根据琼脂糖酶对糖苷键的水解方式可将琼脂糖酶分为两类:α-琼脂糖酶(α-Agarase,EC 3.2.1.158)和β-琼脂糖酶(β-Agarase,EC 3.2.1.81)。α-琼脂糖酶水解琼脂糖中的α-1,3-糖苷键,生成以β-D-半乳糖为非还原性末端和以3,6-内醚-α-L-半乳糖为还原性末端的琼寡糖。β-琼脂糖酶水解琼脂糖中的β-1,4-糖苷键,生成以β-D-半乳糖为还原性末端和以3,6-内醚-a-L-半乳糖为非还原性末端的新琼寡糖(图11-8)[24]。因此,在酶法制备琼寡糖和新琼寡糖中琼脂糖酶起到至关重要的作用。

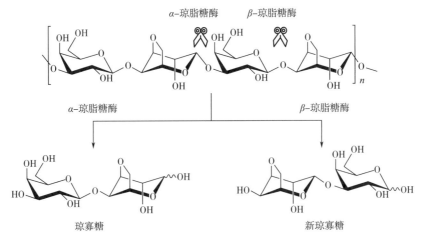

图 11-8　琼脂糖酶水解琼脂糖生成琼寡糖和新琼寡糖

根据氨基酸序列的同源性,在CAZy数据库中α-琼脂糖酶属于糖苷水解酶(GH)96家族,而β-琼脂糖酶可分布于四个糖苷水解酶家族:GH16、GH50、GH86和GH118家族。其中,已报道的β-琼脂糖酶主要来源于GH16和GH50家族,而对GH86和GH118家族来源的β-

琼脂糖酶的研究相对较少。绝大部分琼脂糖酶是从微生物（特别是海洋微生物）中分离得到，这些微生物主要来自海洋动植物表面、海水和海洋沉积物。1978年，首次从一株革兰阴性海洋细菌中分离出一种α-琼脂糖酶，随后又陆续从别单胞菌（*Alteromonas agarlyticus*）、海洋细菌*Thalassomonas* sp.和沉积物深海杆菌（*Thalassotalea agarivorans*）等微生物中发现了α-琼脂糖酶。与α-琼脂糖酶相比，β-琼脂糖酶的来源更广泛，如淡黄色噬琼胶菌（*Agarivorans gilvus*）、海洋细菌*Aquimarina agarilytica*、*Catenovulum agarivorans*、*Microbulbifer thermotolerans*、*Pseudoalteromonas hodoensis*等。目前，利用基因工程克隆表达琼脂糖酶基因、构建高产工程菌已经成为研究琼脂糖酶的热点之一。同时，越来越多的琼脂糖酶基因得到发掘、表达和应用。

代表性琼脂糖酶的酶学性质和水解产物如表11-15所示。不同家族、不同来源的琼脂糖酶的性质有较大差别，而相同家族琼脂糖酶的水解产物有一定相似性。琼脂糖酶水解琼脂主要产生聚合度为偶数的琼寡糖和新琼寡糖；GH96家族α-琼脂糖酶水解琼脂主要产生聚合度为2、4、6的琼寡糖；GH16家族β-琼脂糖酶水解琼脂主要产生聚合度为2、4、6的新琼寡糖；GH50家族β-琼脂糖酶水解琼脂主要产生聚合度为2和4的新琼寡糖，且水解产物组成较为单一；GH86家族β-琼脂糖酶水解琼脂的产物同样较为单一，聚合度主要为4和6；GH118家族β-琼脂糖酶水解琼脂主要产生聚合度较高（聚合度6以上）的新琼寡糖。因此，通过选择不同的琼脂糖酶可以实现不同聚合度琼寡糖和新琼寡糖的生产。一些琼脂糖酶实现了异源高效表达，如噬琼胶菌（*Agarivorans* sp. JAMB-A11）和*Microbulbifer thermotolerans* JAMB-A94来源的琼脂糖酶在枯草芽孢杆菌中的表达水平分别可达19U/mL和45U/mL，*Microbulbifer* sp. BN3来源的琼脂糖酶在毕赤酵母中表达水平为502.1U/mL。这为琼寡糖和新琼寡糖的大规模生产奠定了基础。

表 11-15　代表性琼脂糖酶的酶学性质和水解产物

家族	来源	最适pH	最适温度/℃	比酶活力/（U/mg）	水解产物
GH16	*Aquimarina agarilytica*	7.0	25	154	NA4，NA6，NA8
	Gayadomonas joobiniege	4.5	40	25	NA2，NA4，NA6
	Microbulbifer elongatus	7.0	50	89	NA2，NA4，NA6
	Pseudoalteromonas hodoensis	6.0	45	88	NA2，NA4，NA6
GH50	噬琼胶菌（*Agarivorans gilvus*）	6.0	30	12	NA4
	Cohnella sp.	7.0	50	387	NA2，NA4
	天蓝色链霉菌（*Streptomyces coelicolor*）	7.0	40	11	NA2

续表

家族	来源	最适pH	最适温度/℃	比酶活力/（U/mg）	水解产物
GH86	太平洋火色杆菌（*Flammeovirga pacifica*）	9.0	50	—	NA4，NA6
	Microbulbifer thermotolerans	7.5	45	—	NA6
GH96	*Thalassomonas* sp.	8.5	45	—	A2，A4，A6
GH118	*Catenovulum* sp.	7.4	52	588	NA6，NA8，NA10，NA12
	假交替单胞菌（*Pseudoalteromonas* sp.）	6.0	40	—	NA4，NA6，NA8，NA10

注：A2，琼二糖；A4，琼四糖；A6，琼六糖；NA2，新琼二糖；NA4，新琼四糖；NA6，新琼六糖；NA8，新琼八糖；NA10，新琼十糖；NA12，新琼十二糖；—，未提及。

2. 琼寡糖和新琼寡糖的酶法生产

酶法生产琼寡糖和新琼寡糖的主要原料为琼脂糖和琼脂。它们在冷水中溶解性较差，易溶于热水，40℃以下时形成凝胶。因此，利用琼脂糖酶水解时，反应温度通常控制在40℃以上。利用假交替单胞菌（*Pseudoaltermonas* sp.）来源的两个β-琼脂糖酶AgaA和AgaB水解2g/L的琼脂糖溶液，加酶量分别为0.15U/mL和0.20U/mL，40℃下水解12h后，成功制备了新琼寡糖[25]。其中，β-琼脂糖酶AgaA制备得到的产物中新琼六糖和新琼四糖的含量分别为45%和47%；而β-琼脂糖酶AgaB制备得到的产物则含有新琼四糖（4%）、新琼六糖（10%）、新琼八糖（37%）、新琼十糖（32%）和新琼十二糖（17%）等一系列新琼寡糖。利用大西洋假单胞菌（*Pseudomonas atlantica*）来源的β-琼脂糖酶水解0.5g/L的琼脂糖溶液，加酶量为4U/mL，40℃下水解6h后琼脂糖的水解率达85%，产物则是一系列聚合度2～20的新琼寡糖。高浓度的琼脂糖水溶液具有很高的黏度，在酶法降解过程中，所用琼脂糖溶液的浓度通常仅在1～5g/L范围内，限制了琼寡糖和新琼寡糖的生产效率。

因此，发掘能在高底物浓度下水解的琼脂糖酶就显得至关重要。编者课题组在渤海水样品中筛选得到一株能够迅速降解琼脂的海洋细菌*Microbulbifer* sp. BH-1，从中克隆了一个β-琼脂糖酶（Aga16A-ΔCBM）[26]。该酶能够在加酶量2U/mL、45℃下迅速水解20g/L的琼脂糖溶液，水解24h后琼脂糖水解率可达90%以上。经薄层层析和高效液相色谱分析可知，反应前期该酶水解琼脂糖会产生一系列聚合度≥4的新琼寡糖，随着反应的进行，高聚合度新琼寡糖逐渐降解，新琼四糖逐渐积累，最终水解产物中新琼四糖含量达93%，还含有少量的新琼二糖（图11-9）。

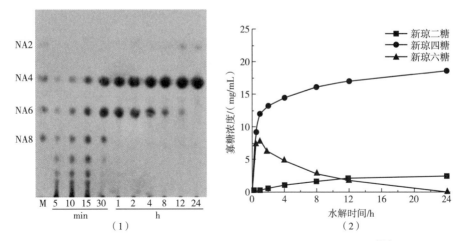

图 11-9　β-琼脂糖酶 Aga16A-△CBM 水解琼脂糖的产物分析[26]

（1）水解产物的薄层层析分析；（2）水解产物组成变化

NA2—新琼二糖　NA4—新琼四糖　NA6—新琼六糖　NA8—新琼八糖　M—标准品

三、琼寡糖和新琼寡糖的功能活性

琼寡糖和新琼寡糖寡糖作为一种新型海洋功能性低聚糖，不仅具有功能性低聚糖共有的生理功能，还具有一些特有的功能活性，是一种具有开发潜力的低聚糖。

（一）益生活性

琼寡糖和新琼寡糖能促进德氏乳杆菌保加利亚亚种等益生菌的生长。利用添加了1、5、10g/L新琼寡糖（主要成分为新琼四糖和新琼六糖）的MRS培养基，分别进行保加利亚乳杆菌的体外发酵实验，结果表明保加利亚乳杆菌在MRS培养基中发酵24h后发酵液菌体浓度即可达到最大值，与基本MRS培养基相比，菌体浓度分别提高了52.2%、75.8%和77.6%，显示新琼寡糖显著促进了保加利亚乳杆菌的增殖（图11-10）。此外，不同聚合度新琼寡糖均能促进青春双歧杆菌ATCC 15703、两歧双歧杆菌ATCC 29521、德氏乳杆菌保加利亚亚种、嗜酸乳杆菌SMU 28001和长双歧杆菌SMU 27001的增殖，高聚合度新琼寡糖的益生效果优于低聚合度新琼寡糖，且二者均优于低聚果糖。体外消化实验表明，新琼寡糖在模拟消化条件下具有良好的稳定性[27]。这表明新琼寡糖不会被人体消化道消化、吸收，可直接到达人体结肠，促进肠道内有益菌的增殖。

（二）保护肝脏

琼寡糖和新琼寡糖具有较强的抗氧化能力，进而起到保护肝脏的作用。细胞实验表明，琼寡糖能够有效清除肝细胞内的氧自由基，避免肝细胞的氧化损伤。给四氯化碳诱导的氧化损伤模型大鼠灌服400mg/（kg体重·d）新琼寡糖，连续灌服4周后，大鼠肝脏中超氧化物歧化酶和谷胱甘肽过氧化物酶（Glutathione peroxidase）的活性显著提高，且大鼠肝脏和心脏组织中的丙二醛（Mmalondialdehyde）含量分别降低了44%和21%[28]。大鼠血清中谷氨酸草酰乙酸转氨酶（Aspartate aminotransferase）和谷氨酸丙酮转氨酶（Alanine aminotransferase）水平显著降低，表明大鼠肝脏损伤得到有效恢复。

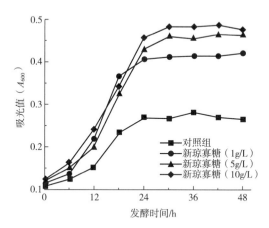

图 11-10　新琼寡糖对保加利亚乳杆菌的增殖作用[27]

（三）调节脂肪代谢

新琼寡糖具有良好的降低血脂作用。使用500μg/mL新琼寡糖处理高脂和高胆固醇HepG2细胞模型，测定其对细胞内甘油三酯和总胆固醇含量的影响以及细胞内抗氧化指标的变化。结果表明，新琼寡糖对高脂HepG2细胞内甘油三酯合成的抑制率达44.8%，同时将细胞内超氧化物歧化酶活力提高了86.2%，对细胞内丙二醛清除率达55.0%；新琼寡糖对高胆固醇HepG细胞内总胆固醇合成的抑制率达48.3%，将细胞内超氧化物歧化酶活力提高了42.4%，对细胞内丙二醛清除率达74.0%。这说明新琼寡糖能有效抑制HepG2细胞内脂肪的积累，增强细胞抗氧化能力。

（四）抗肥胖

新琼寡糖可以有效抑制肥胖导致的相关代谢症状，如高脂血症、脂肪变性、胰岛素抵抗、葡萄糖耐受不良。采用添加0.5%（质量分数）新琼寡糖的高脂膳食饲喂肥胖C57BL/6J小鼠模型（高脂膳食诱导），连续饲喂64d后，小鼠的体重较模型组降低了36%，食物摄入效率比降低37%[29]。摄入新琼寡糖后小鼠由高脂膳食诱导形成的脂肪肝几乎恢复到正常水平，同时小鼠肾周及附睾脂肪组织处的脂肪细胞体积也明显缩小（图11-11）。此外，新琼寡糖可明显降低肥胖小鼠的血清总胆固醇、甘油三酯和游离脂肪酸水平，同时明显改善由高脂膳食诱导致的胰岛素抵抗和葡萄糖耐受不良，血清脂联素（Adiponectin）水平明显升高。作为一种胰岛素增敏激素，脂联素能够有效改善小鼠的胰岛素抵抗和动脉硬化症。

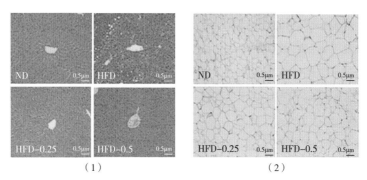

（1）　　　　　　　　　　（2）

图 11-11　C57BL/6J 小鼠的脂肪组织 HE 染色[29]

（1）肝脏组织　（2）白色脂肪组织

ND—对照组　HFD—高脂膳食模型组　HFD-025—添加0.25%（质量分数）新琼寡糖组

HFD-0.5—添加0.5%（质量分数）新琼寡糖组

四、琼寡糖和新琼寡糖在食品中的应用

作为一种较为新型的功能性低聚糖，琼寡糖和新琼寡糖目前在食品中的应用研究不多，主要是作为食品配料改善食品的特性。

由于琼寡糖和新琼寡糖具有一定甜味，且不被体内消化酶分解，因此可用作甜味剂，应用于饮料、面包及低热量食品的生产。琼寡糖和新琼寡糖具有较强的抑菌作用，浓度达30g/L时，即可减少有害微生物的生长[30]。含有琼二糖的防腐剂可用于食品和饮料的保鲜，有效防止其色变、腐败、氧化。琼寡糖和新琼寡糖具有良好的抗氧化活性，对于淀粉老化具有一定延缓作用，可用于面包、馒头等面制品的加工生产。新琼寡糖还能够有效降低虾仁、罗非鱼片、牡蛎等水产品在冷冻过程中盐溶性蛋白的损失，对蛋白质具有良好的冷冻保护作用。

第四节　β-1,3-葡寡糖

β-1,3-葡寡糖（β-1,3-Gluco-oligosaccharide）是一类由2～10个葡萄糖通过β-1,3-糖苷键连接而成的低聚糖的总称，其结构如图1-5所示，主要包括可得然寡糖（Curdlan oligosaccharide）、昆布寡糖（Laminari-oligosaccharide）、酵母葡寡糖（Yeast gluco-oligosaccharide）等。可得然寡糖由可得然胶（Curdlan）降解产生，是一种直链的β-1,3-葡寡糖；昆布寡糖主要由昆布多糖（Laminarin）降解产生，主链是直链的β-1,3-葡寡糖，同时含有少量β-1,6-糖苷键连接的葡萄糖基侧链；酵母葡寡糖则由酵母葡聚糖（Yeast glucan）降解产生，它的主链由葡萄糖通过β-1,3-糖苷键形成，并含有丰富的由β-1,6-糖苷键连接的葡萄糖侧链，是一种多分枝

低聚糖。

β-1,3-葡寡糖具有低热量、稳定性好、安全无毒、不易被胃肠道消化等特点，是一种具有多种生物活性的低聚糖。β-1,3-葡寡糖还能与普鲁兰多糖协同作用，作为一种保鲜涂料，减少果蔬在贮藏和运输过程中的呼吸强度及维生素C流失，延长货架期。目前已经证实，可得然寡糖是一种良好的益生元，对乳杆菌、双歧杆菌等益生菌都具有较强的增殖作用，同时在细胞免疫应答方面具有一定功效。已报道昆布寡糖也具有明显抗病毒、抗肿瘤和体外抗氧化活性，对2型糖尿病也具有良好的辅助治疗效果。

一、β-1,3-葡寡糖的安全性

可得然寡糖的主要生产原料是可得然胶（又称热凝胶或凝结多糖），是一种由微生物产生的高分子聚合物，在50~60℃可以形成热可逆的低位凝胶，而在80~90℃会形成热不可逆的高位凝胶。由于其良好的凝胶特性和加工特性，可得然胶在食品加工中具有广泛的应用，可用作凝胶剂、结构改性剂、持水剂、成膜剂、螯合剂、增稠剂和稳定剂，以提高食品的品质，改善食品的口感[31]。早在1989年，日本、韩国相继批准可得然胶可用于食品加工。1996年，美国FDA批准可得然胶作为食品添加剂用于食品行业。我国于2006年批准可得然胶作为食品添加剂，于2012年6月颁布GB 28304—2012《食品安全国家标准 食品添加剂 可得然胶》。昆布寡糖的主要生产原料是昆布多糖（又称褐藻淀粉），是存在于海带细胞间和细胞内的天然生物大分子，含量为0.3%~0.5%（质量分数，以干基计）。昆布多糖在食品中的应用也十分广泛，作为稳定剂、增稠剂、保水剂用于饮料、冰淇淋等多种食品的生产。酵母葡聚糖是酵母寡糖的生产原料，是酵母细胞壁中一种高分支的不溶性高分子多糖，约占酵母细胞壁的20%。酵母葡聚糖能够提供脂肪样口感，可作为食品配料用于食品调味料、干酪、香肠和火腿肠等食品中。我国于2013年颁布轻工行业标准QB/T 4572—2013《酵母β-葡聚糖》，规定了相关产品标准。

实际上，在上述多糖的生产、加工及使用过程中仍然会有少量β-1,3-葡寡糖产生。分析表明，经乙醇提取的可得然胶中除了高分子质量的可得然胶外，还含有一些较低分子质量的寡糖。此外，昆布多糖和酵母葡聚糖主链结构与可得然胶结构较为相似，在昆布多糖和酵母葡聚糖提取过程中同样会有少量寡糖生成。因此，人们在食用可得然胶、昆布多糖、酵母葡聚糖时，同样也摄入了一定量的β-1,3-葡寡糖。

小鼠毒理学实验表明，连续灌胃β-1,3-葡寡糖两周，小鼠生长状况良好，无异常行为，生殖泌尿系统发育正常，皮肤和毛皮正常，腹形正常，无气胀、腹泻和便秘等现象。另外，小鼠粪便的形状、颜色正常，也没有出现呼吸困难等现象。进一步研究表明，β-1,3-葡寡糖的半数致死量大于15g/kg，属于无毒级别。细胞实验表明，β-1,3-葡寡糖对小鼠髓源巨噬细胞无明显的毒性，可以显著增加髓源巨噬细胞的细胞活力[32]。此外，摄入β-1,3-葡寡糖对

小鼠肝脏和肾脏没有明显影响，能在一定程度上修复氧化应激造成的对肝脏的损伤[33]。

二、β-1,3-葡寡糖的生产

目前，以可得然胶和昆布多糖为原料制备可得然寡糖和昆布寡糖的方法主要包括：物理降解法、化学降解法和酶水解法三类。

（一）物理降解法

物理降解法生产β-1,3-葡寡糖可以进一步分为高温降解法和超声波降解法。高温降解法主要利用可得然胶和昆布多糖等原料中的糖苷键在高温高压下发生自水解，从而生成低聚糖。超声波降解法主要利用溶剂分子在超声波作用下进行高速运动形成的剪切作用促使原料中糖苷键断裂，形成低聚糖。采用高温热解法降解可得然胶，主要产物是1,6-脱水-D-葡萄糖，得率达49%；如果在体系中加入氯化钠，可得然胶的得率明显降低，且主要产物为D-阿拉伯糖异构体以及3-脱氧-D-核糖-异己酮，总得率为38%。可见，采用高温热解法处理可得然胶会产生多种副产物，降低了高温热解反应的效率。此外，在18℃下对溶解于二甲基亚砜（DMSO）和氯化锂（LiCl）的可得然胶进行超声处理，可得到分子质量小于5.6×10^5u的产品。虽然利用上述两种方法生产β-1,3-葡寡糖的成本较低，但反应过程不可控，原料水解率低，产物组成不均一，且含有大量副产物，大大限制了物理降解法在β-1,3-葡寡糖生产中的应用。

（二）化学降解法

化学降解法生产β-1,3-葡寡糖是指在特定条件下利用化学试剂使可得然胶和昆布多糖等原料中的糖苷键断裂生成低聚糖的方法，可以分为酸水解法和氧化降解法。酸水解法中常用的试剂为盐酸、硫酸的稀溶液，氧化降解法中常用的试剂为过氧化氢（双氧水）。化学降解法通过调整反应温度和化学试剂浓度等条件控制降解反应过程。

利用单步或两步酸水解法降解可得然胶，得到聚合度在2~10的可得然寡糖和大量葡萄糖，水解5h后可得然多糖的水解率为10%左右；利用过氧化氢（H_2O_2）在碱性体系中降解可得然胶，反应条件为氢氧化钠浓度2mol/L、双氧水添加量1.5%（体积分数），在40℃下降解48h后，最终产物中还原糖的浓度达6.3g/L。这表明化学降解法降解可得然胶的效率较低[34]。此外，化学降解法制备可得然寡糖还存在能耗较高、反应副产物较多、反应重复性和稳定性较差以及环境污染等问题，从而使其应用受到限制。

（三）酶水解法

酶水解法生产β-1,3-葡寡糖主要是利用β-1,3-葡聚糖酶（β-1,3-glucanase，EC.3.2.1.39）

特异性水解可得然胶和昆布多糖等原料中的β-1,3糖苷键，产生不同聚合度的寡糖。与物理降解法和化学降解法相比，酶水解法反应条件较为温和、反应历程可控、产物组成均一、清洁无污染，是目前应用最为广泛的β-1,3-葡寡糖生产方法。以可得然胶制备可得然寡糖为例，酶水解法生产β-1,3-葡寡糖的工艺流程如图11-12所示。

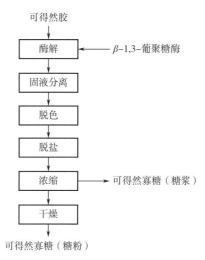

图 11-12 酶水解法生产可得然寡糖的工艺流程

1. β-1,3- 葡聚糖酶

根据β-1,3-葡聚糖酶水解作用方式不同，可以分为内切β-1,3-葡聚糖酶（endo-β-1,3-glucanase，EC 3.2.1.39）和外切β-1,3-葡聚糖酶（exo-β-1,3-glucanase，EC 3.2.1.58）。内切β-1,3-葡聚糖酶能够随机水解β-1,3-葡聚糖中的β-1,3-糖苷键，生成不同聚合度的β-1,3-葡寡糖；而外切β-1,3-葡聚糖酶主要从β-1,3-葡聚糖的非还原末端逐一将葡萄糖水解，产物大多是葡萄糖。由于外切β-1,3-葡聚糖酶水解产物的局限性，因此在酶降解法制备β-1,3-葡寡糖过程中常用内切β-1,3-葡聚糖酶（以下简称β-1,3-葡聚糖酶）。

根据氨基酸序列的同源性，β-1,3-葡聚糖酶主要属于9个糖苷水解酶家族：GH16、GH17、GH50、GH55、GH64、GH81、GH128、GH152、GH157和GH158家族。其中，真菌来源的β-1，3-葡聚糖酶分布最广泛，在多个家族中均有报道；植物来源的β-1,3-葡聚糖酶主要分布于GH17家族中；而细菌来源的β-1，3-葡聚糖酶分布在GH16、GH50、GH55、GH64和GH81家族中，其中以GH16家族为主。

代表性β-1,3-葡聚糖酶的酶学性质和水解产物如表11-16所示。可以看出，不同来源β-1,3-葡聚糖酶的酶学性质和水解产物存在较大差异。微生物来源的β-1,3-葡聚糖酶通常在中性至酸性下具有最适的催化效率和良好的稳定性。β-1,3-葡聚糖酶的最适温度差异也较大，少数嗜热微生物来源的β-1,3-葡聚糖酶具有很高的最适温度，如恶臭莱西氏菌（*Laceyella putida*）JAM FM3001和海栖热袍菌（*Thermotoga maritima*）MSB8来源的

β-1,3-葡聚糖酶的最适温度高达80℃，远高于其他来源的β-1,3-葡聚糖酶。此外，GH16和GH81家族的β-1,3-葡聚糖酶水解昆布多糖的产物主要为昆布二糖和昆布三糖等低聚合度寡糖，而GH64家族的β-1,3-葡聚糖酶水解昆布多糖则主要产生昆布五糖，其他聚合度的低聚糖很少。GH50家族是一个新的β-1,3-葡聚糖酶家族，编者课题组首次从铜绿假单胞菌（*Pseudomonas aeruginosa*）中发现了GH50家族的β-1,3-葡聚糖酶，该酶对可得然胶有很高的酶活力，水解可得然胶主要产生葡萄糖、昆布二糖、昆布三糖和昆布四糖[35]。β-1,3-葡聚糖酶的酶学性质和水解产物丰富多样，为酶降解法生产β-1,3-葡寡糖提供了更多的选择。

表 11-16　代表性 β-1,3- 葡聚糖酶的酶学性质和水解产物

家族	来源	最适pH	最适温度/℃	比酶活力/（U/mg）	水解产物
GH16	烟曲霉（*Aspergillus fumigatus*）	5.5	40		L2，L3
	喜琼胶华美菌（*Formosa algae*）	6.0	45	24.04	G，L2
	恶臭莱西菌（*Laceyella putida*）	4.2	80	170.8	L2，L3
	类芽孢杆菌（*Paenibacillus* sp.）	5.0	55	286	G，L2
	盐屋链霉菌（*Streptomyces sioyaensis*）	5.5	75	24	G，L2，L3
	里氏木霉（*Trichoderma reesei*）	5.0	50	1680.7	L2，L3
GH50	铜绿假单胞菌（*Pseudomonas aeruginosa*）	5.5	45	9.4	G，L2，L3，L4
GH64	巴伦葛兹类芽孢杆菌（*Paenibacillus barengoltzii*）	5.0	70	207.2	L5
	马特链霉菌（*Streptomyces matensis*）	6.0	55	—	L5
GH81	米黑根毛霉（*Rhizomucor miehei*）	5.5	5.0	11.16	L2，L3
	嗜热裂孢菌（*Thermobifida fusca*）	7.0	50	1431	G，L2

注：G，葡萄糖；L2，昆布二糖；L3，昆布三糖；L4，昆布四糖；L5，昆布五糖；—，未提及。

2. β-1,3- 葡寡糖的酶法生产

目前，已有多种β-1,3-葡聚糖酶用于酶法制备β-1,3-葡寡糖。利用哈茨木霉（*Trichoderma harzianum*）来源的β-1,3-葡聚糖酶水解10g/L可得然胶溶液，加酶量3.3mg/mL，于pH5.5和40℃下水解48h后，反应体系中可得然胶几乎全部水解为可得然寡糖，产物聚合度在1~4范围内。利用立枯丝核菌（*Rhizoctonia solani*）来源的β-1,3-葡聚糖酶水解10g/L昆布多糖溶液，加酶量2U/mL，于pH5.0和42℃下水解24h后，产物主要为昆布二糖，昆布寡糖的得率达60%以上。

编者课题组从巴伦葛兹芽孢杆菌（*Paenibacillus barengoltzii*）中克隆了一个GH64家族β-1,3-葡聚糖酶（*Pb*Bgl64A），利用该酶在pH 5.5和55℃条件下水解40g/L可得然胶溶液，加酶量0.06U/mL，水解4h后，产生一系列聚合度2～10的可得然寡糖，其中昆布五糖和昆布四糖得率分别可达到50.3%和23.9%。此外，编者课题组从米黑根毛霉（*Rhizomucor miehei*）中获得了一个GH81家族的β-1,3-葡聚糖酶（*Rm*Lam81A），利用该酶在pH5.5和50℃条件下水解50g/L可得然胶溶液，加酶量0.5U/mL，水解8h后水解产物主要由昆布二糖、昆布三糖、昆布四糖和昆布五糖组成，各寡糖组分所占比例分别为26.4%、40.7%、23.8%和9.2%（图11-13）。

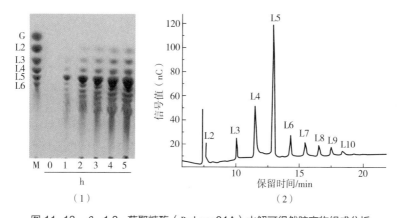

图 11-13　β-1,3-葡聚糖酶（*Rm*Lam81A）水解可得然胶产物组成分析

（1）薄层层析分析结果　（2）高效阴离子交换色谱分析结果

G—葡萄糖　L2—昆布二糖　L3—昆布三糖　L4—昆布四糖　L5—昆布五糖　L6—昆布六糖

L7—昆布七糖　L8—昆布八糖　L9—昆布九糖　L10—昆布十糖

三、β-1,3-葡寡糖的功能活性

β-1,3-葡寡糖作为一种新型功能性低聚糖，具有促进益生菌增殖、调节免疫等多种功能活性，是一类具有应用潜力的益生元，受到国内外研究者的广泛关注。

（一）益生活性

β-1,3-葡寡糖能够促进乳杆菌、双歧杆菌等有益微生物的生长，具有较强的益生活性。编者课题组将10g/L可得然寡糖（由β-1,3-葡聚糖酶*Rm*Lam81A水解可得然胶制备）加入到无糖MRS培养基中，对9株乳杆菌进行单一菌种体外发酵。结果表明，可得然寡糖对多种乳杆菌都具有良好的增殖效果。干酪乳杆菌干酪亚种（*L. casei* subsp. *casei*）NRRL B-1922、干酪乳杆菌AS 1.62、鼠李糖乳杆菌（*L. rhamnosus*）AS 1.2466、嗜酸乳杆菌NRRL B-4495、德氏乳杆菌乳亚种AS 1.2132和德氏乳杆菌保加利亚亚种NRRL B-548发酵12h后即可达到最大生长量，棒状乳杆菌棒状亚种（*L. coryniformis* subsp. *coryniformis*）NRRL B-4391和罗伊氏乳杆菌（*L. reuteri*）ATCC 23272分别发酵36h和24h后达到最大生长量，且可得然寡糖对上述8株乳杆菌的增殖效果要显著优于菊粉对它们的增殖效果（图11-14）[36]。进一步研究了乳杆菌对可得然寡糖的发酵历程，结果表明乳杆菌能够快速利用可得然寡糖中聚合度为2和3的寡糖组分。

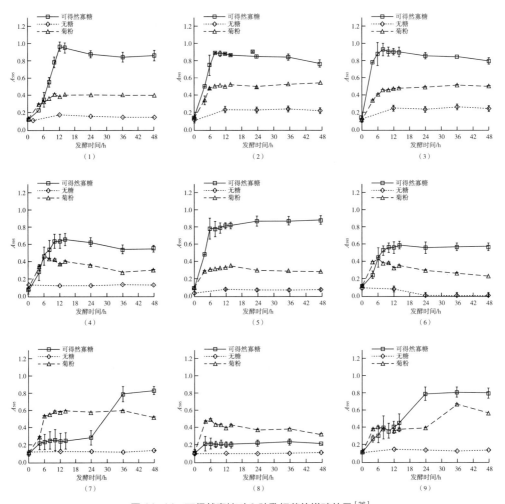

图11-14　可得然寡糖对9种乳杆菌的增殖效果[36]

（1）干酪乳杆菌干酪亚种（*L. casei* subsp. *casei*）NRRL B-1922 （2）干酪乳杆菌（*L. casei*）AS 1.62 （3）鼠李糖乳杆菌（*L. rhamnosus*）AS 1.2466 （4）嗜酸乳杆菌（*L. acidophilus*）NRRL B-4495 （5）德氏乳杆菌乳亚种（*L. delbrueckii* subsp. *lactis*）AS 1.2132 （6）德氏乳杆菌保加利亚亚种（*L. delbrueckii* subsp. *bulgaricus*）NRRL B-548 （7）棒状乳杆菌棒状亚种（*L. coryniformis* subsp. *coryniformis*）NRRL B-4391 （8）短乳杆菌（*L. brevis*）NRRL B-4527 （9）罗伊氏乳杆菌（*L. reuteri*）

（二）调节机体免疫

β-1,3-葡寡糖能够调节机体免疫，缓解药物导致的免疫抑制。编者课题组以环磷酰胺诱导的免疫功能低下的雄性Balb/c小鼠为实验对象，每天灌胃低、中、高剂量[100、200、400mg/（kg体重·d）]可得然寡糖，连续灌胃6d后，检测小鼠的相关免疫功能。相比于健康小鼠，模型小鼠腹腔巨噬细胞中的一氧化氮（NO）、肿瘤坏死因子-α（Tumor necrosis factor-α，TNF-α）、白介素-1β（IL-1β）和白介素-6（IL-6）水平下降，而摄入不同剂量的可得然寡糖后，小鼠腹腔巨噬细胞一氧化氮、肿瘤坏死因子-α、白介素-1β、白介素-6水平和中性红吞噬能力均显著提高[37]。这表明可得然寡糖可以恢复环磷酰胺造成的小鼠腹腔巨噬细胞NO、炎症因子分泌能力和吞噬能力下降。

β-1,3-葡寡糖还对小鼠髓源巨噬细胞具有一定的激活作用。编者课题组以小鼠髓源巨噬细胞作为研究对象，分别使用低、中、高剂量（25、50、100μg/mL）可得然寡糖处理髓源巨噬细胞，分析可得然寡糖对巨噬细胞的激活作用。结果表明，可得然寡糖能够显著提高髓源巨噬细胞白介素-1β、白介素-6、单核细胞趋化蛋白-1（Monocyte chemotactic protein 1，MCP-1）、一氧化氮和肿瘤坏死因子-α水平，并呈现剂量依赖关系；且100μg/mL可得然寡糖就可以显著提高髓源巨噬细胞白介素-10（IL-10）的释放（图11-15）[32]。表明可得然寡糖可以显著诱导髓源巨噬细胞释放炎性细胞因子，同时还能促进抗炎细胞因子白介素-10的释放。

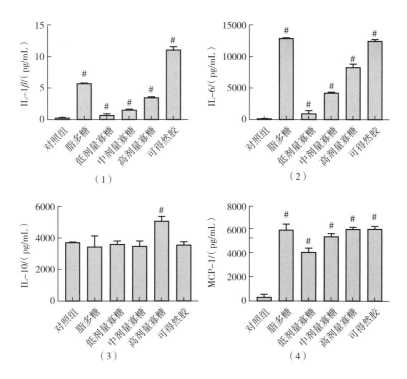

图11-15 可得然寡糖对髓源巨噬细胞炎症因子释放的影响

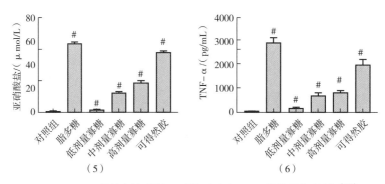

图 11-15 可得然寡糖对髓源巨噬细胞炎症因子释放的影响（续）[32]

（1）对IL-1β水平的影响 （2）对IL-6水平的影响 （3）对IL-10水平的影响

（4）对MCP-1水平的影响 （5）对亚硝酸盐水平的影响 （6）对TNF-α水平的影响

（三）辅助治疗 2 型糖尿病

β-1,3-葡寡糖对2型糖尿病具有辅助治疗效果，对2型糖尿病大鼠的肝脏和睾丸均具有良好的保护效果[33, 38]。使用高脂膳食和链脲佐菌素（Streptozocin，STZ）诱导SD大鼠形成2型糖尿病模型，每天灌胃500mg/kg体重昆布寡糖，连续灌胃8周后，大鼠的空腹血糖、血清总胆固醇、血清甘油三酯、血清丙二醛、肝脏谷氨酸草酰乙酸转氨酶和谷氨酸丙酮转氨酶水平均较模型大鼠显著降低，同时大鼠血清高密度脂蛋白胆固醇和总超氧化物歧化酶含量显著提升。肝脏组织HE染色分析表明，摄入昆布寡糖后大鼠肝细胞排列变得规则，仅有少量脂肪滴存在，肝细胞形态较模型大鼠有显著改善。此外，昆布寡糖还能够有效提高上述2型糖尿病大鼠血清睾酮水平，并明显降低大鼠睾丸中丙二醛含量；睾丸组织HE染色分析表明，昆布寡糖对2型糖尿病大鼠的睾丸组织损伤有一定的修复作用。

四、β-1,3-葡寡糖在食品中的应用

β-1,3-葡寡糖作为一种新型益生元，可应用于发酵乳等产品的生产中。β-1,3-葡寡糖甜度低，在人体消化系统中不会被分解为葡萄糖产生热量，因此具有作为新型甜味剂和减肥食品配料的潜力。食用β-1,3-葡寡糖不会导致体重的增加，β-1,3-葡寡糖具有开发为功能性减肥食品的潜力。此外，由于食用β-1,3-葡寡糖不会造成血糖显著升高，其还可作为糖尿病患者的专用功能性食品配料[39]。同时，许多研究表明功能性低聚糖普遍具有一定的抗氧化作用，是一种功能性保健食品原料。其中低聚木糖、低聚甘露糖及一些植物来源的低聚杂寡糖均具有一定的抗氧化作用，而针对β-1,3-葡寡糖这方面的研究目前还很少，具有一定的开发潜力。

第五节 低聚纤维糖和低聚龙胆糖

低聚纤维糖（Cello-oligosaccharide）又称纤维寡糖，是由2～10个葡萄糖通过β-1,4糖苷键相连而成的线性低聚糖，其结构式如图1-4（1）所示。低聚纤维糖在自然界中含量很低，但其生产原料纤维素则是一种在自然界中大量存在的可再生资源。低聚纤维糖不能被人和动物的消化道吸收，具有调节肠道菌群、预防便秘等多种生理功能，可以用于许多食品的生产。

低聚龙胆糖（Gentio-oligosaccharide）又称龙胆寡糖，是由2～10个葡萄糖以β-1,6糖苷键连接形成的低聚糖，主要包括龙胆二糖、龙胆三糖、龙胆四糖等，其结构式如图1-4（2）所示。低聚龙胆糖天然存在于龙胆属［*Gentiana*（*Tourn.*）L.］植物的茎和根组织中，经提取精制后可作为苦味健胃剂。工业化生产低聚龙胆糖主要以葡萄糖为原料，利用β-葡萄糖苷酶的转糖苷作用生产，如日本食品化工株式会社使用Novozym 188商品化β-葡萄糖苷酶实现了低聚龙胆糖的工业化生产，得到Gentose45#和80#低聚龙胆糖。低聚龙胆糖有促进益生菌增殖、降低肠道pH和改善通便等功能，近来受到人们越来越多的重视。

一、低聚纤维糖和低聚龙胆糖的安全性和理化特性

（一）安全性

多项致突变试验、致畸试验和毒性试验等安全性评价试验结果表明，低聚纤维糖是一种安全无毒的低聚糖。给大鼠每天灌胃8g/kg体重低聚纤维糖，连续灌胃2周后，大鼠的生长状况良好，没有出现异常行为。昆明小鼠急性毒性实验结果表明，低聚纤维糖的急性经口半致死量大于15g/kg，属于无毒级。此外，低聚纤维糖也不具有任何遗传毒性、母体毒性和致畸性。

低聚龙胆糖在龙胆（*Gentiana scabra* Bge.）和三花龙胆（*Gentiana trifloral* Pall.）等龙胆属植物的根、茎组织中广泛存在，是一种天然的低聚糖。这些植物的根、茎组织在我国传统中医中称为龙胆（或陵游、草龙胆、龙胆草等），最早记载于汉代的《神农本草经》，能够泻肝火、清虚热，具有清热燥湿、泻肝定惊的功效。在龙胆的煎制过程中，其中的低聚龙胆糖溶出到汤药中，因此低聚龙胆糖在我国具有悠久的食用、药用历史。现代医学研究发现，低聚龙胆糖作为一种苦味健胃剂，是中药龙胆中的有效成分之一。早在20世纪90年代，低聚龙胆糖的安全性已被充分证实，且由日本食品化工株式会社实现了低聚龙胆糖的大规模生产，其产品规格如表11-17所示。

表 11-17　日本食品化工株式会社低聚龙胆糖产品规格

项目		Gentose #45	Gentose #80	Gentose #80（粉末）
性状		白色、淡黄色或黄色黏稠液体状	白色、淡黄色或黄色黏稠液体状	白色、淡黄色或黄色粉末
水分含量/%		<30	<28	<5
固形物含量/（%，以干基计）	果糖	1.9	1.7	1.7
	葡萄糖	51.4	5.8	5.8
	龙胆二糖	30.4	50.6	50.6
	龙胆三糖	11.5	28.2	28.2
	龙胆四糖	4.8	13.7	13.7

（二）理化特性

低聚纤维糖具有一定甜味，甜度大约为蔗糖的30%。通常，低聚纤维糖在水中的溶解度随着聚合度增加而降低，聚合度<5的低聚纤维糖溶于水，而聚合度≥5的低聚纤维糖难溶或不溶于水。此外，差式扫描量热法分析表明，低聚纤维糖具有良好的热稳定性，且随低聚纤维糖聚合度的增大而增强。通常，纯纤维寡糖在200℃左右才开始分解。

低聚龙胆糖的甜味中具有一种果葡糖浆和蔗糖不具备的独特苦味，有提神功效，且不会长时间停留在口腔内，味道清新柔和，还能够衬托食品中添加的糖分使其甜味更为突出。低聚龙胆糖具有良好的保湿性和吸湿性。在相对湿度50%环境中贮存10d后，低聚龙胆糖的质量损失不超过20%，而蔗糖的质量损失则达30%；在相对湿度94%环境中贮存10d后，低聚龙胆糖质量增加20%，而蔗糖质量仅增加10%左右。因此，食品中添加适量低聚龙胆糖有利于保持食品水分、防止淀粉等老化。

二、低聚纤维糖和低聚龙胆糖的生产

（一）低聚纤维糖的生产

自然界中几乎不含游离的低聚纤维糖，无法从天然原料中直接提取低聚纤维糖。制备低聚纤维糖主要以富含纤维素的农业副产物为原料，将其中的纤维素组分直接或提取后降解为低聚纤维糖。目前纤维素主要通过两种方法降解——化学降解法和酶降解法。

1. 化学降解法

化学降解法主要利用酸、碱或氧化剂等化学试剂使纤维素中的 β-1,4-糖苷键断裂，从而生成低聚纤维糖。根据所用试剂不同，化学降解法可以进一步分为酸水解法、碱水解法和氧化降解法。由于秸秆、稻草等农业副产物原料中含有较多杂质，在化学降解法制备低聚纤维糖过程中，这些杂质会与反应体系中的化学试剂反应，生成色素、糠醛等杂质，给产品精制带来困难。使用盐酸和硫酸体积比为4∶1的混酸体系在室温下（22℃）降解微晶纤维素4~5.5h，再经丙酮沉淀和氢氧化钡中和得到基本不含酸和盐的低聚纤维糖（低聚纤维糖的聚合度主要在3~6）混合溶液。该法制备低聚纤维糖得率较低，水解1g微晶纤维素仅得到0.05g纤维三糖、0.07g纤维四糖、0.06g纤维五糖和0.02g纤维六糖。使用混合酸（盐酸∶甲酸=1∶24，质量比）水解棉花，混合酸与棉花的比例为24∶1（质量比），在65℃反应8h可以得到葡萄糖和低聚纤维糖的混合物，其中低聚纤维糖得率仅为8.3%。化学降解法的水解专一性差，反应过程不易控制，副反应多，产物中含有较多副产物，且易造成环境污染，因此该法在低聚纤维糖大规模生产中的应用十分有限。

2. 酶降解法

酶降解法主要利用纤维素酶（Cellulase）水解纤维素中的β-1,4-糖苷键，产生不同聚合度的低聚纤维糖。通过酶降解法生产低聚纤维糖的反应过程可控，反应条件温和，具有很好的专一性，产物聚合度相对集中，副产物少，已成为目前低聚纤维糖的主要生产方法。

事实上，纤维素酶并不是特指一种糖苷水解酶，而是一类纤维素降解相关糖苷水解酶的总称，是一类具有协同水解作用的酶系。纤维素酶主要包括内切β-1,4-葡聚糖酶（Endo-β-1,4-glucanase，EC 3.2.1.4）、外切β-1,4-葡聚糖酶（Exo-β-1,4-glucanase，EC3.2.1.91）和β-葡萄糖苷酶（β-Glucosidase，EC 3.2.1.21）三种糖苷水解酶。内切β-1,4-葡聚糖酶主要特异性水解纤维素主链内部的β-1,4-糖苷键，产生不同聚合度的低聚糖；外切β-1,4-葡聚糖酶主要作用于纤维素主链的还原端或非还原端，释放纤维二糖，又称纤维二糖水解酶（Cellobiohydrolase）；β-葡萄糖苷酶则主要作用于低聚纤维糖，从其非还原端逐个将葡萄糖水解下来。因此，利用酶降解法生产低聚纤维糖过程中，最重要的酶是内切β-1,4-葡聚糖酶（以下简称β-1,4-葡聚糖酶）。

根据氨基酸序列的同源性，β-1,4-葡聚糖酶在CAZy数据库中分布于13个糖苷水解酶家族：GH5、GH6、GH7、GH8、GH9、GH10、GH12、GH44、GH45、GH48、GH51、GH74和GH124家族。β-1,4-葡聚糖酶的来源广泛，且已实现了大规模的工业化生产。目前，商业化β-1,4-葡聚糖酶主要来源于木霉属（Trichoderma sp.）、青霉属（Penicillium sp.）、曲霉属（Aspergillus sp.）以及腐质霉属（Humicola sp.）微生物。其中，木霉属和腐质霉属微生物分别是酸性和中性β-1,4-葡聚糖酶的重要生产菌株，而黑曲霉等微生物来源的β-1,4-葡聚糖酶可用于食品工业。

已有多种农业副产物如秸秆、稻壳、玉米芯等应用于低聚纤维糖的制备。这些农业副产物中的纤维素通常与半纤维素和木质素结合，以木质纤维素的形式存在。这些木质纤维素的组成成分复杂、性质稳定，β-1,4-葡聚糖酶难以将其迅速降解，因此需要借助化学的、物理的方法预处理。预处理可以使农业副产物中的纤维素与半纤维素、木质素等分离，打开纤维素内部氢键，降低其结晶度，使结晶纤维素成为无定型纤维素，部分打断β-1,4-糖苷键，降低纤维素聚合度。

农业副产物预处理的方法主要包括化学法、物理法和物理化学法。其中，化学处理方法中的氢氧化钠预处理是应用最早、最广的植物纤维素原料的预处理方法。利用氢氧化钠溶液于70℃处理芒草后，进行β-1,4-葡聚糖酶水解，纤维素水解率达95.0%；利用10g/L氢氧化钠溶液处理小麦秸秆后，将体系pH调节至4.8，搅拌升温至50℃后加入里氏木霉来源的β-1,4-葡聚糖酶，反应2h可以得到多种不同聚合度的低聚纤维糖，主要为纤维二糖，小麦秸秆的转化率约为20%；利用10g/L氢氧化钠溶液处理苜蓿纤维素粗粉，加入50mL 0.05mol/L pH5.5柠檬酸-磷酸氢二钠缓冲液，置于50℃搅拌2h后加入β-1,4-葡聚糖酶，反应8h可以得到纤维二糖和纤维三糖，得率分别为6.8%和28.2%。可见，预处理可以有效提高纤维素的水解率，利于低聚纤维糖的生产制备。

（二）低聚龙胆糖的生产

低聚龙胆糖天然存在于龙胆属植物的根、茎组织中，可以从上述植物组织中直接提取低聚龙胆糖。由于原料和含量的限制，这种方法的生产成本高，生产效率低，难以实现低聚龙胆糖的大规模生产。此外，直接提取低聚龙胆糖还含有一定量杂质，如木质素、植物胶等。

许多β-葡萄糖苷酶具有转糖苷活性，能以葡萄糖和纤维二糖为原料利用β-葡萄糖苷酶的转糖苷作用合成低聚龙胆糖。β-葡萄糖苷酶催化水解纤维二糖过程中，纤维二糖非还原端的葡萄糖残基与β-葡萄糖苷酶结合形成酶-底物中间体，同时释放还原端的葡萄糖；反应体系中游离的葡萄糖代替水分子攻击酶-底物中间体，并与中间体中的葡萄糖残基结合形成新的β-1,6-糖苷键，完成转糖苷生成低聚龙胆糖。利用转糖苷作用合成低聚龙胆糖时，β-葡萄糖苷酶的空间选择性不高，往往会非专一性地合成昆布二糖（β-1,3-糖苷键）和纤维二糖（β-1,4-糖苷键），低聚龙胆糖的实际得率不高。此外，由于转糖苷反应需要纤维二糖作为糖基供体，大大提高了低聚龙胆糖的生产成本，限制了该法的大规模应用。

实际生产中主要以高浓度葡萄糖为原料利用β-葡萄糖苷酶的逆向水解作用合成低聚龙胆糖。在高浓度葡萄糖条件下，葡萄糖与β-葡萄糖苷酶反应脱掉一分子水形成酶-底物中间体，另一个葡萄糖分子攻击酶-底物中间体，与中间体中的葡萄糖残基通过β-1,6-糖苷键结合，完成逆水解合成低聚龙胆糖。目前，已经发现一些能够专一催化生成β-1,6-糖苷键的β-葡萄糖苷酶，解决了酶空间选择性不高的难题。该法具有生产成本低、生产效率高、杂质含量少、清洁无污染等优点，是目前低聚龙胆糖的主要生产方法。

根据氨基酸序列的同源性，β-葡萄糖苷酶在CAZy数据库中属于7个糖苷水解酶家族：GH1、GH3、GH5、GH9、GH30、GH39和GH116家族。其中，除通过反转型机制进行催化的GH9家族外，其他家族的β-葡萄糖苷酶都采用保留机制，理论上均可用于合成低聚龙胆糖。β-葡萄糖苷酶来源广泛，在细菌、真菌等多种微生物中均有发现，如米曲霉（*Aspergillus orzyae*）、米黑根毛霉（*Rhizomucor miehei*）、地衣芽孢杆菌（*Bacillus licheniformis*）、多黏性芽孢杆菌（*Bacillus polymyxa*）、类芽孢杆菌（*Paenibacillus* sp.）、嗜热拟青霉（*Peacilomyces therophila*）等。编者课题组选取50g/L的纤维二糖溶液和200g/L的葡萄糖溶液作为糖基供体和受体，利用米黑根毛霉（*R. miehei*）来源的β-葡萄糖苷酶*Rm*Bglu3B，加酶量为1U/mL，置于40℃反应36h，可得到浓度为15.8mg/mL的龙胆二糖[40]。取10mL 500g/L的葡萄糖溶液，加入10U米曲霉（*A.orzyae*）HML366来源的β-葡萄糖苷酶BGHG2，55℃反应72h得到龙胆二糖的浓度为52.48mg/mL[41]。

利用β-葡萄糖苷酶合成低聚龙胆糖时，常用的葡萄糖浓度在400~700g/L，以保证逆水解反应顺利进行。反应结束后，葡萄糖的转化率通常在20%~30%范围内，因此低聚龙胆糖的产物中仍含有大量未反应的葡萄糖，需要利用活性炭和阳离子交换树脂进一步纯化低聚龙胆糖，以提高低聚龙胆糖的含量，同时回收未反应的葡萄糖。

三、低聚纤维糖和低聚龙胆糖的功能活性

低聚纤维糖和低聚龙胆糖是分别由葡萄糖通过β-1,4-糖苷键和β-1,6-糖苷键连接而成的低聚糖，不能被人体消化道消化吸收，已证实具有多种功能活性，具有较大的应用潜力。

（一）益生活性

低聚纤维糖、纤维二糖、低聚龙胆糖和龙胆二糖对肠道常见微生物的增殖效果如表11-18所示[3]。结果表明，低聚纤维糖和低聚龙胆糖对所有双歧杆菌和大部分乳杆菌均表现出良好的增殖效果，而对拟杆菌属和梭菌属微生物则没有明显的增殖效果。

表 11-18　肠道微生物对低聚纤维糖、纤维二糖、低聚龙胆糖和龙胆二糖的利用

肠道细菌	低聚纤维糖	纤维二糖	低聚龙胆糖	龙胆二糖
双歧杆菌属（*Bifidobacterium*）				
青春双歧杆菌（*B. adolescentis*）	+++	+++	+++	+++
两双歧杆菌（*B. bifidum*）	++	+++	+++	+++
短双歧杆菌（*B. breve*）	+++	+++	+++	+++
婴儿双歧杆菌（*B. infantis*）	+++	+++	+++	+++
长双歧杆菌（*B. longum*）	+++	+++	+++	+++

续表

肠道细菌	低聚纤维糖	纤维二糖	低聚龙胆糖	龙胆二糖
乳杆菌属（*Lactobacillus*）				
嗜酸乳杆菌（*L. acidophilus*）	+++	+++	++	+++
干酪乳杆菌（*L. casei*）	+++	+++	+++	+++
发酵乳杆菌（*L. fermentum*）	+	±	−	−
格氏乳杆菌（*L. gasseri*）	+++	+++	+++	+++
拟杆菌属（*Bacteroides*）				
非解糖拟杆菌（*B. asaccharolyticus*）	−	−	−	−
吉氏拟杆菌（*B. distasonis*）	+	+	±	±
脆弱拟杆菌（*B. fragilis*）	+	+	±	±
卵形拟杆菌（*B. ovatus*）	+	+	+	+
多形拟杆菌（*B. thetaiotaomicron*）	+	±	+	+
普通拟杆菌（*B. vuagatus*）	±	±	+	+
梭菌属（*Clostridium*）				
丁酸梭菌（*C. butyricum*）	++	++	++	++
尸毒梭菌（*C. cadaveris*）	−	−	−	−
梭状梭菌（*C. clostridiiforme*）	−	−	−	−
艰难梭菌（*C. difficile*）	−	−	−	−
溶组织梭菌（*C. histolyticum*）	−	−	−	−
无害梭菌（*C. innocuum*）	±	−	−	−
肉毒杆菌（*C. paraputrificum*）	+	±	±	±
产气荚膜梭菌（*C. perfringens*）	±	−	±	−
多枝梭菌（*C. ramosum*）	++	++	++	±
生孢梭菌（*C. sporogenes*）	−	−	−	−

注：受试菌株的增殖情况以发酵前后培养基在600nm处的吸光度（A_{600}）变化来判断，$\Delta A<0.099$为"−"，$0.100<\Delta A<0.199$为"±"，$0.200<\Delta A<0.399$为"+"，$0.400<\Delta A<0.599$为"++"，$\Delta A>0.600$为"+++"。

（二）调节肠道菌群

低聚纤维糖和低聚龙胆糖能够调节肠道菌群，改善肠道微生态[42]。研究表明，每天用含有0.5g低聚纤维糖的乳粉喂养婴幼儿，4周后能够有效维持婴幼儿肠道内双歧杆菌的活性和稳定性[43]。在健康猪的饲粮中添加0.2%（质量分数）低聚纤维糖，连续饲喂6周后，猪结肠内乳杆菌和双歧杆菌数量显著增加，同时结肠中大肠杆菌和梭菌数量明显降低[44]。

让健康成年人连续10d每天摄入7g低聚龙胆糖，分析摄入前后受试者粪便中菌群含量变化。结果表明，摄入前后受试者粪便中总菌数没有明显变化，但粪便中菌群组成发生明显改变。摄入低聚龙胆糖后，受试者粪便中拟杆菌属和梭菌属微生物的含量显著降低，而双歧杆菌属微生物的含量则由8.5%提高至21.5%，乳杆菌属微生物的含量由10%提高至26%。此外，摄入低聚龙胆糖后，受试者粪便的pH显著降低，表明肠道微生物发酵低聚龙胆糖能够产生乳酸、乙酸等有机酸，从而使肠道内pH降低，有利于肠道健康[3]。

（三）抗氧化活性

低聚纤维糖能够有效清除体内自由基，提高小鼠的抗氧化能力，明显抑制高脂膳食引起的机体氧化应激损伤。使用低聚纤维糖对高脂膳食诱导的氧化应激小鼠进行饮食干预后，小鼠的总抗氧化能力、总超氧化物歧化酶和谷胱甘肽过氧化酶水平均显著提高，血清中丙二醛水平显著下降，小鼠的氧化应激损伤明显改善。利用微波合成的三种不同聚合度的低聚纤维糖对羟基自由基（OH·）、1,1-二苯基-2-三硝基苯肼（1,1-Diphenyl-2-picrylhydrazyl，DPPH）和2,2′-联氮-双-3-乙基苯并噻唑啉-6-磺酸［2,2′-azino-bis(3-ethylbenzothiazoline-6-sulfonic acid)，ABTS·+］三种自由基均有清除作用，效果随聚合度、浓度及疏水性的增加而增加。其中，高聚合度低聚纤维糖（聚合度为5.03）的清除能力最强，对羟基自由基和ABTS+的半抑制浓度（IC_{50}）分别为66mg/mL和44mg/mL；低聚合度低聚纤维糖（聚合度为3.78）和中分子质量低聚纤维糖（聚合度为4.30）对ABTS+的半抑制浓度分别为74.7mg/mL和78mg/mL[45]。此外，在酶水解豌豆纤维粉制备低聚纤维糖（聚合度为2~4）过程中，低聚纤维糖浓度与羟自由基清除率之间存在高度正相关，即低聚纤维糖浓度增加，羟自由基清除率有增加的趋势[46]。

（四）其他功能活性

低聚纤维糖和低聚龙胆糖能够降低血清胆固醇水平，改善脂质代谢。低聚纤维糖和低聚龙胆糖可以促进肠道内双歧杆菌增殖，双歧杆菌将胆固醇转化为机体不能吸收的类固醇物质，降低胆固醇的吸收率。双歧杆菌通过影响β-羟基-β-甲基戊二酸单酰辅酶A还原酶的合成，抑制胆固醇的合成量。双歧杆菌产生的胆酸水解酶将结合胆酸游离出来，而胆汁酸可以同胆固醇结合沉淀并随粪便排出体外，从而有效地降低血脂[47]。

低聚纤维糖有抗龋齿的作用。低聚纤维糖因不能作为突变链球菌的发酵底物，也不能被口腔酶分解，因此不会引起蛀牙。低聚纤维糖能强烈抑制非水溶性葡聚糖的合成及其在牙齿上的附着，从而能够抑制齿垢形成，起到抗龋齿的作用[47]。

低聚龙胆糖对癌细胞有抑制作用。将人体结肠癌细胞HT-29置于不同浓度（10~500μg/mL）的低聚龙胆糖（聚合度为3～10）溶液中，37℃孵育36h，人体结肠癌细胞（HT-29）生长受到抑制，其抑制作用随着低聚龙胆糖浓度增加而增强。低聚龙胆糖浓度为500μg/mL时，对人体结肠癌细胞（HT-29）的抑制作用最强，抑制率为44%[48]。

四、低聚纤维糖和低聚龙胆糖在食品中的应用

低聚纤维糖和低聚龙胆糖可用于焙烤食品、面制品、乳制品、饮料、糖果等食品生产中，并赋予食品一定的功能活性。由于低聚龙胆糖具有一种提神的苦味，特别适合用于咖啡、巧克力、可可味饼干和乳饮料等中。在上述食品中添加适量的低聚龙胆糖可以使产品的甜味明显提高。总之，低聚纤维糖和低聚龙胆糖在食品中的应用前景十分广阔。

（一）在乳制品和饮料中的应用

低聚纤维糖和低聚龙胆糖具有多种生理功能，安全无毒，可作为食品配料，用于乳制品和饮料中。低聚纤维糖的甜味约为蔗糖的30%，添加到牛乳和果汁类食品中，可以作为糖尿病患者和肥胖人群的蔗糖替代品，以降低能量的摄入。在健康无腹泻女性的饮食中每日添加25g纤维二糖，并不会增加血糖和胰岛素含量。糖耐受量试验表明，纤维二糖不能被人体消化吸收，不会提高人体血糖浓度，还可以降低机体心血管疾病的发病率。低聚龙胆糖可用于生产有咖啡风味和巧克力风味的液态乳，将低聚龙胆糖与其他物料混匀均质后，经超高温瞬时杀菌即可得到相关产品。

（二）在饼干和糖果中的应用

饼干是以谷类粉（和/或豆类、薯类粉）等为主要原料，添加糖、油脂及其他原料，经调粉（或调浆）、成型、烘烤（或煎烤）等工艺制成的食品。作为一种常见的休闲食品，饼干受到消费者的欢迎。低聚纤维糖和低聚龙胆糖因有多种功能活性，将低聚纤维糖或低聚龙胆糖添加到饼干中，生产功能性低聚糖饼干。

低聚龙胆糖的特殊苦味使其特别适合添加到巧克力和巧克力涂层中。添加低聚龙胆糖可以烘托巧克力特有的风味，使巧克力的苦味更柔和，口感更丝滑。低聚龙胆糖有较高的吸水性，可用于高淀粉食品中以延缓淀粉老化。

第六节　褐藻寡糖

褐藻寡糖（Alginate oligosaccharide）是由β-D-甘露糖醛酸（M）和α-L-古洛糖醛酸（G）通过1,4-糖苷键连接而成的聚合度在2～10的低聚糖的总称。根据组成单体不同，褐藻寡糖可进一步分为聚甘露糖醛酸寡糖（Poly-mannuronate oligosaccharide，PM）、聚古洛糖醛酸寡

糖（Poly-guluronate oligosaccharide，PG）以及杂合褐藻寡糖（Poly-mannurono-guluronate oligosaccharide，PMG），其结构式如图1-14所示。褐藻寡糖中含有羧基，是一种带负电的酸性低聚糖，因此褐藻寡糖常以钠盐形式存在。

褐藻胶（Alginate）是生产褐藻寡糖的主要原料，是一种由褐藻门（Phaeophyta）海洋植物合成并分泌到胞外的多糖类物质，约占褐藻干重的40%。褐藻胶具有多种功能特性，能够用于许多领域。作为褐藻胶的降解产物，褐藻寡糖具有分子质量低、链长短、稳定性高、水溶性好等特点，且具有许多生物活性，如抗肿瘤、抗氧化、抑菌等，在功能食品等领域具有广阔的应用前景。

一、褐藻寡糖的安全性

褐藻胶是一种酸性多糖，商品褐藻胶都是以钠盐的形式存在，即海藻酸钠（又称褐藻酸钠、藻酸钠）。此外，褐藻胶也可加工成钙盐和钾盐的形式——海藻酸钙和海藻酸钾。由于其优良的增稠性、成膜性、凝胶性、成丝性，褐藻胶的钠盐、钙盐和钾盐已被多国认定为是一种安全的食品添加剂，广泛应用于食品加工。美国FDA已批准褐藻胶作为食品添加剂用于食品工业，日本甚至把富含海藻胶的食品称为"长寿食品"。我国于2013年和2016年分别颁布了GB 29988—2013《食品安全国家标准 食品添加剂 海藻酸钾（褐藻酸钾）》和GB 1886.243—2016《食品安全国家标准 食品添加剂 海藻酸钠（又名褐藻酸钠）》。

工业生产褐藻胶的原料主要是褐藻门海洋植物，其中包括一些具有很长食用和药用历史的藻类，如海带（*Laminaria hyperborean*）和巨藻（*Macrocystis pyrifera*）。在褐藻胶的生产过程中，需要利用一些化学和物理方法提取和纯化，这一过程中会产生少量的褐藻寡糖。此外，在褐藻胶实际使用过程中，一些加工条件也会造成褐藻胶降解，产生褐藻寡糖。人们在食用含有褐藻胶产品的同时，也摄入了一定量的褐藻寡糖。因此，褐藻寡糖具有较长时间的食用历史。此外，急性毒性、亚急性毒性、亚慢性毒性和致突变性实验中，给大鼠每天灌服0.6g褐藻寡糖，连续灌服31d后，没有观察到褐藻寡糖具有任何明显毒性。通过小鼠急性经口毒性实验、遗传毒性实验和大鼠28d经口毒性试验对褐藻寡糖进行评价，发现小鼠急性经口半数致死量大于15000mg/kg体重，小鼠骨髓细胞微核实验、小鼠精母细胞染色体畸变实验结果均为阴性，而且经口毒性实验组大鼠生长发育、血液学、血生化、尿常规及病理组无异常[49]。这些结果均表明褐藻寡糖具有很好的安全性。

二、褐藻寡糖的生产

褐藻寡糖的主要生产原料为褐藻胶以及一些富含褐藻胶的藻类植物，如海带、巨藻和泡叶藻（*Ascophyllum nodosum*）、羊栖菜（*Hizikia-fusifarme*）、海鞘和黑藻［*Hydrilla verticillata*

（L.f.）Royle〕等。此外，一些细菌能够产生褐藻胶，如固氮菌属（*Azotobacter*）和假单胞菌属（*Pseudomonas*）微生物。但由于这些细菌来源的褐藻胶含量较低，主要局限于科学研究，很难应用于褐藻寡糖的大规模生产。目前，褐藻寡糖的制备和生产方法主要包括以下三种：物理降解法、化学降解法和酶降解法。

（一）物理降解法

物理降解法主要利用紫外线、微波辐射、γ辐射等辐照方法促使褐藻胶中的1，4–糖苷键断裂，从而生成褐藻寡糖。微波辐射在1.6kW和130℃下处理褐藻胶15min，可制备少量聚合度为2~10的褐藻寡糖；γ辐射降解褐藻胶过程中不需要对温度、反应环境进行调控，仅通过控制辐射量即可制备不同分子质量的褐藻寡糖。此外，离子液体处理、热处理和亚临界水解等物理方法也可以有效地降解褐藻胶中的1,4–糖苷键。在180~260℃下处理40g/L褐藻胶溶液，所得降解产物的聚合度分布在2~40范围内[50]。但是，利用物理降解法生产褐藻寡糖容易造成寡糖褐变，且反应过程不易控制，生产效率较低，产物组成分散，限制了物理降解法的大规模应用。

（二）化学降解法

化学降解法主要利用酸水解和氧化降解作用降解褐藻胶生产褐藻寡糖。常用于褐藻胶降解的化学试剂包括盐酸（HCl）和过氧化氢（H_2O_2）。利用盐酸降解褐藻胶时通常伴随着热处理（95~121℃），盐酸浓度在0.1~1.0mol/L范围内均可以将褐藻胶降解。利用过氧化氢降解褐藻胶时，可提供羟基自由基攻击甘露糖醛酸和古洛糖醛酸残基中C1位上的氢原子，从而引起分子结构的重排和糖苷键的断裂，产生褐藻寡糖。同样，利用过氧化氢降解褐藻胶在不同反应条件下制备的褐藻寡糖产物会有较大的差异。利用化学降解法制备褐藻寡糖时，在不同降解条件（试剂浓度、反应温度和反应时间）下产物的聚合度会有较大的差异。此外，化学降解过程中，需要添加大量的化学试剂，同时反应过程中会产生较多的副产物，不利于褐藻寡糖后续的精制工序。

（三）酶降解法

酶降解法生产褐藻寡糖主要利用褐藻胶裂解酶（Alginate lyase）通过β–消除机制（β–Elimination）使褐藻胶主链中的1,4–糖苷键断裂，从而生成含有不饱和双键的褐藻寡糖。酶降解法工艺具有反应过程污染少、反应条件温和、产品均一性好、降解效率高等优点[51, 52]。因此，酶降解法是目前褐藻寡糖最主要的生产方法。

根据作用位点不同，褐藻胶裂解酶可以分为聚甘露糖醛酸裂解酶（Poly-mannuronate-specific alginate lyase，EC 4.2.2.3）、聚古洛糖醛酸裂解酶（Poly-guluronate-specific alginate lyase，EC 4.2.2.11）和双功能褐藻胶裂解酶（Bifunctional alginate lyase，EC 4.2.2.–）。根据

氨基酸序列同源性，褐藻胶裂解酶在CAZy数据库中分布于7个多糖裂解酶（Polysaccharide lyase，PL）家族：PL5、PL6、PL7、PL14、PL15、PL17和PL18家族。绝大多数已发现的褐藻胶裂解酶都属于PL15和PL17家族。

目前，已发现了许多微生物来源的褐藻胶裂解酶，如棕色固氮菌（*Azotobacter vinelandii*）、假交替单胞菌（*Pseudoalteromonas* sp.）、嗜麦芽寡养单胞菌（*Stenotrophomas maltophili*）以及弧菌（*Vibrio* sp.）来源的褐藻胶裂解酶。大多数褐藻胶裂解酶的最适温度在30~50℃，温度稳定性较差，只有少数褐藻胶裂解酶的最适温度高于50℃。因此利用酶降解法制备褐藻寡糖时，反应温度不宜过高，以防褐藻胶裂解酶变性失活。此外，多数褐藻胶裂解酶都来源于海洋微生物，钠离子（Na^+）、钾离子（K^+）、钙离子（Ca^{2+}）、镁离子（Mg^{2+}）等离子对很多褐藻胶裂解酶的活性都有促进作用[51]。

酶降解法制备的褐藻寡糖组成与褐藻胶裂解酶的底物特异性密切相关，产物聚合度通常在2~9，聚合度大于10的褐藻寡糖含量一般较低。褐藻胶裂解酶的来源、加酶量、反应温度和体系pH以及金属离子等反应条件对褐藻寡糖的组成都有影响。利用叶氏假交替单胞菌（*Pseudoalteromonas elyakovii*）来源的褐藻胶裂解酶降解30g/L褐藻胶溶液，加酶量为1.0U/mL，在50mmol/L Mg^{2+}存在下于30℃降解96h，主要产生聚合度6和7为主的褐藻寡糖，得率分别为35%和51%。来源于多食黄杆菌（*Flavobacterium multivorum*）的褐藻胶裂解酶于37℃下降解褐藻胶，加酶量为7U/g褐藻胶，降解30min后产生褐藻寡糖的聚合度在2~7；当反应温度降低至30℃，加酶量降低为0.5U/g，降解时间延长至6h后，褐藻胶降解产物的聚合度则在15以上[51]。

此外，不同来源褐藻胶的甘露糖醛酸和古洛糖醛酸之比（M/G比值）以及乙酰化程度有所不同，很大程度上影响了酶解产物种类与含量。利用假单胞菌HZJ216来源的褐藻胶裂解酶降解两种M/G比值不同的褐藻胶时，同样的酶解条件，酶解产物表现出较大差异。当该酶降解M/G比值为1.86的褐藻胶时，降解产物的聚合度2~6；而当其降解M/G比值为2.28的褐藻胶时，所得褐藻寡糖的聚合度以2~3为主[52]。因此，选择合适的褐藻胶底物和褐藻胶裂解酶，并基于褐藻胶裂解酶的性质选择适当的反应条件，可达到选择性制备褐藻寡糖的目的。

三、褐藻寡糖的功能活性

作为一种酸性低聚糖，褐藻寡糖的功能活性一直是益生元活性研究的热点之一。目前已经发现褐藻寡糖具有多种功能活性，如调节肠道菌群、调节机体免疫以及一定的抗肿瘤、降低血压、提高胰岛素敏感性等功能。

（一）调节肠道菌群

褐藻寡糖能够促进肠道内双歧杆菌和乳杆菌等有益菌增殖，起到调节肠道菌群的作用。

人体粪便体外发酵实验表明，与褐藻寡糖（化学降解法制备）共同发酵24h后，粪便中双歧杆菌的数量由$10^{8.06}$CFU/g增加到$10^{8.55}$CFU/g，其他微生物的含量则没有明显变化[53]。在健康Wistar大鼠的饲料中添加2.5%（质量分数）褐藻寡糖（酶降解法制备），连续饲喂2周后，大鼠粪便中双歧杆菌含量增加了13倍，乳杆菌含量增加了5倍，同时粪便中肠杆菌和肠球菌的含量显著降低，且没有出现肠道炎症或腹胀等不适反应。

（二）调节机体免疫

褐藻寡糖可以促进机体细胞产生大量细胞因子，如TNF-α和白介素等，从而调节机体免疫功能。给小鼠腹膜注射700mg/kg褐藻寡糖后，可以刺激20种细胞因子的产生，如粒细胞集落刺激因子（Granulocyte colony-stimulating factor）、单核细胞趋化蛋白-1、白介素-6、角化细胞衍生的趋化因子（Keratinocytederived chemokine）和白介素-12等，还能够显著提高血清中T细胞含量[54]。细胞实验表明，褐藻寡糖能够有效提高RAW264.7细胞中一氧化氮合成酶（Nitric oxide synthase）的表达水平，促进一氧化氮生成，后者是一种多功能分子，可充当血管松弛剂、神经递质、炎症介质和特异性免疫调节剂。不同聚合度的褐藻寡糖的免疫调节作用不同。动物实验表明，高聚合度的褐藻寡糖（古洛糖醛酸八糖和甘露糖醛酸七糖）能够有效刺激大鼠巨噬细胞分泌白介素-1α、白介素-1β和白介素-6，而低聚合度的褐藻寡糖（古洛糖醛酸三糖和甘露糖醛酸三糖）的刺激作用则相对较弱。

（三）抗肿瘤

褐藻寡糖与常用的抗肿瘤药物不同，并不直接作用于肿瘤细胞，而是通过提高机体对肿瘤细胞的防御能力和增强机体免疫系统的功能来实现抗肿瘤作用。因此，褐藻寡糖本身无细胞毒性，对正常细胞无损伤，这与其他有潜在毒副作用的抗肿瘤药物不同。细胞实验表明，褐藻寡糖对小鼠tsFT210细胞、人前列腺癌细胞以及人白血病U937细胞的生长均具有一定抑制作用。让骨肉瘤术后患者每天服用10mg褐藻寡糖，连续服用两年后，患者的机体抗氧化水平和抗炎能力以及血清超氧化物歧化酶水平、谷胱甘肽（Glutathione）水平和高密度脂蛋白胆固醇水平均显著上升，白介素-1β和白介素-6水平有所下降，促使患者癌症的复发率有所下降。

（四）调节机体血压

褐藻寡糖能够降低高血压模型大鼠的收缩压，缓解高血压导致的肾脏和心血管损伤。使用聚合度2~3的褐藻寡糖和低盐膳食饲喂自发性高血压大鼠（Spontaneously hypertensive rats）7周后，大鼠的收缩压显著降低，心脏重量有所下降，同时明显减轻了大鼠的肾小球形态损伤，表明褐藻寡糖对自发性高血压大鼠的早期肾脏损伤有一定保护作用。利用高盐膳食诱导DahlS大鼠形成高血压大鼠模型，采用含有4%或8%（质量分数）褐藻寡糖的高盐膳食继续饲喂7周，与模型组大鼠相比，褐藻寡糖可有效缓解高血压造成的心血管和肾脏损伤。每天给高盐膳食诱导高血压模型DahlS大鼠皮下注射60mg褐藻寡糖，继续使用高盐膳食饲喂14d，监测模型大鼠的血压变化[55]。结果表明，饲喂期间模型组大鼠的血压始终维持在较高水平，而皮下注射褐藻寡糖大鼠的收缩压逐渐降低，14d时高盐膳食诱导的大鼠高血压病症几乎完全消失。褐藻寡糖并不能改变大鼠粪便和尿液中钠离子的排泄水平，但可以显著降低尿蛋白的排泄水平，因此褐藻寡糖对高盐膳食诱导的高血压缓解作用可能是通过对血管的直接作用而发生的，而不是减少盐分的吸收。

（五）提高胰岛素敏感性

褐藻寡糖能够提高细胞的胰岛素敏感性，可用于辅助治疗2型糖尿病。褐藻寡糖（甘露糖醛酸寡糖）能够有效改善C2C12骨骼肌细胞的胰岛素敏感性，进入细胞后褐藻寡糖会分布于线粒体，通过调节过氧化物酶体增殖蛋白激活受体γ辅激活因子-1α（Peroxisome proliferator-activated receptor γ coactivator-1α）、肉碱棕榈酰转移酶-1（Carnitine palmitoyl transferase-1）和磷酸化乙酰辅酶A羧化酶（Phosphorylated acetyl-CoA carboxylase）的表达，提升细胞的能量消耗，从而提升细胞对胰岛素的敏感性。因此，褐藻寡糖对2型糖尿病的辅助治疗具有潜力。

四、褐藻寡糖在食品中的应用

褐藻寡糖具有优良的理化性质和许多功能活性，在食品中具有较大的应用潜力。目前褐藻寡糖应用于食品的加工生产不多，仅有少数产品中添加了褐藻寡糖。以褐藻寡糖为原料的富锌排铅咀嚼片，主要原料为褐藻寡糖、羧甲基壳聚糖、醋酸钙、醋酸锌等。褐藻寡糖不仅可以有效清理人体肠道内的垃圾，具有一定排毒功能，而且可以调节肠道中细菌的平衡防止便秘，同时可以延缓衰老、提高免疫力等。此外，褐藻寡糖可以促进肠道内双歧杆菌的生长，并使其产生B族维生素，增强肠道对蛋白质的吸收能力和保护神经系统。褐藻胶寡糖还可以作为一种解毒剂，能吸附有毒重金属，提高肝脏解毒能力，并促进体内毒素排出体外，减轻重金属在人体中的沉积。因此褐藻寡糖在功能食品方面的应用潜力很大，能够在提高人们生活水平、改善人们身体健康状况方面发挥更大的作用。

第七节　稀有糖

单糖是自然界中最简单的碳水化合物，也是最基本的碳水化合物单位。自然界中存在大量的单糖，主要有D-葡萄糖、D-果糖、D-半乳糖、D-半乳糖、D-甘露糖、D-核糖、D-木糖和L-阿拉伯糖，其余单糖均可称为稀有糖（Rare sugar）。根据国际糖协会（International

Society Rare Sugars，ISRS）的定义，稀有糖是"自然界存在但含量极少的一类单糖及其衍生物"。因此，广义上的稀有糖不仅包括单糖，还包括糖醇等单糖衍生物。稀有糖在自然界中含量很少，但在食品、医药等行业中发挥着非常重要的作用，同时也具有许多功能活性，如促进益生菌增殖、调节肠道菌群、控制血糖、减轻体重等，可视为一种潜在的益生元。

一、稀有糖的分类

根据碳原子数目不同，可将单糖分为丁糖（四碳糖）、戊糖（五碳糖）、己糖（六碳糖）以及庚糖（七碳糖）。

（一）丁糖

丁糖包括4种丁醛糖（D-或L-赤藓糖、D-或L-苏阿糖）和2种丁酮糖（D-或L-赤藓酮糖）。丁糖的糖醇主要有3种，即赤藓糖醇和D-或L-苏糖醇。6种丁糖和3种丁糖醇均属于稀有糖。

赤藓糖醇（Erythritol）是一种研究相对较多的丁糖稀有糖，是自然界中发现的相对分子质量最小的糖醇，结构式如图11-16（1）所示。作为一类多元醇类甜味剂，赤藓糖醇的甜度为蔗糖的65%，且口味与蔗糖较为相似，具有稳定性高、甜味协调、无吸湿性等特点。此外，赤藓糖醇的热量明显低于其他大多数单糖，仅为1.2kJ/g，是蔗糖热量的十分之一。2002年，我国批准赤藓糖醇为食品添加剂，2011年颁布GB 26404—2011《食品安全国家标准 食品添加剂 赤藓糖醇》。2016年，加拿大卫生部批准赤藓糖醇作为甜味剂用于非酒精、果味碳酸饮料的生产。

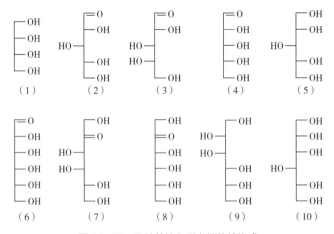

图 11-16 几种单糖和稀有糖的结构式

（1）赤藓糖醇 （2）D-木糖 （3）L-阿拉伯糖 （4）D-核糖 （5）木糖醇

（6）D-阿洛糖 （7）D-塔格糖 （8）D-阿洛酮糖 （9）D-甘露醇 （10）D-山梨醇

（二）戊糖类

戊糖是一类重要的单糖，包括8种戊醛糖（D-或L-木糖、D-或L-阿拉伯糖、D-或L-核糖和D-或L-来苏糖）和4种戊酮糖（D-或L-木酮糖和D-或L-核酮糖）。此外，还有4种戊糖醇，即D-或L-阿拉伯糖醇、木糖醇和核糖醇。其中，只有D-木糖、L-阿拉伯糖、D-核糖、核糖醇和D-阿拉伯糖醇在自然界中大量存在，其他11种戊糖（醇）都属于稀有糖。

目前，对戊糖类稀有糖的研究相对较少。但是D-木糖、L-阿拉伯糖和D-核糖等非稀有戊糖难以被人体消化吸收，并具有多种功能活性，可作为一种单糖类益生元。D-木糖（D-Xylose）是木聚糖的组成单体，在植物中广泛存在，同时也是某些糖蛋白中糖链与氨基酸（丝氨酸或苏氨酸）的连接单位，结构式如图11-16（2）所示。D-木糖具有柔和的甜味，甜度为蔗糖的70%，具有不被消化吸收、促进有益菌增殖等多种功能。2009年，我国批准D-木糖为食品添加剂，并颁布GB/T 23532—2009《木糖》。L-阿拉伯糖（L-Arabinose）在自然界中很少以游离形式存在，常与其他单糖结合，以杂多糖的形式存在于植物果浆、胶体、半纤维素、果胶以及某些糖苷中，结构式如图11-16（3）所示。L-阿拉伯糖的甜度为蔗糖的50%，具有抑制蔗糖吸收、控制血糖升高、预防便秘等功能。我国于2008年批准L-阿拉伯糖为新食品原料（卫生部2008年第12号公告），使用范围为各类食品，但不包括婴幼儿食品。D-核糖（D-Ribose）是一种重要的戊糖，是核糖核酸和ATP的重要组成物质，对生命的形成有重要意义，结构式如图11-16（4）所示。D-核糖具有清凉的甜味，其甜度为蔗糖的70%，可用于多种食品加工。2015年，我国批准D-核糖为食品添加剂，并于次年颁布GB 1886.141—2016《食品安全国家标准 食品添加剂 D-核糖》。

木糖醇（Xylitol）是存在于植物原料中的一种天然戊糖醇，结构式如图11-16（5）所示。木糖醇广泛存在于各种水果、蔬菜、谷类之中，但含量很低。木糖醇的甜味与蔗糖相似，入口后往往伴有微微的清凉感，这是因为它易溶于水，并在溶解时吸收一定热量。木糖醇低温品尝效果更佳，甜度达蔗糖的1.2倍。木糖醇热量为10.0kJ/g，代谢不受胰岛素调节，具有多种功能特性。1990年，我国批准木糖醇为食品添加剂，1992年颁布GB 13509—1992《食品添加剂 木糖醇》（已废止），2016年颁布GB 1886.234—2016《食品安全国家标准 食品添加剂 木糖醇》。

（三）己糖类

己糖同样也是自然界中一类重要的单糖，包括16种己醛糖（D-或L-葡萄糖、D-或L-半乳糖、D-或L-甘露糖、D-或L-阿洛糖、D-或L-阿卓糖、D-或L-古洛糖、D-或L-塔罗糖和D-或L-艾杜糖）和8种己酮糖（D-或L-阿洛酮糖、D-或L-果糖、D-或L-山梨糖和D-或L-塔格糖）。己糖的羰基碳加氢还原可得到己糖醇，主要包括D-葡萄糖醇（L-山梨糖醇）、D-山梨糖醇（L-葡萄糖醇）、D-阿卓糖醇（D-塔罗糖醇）、L-阿卓糖醇（L-塔罗糖醇）、D-

或L–艾杜糖醇、D–或L–甘露糖醇、半乳糖醇和蒜糖醇。己糖和己糖醇中，除D–葡萄糖、D–果糖、D–半乳糖、D–甘露糖、D–甘露醇和D–山梨醇等在自然界中大量存在，大多数己糖（醇）在自然界中含量很少，属于稀有糖。

理论上来说，自然界中存在约50种稀有糖，但迄今仅在自然界中发现30多种稀有糖。其中，研究和应用较多的主要为D型己糖类稀有糖，如D–阿洛糖（D–Allose）、D–塔格糖（D–Tagatose）和D–阿洛酮糖（D–Allulose）。D–阿洛糖是D–阿洛酮糖的醛糖异构体和D–葡萄糖的3–差向异构体，存在于一些天然植物的提取物和细菌代谢物中，结构式如图11–16（6）所示。D–塔格糖是天然存在的一种稀有糖，是D–半乳糖的酮糖异构体和D–山梨糖的3–差向异构体，结构式如图11–16（7）所示。D–塔格糖的甜味与果糖相似，甜度为蔗糖的90%，而热量只是蔗糖的三分之一。人体小肠对D–塔格糖的吸收率仅为20%左右，大部分D–塔格糖进入大肠后被有益菌分解代谢。此外，D–塔格糖还具有无龋齿性、促进益生菌增殖和抗氧化活性等多种特性。D–阿洛酮糖是果糖的3–差向异构体，结构式如图11–16（8）所示。D–阿洛酮糖的热量仅为0.8kJ/g，甜度为蔗糖的70%，具有调节机体脂代谢、葡萄糖代谢等多种功能。目前，美国FDA已批准D–塔格糖和D–阿洛酮糖为"公认安全"（GRAS）的食品添加剂。我国也颁布了D–塔格糖的行业标准——QB/T 4613—2013《塔格糖》，2014年批准D–塔格糖为新食品原料（卫生计生委2014年第10号公告），可用于除婴幼儿食品外的其他食品加工。

D–甘露醇（D–Mannitol）和D–山梨醇（D–Sorbitol）是两种研究较多的己糖醇，二者互为2–差向异构体，结构式如图11–16（9）和图11–16（10）所示。D–甘露醇和D–山梨醇在自然界中广泛存在，其中D–甘露醇在海带科植物中含量很高，D–山梨醇则主要分布于植物果实中。D–甘露醇无吸湿性，其甜度为蔗糖的70%。D–山梨醇吸湿性良好，具有清凉的甜味，甜度为蔗糖的65%。两者主要作为一类低热量甜味剂，在食品中广泛应用。美国FDA将两者作为"公认安全"（GRAS）的食品甜味剂。我国于2016年颁布了GB 1886.177—2016《食品安全国家标准 食品添加剂 D–甘露糖醇》和GB 1886.187—2016《食品安全国家标准 食品添加剂 山梨糖醇和山梨糖醇液》。

（四）庚糖类

庚糖类碳水化合物是一类自然界中天然存在的稀有糖，主要包括庚醛糖、庚酮糖以及庚糖醇。目前，已在多种植物中发现了庚糖类碳水化合物的存在，但由于来源匮乏、提取手段复杂等原因限制，对庚糖类碳水化合物的研究十分薄弱。

二、稀有糖的生产

稀有糖的生产方法主要有化学合成法和酶转化法。化学合成法主要是指利用催化加氢反应、加成反应、光延（Mitsunobu）反应、费里尔（Ferrier）重排和三氟化硼乙醚（$BF_3 \cdot Et_2O$）

引发的过氧化反应等化学方法来合成稀有糖。化学合成法合成稀有糖需要多步催化和保护反应，且反应条件苛刻、操作繁琐复杂，稀有糖的产率较低，副产物多，化学污染严重，还存在立体选择性不足的问题，因此利用化学合成法生产稀有糖目前仅在实验室阶段，尚无法大规模生产。

酶转化法是指以单糖为原料通过酶法转化获得稀有糖的方法。酶转化法反应条件温和、生产效率高、环境友好无污染，且具有较强的立体选择性，逐渐成为稀有糖生产的主要方法。针对酶转化法生产稀有糖等单糖，日本香川大学稀有糖研究中心的何森健（Ken Izumori）教授提出了一套完整的适用于所有稀有糖的制备策略——Izumoring策略[56]。该策略主要利用四种酶进行所有单糖及糖醇之间的相互转化，从而制备各种稀有糖。所用四种酶包括酮糖3-差向异构酶（Ktose 3-epimerase，KEase）、多元醇脱氢酶（Plyol dehydrogenase，PDH）、醛糖异构酶（Adose isomerase，AIase）以及醛糖还原酶（Adose reductase，ARase）。

（一）己糖（醇）的 Izumoring 策略

己糖（醇）的Izumoring策略主要包括己酮糖之间的异构转化、己酮糖与己醛糖之间的异构转化以及己酮糖和己糖醇之间的相互转化。

1. 己酮糖之间、己酮糖和己糖醇之间的异构转化

酮糖3-差向异构酶是己酮糖之间异构转化中最重要的酶，能够特异性催化己酮糖C3位置的差向异构化，实现D-果糖与D-阿洛酮糖、D-山梨糖与D-塔格糖、L-果糖与L-阿洛酮糖、L-山梨糖与L-塔格糖之间的相互转化（图11-17）。此外，D-阿洛酮糖与D-塔格糖之间的相互转化可以通过两步反应完成。首先，利用合适的多元醇脱氢酶将D-阿洛酮糖还原为D-阿卓糖醇，D-阿卓糖醇与D-塔罗糖醇结构相同；再利用其他合适的多元醇脱氢酶将D-塔罗糖醇氧化为D-塔格糖。同理，L型己酮糖之间也可以实现相互转化。此外，由于D-葡萄糖醇和L-山梨糖醇、D-山梨糖醇和L-葡萄糖醇的结构相同，因此使用合适的多元醇脱氢酶可以实现L型和D型己酮糖之间的相互转化。

2. 己酮糖与己醛糖之间的异构转化

己酮糖与己醛糖之间的异构转化过程中，需要两种酶——醛糖异构酶和醛糖还原酶。醛糖异构酶能够将己醛糖异构化为对应的己酮糖，醛糖还原酶则能够将己醛糖还原成相应的己糖醇。通过这两个酶的催化作用，即可实现所有己醛糖和己酮糖之间的相互转化。

己糖（醇）的Izumoring策略设计如图11-18所示，包括16个己醛糖、10个己糖醇和8个己酮糖。图中，D型己糖划分在右侧区域，L型己糖则划分在左侧区域。整个转化系统由两个转化环组成，即内侧的己酮糖-己糖醇转化环和外侧的己醛糖-己酮糖转化环。D-甘露糖醇、L-甘露糖醇、D-艾杜糖醇和L-艾杜糖醇位于己酮糖-己糖醇转化环内侧，不具旋光性的半乳糖醇和蒜糖醇则位于整个转化系统的中心点。可以看出，借助合适的催化酶，可以实现全部己糖（醇）之间的相互转化。

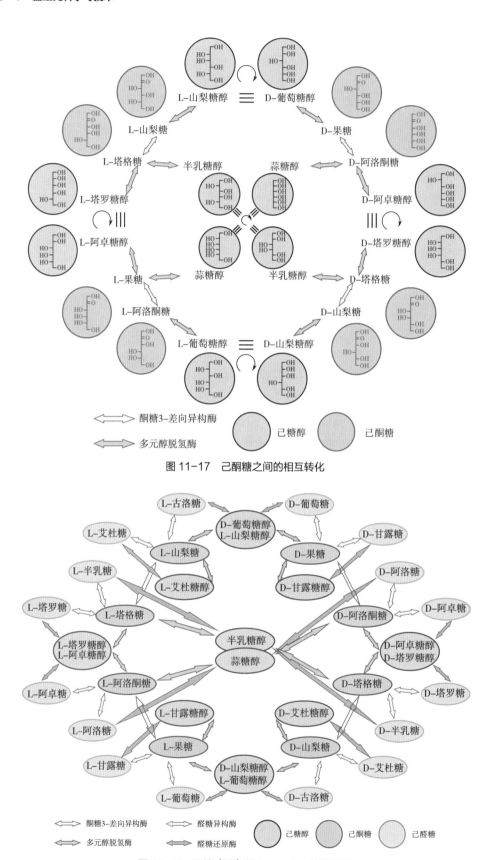

图 11-17　己酮糖之间的相互转化

图 11-18　己糖（醇）的 Izumoring 策略设计

Izumoring策略图非常清晰地展示了如何从一种单糖（D-葡萄糖、D-果糖等）生产任意一种己酮糖、己醛糖或己糖醇。例如，以D-葡萄糖为原料生产D-古洛糖最简捷的方式为通过六个步骤进行转化：D-葡萄糖 → D-果糖 → D-阿洛酮糖 → D-阿卓糖醇 → D-塔格糖 → D-山梨糖 → D-古洛糖。同理，可以设计出任意己糖（醇）的合适的酶法转化途径。

（二）丁糖（醇）和戊糖（醇）的 Izumoring 策略

丁糖（醇）和戊糖（醇）的Izumoring策略设计与己糖（醇）具有相同的模式（图11-19）。丁糖（醇）的Izumoring策略中包括4个丁醛糖、2个丁酮糖和3个丁糖醇。其中，D-赤藓酮糖和赤藓糖醇常作为丁糖稀有糖的主要原料。戊糖（醇）的Izumoring策略中包括8个戊醛糖、4个戊酮糖和4个戊糖醇。其中，D-木糖可以作为起始原料转化生产其他戊糖。例如，以D-木糖为原料生产D-来苏糖最简捷的方式为通过两个步骤进行转化：D-木糖 → D-木酮糖 → D-来苏糖。

三、稀有糖的功能活性

迄今，自然界中已发现30多种稀有糖，人们逐渐开始关注稀有糖的功能活性。在众多稀有糖中，研究和关注较多的主要是D型己糖类稀有糖，如D-阿洛酮糖和D-塔格糖等。目前，已经发现D-阿洛酮糖和D-塔格糖等己糖类稀有糖具有以下功能活性。

（一）调节肠道菌群

稀有糖在人体内被肠道微生物菌群发酵，可以产生大量短链脂肪酸，使结肠内丁酸等短链脂肪酸的浓度显著升高。丁酸等短链脂肪酸在预防结肠癌、抑制肠道致病菌（如大肠杆菌）等方面具有重要作用，同时促进乳杆菌等有益菌的生长。让健康志愿者连续2周每天摄入30g D-塔格糖后，志愿者粪便中双歧杆菌属和乳杆菌属微生物数量显著增多，而有害菌数量则明显减少。以D-塔格糖为碳源，培养176种人体肠道细菌（包括正常菌群和致病菌）。发酵48h后，以发酵体系pH低于对照组0.5个pH单位以上，作为判断菌种是否利用D-塔格糖的标准。结果显示，人体肠道菌中仅有少数几种正常菌群可以发酵D-塔格糖，包括粪链球菌（*Enterococcus faecalis*）、嗜酸乳杆菌、鼠李糖乳杆菌（*L. rhamnosus*）、嗜热链球菌（*Streptococcus thermophilus*）等。

（二）调节葡萄糖代谢

稀有糖在体内的吸收率较低，不会引起体内血糖水平的明显变化。动物实验表明，D-塔格糖、D-阿洛糖、D-阿洛酮糖等稀有糖可在一定程度上抑制体内肝糖原分解，从而避免2型糖尿病患者的血糖升高。此外，健康志愿者和2型糖尿病患者分别单独摄入75g D-葡萄糖或

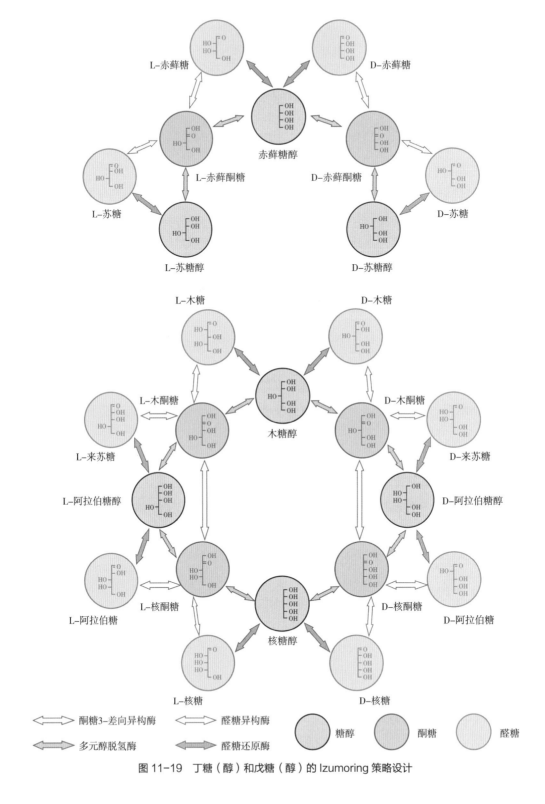

图 11-19 丁糖（醇）和戊糖（醇）的 Izumoring 策略设计

75g D-塔格糖，测定摄入后3h内血糖和胰岛素水平的变化。结果表明，D-塔格糖不会引起健康受试者和2型糖尿病患者空腹血糖和胰岛素水平的明显变化，可明显抑制糖尿病患者因摄入D-葡萄糖所引起的血糖升高。给2型糖尿病患者分别服用0、10、15、20、30g D-塔格糖，30min后再服用75g D-葡萄糖，检测D-葡萄糖摄入后3h内患者体内的血糖水平变化。随着D-塔格糖服用剂量的增加，其抑制血糖升高的作用也越明显，并呈一定的剂量依赖关系。

上述稀有糖还能够有效缓解并改善2型糖尿病的症状，抑制各种并发症的发生。糖尿病患者因血糖水平高导致血红蛋白发生过度糖基化，进而导致形成一系列的并发症，如糖尿病酮症中毒、动脉硬化等。稀有糖可降低血液中糖基化蛋白的形成，有助于预防糖尿病并发症的发生，对糖尿病患者十分有利。

（三）调节脂质代谢

D-阿洛酮糖等稀有糖能够调节脂质代谢，避免脂肪在体内过度堆积。在患有2型糖尿病的OLETF（Otsuka long-evans tokushima fatty）大鼠的饮用水中添加50g/L D-阿洛酮糖，喂养13周后发现大鼠的腹部脂肪和身体脂肪重量明显低于对照组，且脂肪细胞小于对照组。在高脂膳食诱导的肥胖大鼠的正常饮食中添加不同剂量的D-阿洛酮糖，发现大鼠的体重和体内脂肪的积累量比对照组大鼠显著降低，且降低程度与D-阿洛酮糖呈剂量依赖关系。连续4周给大鼠喂食30g/L D-阿洛酮糖，大鼠肝脏中脂肪合成酶的活力降低，而脂肪氧化酶表达水平上升[57]。推测D-阿洛酮糖主要通过抑制脂肪合成和提高脂肪分解速度来降低脂肪在体内的积累。

（四）控制肥胖、降低体重

D-阿洛酮糖等稀有糖具有控制肥胖、降低体重的作用。用含有5%（质量分数）D-阿洛酮糖的正常饲料饲喂糖尿病模型小鼠，饲喂12周后，小鼠体重、脂肪增量均显著降低，基因分析显示与脂肪合成相关的 PPAR-7、C/EBPα 基因表达量下降。健康志愿者餐前摄入5g D-阿洛酮糖，能够有效增强志愿者餐后的脂肪氧化作用，降低碳水化合物氧化作用。

（五）抗肿瘤活性

糖类物质对肿瘤细胞的生长、迁移、转移以及细胞与细胞之间的黏附均有重要的影响，外源性糖类物质（如稀有糖等）具有调控体内糖类物质的作用。稀有糖对肿瘤细胞的生长、迁移、转移或者细胞与细胞之间的黏附均可产生一定的抑制作用，主要从以下两方面对肿瘤细胞产生影响。

1. 引起肿瘤细胞凋亡

凋亡的异常在恶性肿瘤细胞的发生和转移过程中起着重要作用，诱导肿瘤细胞凋亡是现阶段治疗肿瘤的有效手段。D-阿洛糖可以上调3种头颈癌细胞中葡萄糖转运体、P21和 P53 基因的mRNA表达水平，下调细胞周期蛋白A2、细胞周期蛋白B1及细胞分裂周期基因2（CDC2）的mRNA表达水平。检测[14]C标记研究发现，D-阿洛糖可以干扰肿瘤细胞对D-葡萄糖的摄取，从而抑制肿瘤细胞生长并诱导肿瘤细胞凋亡。

2. 抑制肿瘤细胞增殖

抑制肿瘤细胞的增殖是治疗肿瘤的基础。D-阿洛糖能够明显抑制多种肿瘤细胞系（HeLa、HepG2、HuH-7、HaCaT）的增殖，且抑制作用与D-阿洛糖呈剂量依赖关系。此外，一些稀有的L型戊糖也可以抑制肿瘤细胞的增殖。

（六）其他功能活性

稀有糖可以清除体内自由基，增强机体的抗氧化水平。给青春期雄性SD大鼠口服塑化剂 [Di（2-ethylhexyl）phthalate，DEHP] 30mg/（kg体重·d）两周后，导致大鼠睾丸萎缩并伴随精子生成缺乏症，但是在大鼠的饮食中额外添加2%（质量分数）D-阿洛酮糖后，大鼠不会出现睾丸萎缩，并可形成完整的精子。基因分析表明，D-阿洛酮糖可以激活大鼠体内氧化应激相关基因的表达水平，能够直接清除大鼠睾丸内活性氧类物质的含量。

炎症是机体组织对物理、化学、免疫或生物因素所引起组织损伤的保护性反应。炎症的发生、发展和愈合均与天然或获得性免疫应答密切相关。炎症反应在脑缺血/再灌注损伤的机制中发挥重要作用。D-阿洛糖可以抑制在肝脏、肾脏及视网膜中已激活的白细胞，还可以减弱大脑缺血后再灌注损伤。

D-塔格糖等稀有糖不会被人体口腔内细菌发酵，不会导致龋齿。此外，D-塔格糖在抑制齿蚀斑、消除口臭方面也有良好的作用，可用于抑制龋齿、牙龈炎等牙齿疾病。

四、稀有糖在食品中的应用

稀有糖具有甜味，热量低，且不会引起龋齿和血糖升高，因此主要作为甜味剂用于食品的加工生产。以D-塔格糖和D-阿洛酮糖为例，介绍稀有糖在食品中的应用。

D-塔格糖和D-阿洛酮糖的甜味特性与蔗糖相似，均无任何不良的异味或后味，两者的甜度分别为蔗糖的90%和70%，不同的是D-塔格糖的甜味刺激更直接，与果糖类似。此外，D-塔格糖的热量为5.4kJ/g，D-阿洛酮糖的热量为0.8kJ/g，因此它们都属于低热量甜味剂。

D-塔格糖和D-阿洛酮糖与多种甜味剂都具有良好的协同增效作用，如安赛蜜、糖精、阿斯巴甜、甜蜜素、纽甜、三氯蔗糖等。它们可以有效提高甜味剂的甜度，改善甜味剂的口感、风味和后味。以D-塔格糖为例，根据甜味剂的品种、产品甜度及感官要求的不同，D-塔格糖与甜味剂的用量比例通常为（1:1）~（1000:1），当比例为（4:1）~（200:1）时复配的效果最好。将D-塔格糖与其他甜味剂复配，可以有效减少饮料中甜味剂的用量。例如，添加10g/L D-塔格糖，即可在同等甜度下（110g/L蔗糖）降低20%~25%的阿斯巴甜用量；当D-塔格糖用量低至2g/L时，也可减少约10%的阿斯巴甜用量。使用D-阿洛酮糖同样可以减少饮料中安赛蜜、三氯蔗糖等甜味剂的用量。

美国FDA对D-塔格糖和D-阿洛酮糖在食品中的适用范围和限量分别作了规定，见表11-19和表11-20。可见，D-塔格糖和D-阿洛酮糖可作为甜味剂用于许多食品的加工。

表 11-19　美国 FDA 对 D- 塔格糖在食品中的使用范围及限量规定

食品	内容	限量/%（质量分数）
焙烤食品	饼干、快速焙烤食品、松饼、快速焙烤型咖啡蛋糕	2
即食谷物	所有的即食谷物	3g/份
饮料（碳酸型和非碳酸型）	乳饮料、果汁、果汁饮料、茶、咖啡饮料（即饮型和冲剂型）	1
酸乳	不包括白霜干酪	2
冷冻奶甜品（减脂型或低脂型）	清淡冰淇淋、冷冻牛乳甜点、低（脱）脂霜酪以及相关冷冻新产品	3
果露	水果型和乳制品果露饮料	1
牛奶巧克力	牛奶巧克力糖和糖衣	3
硬糖	普通型和清淡减肥型	15
软糖、咀嚼糖	焦糖、太妃糖、牛轧糖、奶油糖、法奇糖、方旦糖、水果糖（不包括棉花糖、果酱、果冻、糖球和甘草糖）	3
无糖口香糖	无糖口香糖	30
健康小吃棒和清淡减肥软糖	低脂、减脂、减肥餐，补充能量或营养强化型小吃棒，清淡减肥软糖	10
糖衣	甜饼、糕饼、巧克力饼、白蛋糕、松糕以及蛋糕等糕点上的糖衣或糖霜	30
代餐	代餐饮料、清淡减肥代餐饮料、营养补充饮料（即饮型或冲剂型）	5g/份
膳食补充饮料	蛋白饮料，包括膳食补充型和清淡减肥型（即饮型或冲剂型）	1
低能量餐桌甜味剂	蔗糖替代品	1g/份
膳食补充甜味剂	膳食补充咀嚼片、蛋白饮料和小吃棒	3g/份

表 11-20　美国 FDA 对 D- 阿洛酮糖在食品中的使用范围及限量规定

食品	限量/%（质量分数）
无酒精饮料（低热量型、减少热量型、无糖型）	3.5

续表

食品	限量/%（质量分数）
谷物（普通型、低热量型、减少热量型、无糖型）	25
口香糖	50
糕点	5
冷冻奶甜品、冰淇淋、软冰淇淋、果汁冰糕（低热量型、减少热量型、无糖型）	5
酸乳、冷冻酸乳（低热量型、减少热量型、无糖型）	5
色拉调料	5
明胶、布丁（低热量型、减少热量型、无糖型）	10
硬糖（低热量型、减少热量型、无糖型）	50
软糖（低热量型、减少热量型、无糖型）	25
果酱与果冻	10
糖	10
甜酱（低热量型、减少热量型、无糖型）	10

参考文献

［1］Montgomery E M，Hudson C S. Relations between rotatory power and structure in the sugar group. XXVII. Synthesis of a new disaccharide ketose（lactulose）from lactose1［J］. Journal of the American Chemical Society. 1930，52：2101–2106.

［2］Baskaran V，Narasimhamurthy K，Nagendra R，et al. Safety evaluation of lactulose syrup in rats［J］. Journal of Food Science and Technology. 1999，36：355–357.

［3］郑建仙. 功能性低聚糖［M］. 第1版. 北京：化学工业出版社，2004.

［4］Wang Z. Lobry de Bruyn–Alberda van Ekenstein transformation［J］. Comprehensive Organic Name Reactions and Reagents. 2010：1763–1766.

［5］Kulkarni A，Ogata M，Sako T，et al. One–pot isomerization of aldo–disaccharides to keto–disaccharides in deep sea water under sub–critical conditions［J］. Tetrahedron Letters. 2012，53：3385–3388.

［6］Aider M，Gimenez–Vidal M. Lactulose synthesis by electro–isomerization of lactose：Effect of lactose concentration and electric current density［J］. Innovative Food Science and Emerging Technologies. 2012，16：163–170.

［7］Wang H，Yang R，Hua X，et al. Expression，enzymatic characterization，and high–level production of glucose isomerase from *Actinoplanes missouriensis* CICIM B0118（A）in *Escherichia coli*［J］. Zeitschrift für Naturforschung C. 2011，66：605–613.

［8］Kim Y S，Oh D K. Lactulose production from lactose as a single substrate by a thermostable cellobiose

2-epimerase from *Caldicellulosiruptor saccharolyticus*［J］. Bioresource Technology，2012，104：668–672.

［9］Hua X，Yang R，Shen Q，et al. Production of 1–lactulose and lactulose using commercial β–galactosidase from *Kluyveromyces lactis* in the presence of fructose［J］. Food Chemistry. 2013，137：1–7.

［10］Fujita K，Hara K，Hashimoto H，et al. Transfructosylation catalyzed by β–fructofuranosidase I from *Arthrobacter* sp. K–1［J］. Agricultural and Biological Chemistry. 1990，54：2655–2661.

［11］吴素萍. 大豆低聚糖功能特性在发酵食品中的应用［J］. 中国酿造. 2013. 32（07）：11–15.

［12］金其荣，徐勤. 大豆低聚糖生产、生理功能及其应用［J］. 食品科学. 1994. 11：7–12.

［13］佟献俊，孙洋，钱方. 大豆黄浆水中乳清蛋白和低聚糖制备研究进展［J］. 中国酿造. 2009，12：3–5.

［14］Ma Y，Wu X，Giovanni V，et al. Effects of soybean oligosaccharides on intestinal microbial communities and immune modulation in mice［J］. Saudi Journal of Biological Sciences. 2017. 24（1）：114–121.

［15］Nakata T，Kyoui D，Takahashi H，et al. Inhibitory effects of soybean oligosaccharides and water–soluble soybean fibre on formation of putrefactive compounds from soy protein by gut microbiota［J］. International Journal of Biological Macromolecules. 2017. 97：173–180.

［16］尤新. 功能性低聚糖生产与应用［M］. 第1版. 北京：中国轻工业出版社，2004.

［17］Chen H，Liu L，Zhu J，et al. Effect of soybean oligosaccharides on blood lipid，glucose levels and antioxidant enzymes activity in high fat rats［J］. Food Chemistry. 2010. 119（4）：1633–1636.

［18］李本楠，甘卉. 大豆低聚糖理化性质及其生理功能［J］. 中国实用医药. 2009. 4（25）：238–239.

［19］雷海容，张枫燃，梁洪祥，等. 大豆益生元发酵豆乳的制备及其对益生菌数量的影响［J］. 食品研究与开发. 2020. 41（01）：139–146.

［20］王建宇，冯晓光，韩贵成，等. 大豆低聚糖对大米粉老化性质的影响及其机理研究［J］. 食品安全导刊. 2020. 9：103–106.

［21］Hong S J，Lee J H，Kim E J. Toxicological evaluation of neoagarooligosaccharides prepared by enzymatic hydrolysis of agar［J］. Regulatory Toxicology and Pharmacology. 2017. 90：9–21.

［22］陈海敏，严小军，郑立，等. 琼胶的降解及其产物的分析［J］. 河南工业报（自然科学版）. 2003. 24：41–44.

［23］Bartos K，Chorng L P，Tih K Y. Monitoring and preparation of neoagaro–and agaro–oligosaccharide products by high performance anion exchange chromatography systems［J］. Carbohydrate Polymers. 2015. 122：351–358.

［24］Fu X T，Kim S M. Agarase：review of major sources，categories，purification method，enzyme characteristics and applications［J］. Marine Drugs. 2010. 8：200–218.

［25］Li J，Han F，Lu X，et al. A simple method of preparing diverse neoagaro–oligosaccharides with β–agarase［J］. Carbohydrate Research. 2007. 342：1030–1033.

［26］Ma J W，Yan Q J，Yi P，et al. Biochemical characterization of a truncated β–agarase from Microbulbifer sp. suitable for efficient production of neoagarotetraose［J］. Process Biochemistry. 2019. 87：119–127.

［27］陈虹，梅建凤，应国清. 新琼寡糖对保加利亚乳杆菌的促生长作用研究［J］. 食品科技. 2014. 39：24–27.

［28］Chen H M，Yan X J. Antioxidant activities of agaro–oligosaccharides with different degrees of polymerization in cell–based system［J］. Biochimica et Biophysica Acta. 2005. 1722：0–11.

［29］Hong S J，Lee J H，Kim E J，et al. Anti–obesity and anti–diabetic effect of neoagarooligosaccharides on high–fat diet–induced obesity in mice［J］. Marine Drugs. 2017.15：90–101.

［30］张红艳，林凯，阎春娟. 国内外天然食品防腐剂的研究进展［J］. 粮食加工. 2004. 29：57-60.

［31］Verma D K，Niamah A K，Patel A R，et al. Chemistry and microbial sources of curdlan with potential application and safety regulations as prebiotic in food and health［J］. Food Research International. 2020，133：109136.

［32］Liu J，Tang J Q，Li X T，et al. Curdlan（Alcaligenes faecalia）（1→3）-β-D-glucan oligosaccharides drive M1 phenotype polarization in murine bone marrow-derived macrophages via activation of MAPKs and NF-κB pathways［J］. Molecules. 2019. 24：4251-4266.

［33］侯庆华，宋文东. 昆布寡糖对2型糖尿病大鼠肝脏的保护作用［J］. 中国海洋药物. 2011. 3：64-68.

［34］Grandpierre C，Janssen H G，Laroche C. Enzymatic and chemical degradation of curdlan targeting the production of β-（1→3）oligoglucans［J］. Carbohydrate Polymers. 2008. 71：277-286.

［35］Yi P，Yan Q J，Jiang Z Q，et al. A first glycoside hydrolase family 50 endo-β-1,3-D-glucanase from Pseudomonas aeruginosa［J］. Enzyme and Microbial Technology. 2018. 108：34-41.

［36］Shi Y Q，Liu J，Yan Q J，et al. In vitro digestibility and prebiotic potential of curdlan（1→3）-β-d-glucan oligosaccharides in *Lactobacillus* species［J］. Carbohydrate Polymers. 2018. 188：17-26.

［37］Tang J，Zhen H M，Wang N N，et al. Curdlan oligosaccharides having higher immunostimulatory activity than curdlan in mice treated with cyclophosphamide［J］. Carbohydrate Polymers. 2019. 207：131-142.

［38］侯庆华，宋文东，王浩，等. 昆布寡糖对2型糖尿病大鼠的实验作用［J］. 广东海洋大学学报. 2009. 29：46-50.

［39］Ruffing A M，Castro-Melchor M，Hu W S. Genome sequence of the curdlan-producing Agrobacterium sp. strain ATCC 31749［J］. Journal of Bacteriology. 2011. 193：4294-4295.

［40］Guo Y，Yan Q，Yang Y，et al. Expression and characterization of a novel β-glucosidase，with transglycosylation and exo-β-1,3-glucanase activities，from *Rhizomucor miehei*［J］. Food Chemistry. 2015，175：431-438.

［41］He H，Qin Y，Chen G，et al. Two-step purification of a novel β-glucosidase with high transglycosylation activity and another hypothetical β-glucosidase in *Aspergillus oryzae* HML366 and enzymatic characterization［J］. Applied Biochemistry and Biotechnology，2013. 169：870-884.

［42］Kyu M T，Nishio S，Noda K，et al. Predominant secretion of cellobiohydrolases and endo-β-1,4-glucanases in nutrient-limited medium by *Aspergillus* spp. isolated from subtropical field［J］. Journal of Biochemistry，2020.

［43］Basholli-Salihu M，Mueller M，Unger F M，et al. The use of cellobiose and fructooligosaccharide on growth and stability of *Bifidobacterium infantis* in fermented milk［J］. Food and Nutrition Sciences. 2013. 4：1301-1306.

［44］徐露蓉，栾兆双，胡彩虹，等. 饲粮中添加纤维寡糖对生长猪生长性能、结肠菌群和肠黏膜通透性的影响［J］. 动物营养学报. 2013. 25：1293-1298.

［45］刘云，宋玉蓉，乐国伟，等. 微波合成葡寡糖的体外抗氧化作用的研究［J］. 食品与发酵工业. 2009. 35：36-39.

［46］吴淑华，张喆浩，范玉艳，等. 酶水解豌豆纤维粉制备低聚糖工艺优化［J］. 食品科学. 2019. 40：287-294.

［47］沈雪亮. 功能性纤维低聚糖的研究现状及发展前景［J］. 食品与发酵工业. 2009. 35：100-104.

［48］Kothari D，Goyal A. Gentio-oligosaccharides from *Leuconostoc mesenteroides* NRRL B-1426 dextransucrase as prebiotics and as a supplement for functional foods with anti-cancer properties［J］. Food and Function. 2015. 6：604-611.

［49］Skjakbraek G H，Grasdalen B，Larsen B. Monomer sequence and acetylation pattern in some bacterial alginates［J］. Carbohydrate Research. 1986. 154：239-250.

［50］Meillisa A，Woo H，Chun B. Production of monosaccharides and bio-active compounds derived from marine polysaccharides using subcritical water hydrolysis［J］. Food Chemistry. 2015. 171：70-77.

［51］Liu J，Yang S，Li X，et al. Alginate oligosaccharides：production，biological activities，and potential applications［J］. Comprehensive Reviews in Food Science and Safety. 2019. 18：1859-1881.

［52］Zhu B，Yin H. Alginate lyase：Review of major sources and classification，properties，structure-function analysis and applications［J］. Bioengineered. 2015. 6：125-131.

［53］王媛媛. 褐藻寡糖的生物活性与应用研究进展［J］. 食品与发酵工业，2010. 36（10）：第122-126页.

［54］Jiang C C，Cheng D Y，Liu Z，et al. Advances in agaro-oligosaccharides preparation and bioactivities for revealing the structure-function relationship［J］. Food Research International. 2021，145：110408.

［55］Vasudevan U M，Lee O K，Lee E Y. Alginate derived functional oligosaccharides：Recent developments，barriers，and future outlooks［J］. Carbohydrate Polymers. 2021，267：118158.

［56］Granstrom T B，Takata G，Tokuda M，et al. Izumoring：A novel and complete strategy for bioproduction of rare sugars［J］. Journal of Bioscience and Bioengineering. 2004，97：89-94

［57］Zhang W L，Chen D，Chen J J，et al. D-Allulose, a versatile rare sugar：recent biotechnological advances and challenges［J］. Critical Reviews in Food Science and Nutrition. 2022.

附录　食品和农产品中膳食纤维的含量汇总

表1　蔬菜中膳食纤维含量表　　　　　单位：g/100g 可食部

名称	可溶性膳食纤维①	不溶性膳食纤维②	总膳食纤维③
苋菜	—④	—	4.5
大白菜	1.1	1.1	2.2
菠菜（鲜）	1.6	1.8	3.4
圆白菜	1.2	1.1	2.3
芹菜	0.5	1.0	1.5
芹菜茎	1.2	1.2	2.4
芹菜叶	—	2.2	
韭菜	1.4	1.6	3.0
雪里蕻	1.3	1.0	2.3
茼蒿	1.6	1.3	2.9
茄子	1.3	5.3	6.6
花椰菜	0.7	1.1	1.8
丝瓜	0.7	0.6	1.3
甜椒（红）	1.3	3.4	4.7
南瓜	0.7	1.0	1.7
南瓜（鲜）	—	0.8	—
冬瓜	0.7	0.9	1.6
黄瓜	0.5	0.5	1.0
苦瓜	3.1	13.5	16.6
空心菜（蕹菜）	1.5	2.0	3.5
甜菜根	2.4	5.4	7.8
莲藕	0.6	1.1	1.7
马铃薯	0.3	1.0	1.3
山药（薯蓣）	2.0	3.0	5.0
甘薯	1.2	1.1	2.3

续表

名称	可溶性膳食纤维[①]	不溶性膳食纤维[②]	总膳食纤维[③]
大蒜头	2.2	1.7	3.9
萝卜	0.9	1.0	1.9
胡萝卜	0.2	2.3	2.5
油菜（小）	—	0.7	—
绿豆芽	—	1.2	—
辣椒（小，红）	—	3.2	—
葫芦（长瓜，蒲瓜）	—	0.8	—
西葫芦	—	0.6	—
干制西葫芦	—	13.1	—
洋葱（鲜）	—	0.9	—
韭黄（韭芽，黄色）	—	1.2	—
甜菜根（鲜）	—	5.9	—
干制西葫芦	—	18.6	—
木薯	—	0.4～1.3	—
竹笋（鲜）	—	1.8	—
红薯叶	—	2.8	—
姜（鲜）	—	2.7	—
香椿	—	1.8	—
蕨菜（鲜）	—	1.8	—
百合（鲜）	—	1.7	—
海带（鲜；江白菜，昆布）	—	—	6.1
普中红蘑	—	—	24.6
珍珠白蘑	—	—	23.3
紫菜	—	—	21.6
紫菜头	—	4.2	—
木薯利民1号	—	0.4～0.8	—
干制笋瓜	—	7.3～18.6	—

续表

名称	可溶性膳食纤维①	不溶性膳食纤维②	总膳食纤维③
豆角	—	2.1	—
黄豆芽	—	1.5	—
蒜黄（黄色）	—	1.4	—
小葱（鲜）	—	1.4	—
大葱	—	2.2	—
大蒜（鲜）	—	1.1	—
胡萝卜（红）	—	1.1	—
胡萝卜（黄）	—	—	1.3
红萝卜	—	0.8	—
白萝卜（圆）	—	1.0	—
甘薯（白心）	—	1.0	—
芋头	—	1.0	—

注：①可溶性膳食纤维是指能溶于水的膳食纤维部分，包括低聚糖和部分不能消化的多聚糖等。
②不可溶性膳食纤维是指不能溶于水的膳食纤维部分，包括木质素、纤维素、部分半纤维素等。
③总膳食纤维是指可溶性膳食纤维和不可溶性膳食纤维的总和。
④"—"表示未测定。

表2　豆类中膳食纤维含量表　　　　单位：g/100g可食部

名称	可溶性膳食纤维①	不溶性膳食纤维②	总膳食纤维③
蚕豆（鲜）	—④	3.1	—
绿豆	0.5	1.4	1.9
赤豆（红小豆）	6.7	11.2	17.9
黄豆（大豆）	—	15.5	—
黑豆	11.4	11.1	22.5
黑豆（干）	—	10.2	—
白豆	4.3	13.4	17.7
菜豆（四季豆）	1.6	2.5	4.1
豇豆	2.0	2.2	4.2
青豆（干）	—	12.6	—
刀豆（鲜）	—	1.8	—

续表

名称	可溶性膳食纤维[①]	不溶性膳食纤维[②]	总膳食纤维[③]
小扁豆	4.9	9.2	14.1
豌豆	0.3	3.2	3.5
豌豆（带荚，鲜）	—	3.0	—
芸豆	1.6	4.7	6.3
扁豆	1.1	10.3	11.4
青豆	0.4	3.8	4.2

注：①可溶性膳食纤维是指能溶于水的膳食纤维部分，包括低聚糖和部分不能消化的多聚糖等。
②不可溶性膳食纤维是指不能溶于水的膳食纤维部分，包括木质素、纤维素、部分半纤维素等。
③总膳食纤维是指可溶性膳食纤维和不可溶性膳食纤维的总和。
④"—"表示未测定。

表3　水果和坚果中膳食纤维含量表　　　　单位：g/100g可食部

名称	可溶性膳食纤维[①]	不溶性膳食纤维[②]	总膳食纤维[③]
芭蕉（甘蕉，板蕉，牙蕉）	—[④]	—	3.1
菠萝（凤梨，地菠）	0.1	1.1	1.2
草莓	0.9	1.3	2.2
黑枣（无核；乌枣，软枣）	—	—	2.6
枣（密云小枣）	—	—	7.3
枣（沙枣）	—	—	18.4
枣（乌枣）	—	—	9.2
红果（山里红，大山楂）	—	—	3.1
金橘（金枣）	—	—	1.4
橘（四川红橘）	—	—	0.7
梨（库尔勒梨）	—	—	6.7
梨（莱阳梨）	—	—	2.6
西瓜	0.2	0.3	0.5
石榴（红粉皮石榴）	—	—	4.9
石榴（玛瑙石榴）	—	—	4.7
石榴（青皮石榴）	—	—	4.9

续表

名称	可溶性膳食纤维[①]	不溶性膳食纤维[②]	总膳食纤维[③]
桃（黄桃）	—	—	1.2
桃（金红桃）	—	—	1.0
梨（砀山梨）	—	—	4.2
梨（雪花梨）	—	—	0.8
梨（鸭梨）	—	—	1.1
荔枝（鲜）	—	—	0.5
芒果	0.7	1.1	1.8
苹果	0.2	1.8	2.0
苹果（红星苹果）	—	—	0.8
苹果（黄元帅苹果）	—	—	1.8
苹果（红富士苹果）	—	—	2.1
葡萄	0.5	0.7	1.2
橘子	1.1	0.7	1.8
桃（白粉桃）	—	—	0.9
桃（杨桃）	—	—	1.2
桃（高山白桃）	—	—	1.3
桃（蒲桃）	—	—	2.8
桃（旱久保）	—	—	0.8
无花果	—	—	3.0
香蕉	0.5	1.2	1.7
杏（李子杏）	—	—	1.1
杨梅（树梅，山杨）	—	—	1.0
椰子	0.5	8.5	9.0
柚（文旦）	—	—	0.4
猕猴桃	0.8	2.5	3.3
核桃（鲜）	—	—	4.3
李子	0.9	0.7	1.6
桑葚	—	—	4.1

续表

名称	可溶性膳食纤维[①]	不溶性膳食纤维[②]	总膳食纤维[③]
柿（磨盘）	—	—	1.5
柿（荷柿）	—	—	3.8
干制山核	—	7.4	—
美国山核桃	—	4.36.1	—
云南山核桃	—	—	14.3
贵州山核桃	—	—	17.1
大别山山核桃	—	—	8.0
浙江山核桃	—	—	13.8
美国山核桃	—	—	9.0
湖南山核桃	—	—	24.6

注：①可溶性膳食纤维是指能溶于水的膳食纤维部分，包括低聚糖和部分不能消化的多聚糖等。
②不可溶性膳食纤维是指不能溶于水的膳食纤维部分，包括木质素、纤维素、部分半纤维素等。
③总膳食纤维是指可溶性膳食纤维和不可溶性膳食纤维的总和。
④ "—"表示未测定。

表 4 　农产品中膳食纤维含量表　　　　　单位：g/100g 可食部

名称	可溶性膳食纤维[①]	不溶性膳食纤维[②]	总膳食纤维[③]
糯米（江米）	—[④]	0.8	—
大米（长粒）	1.6	1.1	2.7
稻米（大米）	—	—	0.7
稻米（早籼，特等）	—	—	0.7
稻米（晚籼，特等）	—	—	0.2
稻米（籼）	—	—	0.8
稻米（优标）	—	—	0.5
稻米（香大米）	—	—	0.6
稻米（代表值）	—	0.6	—
籼米（标一）	—	0.6	—
粳米（标一）	—	0.6	—
糙米	—	3.4	—
大黄米（黍）	—	—	3.5

续表

名称	可溶性膳食纤维[①]	不溶性膳食纤维[②]	总膳食纤维[③]
黑米	—	3.9	—
大麦	—	—	17.3
小麦	—	10.8	—
小麦胚芽	12.9	1.1	14.0
燕麦	3.8	6.5	10.3
麸皮	—	31.3	—
大麦粉	6.2	8.2	14.4
小麦粉（特二粉）	—	—	1.6
小麦粉（标准粉）	—	—	2.1
花生（生果，落花生，长生果）	0.5	7.5	8.0
芝麻	1.9	5.9	7.8
面条	2.2	2.5	4.7
玉米	1.6	6.3	7.9
小米	2.0	1.2	3.2
马铃薯粉（土豆粉）	—	—	1.4
苦荞麦粉	—	—	5.8
甘薯粉（地瓜粉）	—	—	0.1
木薯粉	3.4	4.4	7.8
小麦粉（特一，精）	—	—	0.6
小麦胚粉	—	—	5.6
玉米面（白）	—	—	6.2
玉米面（黄）	—	—	5.6
玉米面（黄豆玉米）	—	—	6.4
绿豆面	—	—	5.8
淀粉（蚕豆，大豆淀粉）	—	—	0.5
淀粉（团粉，芡粉）	—	—	0.8
淀粉（玉米）	—	—	0.1

续表

名称	可溶性膳食纤维[①]	不溶性膳食纤维[②]	总膳食纤维[③]
魔芋精粉 （鬼芋粉南星粉）	—	—	74.4

注：①可溶性膳食纤维是指能溶于水的膳食纤维部分，包括低聚糖和部分不能消化的多聚糖等。

②不可溶性膳食纤维是指不能溶于水的膳食纤维部分，包括木质素、纤维素、部分半纤维素等。

③总膳食纤维是指可溶性膳食纤维和不可溶性膳食纤维的总和。

④"—"表示未测定。